卫生部"十二五"规划教材精讲与同步练习

内 科 学

主　编　邱悦群　刘建生　黄才斌

副主编　郭迪斌　周爱琴　廖跃光

编　委　(以姓氏笔画为序)

　　　　　吕维名　刘建生　汤显湖　张诗昊

　　　　　邱悦群　陈懿建　周爱琴　郭迪斌

　　　　　黄才斌　赖庆文　廖跃光　熊丽娇

中国医药科技出版社

内 容 提 要

　　为了减轻高等医药院校学生的学习负担，使他们用最少的时间全面掌握、准确理解和记住《内科学》的内容，我们根据教学大纲，结合编者多年的教学经验与体会，参考相关书籍，编写了本书。

　　本书章节编排与规划教材基本一致，分九篇130章讲述内科学知识。每章共分四大块：教学目的、内容精讲、同步练习和参考答案。每章教学目的列出了本章重点掌握、熟悉和了解内容，内容精讲将教材内容做全面系统归纳总结，重点、难点、考点处用特殊符号标记。书后附一套综合模拟测试卷，以供学习者检查自己对知识的掌握程度。

　　本书适于高等医学院校基础、临床、预防、五官、口腔类本科学生使用，也可作为报考研究生的专业课复习及教师教学、临床医师的参考书。

图书在版编目（CIP）数据

内科学/邱悦群，刘建生，黄才斌主编 . —北京：中国医药科技出版社，2014.4
　（卫生部"十二五"规划教材精讲与同步练习）
　ISBN 978 – 7 – 5067 – 6657 – 9

　Ⅰ . ①内…　　Ⅱ . ①邱… ②刘… ③黄…　　Ⅲ . ①内科学 – 医学院校 – 教学参考资料
Ⅳ . ①R5

　中国版本图书馆 CIP 数据核字（2014）第 024685 号

美术编辑　　陈君杞
版式设计　　郭小平

出版　　中国医药科技出版社
地址　　北京市海淀区文慧园北路甲 22 号
邮编　　100082
电话　　发行：010 – 62227427　　邮购：010 – 62236938
网址　　www.cmstp.com
规格　　787×1092mm $\frac{1}{16}$
印张　　27 $\frac{3}{4}$
字数　　702 千字
版次　　2014 年 4 月第 1 版
印次　　2014 年 4 月第 1 次印刷
印刷　　航远印刷有限公司
经销　　全国各地新华书店
书号　　ISBN 978 – 7 – 5067 – 6657 – 9
定价　　**48.00 元**

丛书编委会

内科学是临床医学的支柱学科，它在临床医学中占有极其重要的位置，是临床医学各科的基础学科，所阐述的内容在临床医学的理论和实践中有其普遍意义，为医学生必须精读的学科。

随着卫生部《内科学》第8版规划教材在全国推广使用，为了激发学生学习兴趣，减轻学生的学习负担，用较少的时间掌握和记住教材的基本内容，帮助学生全面系统地学习和掌握本教材内容，轻松学好该课程，我们组织了多位具有多年教学经验和深厚学术功底的编者，结合依据卫生部《内科学》第8版规划教材，尽可能多地汲取新理论、新技术，编写了本书。

本书系卫生部《内科学》第8版规划教材之压缩（精髓）版，编写时依据第8版规划教材内容，突出本门课程的重点、要点和核心内容，全面系统而又简要地介绍本课的基本概念、基本知识和基本理论；紧扣教学大纲的要求，密切联系教学过程中的重点、难点；每章开始列出本章重点掌握内容，熟悉内容，了解内容；正文中重点内容用★在开始位置标出，并在特别需要强调处（重点、难点）用点线标出。每章后附若干复习题，均有参考答案，使学生在解题的过程中了解各章节的特点和命题规律，加强对知识点的理解，提高解题的准确性，强化应试能力和技巧。本书后附一套习题，供学生自测。

本书的编写过程中，借鉴参考了相关医学专著或教材，在此一并向其作者致谢！

由于我们的学术水平有限，编写时间略显仓促，难免出现疏漏之处，恳请专家和广大读者批评指正。

编者
2013 年 12 月

Contents 目 录

第 5 篇　泌尿系统疾病

第1篇　绪　论

教学目的

1. 掌握　学习内科学的方法。
2. 熟悉　内科学的发展。

一、内科学的发展

1. 社会的发展推动医学进步　时代的变化强烈呼唤医学理论的发展。随着中国社会转型和现代化的飞速发展，城镇化、信息化、人口迁移、居住与交通的变化、工农业和各行业的生产方式变化，以及随之而来的生态变化，环境污染、人口老龄化等，使人们的社会环境、生活习惯和行为方式都在发生着变化，临床疾病谱也相应发生了明显的改变。

2. 现代医学的兴起　自有人类以来，医学就伴随着人与自然的共存而发展。

3. 现代科技的发展对医学的影响　医学最重要的进展均来自科技的重大突破。

4. 各分支学科的发展　在现代内科学的发展过程中，现代内科学已经形成了包括呼吸系统、循环系统、消化系统、泌尿系统、血液系统、内分泌系统、代谢和风湿性疾病等分支学科的庞大科学体系。

5. 医学观念的进步　随着现代医学的发展，人们对疾病和医学的认识也在发生着深刻的变化，如从经验医学到循证医学；从整体医学、分科医学到心理-社会-生物医学。

二、学习内科学的方法

1. 高度重视基础知识和技能的学习　医学生要把《内科学》作为精读教材来学习，深入掌握好内科学介绍的基本概念和知识。内科学作为临床医学的基础学科，内容浩瀚丰富，学习过程中要善于抓住要领，总结归纳，梳理知识脉络，化繁为简，并与临床实践紧密结合，按照"理论-实践-再理论-再实践"的认识论，不断深化对内科学知识体系的整体把握。

2. 掌握基于"循证医学"的临床诊断和治疗技术　"循证医学"已经被现代医学史证明是有效的医学策略。通过内科学的学习，熟练掌握"循证医学"的操作，善于从多元化信息资源获取"循证医学"的数据，不仅要充分利用"循证医学"的传统"指南手册"作为诊疗依据，而且要不断提高计算机和网络使用技能，充分利用国内外网络和计算机数据库的最新数据。

3. 培养"临床思维"，掌握医学科学思维方法　医学教育，重要的是培养学生善于运用已有的医学知识去有效地解决具体的临床病例。所谓"临床思维"，是指临床医生在诊治疾病的过程中，对病例进行信息获取、分析推理、判断决策、处理治疗、分析疗效的思维活动方式与过程。"临床思维"是需要在临床实践中通过不断积累得来，医学生锻炼和提高"临床思维"能力的途径是：牢牢树立以患者为中心和临床实践为中心的理念，深入临床实践，善于向周围的同行、期刊、学术会议、网络资源、医治对象-患者等学习，认真反思总结每一个病例，善于透过现象看本质，长期坚持，逐步形成临床思维的智慧。这是医学生成长为一个合格医师的必由之路。

4. 拓宽视野，掌握医学的科学与艺术　现代医学的发展已经让医生对复杂疾病的认识和理解远远超越了历史上的任何一个时代。科技的发展提供给临床医生的诊断、治疗和预防疾病的新仪器、新药物、新材料、新方法日新月异，层出不穷。医学的最终目标是预防疾病和治疗患者。

第1章 总　　论

教学目的

1. 掌握　呼吸系统常见症状和体征。
2. 熟悉　呼吸系统的结构功能。
3. 了解　呼吸系统疾病防治进展。

一、呼吸系统的结构功能特点

呼吸系统防御功能包括物理防御功能（鼻部加温过滤、喷嚏、咳嗽、支气管收缩、黏液纤毛运输系统）、化学防御功能（溶菌酶、乳铁蛋白、蛋白酶抑制剂、抗氧化的谷胱甘肽、超氧化物歧化酶等）、细胞吞噬防御功能（肺泡巨噬细胞、多形核粒细胞）及免疫防御功能（B细胞分泌IgA、IgM等，T细胞介导的迟发型变态反应，杀死微生物和细胞毒作用等）等。

肺循环具有低压（肺循环血压仅为体循环的1/10）、低阻及高容的特点。当二尖瓣狭窄、左心功能低下时，肺毛细血管压可增高，继而发生肺水肿。在各种原因引起的低蛋白血症时（如肝硬化、肾病综合征等）会发生肺间质水肿或胸膜腔液体漏出。肺有两组血管供应，肺循环的动静脉为气体交换的功能血管，体循环的支气管动静脉为气道和脏层胸膜的营养血管。

★ 二、呼吸系统疾病的诊断

在医学知识和临床经验的基础上，通过对患者进行必要的医学检查，对疾病的表现进行辨证逻辑思维得出结论。同时结合常规化验及其他特殊检查结果，进行全面综合分析，力求作出病因、解剖、病理和功能的诊断。

1. 病史　详细了解病史，对诊断十分重要。

2. 症状　咳嗽、咳痰、咯血、气急（促）、喘鸣和胸痛等，在不同的肺部疾病中常有不同的特点。

3. 体征　不同疾病或病变的不同阶段由于病变的性质、范围不同，胸部体征可完全正常或出现明显异常。气管、支气管病变以干、湿性啰音为主；肺部炎变有呼吸音性质、音调和强度的改变，大片炎变呈实变体征；特发性肺纤维化可在双肺出现吸气相高调爆裂音（Velcro啰音）；胸膜炎时可有胸膜摩擦感和摩擦音；胸腔积液、气胸或肺不张可出现相应的体征，可伴有气管的移位和患侧的呼吸音消失。

4. 实验室和其他检查　包括：血液检查（血常规、血清学抗体试验，如荧光抗体、对流免疫电泳、酶联免疫吸附测定等）、抗原皮肤试验、痰液检查、胸腔积液检查和胸膜活检、影像学检查、支气管镜和胸腔镜、放射性核素扫描、肺活体组织检查、呼吸功能测定等。

三、呼吸系统疾病防治进展

（1）重视烟草危害，预防为主，防治结合。

（2）重视呼吸细胞分子生物学研究。

（3）发展呼吸危重症医学。

（4）重视呼吸康复。

四、努力学好呼吸系统疾病诊治知识

应该做到：①高度重视呼吸系统疾病篇的学习；②充分应用在基础医学学习阶段所学习的知识；③注意了解呼吸专科诊治技术。

【同步练习】

呼吸系统防御功能包括哪些？

【参考答案】

包括物理防御功能、化学防御功能、细胞吞噬防御功能及免疫防御功能等。

第2章 急性上呼吸道感染和急性气管 – 支气管炎

教学目的

1. 掌握 急性上呼吸道感染的临床表现、诊断标准和治疗原则；急性气管 – 支气管炎的临床表现、诊断标准和治疗原则。

2. 熟悉 急性上呼吸道感染的病因和发病机制；急性气管 – 支气管炎的病因。

3. 了解 流行性感冒的病因和治疗原则。

第1节 急性上呼吸道感染

急性上呼吸道感染（简称上感），为外鼻孔至环状软骨下缘包括鼻腔、咽或喉部急性炎症的概称。主要病原体是病毒，少数是细菌。通常病情较轻、病程短、可自愈，预后良好。

一、流行病学

上感是人类最常见的传染病之一，多发于冬春季节，多为散发，且可在气候突变时小规模流行。上感主要通过患者喷嚏和含有病毒的飞沫经空气传播，或经污染的手和用具接触传播。人体对其感染后产生的免疫力较弱、短暂，毒间也无交叉免疫，故可反复发病。

二、病因和发病机制

急性上感约有 70% ~80% 由病毒引起，另有 20% ~30% 为细菌引起。淋雨、受凉、气候突变、过度劳累等可降低呼吸道局部防御功能，致使原存的病毒或细菌迅速繁殖，或者直接接触含有病原体的患者喷嚏、空气及污染的手和用具诱发本病。

三、病理

组织学上可无明显病理改变，亦可出现上皮细胞的破坏。

★ 四、临床表现

1. 普通感冒　又称急性鼻炎或上呼吸道卡他，为病毒感染引起。起病较急，主要表现为鼻部卡他症状，也可表现为咳嗽、咽干、鼻后滴漏感。2~3天后鼻涕变稠，可伴咽痛、头痛、流泪、味觉迟钝、呼吸不畅、声嘶等，有时由于咽鼓管炎致听力减退。体检可见鼻腔黏膜充血、水肿、有分泌物，咽部可为轻度充血。

2. 急性病毒性咽炎和喉炎　为咽痒、灼热感、咽痛不明显。急性喉炎表现为明显声嘶、讲话困难、发热、咽痛或咳嗽。体检可见喉部充血、水肿，局部淋巴结轻度肿大和触痛，有时可闻及喉部的喘息声。

3. 急性疱疹性咽峡炎　多由柯萨奇病毒A引起，明显咽痛、发热。查体可见咽部充血，软腭、腭垂、咽及扁桃体表面有灰白色疱疹及浅表溃疡，周围伴红晕。

4. 急性咽结膜炎　主要由腺病毒、柯萨奇病毒等引起。表现为发热、咽痛、畏光、流泪、咽及结膜明显充血。病程4~6天，多发于夏季，由游泳传播，儿童多见。

5. 急性咽扁桃体炎　病原体多为溶血性链球菌，其次为流感嗜血杆菌、肺炎链球菌、葡萄球菌等。咽痛明显、畏寒、发热，体温可达39℃以上。查体可发现咽部明显充血，扁桃体肿大、充血，表面有黄色脓性分泌物，有时伴有颌下淋巴结肿大。

五、实验室检查

1. 血液检查

（1）病毒性感染，白细胞计数常正常或偏低，伴淋巴细胞比例升高。

（2）细菌感染者可有白细胞计数与中性粒细胞增多和核左移现象。

2. 病原学检查　明确病毒类型对治疗无明显帮助，一般无需明确病原学检查。细菌培养可判断细菌类型并做药物敏感试验以指导临床用药。

六、并发症

少数患者可并发急性鼻窦炎、中耳炎、气管-支气管炎。以咽炎为表现的上呼吸道感染，部分患者可继发溶血性链球菌引起的风湿热、肾小球肾炎、病毒性心肌炎，应予警惕。

七、诊断与鉴别诊断

根据鼻咽部的症状和体征，结合周围血象和阴性胸部X线检查可作出临床诊断。该病须与其他疾病鉴别：①过敏性鼻炎；②流行性感冒；③急性气管，支气管炎；④急性传染病前驱症状。

八、治疗

1. 对症治疗　对有急性咳嗽、鼻后滴漏和咽干的患者给予伪麻黄碱治疗以减轻鼻部充血，减轻卡他症状。必要时适当加用解热镇痛类药物。

2. 抗菌药物治疗　普通感冒无需使用抗菌药物。若有细菌感染证据，可使用抗菌药物。

3. 抗病毒药物治疗　无发热，免疫功能正常，发病超过2天的患者一般无需应用。对于免疫缺陷患者，可早期使用利巴韦林和奥司他韦。

4. 中药治疗　具有清热解毒和抗病毒作用的中药亦可选用，有助于改善症状，缩短病程。

九、预防

隔离传染源，加强锻炼、增强体质、改善营养，避免受凉和过度劳累。

附：流行性感冒

流行性感冒（简称流感）是由流行性流感病毒引起的急性呼吸道传染病。

一、病原体

流感病毒为 RNA 病毒。根据核蛋白抗原性不同，可将流感病毒分为甲、乙、丙三型。抗原变异是流感病毒独特的和最显著的特征。甲型流感病毒极易发生变异，根据抗原变异的大小，人体的原免疫力对变异了的新病毒可完全无效或部分无效，从而引起流感流行。乙型流感病毒也易发生变异，丙型流感病毒一般不发生变异。

二、发病机制和病理

流感病毒主要通过空气中的病毒颗粒人－人传播。流感病毒侵入呼吸道的纤毛柱状上皮细胞内进行复制，借神经氨酸酶的作用从细胞释放，再侵入其他柱状上皮细胞引起变性、坏死与脱落。并发肺炎时肺充血、水肿，肺泡内含有纤维蛋白和渗出液，呈现支气管肺炎改变。

★ 三、临床表现

分为单纯型、胃肠型、肺炎型和中毒型。潜伏期 1~3 天。有明显的流行和暴发。急性起病，出现畏寒、高热、头痛、头晕、全身酸痛、乏力等中毒症状。胃肠型者伴有腹痛、腹胀和腹泻等消化道症状。肺炎型者表现为肺炎，甚至呼吸衰竭。中毒型者表现为全身毒血症表现，严重者可致循环衰竭。

四、实验室检查

外周血象：白细胞总数不高或减低，淋巴细胞相对增加。病毒分离：鼻咽分泌物或口腔含漱液分离出流感病毒。血清学检查：疾病初期和恢复期双份血清抗流感病毒抗体滴度有 4 倍或以上升高，有助于回顾性诊断。快速血清病毒 PCR 检查有助于其早期诊断。

★ 五、治疗

流行性感冒的治疗要点包括如下内容。

1. 隔离 对疑似和确诊患者应进行隔离。

2. 对症治疗 可应用解热药、缓解鼻黏膜充血药、止咳祛痰药等。

3. 抗病毒治疗 应在发病 48 小时内使用，抗病毒药：奥司他韦、扎那米韦。

4. 支持治疗和预防并发症 注意休息、多饮水、增加营养，给易于消化的饮食。维持水和电解质平衡。密切观察、监测并预防并发症。呼吸衰竭时给予呼吸支持治疗。在有继发细菌感染时及时使用抗生素。

六、预后

与病毒毒力、自身免疫状况有关。

第 2 节　急性气管－支气管炎

急性气管－支气管炎是由生物、物理、化学刺激或过敏等因素引起的急性气管－支气管黏膜炎症。

一、病因和发病机制

1. 微生物 常见病毒为腺病毒、流感病毒（甲、乙）、冠状病毒、鼻病毒、单纯疱疹病毒、呼吸道合胞病毒和副流感病毒等。常见细菌为流感嗜血杆菌、肺炎链球菌、卡他莫拉菌等，近年来衣原体和支原体感染明显增加。

2. 物理、化学因素 冷空气、粉尘、刺激性气体或烟雾的吸入，均可刺激气管－支气管黏膜引起急性损伤和炎症反应。

3. 过敏反应 常见的吸入致敏原包括花粉、有机粉尘、真菌孢子、动物毛皮排泄物等。

二、病理

气管、支气管黏膜充血水肿，淋巴细胞和中性粒细胞浸润；同时可伴纤毛上皮细胞损伤，脱落；黏液腺体肥大增生。

★ 三、临床表现

1. 症状 起病较急，通常全身症状较轻，可有发热。初为干咳或少量黏液痰，随后痰量增多，咳嗽加剧，如迁延不愈，可演变成慢性支气管炎。伴支气管痉挛时，可出现胸闷气促。

2. 体征 查体可无明显阳性表现。有时可以在两肺听到散在干、湿性啰音。

四、实验室和其他辅助检查

周围血白细胞计数可正常。细菌感染引起者，白细胞总数和中性粒细胞百分比升高。X线胸片检查大多为肺纹理增强。少数无异常发现。

五、诊断与鉴别诊断

根据病史、咳嗽和咳痰等呼吸道症状，两肺散在干性、湿性啰音等体征，结合血象和X线胸片，可作出临床诊断。需与下列疾病相鉴别：流行性感冒、急性上呼吸道感染、支气管肺炎、肺结核、肺癌、肺脓肿、麻疹、百日咳等。

六、治疗

1. 对症治疗 咳嗽无痰或少痰，可用右美沙芬、喷托维林（咳必清）镇咳。咳嗽有痰而不易咳出，可选用盐酸氨溴索、溴己新（必嗽平），桃金娘油提取物化痰，也可雾化帮助祛痰。发生支气管痉挛时，可用平喘药；发热可用解热镇痛药。

2. 抗菌药物治疗 有细菌感染时应及时使用，可以首选新大环内酯类、青霉素类，亦可选用头孢菌素类或喹诺酮类等药物。少数患者需根据病原体培养结果指导用药。

3. 一般治疗 多休息，多饮水，避免劳累。

七、预后

多数患者预后良好。

八、预防

增强体质，避免劳累，防止感冒。

【同步练习】

1. 急性上呼吸道感染有哪几种临床类型？
2. 急性气管－支气管炎的定义是什么？

【参考答案】

1.①普通感冒；②急性病毒性咽炎和喉炎；③急性疱疹性咽峡炎；④急性咽结膜炎；⑤急性咽扁桃体炎。

2. 由生物、物理、化学刺激或过敏等因素引起的急性气管－支气管黏膜炎症。临床症状有咳嗽、咳痰。

第3章　慢性支气管炎、慢性阻塞性肺疾病

1. 掌握　慢性支气管炎的临床表现、诊断标准；慢性阻塞性肺疾病的临床表现、诊断与严重程度分级。
2. 熟悉　慢性阻塞性肺疾病的鉴别诊断、并发症和治疗原则。
3. 了解　慢性阻塞性肺疾病的病因、发病机制和病理。

第1节　慢性支气管炎

慢性支气管炎是气管、支气管黏膜及其周围组织的慢性非特异性炎症。

一、病因和发病机制

病因包括：①吸烟；②职业粉尘和化学物质；③空气污染；④感染因素；④其他因素：如免疫功能紊乱、气道高反应性、年龄增大、气候等因素均与慢性支气管炎的发生和发展有关。

二、病理

支气管黏膜上皮细胞变性、坏死，脱落，后期出现鳞状上皮化生，纤毛倒伏、变短、不齐、粘连，部分脱落。各级支气管壁均有多种炎症细胞浸润，以中性粒细胞、淋巴细胞为主；病情继续发展，炎症由支气管壁向其周围组织扩散，可致黏膜下和支气管周围组织纤维组织增生；支气管壁的损伤-修复过程反复发生→支气管结构重塑、瘢痕形成→阻塞性肺气肿。

★ 三、临床表现

（一）症状

缓慢起病，病程长，反复急性发作。主要症状为咳嗽、咳痰或伴有喘息。急性加重系指咳嗽、咳痰、喘息等症状突然加重。急性加重的主要原因是呼吸道感染。

1. 咳嗽　一般晨间咳嗽为主，夜间有阵咳或排痰。

2. 咳痰　咳痰为白色黏液和浆液泡沫性，偶可带血。清晨排痰较多，起床后或体位变动可刺激排痰。

3. 喘息或气急　喘息明显者常称为喘息性支气管炎，若伴肺气肿时为劳动或活动后气急。

（二）体征

早期多无异常体征。急性发作期可在背部或双肺底听到干、湿性啰音。

（三）实验室和其他辅助检查

1. X线检查　早期可无异常。而后表现为肺纹理增粗、紊乱，呈网状或条索状、斑点状阴影，以双下肺野明显。

2. 呼吸功能检查　早期无异常。有小气道功能阻塞时，最大呼气中期流速-容量曲线在75%和50%肺容量时流量明显降低。

3. 血液检查　细菌感染时可出现白细胞总数和（或）中性粒细胞增高。

4. 痰液检查　可培养出致病菌。

★ **四、诊断**

依据咳嗽、咳痰，或伴有喘息，每年发病持续3个月，并连续2年或2年以上，并排除其他慢性气道疾病。

五、鉴别诊断

1. 支气管哮喘 多于青少年时出现症状，常有家庭或个人过敏疾病史；以刺激性咳嗽为特征，灰尘、油烟、冷空气等容易诱发咳嗽；对抗生素治疗无效；支气管激发试验阳性可鉴别。

2. 该病还应与下例病进行鉴别 如嗜酸粒细胞性支气管炎、肺结核、支气管肺癌、特发性肺纤维化、支气管扩张。

六、治疗

（一）急性加重期的治疗

1. 控制感染 可依据患者所在地常见病原菌经验性地选用抗生素，一般口服，病情严重时静脉给药。若能培养出致病菌，可按药敏试验选用抗生素。

2. 镇咳祛痰 复方甘草合剂、盐酸氨溴索，干咳者选用镇咳药物，如右美沙芬。

3. 平喘 有气喘者可选用氨茶碱、博利康尼。

（二）缓解期治疗

（1）戒烟，避免吸入有害气体和其他有害颗粒。

（2）增强体质，预防感冒。

（3）反复呼吸道感染者，可试用免疫调节剂或中医中药。

七、预后

部分患者可发展成慢性阻塞性肺疾病甚至肺心病。

第2节 慢性阻塞性肺疾病

慢性阻塞性肺疾病（COPD）简称慢阻肺，是以持续气流受限为特征的可以预防和治疗的疾病，其气流受限多呈进行性发展，与气道和肺组织对香烟烟雾等有害气体或有害颗粒的异常慢性炎症反应有关。肺功能检查对确定气流受限有重要意义。

当慢性支气管炎、肺气肿患者肺功能检查出现持续气流受限，则能诊断为慢阻肺；如患者只有慢性支气管炎和肺气肿，无而持续气流受限，则不能诊断为慢阻肺。

一些已知病因或具有特征病理表现的疾病也可导致持续气流受限，如支气管扩张症、肺结核纤维化病变、严重的间质性肺疾病、弥漫性泛细支气管炎以及闭塞性细支气管炎等，但均不属于慢阻肺。

一、病因

本病的病因与慢性支气管炎相似。

二、发病机制

1. 炎症机制 气道、肺实质及肺血管的慢性炎症是慢阻肺的特征性改变，中性粒细胞、巨噬细胞、T淋巴细胞等炎症细胞均参与了COPD发病过程。

2. 蛋白酶－抗蛋白酶失衡机制 蛋白水解酶对组织有损伤、破坏作用；抗蛋白酶对弹性蛋白酶等多种蛋白酶具有抑制功能，其中 α_1-抗胰蛋白酶（α_1-AT）是活性最强的一种。蛋白酶增多或抗蛋白酶不足均可导致组织结构破坏，产生肺气肿。

3. 氧化应激机制　慢阻肺患者的氧化应激增加。氧化物可直接作用并破坏许多生化大分子，导致细胞功能障碍或细胞死亡，还可以破坏细胞外基质；引起蛋白酶抗蛋白酶失衡；促进炎症反应，参与多种炎症因子的转录。

4. 其他机制　自主神经功能失调、营养不良、气温变化等都有可能参与慢阻肺的发生、发展。

上述机制产生 2 种重要病变：①小气道病变；②肺气肿病变。这 2 种病变共同作用，造成慢阻肺特征性的持续气流受限。

三、病理改变

（1）慢阻肺的病理改变主要表现为慢性支气管炎及肺气肿的病理变化。

（2）肺气肿的病理改变可见肺过度膨胀，弹性减退。按累及肺小叶的部位，可将阻塞性肺气肿分为小叶中央型，全小叶型及介于两者之间的混合型三类，其中以小叶中央型为多见。

四、病理生理

慢阻肺特征性的病理生理变化是持续气流受限致肺通气功能障碍。随着病情的发展，还可导致换气功能发生障碍。通气和换气功能障碍可引起缺氧和二氧化碳潴留，发生不同程度的低氧血症和高碳酸血症，最终出现呼吸功能衰竭。

★ 五、临床表现

（一）症状

1. 慢性咳嗽　随着病程发展可终身不愈。晨间咳嗽明显，夜间有阵咳或排痰。

2. 咳痰　一般为白色黏液或浆液性泡沫性痰，偶可带血丝。急性发作期痰量增多，可有脓性痰。

3. 气短或呼吸困难　活动性呼吸困难逐渐加重是慢阻肺的标志性症状。

4. 喘息和胸闷　部分患者特别是重度患者或急性加重时出现喘息。

5. 其他　晚期患者有体重下降，食欲减退等。

（二）体征

早期体征可无异常，随疾病进展出现以下体征。

1. 视诊　桶状胸，部分患者呼吸变浅，频率增快，严重者可有缩唇呼吸等。

2. 触诊　双侧语颤减弱。

3. 叩诊　肺部过清音，心浊音界缩小，肺下界和肝浊音界下降。

4. 听诊　两肺呼吸音减弱，呼气延长，部分患者可闻及湿性啰音和（或）干性啰音。

六、实验室和其他辅助检查

1. 肺功能检查　是判断气流受限的主要客观指标。使用支气管扩张剂后，$FEV_1/FVC < 70\%$ 可确定为持续气流受限。

2. 胸部 X 线检查　早期胸片可无异常变化，以后可出现肺纹理增粗、紊乱，也可出现肺气肿改变。

3. 胸部 CT 检查　高分辨 CT，对有疑问病例的鉴别诊断有一定意义。

4. 血气检查　对确定发生低氧血症、高碳酸血症、酸碱平衡失调及判断呼吸衰竭的类型有重要价值。

5. 其他　合并细菌感染时，外周血白细胞增高，核左移。痰培养可能查出病原菌。

★ 七、诊断与稳定期病情严重程度评估

主要根据吸烟等高危因素史、临床症状、体征及肺功能检查等综合分析确定。不完全可逆的

气流受限是 COPD 诊断的必备条件。吸入支气管舒张药后 $FEV_1/FVC < 70\%$ 及 $FEV_1 < 80\%$ 预计值可确定为不完全可逆性气流受限。

对稳定期慢阻肺采用综合指标体系进行病情严重程度评估。

1. 症状评估　可采用改良版英国医学研究委员会呼吸困难问卷（mMRC 问卷）进行评估。

2. 肺功能评估　可使用 GOLD 分级：慢阻肺患者吸入支气管扩张剂后 $FEV_1/FVC < 70\%$；再依据其 FEV_1 下降程度进行气流受限的严重程度分级。

3. 急性加重风险评估　上一年发生 2 次或以上急性加重或 $FEV_1\%$ pred $< 50\%$，均提示今后急性加重的风险增加。

依据上述症状、肺功能改变和急性加重风险等，即可对稳定期慢阻肺患者的病情严重程度作出综合性评估，并依据该评估结果选择稳定期的主要治疗药物。

八、鉴别诊断

1. 哮喘　多在儿童或青少年期起病，常有家庭或个人过敏史；以发作性喘息为特征，发作时两肺布满哮鸣音，症状经治疗后可缓解或自行缓解；哮喘的气流受限多为可逆性，其支气管舒张试验阳性。

2. 其他引起慢性咳嗽、咳痰症状的疾病　如支气管扩张、肺结核、弥漫性泛细支气管炎、支气管肺癌等。

3. 还应与其他引起劳力性气促的疾病　如冠心病、高血压性心脏病等；以及其他原因所致呼吸气腔扩大，如老年性肺气肿进行鉴别。

九、并发症

1. 自发性气胸　如有突然加重的呼吸困难，并伴有明显的发绀，患侧肺部叩诊为鼓音，听诊呼吸音减弱或消失，应考虑并发自发性气胸，通过 X 线检查可以确诊。

2. 其他主要并发症　如慢性呼吸衰竭、慢性肺源性心脏病。

★ 十、治疗

（一）稳定期治疗

1. 戒烟，脱离污染环境。

2. 支气管扩张剂　是现有控制症状的主要措施。常用药物如下。

（1）β_2 肾上腺素受体激动剂　短效制剂如沙丁胺醇气雾剂、特布他林气雾剂；长效制剂有沙美特罗气雾剂、福莫特罗气雾剂等。

（2）抗胆碱能药　短效制剂如异丙托溴铵气雾剂；长效抗胆碱药有噻托溴铵。

（3）茶碱类　茶碱缓释或控释片，氨茶碱。

3. 糖皮质激素　对高风险患者（C 组和 D 组），长期吸入沙美特罗加氟替卡松、福莫特罗加布地奈德。

4. 祛痰药　痰不咳出者可应用，如氨溴素，N - 乙酰半胱氨酸。

5. 长期家庭氧疗（LTOT）　使用 LTOT 的指征为：①$PaO_2 \leqslant 55mmHg$ 或 $SaO_2 \leqslant 88\%$，有或没有高碳酸血症。②PaO_2 55 ~ 60mmHg，或 $SaO_2 < 89\%$，并有肺动脉高压、心力衰竭所致水肿或红细胞增多症（血细胞比容 > 0.55）。一般用鼻导管吸氧，氧流量为 1.0 ~ 2.0L/min，吸氧时间 10 ~ 15h/d，使患者在静息状态下，达到 $PaO_2 \geqslant 60mmHg$ 和（或）使 SaO_2 升至 90%。

（二）急性加重期治疗

慢阻肺急性加重是指咳嗽、咳痰、呼吸困难比平时加重或痰量增多，或咯黄痰，或者是需要改变用药方案。

1. 一般治疗 确定急性加重期的原因及病情严重程度，根据病情严重程度决定门诊或住院治疗。

2. 支气管扩张剂 可应用 β₂肾上腺素受体激动剂、抗胆碱能药、茶碱类。

3. 低流量吸氧 可鼻导管或通过文丘里（Venturi）面罩吸氧。吸入氧浓度（%）= 21 + 4 × 氧流量（L/min）。一般吸入氧浓度为 28% ~ 30%。

4. 抗生素 当患者呼吸困难加重，咳嗽伴痰量增加、有脓性痰时，应根据患者所在地常见病原菌类型及药物敏感情况积极选用抗生素治疗。如果找到确切的病原菌，根据药敏结果选用抗生素。

5. 糖皮质激素 对需住院治疗的急性加重期患者可考虑口服泼尼松龙 30 ~ 40mg/d，也可静脉给予甲泼尼龙，40 ~ 80mg，每日 1 次，连续 5 ~ 7 天。

6. 祛痰剂 痰不咳出者可应用，如氨溴素、N - 乙酰半胱氨酸、溴己新。

十一、预防

戒烟是预防慢阻肺最重要的措施，控制职业和环境污染，减少有害气体或有害颗粒的吸入。

【同步练习】

简述 COPD 的诊断标准。

【参考答案】

主要根据吸烟等高危因素史、临床症状、体征及肺功能检查等综合分析确定。不完全可逆的气流受限是 COPD 诊断的必备条件。吸入支气管舒张药后 $FEV_1/FVC < 70\%$ 及 $FEV_1 < 80\%$ 预计值可确定为不完全可逆性气流受限。

第4章　支气管哮喘

教学目的

1. 掌握　支气管哮喘的临床表现、诊断与鉴别诊断。
2. 熟悉　支气管哮喘的概念、分型及治疗原则。
3. 了解　支气管哮喘的病因和发病机制。

支气管哮喘（简称哮喘）是由多种细胞（如嗜酸性粒细胞、肥大细胞、T淋巴细胞、中性粒细胞、气道上皮细胞等）和细胞组分参与的气道慢性炎症性疾病。主要特征包括气道慢性炎症，气道对多种刺激因素呈现的气道高反应性，广泛多变的可逆性气流受限及病程延长而导致的一系列气道结构的改变，即气道重构。临床表现为反复发作性的喘息、气急、胸闷或咳嗽等症状，常在夜间和（或）清晨发作、加剧，多数患者可自行缓解或经治疗缓解。全球哮喘防治倡议（GINA）目前已成为防治哮喘的重要指南。

一、流行病学

哮喘是世界上最常见的慢性疾病之一，一般认为发达国家哮喘发病率高于发展中国家，城市高于农村。

二、病因和发病机制

（一）病因

哮喘是具有多基因遗传倾向的疾病，其发病具有家族集聚现象。具有哮喘易感基因的人群发病与否受环境因素的影响较大。

环境因素包括变应原性因素，如室内变应原（尘螨、动物毛屑、蟑螂）、室外变应原（花粉、草粉）、职业性变应原（油漆、饲料、活性染料）、食物（鱼、虾、蟹、蛋类、牛奶）、药物（普萘洛尔、阿司匹林）和非变应原性因素（气候变化、运动、妊娠）。

（二）发病机制

哮喘的发病机制不完全清楚，可概括为免疫－炎症反应、神经机制和气道高反应性及其相互作用。

1. 气道免疫－炎症机制

（1）气道炎症形成机制　气道慢性炎症反应是由多种炎症细胞、炎症介质和细胞因子共同参与、相互作用的结果。根据变应原吸入后哮喘发生的时间，可分为速发型哮喘反应（IAR）、迟发型哮喘反应（LAR）和双相型哮喘反应（OAR）。

（2）气道高反应性（AHR）　气道对各种刺激因子呈现高度敏感状态，表现为患者接触这些刺激因子时气道出现过强或过早的收缩反应。目前普遍认为气道炎症是导致气道高反应性的重要机制之一，AHR常有家族倾向。AHR为喘患者的基本特征。

（3）气道重构　是哮喘的重要病理特征，其发生主要与持续存在的气管炎症和反复的气管上皮损伤/修复有关，气道重构使哮喘患者对吸入激素敏感性降低。

2. 神经调节机制　神经调节机制是哮喘发病的重要环节，表现为β－肾上腺素受体功能低下和迷走神经张力亢进。

三、病理

气管慢性炎症为哮喘的基本特征，存在于所有哮喘患者，若哮喘长期反复发作，可导致气道重构。

★ 四、临床表现

1. 症状　为发作性伴有哮鸣音的呼气性呼吸困难或发作性胸闷和咳嗽。哮喘症状可在数分钟内发作，经数小时至数天，用支气管舒张药或自行缓解。在夜间及凌晨发作和加重常是哮喘的特征之一。有时咳嗽可为唯一的症状的不典型哮喘称为咳嗽变异型哮喘。有些青少年，其哮喘症状表现为运动时出现称为运动性哮喘。对以胸闷为唯一症状的不典型哮喘称为胸闷变异型哮喘。

2. 体征　发作时双肺可闻及广泛的哮鸣音，呼气音延长。但非常严重哮喘发作，哮鸣音反而减弱，甚至完全消失，表现为"沉默肺"，但心率增快、奇脉、胸腹反常运动和发绀，是病情危重的表现。非发作期体检可无异常。

五、实验室和其他检查

1. 痰液检查　涂片在显微镜下可见较多嗜酸性粒细胞。

2. 呼吸功能检查

（1）通气功能检测　在哮喘发作时呈阻塞性通气功能改变，呼气流速指标均显著下降，1秒钟用力呼气容积（FEV_1）、1秒率（$FEV_1/FVC\%$）及最高呼气流量（PEF）均减少。肺容量指标可见用力肺活量减少、残气量增加、功能残气量和肺总量增加，残气占肺总量百分比增高。缓解期上述通气功能指标可逐渐恢复。病变迁延、反复发作者，其通气功能可逐渐下降。

（2）支气管激发试验（BPT）　用以测定气道反应性。一般适用于通气功能在正常预计值的70%以上的患者。如FEV_1下降≥20%，可诊断为激发试验阳性，提示存在气道反应性。

（3）支气管舒张试验（BPT）　用以测定气道可逆性。舒张试验阳性诊断标准为FEV_1较用药前增加12%或以上，且其绝对值增加200ml或以上，提示存在气道可逆性阻塞。

（4）呼气峰流速（PEF）及其变异率测定　PEF可反映气道通气功能的变化。若昼夜PEF波动率≥20%，提示存在气道可逆性改变。

3. 胸部X线检查　哮喘发作时可见两肺透亮度增加，呈过度通气状态；在缓解期多无明显异常。

4. 特异性变应原的检测　过敏性哮喘患者血清特异性IgE可较正常人明显增高。

5. 动脉血气分析　严重发作时可有缺氧，PaO_2降低，由于过度通气可使$PaCO_2$下降，pH值上升，表现呼吸性碱中毒。若病情进一步发展，气道阻塞严重，可有缺氧及CO_2滞留，$PaCO_2$上升，表现呼吸性酸中毒。

六、诊断

★（一）诊断标准

（1）反复发作喘息、气急、胸闷或咳嗽，多与接触变应原、冷空气、物理、化学性刺激、病毒性上呼吸道感染、运动等有关。

（2）发作时在双肺可闻及散在或弥漫性，以呼气相为主的哮鸣音，呼气相延长。

（3）上述症状可经治疗缓解或自行缓解。

（4）除外其他疾病所引起的喘息、气急、胸闷和咳嗽。

（5）临床表现不典型者（如无明显喘息或体征）应有下列3项中至少1项阳性：①支气管激发试验或运动试验阳性；②支气管舒张试验阳性；③昼夜PEF变异率≥20%。

符合（1）～（4）条或（4）、（5）条者，可以诊断为支气管哮喘。

（二）支气管哮喘的分期及控制水平分级

支气管哮喘可分为急性发作期、非急性发作期。

1. 急性发作期　指气促、咳嗽、胸闷等症状突然发生或症状加重，常有呼吸困难，以呼气流量降低为其特征，常因接触变应原等刺激物或治疗不当所致。哮喘急性发作时严重程度可分为轻度、中度、重度和危重4级。

2. 非急性发作期（亦称慢性持续期）　许多哮喘患者即使没有急性发作，但在相当长的时间内仍有不同频度和（或）不同程度地出现症状（喘息、咳嗽、胸闷等），肺通气功能下降。目的认为长期评估哮喘的控制水平是更为可靠和有用的严重性评估方法，对哮喘的评估和治疗的指导意义更大。哮喘控制水平分为控制、部分控制和未控制3个等级。

七、鉴别诊断

1. 左心衰竭引起的喘息样呼吸困难　患者多有高血压和心脏病的病史和体征。阵发性咳嗽，常咳出粉红色泡沫痰，两肺可闻及广泛的湿性啰音和哮鸣音，左心界扩大，心率增快，心尖部可闻及奔马律。若一时难以鉴别，可雾化吸入β_2受体激动剂或静脉注射氨茶碱缓解症状后进一步检查，忌用肾上腺素或吗啡。

2. 其他　还应与慢性阻塞性肺疾病、上气道阻塞、变态反应性支气管肺曲菌病鉴别。

八、并发症

发作时可并发气胸、纵隔气肿、肺不张；长期反复发作和感染可并发慢阻肺、支气管扩张和肺源性心脏病。

九、治疗

目前哮喘不能根治，但长期规范化治疗可使大多数患者达到良好或完全的临床控制。

（一）确定并减少危险因素接触

立即使患者脱离并长期避免接触变应原或其他非特异性刺激因素是防治哮喘最有效的方法。

(二) 药物治疗

1. 药物分类和作用特点 哮喘治疗药物分为控制性药物和缓解性药物。前者指需要长期使用的药物，主要用于治疗气道慢性炎症，使哮喘维持临床控制，亦称抗炎药。后者指按需使用的药物，通过迅速解除支气管痉挛，从而缓解症状，亦称解痉平喘药，此类药物主要作用为舒张支气管，故也称支气管舒张药。各类药物如下。

(1) 糖皮质激素 糖皮质激素是当前控制哮喘发作最有效的药物。主要作用机制是抑制炎症细胞在气道的聚集、抑制炎症介质的生成和释放、增强平滑肌细胞 β_2 受体的反应性。可分为吸入、口服和静脉用药。

吸入药物：有倍氯米松（BDP）、布地奈德、氟替卡松、莫米松。由于其局部抗炎作用强，全身不良反应少，是目前推荐长期抗炎治疗哮喘的首选药物。

口服激素：有泼尼松、泼尼松龙。用于吸入糖皮质激素无效或需要短期加强的患者。

静脉用药：重度或严重哮喘发作时应及早应用琥珀酸氢化可的松或甲泼尼龙。

(2) β_2 受体激动剂 主要通过激动呼吸道的 β_2 受体，激活腺苷酸环化酶，使细胞内的环磷酸腺苷（cAMP）含量增加，减少细胞脱颗粒和介质的释放，从而松弛支气管平滑肌，是控制哮喘急性发作的首选药物。分为 SABA（短效，维持 4~6 小时）和 LABA（长效，维持 10~12 小时），其中 LABA 又分为快速起效和缓慢起效。

SABA：是控制哮喘急性发作的首选药物。可分为吸入、口服和静脉用药，首选吸入给药。常用药物有沙丁胺醇和特布他林，按需间歇使用，不宜长期、单一使用。

LABA：与 ICS 联合是目前最常用的哮喘控制性药物。有福莫特罗（快速起效）和沙美特罗（缓慢起效）。LABA 不能单独用于哮喘的治疗。

(3) 白三烯调节剂 通过调节 LT 的生物活性而发挥抗炎作用，同时具有舒张支气管平滑肌，是目前除 ICS 外唯一可单独应用的哮喘控制性药物。可作为轻度哮喘 ICS 的替代用药和中、重度哮喘的联合治疗用药。有孟鲁司特和扎鲁司特。

(4) 茶碱类药物 能抑制磷酸二酯酶，提高平滑肌细胞内的 cAMP 浓度外，还能拮抗腺苷受体，增强呼吸肌的收缩，增强气道纤毛清除功能和抗炎作用，并舒张支气管。是目前治疗哮喘的有效药物之一。口服和静脉用药，有氨茶碱。

(5) 抗胆碱药 胆碱能受体（M 受体）拮抗剂，可以阻断节后迷走神经通路，降低迷走神经兴奋性而起舒张支气管作用，并有减少痰液分泌的作用，较 β_2 受体激动剂舒张支气管作用弱。有 SAMA 异丙托溴胺和 LAMA 噻托溴铵。

(6) 抗 IgE 抗体 主要用于经吸入 ICS 联合 LABA 治疗后症状控制不好且 IgE 水平高的重度哮喘患者。

2. 急性发作期的治疗 急性发作的治疗目的是尽快缓解气道阻塞，纠正低氧血症，恢复肺功能，预防进一步恶化或再次发作，防止并发症。一般根据病情的分度进行综合性治疗。

(1) 轻度 经 MDI 吸入 SABA，效果不佳时可加用缓释茶碱片，或加用短效抗胆碱药气雾剂吸入。

(2) 中度 吸入 SABA，联合雾化吸入短效抗胆碱药、激素混悬液。若效果不佳，应尽早口服糖皮质激素。必要时可用氨茶碱静脉注射。

(3) 重度至危重度 持续雾化吸入 SABA，联合雾化吸入短效抗胆碱药、激素混悬液及静脉注射氨茶碱。吸氧。尽早静脉滴注糖皮质激素。此外，应预防下呼吸道感染等。

3. 慢性持续期的治疗 应在评估和监测患者哮喘控制水平的基础上，定期根据长期治疗分级方案而做出调整，以维持患者的控制水平。哮喘长期治疗方案分5级。

4. 免疫疗法 分为特异性和非特异性两种。特异性免疫治疗又称脱敏疗法或减敏疗法。治疗1~2年，若治疗反应良好，可坚持3~5年。非特异性疗法，如注射卡介苗、转移因子、疫苗等生物制品抑制变应原反应的过程，有一定辅助的疗效。

十、哮喘的教育与管理

哮喘患者的教育与管理是提高疗效，减少复发，提高患者生活质量的重要措施。为每个初治哮喘患者制定长期防治计划，在医生指导下患者要学会自我管理、学会控制病情。

十一、预后

通过长期规范化的治疗，儿童哮喘临床控制率可达95%，成年人可达80%。若长期反复发作可并发COPD、肺源性心脏病者，预后不良。

【同步练习】

1. 简述支气管哮喘的诊断标准。

2. 简述左心衰竭引起的喘息样呼吸困难（心源性哮喘）与支气管哮喘（肺源性哮喘）的鉴别。

【参考答案】

1.（1）反复发作喘息、气急、胸闷或咳嗽，多与接触变应原、冷空气、物理、化学性刺激、病毒性上呼吸道感染、运动等有关。

（2）发作时在双肺可闻及散在或弥漫性，以呼气相为主的哮鸣音，呼气相延长。

（3）上述症状可经治疗缓解或自行缓解。

（4）除外其他疾病所引起的喘息、气急、胸闷和咳嗽。

（5）临床表现不典型者（如无明显喘息或体征）应有下列3项中至少1项阳性：①支气管激发试验或运动试验阳性；②支气管舒张试验阳性；③昼夜PEF变异率≥20%。

符合（1）~（4）条或（4）、（5）条者，可以诊断为支气管哮喘。

2. 心源性哮喘患者：①多有高血压和心脏病的病史和体征。②阵发性咳嗽，常咳出粉红色泡沫痰，呼吸困难卧位时加重、坐位或立位时减轻。③两肺可闻及广泛的湿性啰音和哮鸣音，左心界扩大，心率增快，心尖部可闻及奔马律。④应用强心剂、利尿剂和血管扩张药改善左心功能后呼吸困难好转。⑤若一时难以鉴别，可雾化吸入 β_2 受体激动剂或静脉注射氨茶碱缓解症状后进一步检查，忌用肾上腺素和吗啡。

第5章 支气管扩张症

教学目的

1. 掌握 支气管扩张的临床表现、诊断。

2. 熟悉 支气管扩张的胸部影像特点及治疗原则。

3. 了解 支气管扩张的病因和发病机制。

支气管扩张症大多继发于急、慢性呼吸道感染和支气管阻塞后，反复发生支气管炎症，致使支气管壁结构破坏，引起支气管异常和持久性扩张。

一、病因和发病机制

弥漫性的支气管扩张常发生于有遗传、免疫或解剖缺陷的患者，局灶性支气管扩张可源于未进行治疗的肺炎或阻塞，或肺叶切除后解剖移位。

上述疾病损伤了宿主气道清除机制和防御功能→易发生感染和炎症→可气道逐渐扩大、形成瘢痕和扭曲。

二、病理

支气管扩张常常是位于段或亚段支气管管壁的破坏和炎性改变，受累管壁的结构，被破坏并被纤维组织替代。形成3种不同类型。

（1）柱状扩张　支气管呈均一管形扩张且突然在一处变细，远处的小气道往往被分泌物阻塞。

（2）囊状扩张　扩张的支气管腔呈囊状改变，支气管末端的盲端也呈无法辨认的囊状结构。

（3）不规则扩张　病变支气管腔呈不规则改变或呈串珠样改变。

★ 三、临床表现

持续或反复的咳嗽、咳痰或咳脓痰。若支气管扩张病变范围广泛和潜在慢阻肺则会出现呼吸困难和喘息。随着感染加重，可出现痰量增多和发热，可仅为支气管感染加重，也可为病变累及周围肺实质出现肺炎所致。50%～70%的病例可发生咯血，大出血常为小动脉被侵蚀或增生的血管被破坏所致。气道内有较多分泌物时，体检可闻及湿性啰音和干性啰音。

四、实验室及其他辅助检查

胸部X线平片检查时，囊状支气管扩张的气道表现为显著的囊腔，腔内可存在气液平面。支气管扩张的其他表现为气道壁增厚，纵切面可显示为"双轨征"，横切面显示"环形阴影"。管腔显像较透亮区致密，产生不透明的管道或分支的管状结构。

HRCT可在横断面上清楚地显示扩张的支气管，现已成为支气管扩张的主要诊断方法，已取代支气管碘脂质造影。

痰液检查：痰涂片染色及痰细菌培养，可指导抗生素治疗。

五、诊断与鉴别诊断

★1. 诊断　根据反复咯脓痰、咯血的病史和既往有诱发支气管扩张的呼吸道感染病史，HRCT显示支气管扩张的异常影像学改变，即可明确诊断为支气管扩张。

2. 鉴别诊断　须与慢性支气管炎、肺脓肿、肺结核、先天性肺囊肿、支气管肺癌和弥漫性泛细支气管炎等相鉴别。

六、治疗

1. 治疗基础疾病　对活动性肺结核伴支气管扩张应积极抗结核治疗，低免疫球蛋白血症可用免疫球蛋白替代治疗。

2. 控制感染　可依据痰革兰染色和痰培养指导选用有效的抗生素。

3. 改善气流受限　支气管舒张剂可改善气流受限，并帮助清除分泌物。

4. 清除气道分泌物　化痰药物及振动、拍背和体位引流等胸部物理治疗均有助于清除气道分泌物。

5. 咯血 咯血量少，可口服肾上腺色腙片、云南白药；若出血量中等，可静脉给予垂体后叶素或酚妥拉明；若出血量大，经内科治疗无效，可考虑介入栓塞治疗或手术治疗。

6. 外科治疗 经充分的内科治疗感染不能控制及顽固反复发作、经保守治疗不能缓解反复大咯血以及局限性的支气管扩张者可考虑外科手术。不宜手术者可考虑支气管动脉栓塞术治疗。

7. 预防 可考虑应用疫苗、免疫调节剂预防和减少急性发作。

七、预后

取决于支气管扩张的范围和有无并发症。

【同步练习】
支气管扩张的胸部影像表现是什么？

【参考答案】
胸部 X 线平片检查时，囊状支气管扩张的气道表现为显著的囊腔，腔内可存在气液平面。支气管扩张的其他表现为气道壁增厚，纵切面可显示为"双轨征"，横切面显示"环形阴影"。管腔显像较透亮区致密，产生不透明的管道或分支的管状结构。HRCT 可在横断面上清楚地显示扩张的支气管，现已成为支气管扩张的主要诊断方法。

第6章 肺部感染性疾病

教学目的

1. 掌握 肺炎的临床表现；肺炎链球菌肺炎的临床表现、X 线特点及治疗原则；葡萄球菌肺炎的临床表现及 X 线特点；肺脓肿的临床表现及诊断。

2. 熟悉 肺炎的分类、诊断及治疗原则；肺炎链球菌肺炎的发病机制、病理；葡萄球菌肺炎的病因和发病机制；肺脓肿的病因、发病机制和治疗。肺炎支原体、肺炎衣原体的实验室检查和治疗原则。

3. 了解 肺炎的病因、发病机制及病理；肺炎支原体、肺炎衣原体、病毒性肺炎、真菌性肺炎、肺孢子菌肺炎的发病机制、病理、诊断和治疗原则。

第1节 肺炎概述

肺炎是指终末气管、肺泡和肺间质的炎症，可由病原微生物、理化因素、免疫损伤、过敏及药物所致。细菌性肺炎是最常见的肺炎，也是最常见的感染性疾病之一。

一、流行病学

社区获得性肺炎和医院获得性肺炎，近年发病率有增加的趋势。发病率和病死率高的原因与社会人口老龄化、吸烟、伴有基础疾病和免疫功能低下、不合理使用抗菌药物有关。

二、病因、发病机制和病理

正常的呼吸道免疫防御机制（支气管内黏液－纤毛运载系统、肺泡巨噬细胞等细胞防御的完整性等）使气管隆凸以下的呼吸道保持无菌。是否发生肺炎取决于 2 个因素：病原体和宿主因素。当病原体数量多，毒力强和（或）宿主呼吸道局部和全身免疫防御系统损害，即可发生肺炎。除了金黄色葡萄球菌、铜绿假单胞菌和肺炎克雷伯杆菌等可引起肺组织的坏死性病变易形成空洞外，肺炎治愈后多不遗留瘢痕，肺的结构与功能均可恢复。

三、分类

1. 解剖分类

（1）大叶性（肺泡性）肺炎　典型者表现为肺实质炎症，通常并不累及支气管。致病菌多为肺炎链球菌。X线胸片显示肺叶或肺段的实变阴影。

（2）小叶性（支气管性）肺炎　其病原体有肺炎链球菌、葡萄球菌、病毒、肺炎支原体及军团菌等。支气管腔内有分泌物，故常可闻及湿性啰音，无实变的体征。X线显示为沿肺纹理分布的不规则斑片状阴影，边缘密度浅而模糊，无实变征象，肺下叶常受累。

（3）间质性肺炎　以肺间质为主的炎症，可由细菌、支原体、衣原体、病毒或肺孢子菌等引起。X线通常表现为一侧或双侧肺下部的不规则条索状阴影，从肺门向外伸展，可呈网状，其间可有小片肺不张阴影。

2. 病因分类　分为：细菌性肺炎、非典型病原体所致肺炎、病毒性肺炎、肺真菌病、其他病原体所致肺炎、理化因素所致的肺炎。

3. 患病环境分类

（1）社区获得性肺炎（CAP）　社区获得性肺炎是指在医院外罹患的感染性肺实质炎症，包括具有明确潜伏期的病原体感染而在入院后平均潜伏期内发病的肺炎。

（2）医院获得性肺炎（HAP）　医院获得性肺炎亦称医院内肺炎，是指患者入院时不存在，也不处于潜伏期，而于入院48小时后在医院（包括老年护理院、康复院等）内发生的肺炎。HAP还包括呼吸机相关性肺炎和卫生保健相关性肺炎。

★ 四、临床表现

表现为咳嗽、咳痰或原有呼吸道症状加重，并出现脓性痰或血痰，伴或不伴胸痛。病变范围大者可有呼吸困难，呼吸窘迫。大多数患者有发热。早期肺部体征无明显异常，重症者可有呼吸频率增快，鼻翼扇动，发绀。肺实变时有典型的体征，如叩诊浊音、语颤增强和支气管呼吸音等，也可闻及湿性啰音。

五、诊断与鉴别诊断

肺炎的诊断程序如下。

1. 确定肺炎诊断　首先必须把肺炎与上呼吸道感染和下呼吸道感染区别开来。上、下呼吸道感染虽然有咳嗽、咳痰和发热等症状，但无肺实质浸润，胸部X线检查可鉴别。其次，应把肺炎与其他类似肺炎的疾病区别开来，如肺结核、肺癌、肺血栓栓塞症、非感染性肺部浸润。

2. 评估严重程度　评价病情的严重程度对于决定在门诊或入院治疗甚或ICU治疗至关重要。美国感染疾病学会/美国胸科学会（IDSA/ATS）几经修订，于2007年发表了成人CAP处理的共识指南，其重症肺炎标准如下。

（1）主要标准　①需要有创机械通气。②感染性休克需要血管收缩剂治疗。

（2）次要标准　①呼吸频率≥30次/分。②氧合指数（PaO_2/FiO_2）≤250。③多肺叶浸润。④意识障碍/定向障碍。⑤氮质血症（BUN≥20mg/dl）。⑥白细胞减少（WBC<$4.0×10^9$/L）。⑦血小板减少（血小板<$10.0×10^9$/L）。⑧低体温（T<36℃）。⑨低血压，需要强力的液体复苏。

符合1项主要标准或3项次要标准以上者可诊断为重症肺炎，考虑收入ICU治疗。

3. 确定病原体　采集呼吸道标本行细菌培养时尽可能在抗菌药物应用前采集，避免污染，及时送检，其结果才能起到指导治疗的作用。常用的方法有：痰、经纤维支气管镜或人工气道吸引、防污染样本毛刷、支气管肺泡灌洗、经皮细针抽检和开胸肺活检、血和胸腔积液培养、尿抗原试验、血清学检查。

六、治疗

抗感染治疗是肺炎治疗的关键环节，包括经验性治疗和针对病原体治疗。

青壮年和无基础疾病的社区获得性肺炎患者，常用青霉素类、第一代头孢菌素等。老年人、有基础疾病或需要住院的社区获得性肺炎，常用氟喹诺酮类、第二、三代头孢菌素、β-内酰胺类/β-内酰胺酶抑制剂，或厄他培南，可联合大环内酯类。医院获得性肺炎常用第二、三代头孢菌素、β-内酰胺类/β-内酰胺酶抑制剂、氟喹诺酮类或碳青霉烯类。

重症肺炎的治疗首先应选择广谱的强力抗菌药物，并应足量、联合用药。初始经验性治疗不足或不合理，或而后根据病原学结果调整抗菌药物，其病死率均明显高于初始治疗正确者。

抗生素治疗应尽早进行，一旦怀疑为肺炎即马上给予首剂抗生素，越早治疗预后越好。抗生素疗程 7~10 天或更长时间，如体温正常 48~72 小时，肺炎临床稳定可停用抗生素。

抗生素治疗后 48~72 小时应对病情进行评价，有效时表现体温下降，症状改善，临床状态稳定，白细胞、C 反应蛋白和降钙素原逐渐降低或恢复正常，X 线影像病灶吸收较迟。如 72 小时后症状无改善，其原因可能有：①药物未能覆盖致病菌，或细菌耐药。②特殊病原体感染如结核分枝杆菌、真菌、病毒等。③出现并发症或存在影响疗效的宿主因素（如免疫抑制）。④非感染性疾病误诊为肺炎。⑤药物热。

七、预防

加强体育锻炼，增强体质。

第 2 节　细菌性肺炎

一、肺炎链球菌肺炎

肺炎链球菌肺炎（SP）是由肺炎链球菌所引起的肺炎，约占 CAP 的半数。通常急骤起病，以高热、寒战、咳嗽、血痰及胸痛为特征。X 线胸片呈肺段或肺叶急性炎性实变，近年来因抗菌药物的广泛使用，致使本病的起病方式、症状及 X 线改变均不典型。

1. 病因和发病机制　SP 为革兰染色阳性球菌。机体免疫功能受损时，有毒力的 SP 入侵人体而致病。因 SP 不产生毒素，不引起原发性组织坏死或形成空洞。

2. 病理　病理改变有充血期、红肝变期、灰肝变期及消散期。病变消散后肺组织结构多无损坏，不留纤维瘢痕。极个别患者肺泡内纤维蛋白吸收不完全，甚至有成纤维细胞形成，形成机化性肺炎。

★3. 临床表现

（1）症状　发病前常有受凉、淋雨、疲劳、醉酒、病毒感染史，多有上呼吸道感染的前驱症状。起病多急骤，高热、寒战、咳嗽咳痰、可带血或呈铁锈色。可有患侧胸部疼痛，放射到肩部或腹部，咳嗽或深呼吸时加剧，胃纳锐减，偶有恶心、呕吐、腹痛或腹泻，易被误诊为急腹症。

（2）体征　患者呈急性热病容，鼻周有单纯疱疹；病变广泛时可出现发绀。早期肺部体征无明显异常。早期肺部体征无明显异常。肺实变时叩诊浊音、触觉语颤增强并可闻及支气管呼吸音。消散期可闻及湿性啰音。

4. 并发症　近年来已很少见，并发症有胸膜炎、脓胸、心包炎、脑膜炎和关节炎等。严重脓毒症或毒血症患者易发生感染性休克。

5. 实验室和其他检查

（1）血白细胞升高，中性粒细胞多在 80% 以上，并有核左移。年老体弱、免疫功能低下者的白细胞计数可不增高，但中性粒细胞的百分比仍增高。痰直接涂片或痰培养可发现肺炎链球菌。

（2）X线影像早期仅见肺纹理增粗，或受累的肺段、肺叶稍模糊，病情发展表现为大片炎症浸润阴影或实变影，在实变阴影中可见支气管充气征。在消散期，X线显示炎性浸润逐渐吸收，可有片状区域吸收较快，呈现"假空洞"征，。老年患者肺炎病灶消散较慢，容易出现吸收不完全而成为机化性肺炎。

6. 诊断　根据典型症状与体征，结合胸部 X 线检查，易作出初步诊断。病原菌检测是确诊本病的主要依据。

★**7. 治疗**

（1）抗生素治疗　首选青霉素 G。对青霉素过敏者，或感染耐青霉素菌株者，用呼吸氟喹诺酮类、头孢噻肟或头孢曲松等药物，感染 MDR 菌株者可用万古霉素、替考拉宁或利奈唑胺。

（2）支持疗法　患者应卧床休息，注意补充足够蛋白质、热量及维生素。剧烈胸痛者，可酌用少量镇痛药，如可待因 15mg。不用阿司匹林或其他解热药，以免过度出汗、脱水及干扰真实热型，导致临床判断错误。若有明显麻痹性肠梗阻或胃扩张，应暂时禁食、禁饮和胃肠减压，直至肠蠕动恢复。烦躁不安、谵妄、失眠者酌用地西泮或水合氯醛，禁用抑制呼吸的镇静药。

（3）并发症的处理　若体温降而复升或 3 天后仍不降者，应考虑 SP 的肺外感染，如脓胸、心包炎或关节炎等，若持续发热应寻找其他原因。

二、葡萄球菌肺炎

葡萄球菌肺炎是由葡萄球菌引起的急性肺化脓性炎症。

1. 病因和发病机制　葡萄球菌为革兰染色阳性球菌，可分为凝固酶阳性的葡萄球菌（主要为金葡菌）及凝固酶阴性的葡萄球菌（如表皮葡萄球菌和腐生葡萄球菌等）。其致病物质主要是毒素与酶，血浆凝固酶阳性者致病力较强。

2. 病理

（1）经呼吸道吸入的肺炎常呈大叶性分布或呈广泛的、融合性的支气管肺炎。当坏死组织或脓液阻塞细支气管，形成单向活瓣作用，产生张力性肺气囊肿。

（2）皮肤感染灶中的葡萄球菌可经血循环抵达肺部，引起多处肺实变、化脓及组织破坏，形成单个或多发性肺脓肿（血流感染）。

3. 临床表现

（1）症状　起病多急骤，寒战、高热，胸痛，痰脓性，量多，带血丝或呈脓血状，毒血症状明显，严重者可出现周围循环衰竭。血源性葡萄球菌肺炎常有皮肤伤口、疖痈和中心静脉导管置入等，或静脉吸毒史，较少咳脓性痰。

（2）体征　早期可无体征，然后可出现两肺散在性湿性啰音。血源性葡萄球菌肺炎应注意肺外病灶，静脉吸毒者多有皮肤针口和三尖瓣赘生物，可闻及心脏杂音。

4. 实验室及其他检查

（1）外周血白细胞计数明显升高，中性粒细胞比例增加，核左移。

（2）胸部 X 线显示肺段或肺叶实变，或形成空洞，或呈小叶状浸润，其中有单个或多发的液气囊腔。另一特征是 X 线阴影的易变性，表现为一处炎性浸润消失而在另一处出现新的病灶，或很小的单一病灶发展为大片阴影。

5. 诊断　根据全身毒血症状，咳嗽、脓血痰，白细胞计数增高、中性粒细胞比例增加、核左移并有中毒颗粒和 X 线表现，可作出初步诊断。细菌学检查是确诊的依据，可行痰、胸腔积液、血和肺穿刺物培养。

6. 治疗　强调应早期清除引流原发病灶，选用敏感的抗生素。近年来，金黄色葡萄球菌对青霉素 G 的耐药率已高达 90% 左右，因此可选用耐青霉素酶的半合成青霉素或头孢菌素，联合氨基糖苷类如阿米卡星等，亦有较好疗效。对于 MRSA，则应选用万古霉素、替考拉宁和利奈唑胺等。

第 3 节　其他病原体所致肺部感染

一、肺炎支原体肺炎

肺炎支原体肺炎（MP）是由肺炎支原体引起的呼吸道和肺部的急性炎症改变，常同时有咽炎、支气管炎和肺炎。

1. 病因和发病机制　MP 是介于细菌和病毒之间，兼性厌氧、能独立生活的最小微生物。MP 不侵入肺实质，致病性可能与患者对病原体或其代谢产物的过敏反应有关。

2. 病理　肺部病变呈片状或融合成支气管肺炎、间质性肺炎和细支气管炎。

3. 临床表现　乏力、咽痛、头痛、咳嗽、发热、食欲不振、腹泻、肌痛、耳痛等。咳嗽多为阵发性刺激性呛咳，咳少量黏液。发热可持续 2～3 周，体温恢复正常后可能仍有咳嗽。体格检查可见咽部充血，儿童偶可并发鼓膜炎或中耳炎，颈淋巴结肿大。

4. 实验室和其他检查

（1）血白细胞总数正常或略增高，以中性粒细胞为主。起病 2 周后，患者冷凝集试验阳性，如果滴度逐步升高，更有诊断价值。血清支原体 IgM 抗体≥1：64，或恢复期抗体滴度有 4 倍增高，可进一步确诊。

（2）X 线检查显示肺部多种形态的浸润影，呈节段性分布，以肺下野为多见，病变常经 3～4 周后自行消散。

5. 诊断与鉴别诊断　需综合临床症状、X 线影像表现及血清学检查结果作出诊断。培养分离出肺炎支原体对诊断有决定性意义，但检出率低。本病应与病毒性肺炎、军团菌肺炎等相鉴别。

6. 治疗　大环内酯类抗菌药物（如红霉素、罗红霉素和阿奇霉素）为首选，对大环内酯不敏感者则可选用呼吸氟喹诺酮类。疗程一般 2～3 周。因肺炎支原体无细胞壁，青霉素或头孢菌素类等抗菌药物无效。

二、肺炎衣原体肺炎

肺炎衣原体肺炎（CP）是由肺炎衣原体引起的急性肺部炎症，常累及上下呼吸道，可引起咽炎、喉炎、扁桃体炎，鼻窦炎、支气管炎和肺炎。

1. 病因和发病机制　CP 是一种人类致病原，属于人－人传播，可能主要是通过呼吸道的飞沫传染，也可能通过污染物传染。年老体弱、营养不良、COPD、免疫功能低下者易被感染。感染后免疫力很弱，易于反复。

★2. 临床表现　通常症状较轻，发热、寒战、肌痛、干咳，非胸膜炎性胸痛，头痛、不适和乏力。可发生肺炎或支气管炎，也可伴有肺外表现，如中耳炎、关节炎、甲状腺炎、脑炎、吉兰－巴雷综合征等。体格检查肺部偶闻湿性啰音，随肺炎病变加重湿性啰音可变得明显。

3. 实验室和其他检查

（1）血白细胞正常或稍高，红细胞沉降率加快。原发感染者，早期可检测血清 IgM，再感染者测血清 IgG 滴度增高，或恢复期 IgM 有较大的升高，有诊断价值。咽拭子分离出肺炎衣原体是诊断的金标准。

（2）X 线胸片表现以单侧、下叶肺泡渗出为主，可有胸腔积液，亦可发展成双侧，表现为肺间质和肺泡渗混合存在。

4. 诊断与鉴别诊断 应结合呼吸道和全身症状、X 线检查、病原学和血清学检查作综合分析。应注意与肺炎支原体肺炎相鉴别。

5. 治疗 首选红霉素，亦可选用多西环素或克拉霉素，疗程均为 14～21 天。阿奇霉素 0.5g/d，连用 5 天。呼吸氟喹诺酮类也可选用。

三、病毒性肺炎

病毒性肺炎是由上呼吸道病毒感染，向下蔓延所致的肺部炎症。

1. 病因和发病机制 引起成人肺炎的常见病毒为甲或乙型流感病毒、腺病毒、副流感病毒、呼吸道合胞病毒和冠状病毒等。免疫抑制宿主，骨髓移植和器官移植受者易患病毒性肺炎。患者可同时受 1 种以上病毒感染，并常继发细菌感染如金黄色葡萄菌，免疫抑制宿主还常继发真菌感染。呼吸道病毒可通过飞沫与直接接触传播，且传播迅速、传播面广。病毒性肺炎为吸入性感染。

2. 病理 单纯病毒性肺炎多为间质性肺炎，肺泡间隔有大量单核细胞浸润。病变吸收后可留有肺纤维化。

3. 临床表现 起病较急，发热、头痛、全身酸痛，常在急性流感症状尚未消退时，即出现咳嗽、少痰、或白色黏液痰、咽痛等呼吸道症状。小儿或老年人易发生重症病毒性肺炎，表现为呼吸困难、发绀，甚至发生休克、心力衰竭和呼吸衰竭等合并症。本病常无显著的胸部体征，病情严重者有呼吸浅速、心率增快、发绀、肺部干性或湿性啰音。

4. 实验室和其他检查

（1）白细胞计数正常、稍高或偏低，红细胞沉降率通常在正常范围。

（2）胸部 X 线检查可见肺纹理增多，小片状浸润或广泛浸润，病情严重者显示双肺弥漫性结节性浸润。

5. 诊断 诊断依据为临床症状及 X 线改变，并排除由其他病原体引起的肺炎。确诊则有赖于病原学检查，包括病毒分离、血清学检查及病毒抗原的检测。

6. 治疗

（1）以对症为主，卧床休息，居室保持空气流通，注意隔离消毒，预防交叉感染。

（2）给予足量维生素及蛋白质，多饮水及少量多次进软食，酌情静脉输液及吸氧。

（3）保持呼吸道通畅，及时消除上呼吸道分泌物等。

（4）病毒抑制药物有利巴韦林、阿昔洛韦、更昔洛韦、奥司他韦、阿糖腺苷、金刚烷胺。

附：

（一）传染性非典型肺炎

传染性非典型肺炎是由 SARS 冠状病毒（SARS－CoV）引起的一种具有明显传染性、可累及多个器官系统的特殊肺炎。

1. 病原体 SARS 冠状病毒。

2. 发病机制和病理 SARS 病毒通过短距离飞沫、气溶胶或接触污染的物品传播。病理改变主要显示弥漫性肺泡损伤和炎症细胞浸润。

3. 临床表现 潜伏期 2～10 天。起病急骤，多以发热为首发症状，体温 > 38℃，可有寒战、咳嗽、少痰，心悸、呼吸困难或呼吸窘迫。患者多无上呼吸道卡他症状。肺部体征不明显。

4. 实验室和其他检查

（1）外周血白细胞计数一般不升高或降低，常有淋巴细胞数减少，可有血小板数降低。

（2）胸部 X 线检查早期可无异常，一般 1 周内逐渐出现肺纹理粗乱的间质性改变、斑片状或片状渗出影，可在 2～3 天内波及一侧肺野或两肺，约半数波及双肺。病变后期部分患者肺部有纤维化改变。

（3）病原诊断早期可用鼻咽部冲洗/吸引物、血、尿、便等标本行病毒分离和聚合酶链反应（PCR）。血清 SARS 病毒特异性 IgM、IgG 抗体。

5. 诊断　有与 SARS 患者接触或传染给他人的病史、起病急、高热、有呼吸道和全身症状、血白细胞正常或降低，有胸部影像学变化，配合 SARS 病原学检测阳性，排除其他表现类似的疾病，可以作出 SARS 的诊断。

6. 治疗　一般性治疗和抗病毒治疗，重症患者可酌情使用糖皮质激素。对出现低氧血症患者，可使用无创机械通气，应持续使用直至病情缓解，如效果不佳或出现 ARDS，应及时进行有创机械通气治疗。

（二）高致病性人禽流感病毒肺炎

人禽流行性感冒是由禽甲型流感病毒某些亚型中的一些毒株引起的急性呼吸道传染病，可引起肺炎和多器官功能障碍。

1. 病原体　禽流感病毒属正粘病毒科甲型流感病毒属。

2. 发病机制和病理　人感染 H5N1 迄今的证据符合禽－人传播，可能存在环境－人传播。尸检可见高致病性人禽流感病毒肺炎有严重肺损伤伴弥漫性肺泡损害。

3. 临床表现

（1）潜伏期 1~7 天，大多数在 2~4 天。主要症状为发热，体温大多持续在 39℃ 以上，可伴有流涕、鼻塞、咳嗽、咽痛、头痛、肌肉酸痛和全身不适。部分患者可有恶心、腹痛、腹泻、稀水样便等消化道症状。

（2）重症患者可出现高热不退，病情发展迅速，几乎所有患者都有临床表现明显的肺炎，常出现急性肺损伤、急性呼吸窘迫综合征（ARDS）、肺出血。

4. 实验室和其他检查　血白细胞计数不高或减少，尤其是淋巴细胞数减少，并有血小板数减少。病毒抗原及基因检测可检测甲型流感病毒核蛋白抗原（NP）或基质蛋白（M1）、禽流感病毒 H 亚型抗原。

5. 治疗　凡疑诊或确诊 H5N1 感染的患者都要住院隔离，进行临床观察和抗病毒治疗，尽早（在发病 48 小时内）口服奥司他韦。重症高致病性人禽流感病毒肺炎患者，常需通气支持，也可用皮质类固醇治疗。

◢ 四、肺真菌病

肺真菌病是最常见的深部真菌病。近年来由于广谱抗菌药物、糖皮质激素、化疗药物及免疫抑制剂的广泛使用，器官移植的开展，以及免疫缺陷病如艾滋病增多，肺真菌病有增多。

病理改变可有过敏、化脓性炎症反应或形成慢性肉芽肿。X 线表现无特征性，可为支气管肺炎、大叶性肺炎、单发或多发结节，乃至肿块状阴影和空洞。肺真菌病临床表现无特异性，诊断时必须综合考虑宿主因素、临床特征、微生物学检查和组织病理学资料，病理学诊断仍是肺真菌病的金标准。

★（一）肺念珠菌病

肺念珠菌病又称支气管肺念珠菌病，是由白念珠菌或其他念珠菌所引起的急性、亚急性或慢性下呼吸道真菌病。肺念珠菌病有两种类型，亦是病程发展中的 2 个阶段。

1. 支气管炎型　阵发性刺激性咳嗽，咳多量似白泡沫塑料状稀痰，偶带血丝，随病情进展，痰稠如干糊糊状。憋喘、气短，尤以夜间为甚。X 线影像仅示两肺中下野纹理增粗。

2. 肺炎型　畏寒、高热，咳白色泡沫黏痰，有酵臭味，或呈胶冻状，有时咯血。胸部 X 线显示双下肺纹理增多，伴散在的大小不等、形状不一的结节状阴影，融合的均匀大片浸润，自肺门向周边扩展，可形成空洞。

诊断肺念珠菌病，要求合格的痰或支气管分泌物标本 2 次镜检酵母假菌丝或菌丝阳性，以及真菌培养有念珠菌生长且 2 次培养为同一菌种。G 试验连续 2 次阳性有助于诊断。确诊需组织病理学。

轻症患者在消除诱因后，病情常能逐渐好转，病情严重者则应及时应用抗真菌药物。氟康唑、伊曲康唑、伏立康唑有效，棘白菌素类抗真菌药也有效。

★（二）肺曲霉病

肺曲霉病可由多种曲霉引起，烟曲霉为主要致病原。该真菌常寄生在上呼吸道，慢性病患者免疫力极度低下时才能致病。曲霉的内毒素使组织坏死，病灶可为浸润性、实变、空洞、支气管周围炎或粟粒状弥漫性病变。

肺曲霉病的确诊有赖于组织培养（病变器官活检标本）及组织病理学检查。血、尿、脑脊液及肺泡灌洗液曲霉半乳甘露聚糖测定（GM 试验）和 PCR 测定血中曲霉 DNA 对本病诊断亦有帮助，动态观察其变化对诊断更有价值。临床上肺曲霉病可分 5 种类型。

1. 侵袭性肺曲霉病　是最常见的类型。以干咳、胸痛常见，部分有咯血，病变广泛时出现气急和呼吸困难，甚至呼吸衰竭。影像学特征性表现为 X 线胸片以胸膜为基底的多发的楔形、结节、肿块阴影或空洞；胸部 CT 早期为晕轮征，即肺结节影（水肿或出血）周围环绕低密度影（缺血），后期为新月体征。

2. 气管支气管曲霉病　病变主要局限于大气道，支气管镜检查可见气管壁假膜、溃疡、结节等。常见症状为频繁咳嗽、胸痛、发热和咯血。需要经支气管镜确诊。

3. 慢性坏死性肺曲霉病　曲霉直接侵袭肺实质，患者表现为肺部空洞性病变，长期呼吸道症状和血清抗曲霉属抗体阳性。

4. 曲霉肿　又称曲菌球，曲霉肿不侵犯组织，常继发于支气管囊肿、支气管扩张、肺脓肿和肺结核空洞。可有刺激性咳嗽，常反复咯血，甚至发生威胁生命的大咯血。X 线胸片显示在原有的慢性空洞内有一团球影，随体位改变而在空腔内移动。

5. 变应性支气管肺曲霉病（ABPA）　多由烟曲霉引起的气道高反应性疾病。患者喘息，畏寒，发热，乏力，刺激性咳嗽，咳棕黄色脓痰、偶带血。胸片或 CT 显示中央型支气管扩张和一过性肺浸润，表现为上叶一过性实变或不张，磨玻璃阴影伴马赛克征，黏液嵌塞，可发生于双侧。

侵袭性肺曲霉病、气管支气管曲霉病和慢性坏死性肺曲霉病的治疗首选伏力康唑，还可选用卡泊芬净、米卡芬净、两性霉素 B 或两性霉素 B 紫质体等药物。曲霉肿的治疗主要预防威胁生命的大咯血，如条件许可应行手术治疗。ABPA 的治疗首选糖皮质激素，其剂量和疗程根据情况决定，抗真菌治疗可选用伊曲康唑。

（三）肺隐球菌病

肺隐球菌病多由吸入环境中的新生隐球菌引起。多发于免疫抑制宿主，如艾滋病患者；约 20% 发生在免疫功能正常的健康人。

轻者可有发热，干咳，偶有少量咯血，乏力，体重减轻。重症患者有气急和低氧血症。影像学表现特征的征象为胸膜下结节，也可表现为肺炎、多发结节、空洞、肿块样损害。

诊断需要组织学和微生物学证据。如经皮肺活检。

治疗上可选用氟康唑、伊曲康唑或两性霉素 B。

（四）肺孢子菌肺炎

肺孢子菌肺炎（PCP）是肺孢子菌（PC）引起的肺部感染，是机会性感染疾病。PCP 是免疫功能低下患者最常见、最严重的机会感染性疾病。

PCP的感染途径为空气传播和体内潜伏状态PC的激活。在不同个体及疾病的不同病程，PCP临床表现差异甚大。根据临床表现通常分为2型。

1. 流行型或经典型 主要为早产儿、营养不良儿，年龄多在2~6个月之间，起病常常隐匿，进展缓慢。初期大多有拒睡或食欲下降、腹泻、低热、体重减轻，逐渐出现干咳、气急，并呈进行性加重，发生呼吸困难、鼻翼扇动和发绀。

2. 散发型或现代型 多见于免疫缺陷者，偶见于健康者。化疗或器官移植患者并发PCP时进展迅速，而艾滋病患者并发PCP时进展较缓慢。初期表现有食欲不振、体重减轻，而后出现干咳、发热、发绀、呼吸困难，很快发生呼吸窘迫，PCP患者常表现症状和体征分离现象，即症状虽重，体征常缺如。

外周血白细胞升高，部分患者减少，分类正常或核左移，嗜酸性粒细胞增加，淋巴细胞绝对值减少。胸部X线检查早期典型改变为双侧肺门周围弥漫性渗出，呈网状和小结节状影，然后迅速进展成双侧肺门的蝶状影，呈肺实变，可见支气管充气征。

病原学检查可用痰或诱导痰标本，纤维支气管镜刷检、经支气管肺活检、支气管肺泡灌洗、经皮肺穿刺和开胸肺活检等标本染色观察包囊壁、囊内结构和滋养体。

治疗首选复方磺胺甲噁唑。也可选用氨苯砜，棘白菌素类抗真菌药也有效。

第4节 肺 脓 肿

肺脓肿是肺组织坏死形成的脓腔。临床特征为高热、咳嗽和咳大量脓臭痰。胸部X线显示1个或多发的含气液平的空洞，如多个直径<2cm的空洞则称为坏死性肺炎。

★ 一、病因和发病机制

病原体常为上呼吸道、口腔的定植菌，包括需氧、厌氧和兼性厌氧菌，90%肺脓肿患者合并有厌氧菌感染。常见的病原体包括金黄色葡萄球菌、化脓性链球菌、肺炎克雷伯杆菌和铜绿假单胞菌。根据感染途径，肺脓肿可分为以下类型。

1. 吸入性肺脓肿 病原体经口、鼻、咽腔吸入致病。脓肿常为单发，其部位与支气管解剖和体位有关。由于右主支气管较陡直，且管径较粗大，吸入物易进入右肺。仰卧位时，好发于上叶后段或下叶背段；坐位时好发于下叶后基底段；右侧卧位时，则好发于右上叶前段或后段。病原体多为厌氧菌。

2. 继发性肺脓肿 某些细菌性肺炎，以及支气管扩张、支气管囊肿、支气管肺癌、肺结核空洞、支气管阻塞等继发感染可导致继发性肺脓肿，肺部邻近器官化脓性病变波及肺也可引起肺脓肿。阿米巴肝脓肿好发于右肝顶部，易穿破膈肌至右肺下叶，形成阿米巴肺脓肿。

3. 血源性肺脓肿 因皮肤外伤感染、疖、痈、中耳炎或骨髓炎等所致的菌血症可形成肺脓肿。静脉吸毒者常为两肺外野的多发性脓肿。致病菌以金黄色葡萄球菌、表皮葡萄球菌及链球菌为常见。

二、病理

感染物阻塞细支气管，小血管炎性栓塞，致病菌繁殖引起肺组织化脓性炎症、坏死，形成肺脓肿，继而坏死组织液化破溃到支气管，脓液部分排出，形成有气液平的脓腔。肺脓肿可完全吸收或仅剩少量纤维瘢痕。

急性肺脓肿治疗不彻底，或支气管引流不畅，导致大量坏死组织残留脓腔，炎症迁延3个月以上则称为慢性肺脓肿。

★ 三、临床表现

1. 症状

（1）吸入性肺脓肿　患者多有误吸的诱因，急性起病，畏寒、高热，咳嗽、咳黏液痰或黏液脓性痰。如感染不能及时控制，可于发病的 10～14 天，突然咳出大量脓臭痰及坏死组织，每日可达 300～500ml，静置后可分成 3 层，约有 1/3 患者有不同程度的咯血。

（2）血源性肺脓肿　多先有畏寒、高热等全身脓毒症的表现，经数日或数周后才出现咳嗽、咳痰，痰量不多，极少咯血。

（3）慢性肺脓肿　患者常有咳嗽、咳脓痰、反复发热和咯血，持续数周到数月。

2. 体征　肺部体征与肺脓肿的大小和部位有关。

四、实验室和其他检查

急性肺脓肿血白细胞总数达（20～30）×10^9/L，中性粒细胞在 90% 以上，核明显左移，常有毒性颗粒。慢性患者的血白细胞可稍升高或正常，红细胞和血红蛋白减少。

1. 细菌学检查　痰涂片革兰染色，痰、胸腔积液和血培养包括需氧和厌氧培养，以及抗菌药物敏感试验。

2. X 线检查　早期表现为大片浓密模糊浸润阴影，边缘不清，或为团片状浓密阴影，分布在 1 个或数个肺段。在肺组织坏死、肺脓肿形成后，脓液经支气管排出后可出现圆形透亮区及气液平，其四周被浓密的炎症浸润所环绕。

CT 则能更准确定位及区别肺脓肿和有气液平的局限性脓胸，发现体积较小的脓肿。

血源性肺脓肿，病灶分布在一侧或两侧，呈散在局限炎症，或边缘整齐的球形病灶，中央有小脓腔和气液平。

3. 纤维支气管镜检查　有助于明确病因和病原学诊断，并可用于治疗。如：取痰液标本行需氧和厌氧菌培养；可经纤维支气管镜插入导管，尽量接近或进入脓腔，吸引脓液、冲洗支气管及注入抗菌药物，以提高疗效与缩短病程。

五、诊断与鉴别诊断

对有误吸入史，突发畏寒、高热、咳嗽和咳大量脓臭痰等病史的患者，其血白细胞总数及中性粒细胞显著增高，X 线示浓密的炎性阴影中有空腔、气液平，可诊断为急性肺脓肿。有皮肤创伤感染、疖、痈等化脓性病灶，或静脉吸毒者患心内膜炎，出现发热不退、咳嗽、咳痰等症状，X 线胸片示两肺多发性肺脓肿，可诊断为血源性肺脓肿。

肺脓肿应与下列疾病相鉴别：细菌性肺炎、肺结核纤维空洞继发感染、支气管肺癌、肺囊肿继发感染。

六、治疗

1. 抗生素治疗

（1）吸入性肺脓肿多为厌氧菌感染，一般均对青霉素敏感。如青霉素疗效不佳，可选用其他抗生素，如林可霉素、克林霉素、甲硝唑、碳氢霉烯类和 β-内酰胺类/β-内酰胺酶抑制剂。

（2）血源性肺脓肿多为葡萄球菌和链球菌感染，可选用耐 β-内酰胺酶的青霉素或头孢菌素。耐甲氧西林的葡萄球菌（MRSA）感染选用万古霉素或替考拉宁或利奈唑胺。

（3）阿米巴原虫感染，选用甲硝唑治疗。如为革兰阴性杆菌，则可选用第二代或第三代头孢菌素、氟喹诺酮类，可联用氨基糖苷类抗菌药物。

2. 脓液引流　可用祛痰药或雾化吸入生理盐水、祛痰药或支气管舒张剂以利痰液引流。可采取体位引流排痰，引流的体位应使脓肿处于最高位，经纤维支气管镜冲洗及吸引也是引流的有效方法。

3. 手术治疗 适应证为：①肺脓肿病程超过 3 个月，经内科治疗脓腔不缩小，或脓腔过大（5cm 以上）估计不易闭合者。②大咯血经内科治疗无效或危及生命。③伴有支气管胸膜瘘或脓胸经抽吸、引流和冲洗疗效不佳者。④支气管阻塞限制了气道引流，如肺癌。

七、预防

要重视口腔、上呼吸道慢性感染病灶的治疗。

【同步练习】

1. 按患病环境分类，肺炎分哪几类？
2. 肺炎支原体肺炎治疗应选用哪些抗生素？
3. 血源性肺脓肿的常见病原体有哪些？

【参考答案】

1.（1）社区获得性肺炎：是指在医院外罹患的感染性肺实质炎症，包括具有明确潜伏期的病原体感染而在入院后平均潜伏期内发病的肺炎。

（2）医院获得性肺炎：亦称医院内肺炎，是指患者入院时不存在，也不处于潜伏期，而于入院 48 小时后在医院（包括老年护理院、康复院等）内发生的肺炎。HAP 还包括呼吸机相关性肺炎和卫生保健相关性肺炎。

2. 大环内酯类抗菌药物为首选，对大环内酯不敏感者则可选用呼吸氟喹诺酮类。青霉素或头孢菌素类等抗生素无效。

3. 以金黄色葡萄球菌、表皮葡萄球菌及链球菌为常见。

第 7 章　肺　结　核

教学目的

1. **掌握**　肺结核的临床表现和结核病的分类标准。

2. **熟悉**　肺结核在人体的发生与发展、诊断方法及诊断程序、记录方式；肺结核治疗原则、抗结核药的使用方法；肺结核的实验室检查。

3. **了解**　肺结核的传播途径、病理及结核病控制策略与措施。

一、流行病学

全球有 1/3 的人曾受到结核分枝杆菌的感染，我国结核病疫情比较严重。

二、结核分枝杆菌

结核病的病原菌为结核分枝杆菌复合群，包括结核分枝杆菌、牛分枝杆菌、非洲分枝杆菌和田鼠分枝杆菌。人肺结核的致病菌 90% 以上为人型结核分枝杆菌。

三、结核病在人群中的传播

结核病在人群中的传染源主要是痰直接涂片阳性的结核病患者。飞沫传播是肺结核最重要的传播途径。传染性的大小除取决于患者排出结核分枝杆菌量的多少外、空间含结核分枝杆菌微滴的密度及通风情况、接触的密切程度和时间长短，以及个体免疫力的状况有关。婴幼儿细胞免疫系统不完善，老年人、HIV 感染者、免疫抑制剂使用者、慢性疾病患者等免疫力低下，都是结核病的易感人群。

四、结核病在人体的发生与发展

（一）原发感染

首次吸入含结核分枝杆菌的气溶胶后，是否感染取决于结核分枝杆菌的毒力和肺泡内巨噬细胞固有的吞噬杀菌能力。原发病灶和肿大的气管支气管淋巴结合称为原发综合征。

当结核分枝杆菌首次侵入人体开始繁殖时，人体通过细胞介导的免疫系统对结核分枝杆菌产生特异性免疫，使原发病灶、肺门淋巴结和播散到全身各器官的结核分枝杆菌停止繁殖，原发病灶炎症迅速吸收或留下少量钙化灶，肿大的肺门淋巴结逐渐缩小、纤维化或钙化，播散到全身各器官的结核分枝杆菌大部分被消灭，这就是原发感染最常见的良性过程。但仍然有少量结核分枝杆菌没有被消灭，长期处于休眠期，成为继发性结核的潜在来源。

（二）结核病免疫和迟发性变态反应

结核病主要的免疫保护机制是细胞免疫，体液免疫对控制结核分枝杆菌感染的作用不重要。人体受结核分枝杆菌感染后，首先是巨噬细胞作出反应，肺泡中的巨噬细胞大量分泌白细胞介素（简称白介素）-1、白介素-6和肿瘤坏死因子（TNF）-α等细胞因子，使淋巴细胞和单核细胞聚集到结核分枝杆菌入侵部位，逐渐形成结核肉芽肿，限制结核分枝杆菌扩散并杀灭结核分枝杆菌。

（三）继发性结核

继发性肺结核的发病有 2 种类型，一种是发病慢，临床症状少而轻，多发生在肺尖或锁骨下，痰涂片检查阴性，一般预后良好；另一种是发病快，几周前肺部检查还是正常，发现时已出现广泛的病变、空洞和播散，痰涂片检查阳性。多发生在青春期女性、营养不良、抵抗力弱的群体及免疫功能受损的患者。

五、病理学

1. 基本病理变化 结核病的基本病理变化是炎性渗出、增生和干酪样坏死。结核病的病理过程特点是破坏与修复常同时进行，故上述 3 种病理变化多同时存在，也可以某一种变化为主，而且可相互转化。

2. 病理变化转归 采用化学治疗后早期渗出性病变可完全吸收消失或仅留下少许纤维素，一些增生病变或较小干酪样病变也可吸收缩小逐渐纤维化，形成散在的小硬结灶。未经化学治疗的干酪样坏死病变常发生液化或形成空洞，含有大量结核分枝杆菌的液化物可经支气管播散到对侧肺或同侧肺其他部位引起新病灶。经化疗后干酪样病变中的大量结核分枝杆菌被杀死，病变逐渐吸收缩小或形成钙化。

★ 六、临床表现

1. 症状

（1）呼吸系统症状 咳嗽、咳痰、痰中带血或咯血。有空洞形成时，痰量增多，若合并其他细菌感染，痰可呈脓性。若合并支气管结核，表现为刺激性咳嗽。结核累及胸膜时可表现胸痛，为胸膜性胸痛。呼吸困难：多见于干酪样肺炎和大量胸腔积液患者。

（2）全身症状 长期午后潮热、盗汗、食欲减退和体重减轻等。育龄女性患者可以有月经不调。

2. 体征 取决于病变性质和范围。病变范围较小时，可以没有任何体征；渗出性病变范围较大或干酪样坏死时，则可以有肺实变体征；当有较大范围的纤维条索形成时，气管向患侧移位，患侧胸廓塌陷、叩诊浊音、听诊呼吸音减弱并可闻及湿性啰音。结核性胸膜炎时有胸腔积液体征。少数患者可以有类似风湿热样表现，称为结核性风湿症。支气管结核可有局限性哮鸣音。

七、诊断

（一）诊断方法

1. 病史和症状体征

（1）症状体征情况　明确症状的发展过程对结核病诊断有参考意义。

（2）诊断治疗过程　确定患者是新发现还是已发现病例。

（3）肺结核接触史　主要是家庭内接触史，对邻居、同事、宿舍等有无肺结核患者也应了解。

2. 影像学诊断

（1）胸部 X 线检查是诊断肺结核的常规首选方法。肺结核病影像特点是病变多发生在上叶的尖后段和下叶的背段和后基低段，呈多态性，即浸润、增殖、干酪、纤维钙化病变可同时存在，密度不均匀、边缘较清楚和病变变化较慢，易形成空洞和播散病灶。诊断最常用的摄影方法是正、侧位胸片。

（2）CT 能提高分辨率，优于胸部 X 线检查，更易发现隐蔽的病变、更早期显示微小的粟粒结节、能准确显示纵隔淋巴结有无肿大。

3. 痰结核分枝杆菌检查

（1）痰标本的收集　初诊患者至少要送 3 份痰标本，包括清晨痰、夜间痰和即时痰，复诊患者每次送 2 份痰标本。无痰患者可采用痰诱导技术获取痰标本。

（2）痰涂片检查　是简单、快速、易行和可靠的方法，但欠敏感。

（3）培养法　常作为结核病诊断的金标准，也为药物敏感性测定和菌种鉴定提供菌株。

（4）药物敏感性测定　主要是初治失败、复发及其他复治患者应进行药物敏感性测定。

（5）其他检测技术　PCR、核酸探针检测特异性 DNA 片段、色谱技术检测结核硬脂酸和分枝菌酸等菌体特异成分，以及采用免疫学方法检测特异性抗原和抗体等。

4. 纤维支气管镜检查　常应用于支气管结核和淋巴结支气管瘘的诊断；对于肺内结核病灶，可以采集标本做病原体检查或肺活检获取标本检查。

5. 结核菌素试验　仅提示结核分枝杆菌的感染，而非患有结核病。结核菌素试验对儿童、少年和青年的结核病诊断有参考意义。结核分枝杆菌感染后需 4~8 周才建立充分变态反应，在此之前，结核菌素试验可呈阴性；营养不良、HIV 感染、麻疹、水痘、癌症、严重的细菌感染包括重症结核病如粟粒性结核病和结核性脑膜炎等，结核菌素试验结果则多为阴性和弱阳性。

6. γ–干扰素释放试验　可以区分结核分枝杆菌自然感染与卡介苗接种和大部分非结核分枝杆菌感染。

（二）肺结核的诊断程序

肺结核的诊断应按以下程序：对有可疑症状患者进行筛选→是否肺结核→有无活动性→是否排菌→是否耐药→明确初、复治。

★（三）肺结核分类标准

1. 结核病分类和诊断要点

（1）原发型肺结核　包括原发综合征及胸内淋巴结结核。多见于少年儿童，无症状或症状轻微，多有结核病家庭接触史，结核菌素试验多为强阳性，X 线胸片表现为哑铃型阴影，即原发病灶、引流淋巴管炎和肿大的肺门淋巴结，形成典型的原发综合征。若 X 线胸片只有肺门淋巴结肿大，则诊断为胸内淋巴结结核。肺门淋巴结结核可呈团块状、边缘清晰和密度高的肿瘤型或边缘不清、伴有炎性浸润的炎症型。

（2）血行播散型肺结核 含急性血行播散型肺结核及亚急性、慢性血行播散型肺结核。急性粟粒型肺结核多见于婴幼儿和青少年，特别是抵抗力明显下降的小儿，同时伴有原发型肺结核，起病急，持续高热，中毒症状严重。X线胸片和CT检查开始为肺纹理重，在症状出现2周左右可发现由肺尖至肺底呈大小、密度和分布三均匀的粟粒状或结节阴影，新鲜渗出与陈旧硬结和钙化病灶共存。亚急性、慢性血行播散型肺结核起病较缓，症状较轻，多无明显中毒症状，X线胸片呈双上、中肺野为主的大小不等、密度不同和分布不均的粟粒状或结节状阴影，新鲜渗出与陈旧硬结和钙化病灶共存。

（3）继发型肺结核 继发型肺结核含浸润性肺结核、纤维空洞性肺结核和干酪样肺炎等。

1）浸润性肺结核 浸润渗出性结核病变和纤维干酪增殖病变多发生在肺尖和锁骨下，影像学检查表现为小片状或斑点状阴影，可融合和形成空洞。渗出性病变易吸收，而纤维干酪增殖病变吸收很慢，可长期无改变。

2）空洞性肺结核 空洞形态不一，表现为虫蚀样空洞、薄壁空洞、张力性空洞、干酪溶解性空洞。空洞性肺结核多有支气管播散病变，临床症状较多，可见发热、咳嗽、咳痰和咯血等。空洞性肺结核患者痰中经常排菌。

3）结核球 结核球内有钙化灶或液化坏死形成空洞，80%以上的结核球有卫星灶，结核球多 <3cm。

4）干酪样肺炎 大叶性干酪样肺炎X线影像呈大叶性密度均匀磨玻璃状阴影，逐渐出现溶解区，呈虫蚀样空洞，可出现播散病灶，痰中能查出结核分枝杆菌。

5）纤维空洞性肺结核 纤维空洞性肺结核的特点是病程长，反复进展恶化，肺组织破坏重，双侧或单侧出现纤维厚壁空洞和广泛的纤维增生，造成肺门抬高和肺纹理呈垂柳样，患侧肺组织收缩，纵隔向患侧移位，常见胸膜粘连和代偿性肺气肿。结核分枝杆菌长期检查阳性且常耐药。

（4）结核性胸膜炎 含结核性干性胸膜炎、结核性渗出性胸膜炎、结核性脓胸。

（5）其他肺外结核 按部位和脏器命名。

（6）菌阴肺结核 菌阴肺结核为3次痰涂片及1次培养阴性的肺结核，其诊断标准为：①典型肺结核临床症状和胸部X线表现。②抗结核治疗有效。③临床可排除其他非结核性肺部疾患。④PPD（5IU）强阳性，血清抗结核抗体阳性。⑤痰结核菌PCR和探针检测呈阳性。⑥肺外组织病理证实结核病变。⑦支气管肺泡灌洗（BAL）液中检出抗酸分枝杆菌。⑧支气管或肺部组织病理证实结核病变。具备①~⑥中3项或⑦~⑧中任何1项可确诊。

2. 痰菌检查 记录格式以涂（＋），涂（－），培（＋），培（－）表示。当患者无痰或未查痰时，则注明（无痰）或（未查）。

3. 治疗状况记录

（1）初治 有下列情况之一者为初治：①尚未开始抗结核治疗的患者。②正进行标准化疗方案用药而未满疗程的患者。③不规则化疗未满1个月的患者。

（2）复治 有下列情况之一者为复治：①初治失败的患者。②规则用药满疗程后痰菌又复阳的患者。③不规律化疗超过1个月的患者。④慢性排菌患者。

（四）肺结核的记录方式

按结核病分类、病变部位、范围，痰菌情况、化疗史程序书写。继发型肺结核双上涂（＋），复治。并发症（如自发性气胸、肺不张等）、并存病（如矽肺、糖尿病等）、手术（如肺切除术后、胸廓成形术后等）可在化疗史后按并发症、并存病、手术等顺序书写。

八、鉴别诊断

1. 肺炎 各种肺炎大都起病急伴有发热，咳嗽、咳痰明显。胸片表现密度较淡且较均匀的片状或斑片状阴影，抗菌治疗后体温迅速下降，1~2周左右阴影有明显吸收。

2. 其他　肺结核还应与慢性阻塞性肺疾病、支气管扩张、肺癌、肺脓肿、纵隔和肺门疾病、败血症、白血病进行鉴别。

★ 九、结核病的化学治疗

1. 化学治疗的原则　肺结核化学治疗的原则是早期、规律、全程、适量、联合。整个治疗方案分强化和巩固2个阶段。

2. 化学治疗的主要作用　主要作用为杀菌作用、防止耐药菌产生、灭菌。

3. 化学治疗的生物学机制

（1）药物对不同代谢状态和不同部位的结核分枝杆菌群的作用　结核分枝杆菌根据其代谢状态分为 A、B、C、D 四群。

A 菌群：快速繁殖，大量的 A 菌群多位于巨噬细胞外和肺空洞干酪液化部分，占结核分枝杆菌群的绝大部分。

B 菌群：处于半静止状态，多位于巨噬细胞内酸性环境中和空洞壁坏死组织中。

C 菌群：处于半静止状态，可有突然间歇性短暂的生长繁殖，许多生物学特点尚不十分清楚。

D 菌群：处于休眠状态，不繁殖，数量很少。抗结核药物对不同菌群的作用各异。

（2）耐药性　耐药性是基因突变引起的药物对突变菌的效力降低。其产生机制是各种药物开始早期杀菌作用速度的差异，某些菌群只有 1 种药物起灭菌作用，而在菌群再生长期间和菌群延缓生长期药物抑菌浓度存在差异所造成的结果。因此，强调在联合用药的条件下，也不能中断治疗，短程疗法最好应用全程督导化疗。

（3）间歇化学治疗　主要理论基础是结核分枝杆菌的延缓生长期。结核分枝杆菌接触不同的抗结核药物后产生不同时间的延缓生长期。

（4）顿服　抗结核药物血中高峰浓度的杀菌作用要优于经常性维持较低药物浓度水平的情况。

4. 常用抗结核病药物

（1）异烟肼　异烟肼是单一抗结核物中杀菌力，特别是早期杀菌力最强者。INH 对巨噬细胞内外的结核分枝杆菌均具有杀菌作用。

（2）利福平　对巨噬细胞内外的结核分枝杆菌均有快速杀菌作用，特别是对 C 菌群有独特的杀灭菌作用。

（3）吡嗪酰胺　吡嗪酰胺具有独特的杀灭菌作用，主要是杀灭巨噬细胞内酸性环境中的 B 菌群。

（4）乙胺丁醇　对结核分枝杆菌为抑菌药。

（5）链霉素　链霉素对巨噬细胞外碱性环境中的结核分枝杆菌有杀菌作用。

（6）抗结核药品固定剂量复合制剂的应用。

5. 统一标准化学治疗方案

（1）初治涂活动性肺结核（含涂阳和涂阴）治疗方案　①每日用药方案：2HRZE/4HR。②间歇用药方案：$2H_3R_3Z_3E_3/4H_3R_3$。

（2）复治涂阳肺结核治疗方案　复治涂阳肺结核患者强烈推荐进行药物敏感性试验，敏感患者按下列方案治疗，耐药者纳入耐药方案治疗。复治涂阳敏感用药方案：2HRZSE/6 - 10HRE。间歇用药方案：$2H_3R_3Z_3S_3E_3/6 - 10H_3R_3E_3$。

6. 耐药肺结核　制定 MDR - TB 治疗方案的通则是：详细了解患者用药史，该地区常用抗结核药物和耐药流行情况；尽量做药敏试验，严格避免只用1种新药加到原失败方案；世界卫生组织推荐尽可能采用新一代的氟喹诺酮类药物；不使用交叉耐药的药物；治疗方案至少含4种二线的敏感药物；至少包括吡嗪酰胺、氟喹诺酮类、注射用卡那霉素或阿米卡星、乙硫或丙硫异烟肼和PAS或环丝胺酸；药物剂量依体重决定；加强期应为8个月，总治疗期为20个月或更长，以治疗效果决定。监测治疗效果最好以痰培养为准。

十、其他治疗

1. 对症治疗　咯血是肺结核的常见症状，一般少量咯血，多以安慰患者、消除紧张、卧床休息为主，可用氨基己酸、止血芳酸、止血敏、安络血等药物止血。大咯血时用垂体后叶素，对支气管动脉破坏造成的大咯血可采用支气管动脉栓塞法。

2. 糖皮质激素　仅用于结核毒性症状严重者，必须确保在有效抗结核药物治疗的情况下使用。

3. 肺结核外科手术治疗　主要用于经合理化学治疗后无效、多重耐药的厚壁空洞、大块干酪灶、结核性脓胸、支气管胸膜瘘和大咯血保守治疗无效者。

十一、肺结核与相关疾病

肺结核应注意是否伴有下例疾病：HIV/AIDS、肝炎、糖尿病、矽肺（硅沉着病）。

十二、结核病控制策略与措施

包括全程督导化学治疗、病例报告和转诊、病例登记和管理、卡介苗接种、预防性化学治疗。

【同步练习】
1. 简述结核病的分类标准。
2. 结核菌素试验的临床意义。

【参考答案】
1.①原发型肺结核；②血行播散型肺结核；③继发型肺结核；④结核性胸膜炎；⑤肺外结核；⑥菌阴肺结核。

2. 用于检出结核分枝杆菌的感染，而非检出结核病。结核菌素试验对儿童、少年和青年的结核病诊断有参考意义。结核分枝杆菌感染后需4~8周才建立充分变态反应，在此之前，结核菌素试验可呈阴性；营养不良、HIV感染、麻疹、水痘、癌症、严重的细菌感染包括重症结核病如粟粒性结核病和结核性脑膜炎等，结核菌素试验结果则多为阴性和弱阳性。

第8章　原发性支气管肺癌

教学目的

1. **掌握**　肺癌的临床表现、检查方法及早期诊断线索。
2. **熟悉**　肺癌的治疗原则。
3. **了解**　肺癌的病理和分类，肺癌的临床分期。

原发性支气管癌（简称肺癌）为起源于支气管黏膜或腺体的恶性肿瘤。

一、流行病学

根据世界卫生组织（世界卫生组织）2008年公布的资料显示，肺癌居全球癌症首位。在我国，肺癌已成为癌症死亡的首要病因。

二、病因和发病机制

肺癌通常认为与下列因素有关：吸烟、职业致癌因子、空气污染、电离辐射、饮食与营养（较少食用含 β - 胡萝卜素的蔬菜和水果）、结核病、病毒感染、真菌毒素（黄曲霉）、遗传和基因改变。

三、病理和分类

1. 按解剖学部位分类

（1）中央型肺癌　发生在段支气管至主支气管的肺癌称为中央型肺癌，约占 3/4，较多见鳞状上皮细胞癌和小细胞肺癌。

（2）周围型肺癌　发生在段支气管以下的肺癌称为周围型肺癌，约占 1/4，多见腺癌。

2. 按组织病理学分类　肺癌的组织病理学分类现分为两大类：非小细胞肺癌及小细胞肺癌。其中非小细胞肺癌包含鳞状上皮细胞癌（简称鳞癌）、腺癌、大细胞癌、其他类型癌（腺鳞癌、类癌、肉瘤样癌、唾液腺型癌等）。

四、肺癌临床分期

2009 年 7 月国际肺癌研究学会（IASLC）公布了第 7 版肺癌 TNM 分期系统（表 2 - 8 - 1）。

表 2 - 8 - 1　肺癌的 TNM 分期

原发肿瘤（T）分期	Tx	原发肿瘤大小无法测量；或痰脱落细胞、或支气管冲洗液中找到癌细胞，但影像学检查和支气管镜检查未发现原发肿瘤
	T0	没有原发肿瘤的证据
	Tis	原位癌
	T1a	原发肿瘤最大径 <2cm，局限于肺和脏层胸膜内，镜下肿瘤没有累及叶支气管以上（即没有累及主支气管）；或局限于气管壁的肿瘤，无论大小，无论是否累及主支气管
	T1b	原发肿瘤 >2cm，≤3cm
	T2a	肿瘤大小或范围符合以下任何一点：肿瘤最大径 >3cm，≤5cm；肿瘤累及主支气管，但距离隆凸≥2cm；累及脏层胸膜；扩展到肺门的肺不张或阻塞性肺炎，但未累及全肺
	T2b	肿瘤最大直径 >5cm，≤7cm
	T3	任何大小的肿瘤已直接侵犯下列结构之一者：原发肿瘤最大径 >7cm，累及胸壁、横膈、心包、纵隔胸膜或主支气管（距隆凸 <2cm，但未及隆凸）；全肺不张或阻塞性肺炎；原发肿瘤同一肺叶出现卫星结节
	T4	任何大小的肿瘤已直接侵犯下列结构之一者：侵及纵隔、心脏、大血管、隆凸、气管、食管或椎体；原发肿瘤同侧不同肺叶出现卫星结节
淋巴结转移（N）分期	Nx	淋巴结转移情况无法判断
	N0	无区域淋巴结转移
	N1	转移至同侧支气管周围淋巴结和（或）同侧肺门淋巴结，和原发肿瘤直接侵犯肺内淋巴结
	N2	转移至同侧纵隔和（或）隆凸下淋巴结转移
	N3	转移至对侧纵隔和（或）对侧肺门淋巴结和（或）同侧或对侧前斜角肌或锁骨上区淋巴结

	Mx	无法评价有无远处转移
远处转移（M）分期	M0	无远处转移
	M1a	原发肿瘤对侧肺叶出现卫星结节；胸膜播散（恶性胸腔积液、心包积液或胸膜结节）
	M1b	有远处转移（肺/胸膜外）

表 2 - 8 - 2　TNM 与临床分期的关系

临床分期	TNM 分期
隐形癌	TxN0M0
0 期	TisN0M0
Ⅰa 期	T1N0M0
Ⅰb 期	T2aN0M0
Ⅱa 期	T1N1M0；T2bN0M0；T2aN1M0
Ⅱb 期	T2bN1M0；T3N0M0
Ⅲa 期	T（1～3）N2M0；T3N（1～2）M0；T4N（0～1）M0
Ⅲb 期	T（1～4）N3M0；T4N（2～3）M0
Ⅳ 期	T（1～4）N（0～3）M1

★ 四、临床表现

与肿瘤大小、类型、发展阶段、所在部位、有无并发症或转移有密切关系。

（一）原发肿瘤引起的症状和体征

1. 咳嗽　早期症状，常为无痰或少痰的刺激性干咳，当肿瘤引起支气管狭窄加重，可出现呈高调金属音性咳嗽或刺激性呛咳。细支气管 - 肺泡细胞癌可有大量黏液痰。伴有继发感染时，痰量增加，且呈黏液脓性。

2. 血痰或咯血　多见于中央型肺癌。肿瘤向管腔内生长者可有间歇或持续性痰中带血，如果表面糜烂严重侵蚀大血管，则可引起大咯血。

3. 气短或喘鸣　表现为呼吸困难、气短、喘息，为肿瘤向支气管内生长，或转移到肺门的淋巴结压迫主支气管或隆凸引起部分气道阻塞引起，听诊时可发现局限或单侧哮鸣音。

4. 发热　可以是肿瘤组织坏死可引起发热，也可以由肿瘤引起的阻塞性肺炎所致，抗生素治疗效果不佳。

5. 体重下降　肿瘤发展到晚期，可表现为消瘦或恶病质，由于肿瘤毒素和消耗的原因，并有感染、疼痛所致的食欲减退。

（二）肺外胸内扩展引起的症状和体征

1. 胸痛　由于肿瘤细胞侵犯所致或阻塞性炎症波及部分胸膜或胸壁引起。

2. 声音嘶哑　癌肿直接压迫或转移致纵隔淋巴结压迫喉返神经（多见左侧）。

3. 咽下困难　癌肿侵犯或压迫食管。

4. 胸水　提示肿瘤转移累及胸膜或肺淋巴回流受阻。

5. 上腔静脉阻塞综合征　由于上腔静脉被附近肿大的转移性淋巴结压迫或右上肺的原发性肺癌侵犯，以及腔静脉内癌栓阻塞静脉回流引起。表现为头面部和上半身淤血水肿，颈部肿胀，颈静脉扩张，患者常主诉领口进行性变紧，可在前胸壁见到扩张的静脉侧支循环。

6. Horner 综合征 肺尖部肺癌又称肺上沟瘤（Pancoast 瘤），易压迫颈部交感神经，引起患侧眼睑下垂、瞳孔缩小、眼球内陷，同侧额部与胸壁少汗或无汗。

（三）胸外转移引起的症状和体征

1. 转移至中枢神经系统 可引起颅内压增高。少见的症状为癫痫发作、偏瘫、小脑功能障碍、定向力和语言障碍。

2. 转移至骨骼 可引起骨痛和病理性骨折。大多为溶骨性病变，少数为成骨性。

3. 转移至淋巴结 锁骨上淋巴结是肺癌转移的常见部位。

（四）胸外表现

指肺癌非转移性胸外表现或称之为副癌综合征，主要表现为：①肥大性肺性骨关节病。②异位促性腺激素。③分泌促肾上腺皮质激素样物。④分泌抗利尿激素。⑤神经肌肉综合征。⑥高钙血症。⑦类癌综合征类。

★ 五、影像学及其他检查

（一）胸部影像学检查

胸部影像学检查是发现肿瘤最重要的方法之一。可通过透视或正侧位 X 线胸片和 CT 发现肺部阴影。

1. 中央型肺癌 向管腔内生长可引起支气管阻塞征象。

（1）阻塞不完全时呈段、叶局限性气肿。完全阻塞时，表现为段、叶不张。

（2）肺不张伴有肺门淋巴结肿大时，下缘可表现为倒 S 状影像。

（3）阻塞性肺炎，炎症常呈段、叶分布，近肺门部阴影较浓。抗生素治疗后吸收多不完全，易复发。

（4）若肿瘤向管腔外生长，可产生单侧性、不规则的肺门肿块。

2. 周围型肺癌 呈圆形或类圆形，高分辨 CT 可清晰地显示肿瘤的分叶、边缘的毛刺、胸膜凹陷征，支气管充气征和空泡征，甚至钙质分布类型。癌组织坏死与支气管相通后，表现为厚壁，偏心，内缘凸凹不平的癌性空洞。

3. 肺泡细胞癌 有结节型与弥漫型 2 种表现。结节型为圆形病灶的影像学。弥漫型为两肺大小不等的结节状播散病灶，边界清楚，密度较高，随病情发展逐渐增多、增大，甚至融合成肺炎样片状阴影。

（二）其他检查

磁共振显像、单光子发射计算机断层显像（SPECT）、正电子发射计算机体层显像（PET）、痰脱落细胞检查、支气管镜检查、针吸细胞学检查（浅表淋巴结针吸细胞学检查、经支气管镜针吸细胞学检查、经皮针吸细胞学检查）、纵隔镜检查、胸腔镜检查、其他细胞或病理检查、开胸肺活检、肿瘤标志物检查。

★ 六、诊断

做到肺癌早期诊断，应做好下列工作。

（1）普及肺癌的防治知识，对 40 岁以上长期重度吸烟者或有危险因素接触史者应该每年体检，特别是低剂量 CT 筛查。

（2）对有任何可疑肺癌症状的患者及时进行排除检查，应重点排查有高危险因素的人群或有下列可疑征象者：无明显诱因的刺激性咳嗽持续 2~3 周，治疗无效；原有慢性呼吸道疾病，咳嗽性质改变；短期内持续或反复痰中带血或咯血，且无其他原因可解释；反复发作的同一部位肺炎，特别是肺段性肺炎；原因不明的肺脓肿，无中毒症状，无大量脓痰，无异物吸入史，抗炎治疗效果不显著；原因不明的四肢关节疼痛及杵状指（趾）；影像学提示局限性肺气肿或段、叶性肺不张；孤立性圆形病灶和单侧性肺门阴影增大；原有肺结核病灶已稳定，而形态或性质发生改变；无中毒症状的胸腔积液，尤其是呈血性、进行性增加者。

（3）发展新的早期诊断方法，如早期诊断的标志物等。细胞学和病理学检查仍是确诊肺癌的必要手段。

七、鉴别诊断

1. 肺结核球　肺结核球多见于年轻患者，病灶多见于结核好发部位，如肺上叶尖后段和下叶背段。一般无症状，病灶边界清楚，密度高，可有包膜。有时含钙化点，周围有纤维结节状病灶，多年不变。

2. 其他　还应与下列疾病鉴别：肺门淋巴结结核、急性粟粒性肺结核、肺炎、肺脓肿、纵隔淋巴瘤、肺部良性肿瘤及结核性渗出性胸膜炎。

八、治疗

（一）非小细胞肺癌（NSCLC）

1. 局限性病变

（1）手术　对于可耐受手术的 Ⅰa、Ⅰb、Ⅱa 和 Ⅱb 期 NSCLC，首选手术。Ⅲa 期病变若患者的年龄、心肺功能和解剖位置合适，也可考虑手术。

（2）根治性放疗　Ⅲ期患者及拒绝或不能耐受手术的 Ⅰ、Ⅱ 期患者均可考虑根治性放疗。

（3）根治性综合治疗　对产生 Horner 综合征的肺上沟瘤可采用放疗和手术联合治疗。对于 Ⅲa 期患者，N2 期病变可选择手术加术后放化疗，新辅助化疗加手术或新辅助放化疗加手术。对 Ⅲb 期和肿瘤体积大的 Ⅲa 病变采用新辅助化疗（含顺铂的方案 2~3 个周期）加放疗（60Gy）。

2. 播散性病变

不能手术的 NSCLC 患者中 70% 预后差。可根据行动状态评分选择适当应用化疗、放疗、靶向治疗、转移灶治疗或支持治疗。

（1）化学药物治疗（简称化疗）　联合化疗可增加生存率、缓解症状及提高生活质量。若患者行为状态评分≤2 分，且主要器官功能可耐受，可给予化疗。化疗应使用标准方案，如紫杉醇＋卡铂、多西紫杉醇＋顺铂或长春瑞滨＋顺铂，吉西他滨＋顺铂及丝裂霉素 C＋长春地辛＋顺铂等以铂类为基础的化疗方案。

（2）放射治疗（简称放疗）　如果患者的原发瘤阻塞支气管引起阻塞性肺炎、上呼吸道或上腔静脉阻塞等症状，应考虑放疗。心脏填塞可予心包穿刺术和放疗，颅脑、脊髓压迫和臂丛神经受累亦可通过放疗缓解。

（3）靶向治疗　肿瘤分子靶向治疗是以肿瘤组织或细胞中所具有的特异性（或相对特异）分子为靶点，利用分子靶向药物特异性阻断该靶点的生物学功能，选择性从分子水平来逆转肿瘤细胞的恶性生物学行为，从而达到抑制肿瘤生长甚至肿瘤消退的目的。代表药物为吉非替尼、厄洛替尼和单克隆抗体（MAb）。

（4）转移灶治疗　伴颅脑转移时可考虑放疗。术后或放疗后出现的气管内肿瘤复发，经纤维支气管镜给予激光治疗，可使 80%~90% 的患者缓解。

（二）小细胞肺癌（SCLC）

推荐以化疗为主的综合治疗以延长患者生存期。

1. 化疗　许多化疗药物对未经治疗或复发的 SCLC 均有较好的疗效，常使用的联合方案是足叶乙苷＋顺铂或卡铂，3 周 1 次，共 4~6 周期。

2. 放疗　对明确有颅脑转移者应给予全脑高剂量放疗（40Gy），对完全缓解的患者可给予预防性颅脑放射（PCI），能显著地减少脑转移。

3. 综合治疗　大多数局限期的 SCLC 可考虑给予足叶乙苷 + 铂类药物化疗，以及同步放疗的综合治疗。

（三）生物反应调节剂（BRM）

BRM 为小细胞肺癌提供了一种新的治疗手段，如小剂量干扰素（2×10^6 U）每周 3 次间歇疗法。

（四）中医药治疗

中医学有许多单方及配方在肺癌的治疗中可与西药治疗起协同作用，减少患者对放疗、化疗的反应，提高机体的抗病能力。

九、预后

肺癌的预后取决于早发现、早诊断、早治疗。

【同步练习】
简述肺癌的上腔静脉阻塞综合征。

【参考答案】
由于上腔静脉被附近肿大的转移性淋巴结压迫或右上肺的原发性肺癌侵犯，以及腔静脉内癌栓阻塞静脉回流引起。表现为头面部和上半身淤血水肿，颈部肿胀，颈静脉扩张，患者常主诉领口进行性变紧，可在前胸壁见到扩张的静脉侧支循环。

第9章　间质性肺疾病

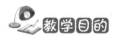

1. 熟悉　特发性肺纤维化的临床表现、影像学特点及治疗。
2. 了解　结节病和其他间质性肺疾病的临床表现及治疗。

间质性肺疾病亦称作弥漫性实质性肺疾病，是一组主要累及肺间质和肺泡腔，导致肺泡 – 毛细血管功能单位丧失的弥漫性肺疾病。

第1节　间质性肺疾病的分类

间质性肺疾病包括 200 多种急性和慢性肺部疾病，其中大多数疾病的病因还不明确。根据病因、临床和病理特点，2002 年美国胸科学会（ATS）和欧洲呼吸学会（ERS）将 ILD 按以下分类：①已知病因的 ILD；②特发性间质性肺炎（IIP）；③肉芽肿性 ILD；④其他罕见 ILD。诊断内容如下。

一、临床表现

1. 症状　呼吸困难并进行性加重、咳嗽、少有咯血、胸痛和喘鸣。如果患者还有全身症状如发热、盗汗、乏力、消瘦、皮疹、肌肉关节疼痛、肿胀、口干、眼干燥等，通常提示可能存在结缔组织疾病等。

2. 相关病史　要了解既往病史包括心脏病、结缔组织疾病、肿瘤、器官移植等、药物应用史、职业或家居环境暴露史、宠物嗜好或接触史。

3. 体征　常见的体征有爆裂音或 Velcro 啰音、杵状指（趾）、肺动脉高压和肺心病的体征、系统性疾病的体征。

二、影像学评价

绝大多数 ILD 患者 X 线胸片显示弥漫性浸润性阴影。ILD 的 HRCT 表现包括弥漫性结节影、磨玻璃样变、肺泡变小、小叶间隔增厚、胸膜下线、网格影伴囊腔形成或蜂窝状改变，常伴牵拉性支气管扩张或肺结构改变。

三、肺功能

ILD 患者以限制性通气功能障碍和气体交换障碍为特征。表现为肺活量及肺总量降低，残气量随病情进展而减少。

四、实验室检查

尤其结缔组织病的血清学对 ILD 的病因诊断有提示价值。

五、支气管镜检查

支气管肺泡灌洗或经支气管肺活检对肺部弥漫性渗出性病变的性质，鉴别 ILD 具有一定的价值。

六、外科肺活检

取肺组织进行病理学检查，是诊断 ILD 的重要手段。

第 2 节　特发性肺纤维化

特发性肺纤维化（IPF）是一种慢性、进行性、纤维化性间质性肺炎，组织学和（或）胸部 HRCT 特征性表现为 UIP，病因不清，好发于老年人。

一、流行病学

IPF 是临床最常见的一种特发性间质性肺炎，其发病率呈现上升趋势。

二、病理改变

普通型间质性肺炎（UIP）是 IPF 的特征性病理改变类型。UIP 的组织学特征是病变呈斑片状分布，主要累及胸膜下外周肺腺泡或小叶。

三、病因和发病机制

危险因素包括吸烟、环境暴露和病毒感染，胃食管反流也可能与 IPF 发病有关。目前认为 IPF 起源于肺泡上皮反复发生微小损伤后的异常修复。

★ 四、临床表现

多于 50 岁以后发病，呈隐匿起病，主要表现为活动性呼吸困难，渐进性加重，常伴干咳，很少发热。75% 有吸烟史。

约半数患者可见杵状指（趾），90% 的患者可在双肺基底部闻及吸气末细小的 Velcro 啰音，在疾病晚期可出现明显发绀、肺动脉高压和右心功能不全征象。

★ 五、辅助检查

1. 胸部 X 线　通常显示双肺外带、胸膜下和基底部分布明显的网状或网结节模糊影，伴有蜂窝样变和下叶肺容积减低。

2. 胸部 HRCT 诊断 UIP 的正确性＞90%，可以替代肺活检。HRCT 的典型 UIP 表现为：①病变呈网格改变、蜂窝改变伴或不伴牵拉支气管扩张。②病变以胸膜下、基底部分布为主。

3. 肺功能 主要表现为限制性通气功能障碍、弥散量降低伴低氧血症或Ⅰ型呼吸衰竭。

4. 血液化验 结缔组织疾病相关自身抗体检查有助 IPF 的鉴别。

5. BALF/TBLB 对于 IPF 无诊断意义。

6. 外科肺活检 对于 HRCT 呈不典型 UIP 改变、诊断不清楚、无手术禁忌证的患者可考虑应用。IPF 的组织病理类型是 UIP，UIP 的病理标准为：①明显纤维化或结构变形，伴或不伴蜂窝肺，胸膜下、间质分布。②斑片肺实质纤维化。③成纤维细胞灶。

★ 六、诊断

1. IPF 诊断遵循如下标准

（1）ILD，但排除了其他原因（如环境、药物和结缔组织病等）。

（2）HRCT 表现为 UIP 型。

（3）联合 HRCT 和外科肺活检病理表现诊断 UIP。

2. IPF 急性加重 指 IPF 患者出现无已知原因可以解释的病情加重或急性呼吸衰竭。诊断标准如下。

（1）过去或现在诊断 IPF。

（2）1 个月内发生无法解释得呼吸困难加重。

（3）低氧血症加重或气体交换功能严重受损。

（4）新出现的肺泡浸润影。

（5）排除了肺感染、肺栓塞、气胸或心力衰竭等。

七、鉴别诊断

IPF 的诊断需要排除其他原因的 ILD。

八、治疗

目前除移植肺外，尚无有效治疗 IPF 的药物。

1. 药物治疗 目前还没有循证医学证据证明任何药物治疗 IPF 有效，因此不推荐应用糖皮质激素、糖皮质激素＋免疫抑制剂、糖皮质激素＋免疫抑制剂＋N－乙酰半胱氨酸、干扰素－γ1b、波生坦及华法林治疗。N－乙酰半胱氨酸和吡非尼酮在部分 IPF 患者可考虑应用。

2. 非药物治疗 IPF 患者尽可能进行肺康复训练。

3. 肺移植 肺移植是目前 IPF 最有效的治疗方法，合适的患者应积极推荐。

4. 并发症治疗 积极治疗合并存在的胃食管反流及其他并发症，对 IPF 合并肺动脉高压多不推荐给予波生坦。

5. 对症治疗 减轻患者的咳嗽、呼吸困难和焦虑带来的痛苦。

6. 加强患者教育与自我管理 建议吸烟者戒烟，预防流感和肺炎。

九、自然病程与预后

IPF 诊断后中危生存期为 2～3 年，但 IPF 自然病程及结局个体差异较大。

第 3 节　结　节　病

结节病是一种原因不明的多系统累及的肉芽肿性疾病，主要侵犯肺和淋巴系统，也其次是眼部和皮肤。

一、流行病学

结节病多发于中青年（<40 岁），女性发病稍高于男性，寒冷地区多于热带地区，黑人多于白人。

二、病因和发病机制

确切的病因和发病机制尚不明确，发病认为与遗传因素、环境因素、免疫机制有关。

三、病理

结节病的特征性病理改变是非干酪样上皮样细胞性肉芽肿，主要由高分化的单核吞噬细胞（上皮样细胞和巨噬细胞）和淋巴细胞组成。

★ 四、临床表现

（一）急性结节病

急性结节病表现为双肺门淋巴结肿大，关节炎和结节性红斑，常伴有发热、肌肉痛、不适。85%的患者于 1 年内自然缓解。

（二）亚急性/慢性结节病

约50%的亚急性/慢性结节病无症状，为体检或胸片偶尔发现。

1. 系统症状　约1/3 患者有发热、体重减轻、无力、不适和盗汗。

2. 胸内结节病　90%以上的结节病累及肺脏，表现为咳嗽、胸痛、呼吸困难。

3. 胸外结节病

（1）淋巴结　30%～40%能触及淋巴结肿大，以颈、腋窝、肱骨内上髁、腹股沟淋巴结最常受累。

（2）皮肤　25%累及皮肤，表现皮肤结节性红斑、冻疮样狼疮和皮下结节。

（3）眼　11%～83%累及眼部，以葡萄膜炎最常见。

（4）心脏　临床发现大约5%，主要表现为心律失常、心力衰竭或猝死。

（5）内分泌　2%～10%高钙血症，高尿钙的发生率大约是其 3 倍。

（6）其他系统　肌肉、骨骼、神经、腮腺、肝脏、胃肠、血液、肾脏及生殖系统等都可受累。

五、辅助检查

1. 影像学检查

（1）胸部 X 线检查　90%以上胸片异常，胸片提示双侧肺门淋巴结肿大（BHL）（伴或不伴右侧气管旁淋巴结肿大）是最常见的征象。

（2）胸部 CT/HRCT　HRCT 的典型表现为沿着支气管血管束分布的微小结节，可融合成球。其他异常有磨玻璃样变、索条带影、蜂窝肺、牵拉性支气管扩张及血管或支气管的扭曲或变形。病变多侵犯上叶，肺底部相对正常。可见气管前、气管旁、主动脉旁和隆凸下区的淋巴结肿大。

（3）^{67}Ga 核素显像　无诊断特异性，可以帮助诊断结节病的活动性。

2. 肺功能试验　初期无变化，随病变发展可出现肺弹性减退、限制性通气功能障碍（肺活量、肺总量下降）和弥散功能障碍。

3. 纤维支气管镜和支气管肺泡灌洗　支气管镜下可以见到隆凸下淋巴结肿大所致的气管隆凸增宽，气管和支气管黏膜受累的黏膜结节。结节病可以通过支气管黏膜活检、TBLB、经支气管淋巴结针吸（TBNA）和支气管内超声引导活检（EBUS）得到诊断，阳性率高，风险小，目前已成为结节病诊断的重要方法。

4. 血液检查 血清 ACE 水平、可溶性白介素 - 2 受体（sIL2R）、血钙增高辅助判断疾病活动性。

5. 结核菌素试验 对 PPD5TU 的结核菌素皮肤试验无或弱反映是结节病的特点，可以用来鉴别结核和结节病。

★ 六、诊断

结节病的诊断应符合 3 个条件。

（1）临床和胸部影像表现与结节病相符合。

（2）活检证实有非干酪样坏死性类上皮肉芽肿。

（3）除外其他原因。建立诊断以后，还需要判断累及器官的范围、分期（如上述）和活动性。

七、鉴别诊断

1. 肺门淋巴结结核 患者较年轻，常有中毒性症状，结核菌素试验多为阳性，肺门淋巴结肿大一般为单侧性。有时伴有钙化。可见肺部原发病灶。CT 可见淋巴结中心区有坏死。

2. 其他 该病还须与淋巴瘤、肺门转移性肿瘤、外源性过敏性肺泡炎、铍肺、硅沉着病、感染性、化学性因素所致的肉芽肿相鉴别。

八、治疗

部分患者可自行缓解，缓解率Ⅰ期 55% ~ 90%，Ⅱ期 40% ~ 70%，Ⅲ期 10% ~ 20%。

（1）无症状和肺功能正常的Ⅰ期结节病无须治疗。

（2）无症状和病情稳定的Ⅱ期和Ⅲ期，肺功能轻微异常，也不需要治疗。

（3）结节病出现明显的肺内或肺外症状，需要使用全身糖皮质激素治疗。当糖皮质激素不能耐受或治疗无效时，可考虑使用其他免疫抑制剂如甲氨蝶呤、硫唑嘌呤，甚至英夫利昔单抗。

九、预后

预后与结节病的临床类型有关。

第 4 节　其他间质性肺疾病

一、过敏性肺炎

过敏性肺炎也称外源性过敏性肺泡炎，是指易感个体反复吸入有机粉尘抗原后诱发的一种主要通过细胞免疫和体液免疫反应介导的肺部炎症反应性疾病。临床表现为胸闷、呼吸困难和咳嗽。胸部 HRCT 具有细支气管中心结节、斑片磨玻璃影或伴实变，气体陷闭形成的马赛克征象等特征性表现。治疗措施：①脱离或避免抗原接触。②急性重症，采用激素治疗。

二、嗜酸粒细胞性肺炎

嗜酸粒细胞性肺炎是一种以肺部嗜酸性细胞浸润伴有或不伴有外周血嗜酸粒细胞增多为特征的临床综合征。通常于数周或数月内出现呼吸困难、咳嗽、发热、盗汗、体重减轻和喘鸣，X 线胸片的典型表现有肺外带的致密肺泡渗出液，中心带清晰，这种表现称作"肺水肿反转形状"，而且渗出性病变多位于上叶。治疗主要采用糖皮质激素。

三、肺朗汉斯细胞组织增生症

肺朗汉斯细胞组织增生症（PLCH）是一种吸烟相关的 ILD，临床罕见。特征性的病理改变为以呈细支气管中心分布的朗格汉斯细胞渗出形成肉芽肿，极化形成"星形"纤维化病灶伴囊腔形成。表现为咳嗽和呼吸困难，1/4 患者为胸部影像偶然发现。HRCT 特征性地表现为多发的管壁厚薄不等的不规则囊腔，早起多伴有细支气管周围结节（直径 1 ~ 4mm），主要分布于上、中肺野。治疗须首先劝告患者戒烟；对于严重或进行性加重的患者，还需要应用糖皮质激素。

四、肺淋巴管平滑肌瘤病

肺淋巴管平滑肌瘤病（PLAM）是一种临床罕见病，可以散发，散发的 PLAM 几乎只发生于育龄妇女。病理学以肺泡壁、支气管气管壁和血管壁的类平滑肌细胞（LAM 细胞，HMB – 45 +）呈弥漫性或结节性增生，导致局限性肺气肿或薄壁囊腔形成，最终导致广泛的蜂窝肺为特征。主要表现为进行性加重的呼吸困难、反复出现的气胸和乳糜胸，偶有咯血。对于 PLAM 尚无有效的治疗方法。终末期 PLAM 可以考虑肺移植。

五、肺泡蛋白沉着症

肺泡蛋白沉着症以肺泡腔内积聚大量的表面活性物质为特征，隐匿起病，10% ~ 30% 诊断时无症状。常见症状是呼吸困难伴咳嗽，偶有咳痰。X 线胸片显示两侧弥漫性的肺泡渗出，分布于肺门周围，形成"蝴蝶"样图案。胸部 HRCT 特征性的表现：①磨玻璃影与正常肺组织截然分开，形成"地图"样图案。②小叶间隔和小叶内间隔增厚，形成多边形或"不规则铺路石"样图案。BAL 回收 液特征性表现奶白色，稠厚且不透明，静置后沉淀分层，BALF 细胞或 TBLB 组织的过碘酸雪肤（PAS）染色阳性和阿辛蓝染色阴性可以证实诊断。对于有明显呼吸功能障碍的患者，全肺灌洗是首选和有效的治疗。

六、特发性肺含铁血黄素沉着症

特发性肺含铁血黄素沉着症的发病原因不明，以反复发作的弥漫性肺泡出血，导致咯血、呼吸困难和缺铁性贫血为临床特点。胸部 X 线的典型表现是两肺中、下肺野弥漫性分布的边缘不清的斑点状阴影。治疗以支持治疗为主。糖皮质激素联合硫唑嘌呤或环磷酰胺治疗对于改善急性加重期的预后和预防反复出血有益，但是尚无确定的疗效判断指针。

【同步练习】
简述特发性肺纤维化的诊断。
【参考答案】
表现为活动性呼吸困难，渐进性加重，干咳，体检可在双肺基底部闻及吸气末细小的 Velcro 啰音。胸部 X 线：通常显示双肺外带、胸膜下和基底部分布明显的网状或网结节模糊影，伴有蜂窝样变和下叶肺容积减低。联合 HRCT 和外科肺活检病理表现符合 UIP。

第 10 章　肺血栓栓塞症

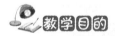教学目的

1. 掌握　肺血栓栓塞症的临床表现和诊断。
2. 熟悉　肺血栓栓塞症的危险因素和治疗原则。
3. 了解　肺血栓栓塞症的病理和病理生理。

肺栓塞是以各种栓子阻塞肺动脉或其分支为其发病原因的一组疾病或临床综合征的总称，包

括肺血栓栓塞症、脂肪栓塞综合征、羊水栓塞、空气栓塞等。

肺血栓栓塞症为肺栓塞最常见的类型，是来自静脉系统或右心的血栓阻塞肺动脉或其分支所导致以肺循环和呼吸功能障碍为主要临床和病理生理特征的疾病。

DVT 与 PTE 实质上为一种疾病过程在不同部位、不同阶段的表现，两者合称为静脉血栓栓塞症（VTE）。

一、流行病学

PTE 和 DVT 的发病率较高，病死率亦高。

二、危险因素

DVT 和 PTE 具有共同的危险因素，包括任何可以导致静脉血液淤滞、静脉系统内皮损伤和血液高凝状态的因素。分为原发性和继发性两类。原发性危险因素多与遗传变异相关，常以反复静脉血栓形成和栓塞为主要临床表现；继发性危险因素是指后天获得的易发生 DVT 和 PTE 的多种病理和病理生理改变。上述危险因素既可以单独存在，也可以同时存在、协同作用。年龄是独立的危险因素，随着年龄的增长，DVT 和 PTE 的发病率逐渐增高。

三、病理和病理生理

引起 PTE 的血栓可以来源于下腔静脉径路、上腔静脉径路或右心腔，其中大部分来源于下肢深静脉，特别是从腘静脉上端到髂静脉段的下肢近端深静脉（约占 50% ~ 90%）。

肺动脉的血栓栓塞既可以是单一部位的，也可以是多部位的。多部位或双侧性的血栓栓塞更为常见。栓塞更易发生于右侧和下肺叶。PTE 发生后可引起：① 血流动力学改变：先导致肺动脉高压，而后引起右心功能不全。②气体交换障碍。③肺梗死：由于肺组织同时接受肺动脉、支气管动脉和肺泡内气体三重氧供，故肺栓塞时只有约15%的患者出现梗死。④慢性血栓栓塞性肺动脉高压。

栓塞所致病情的严重程度取决于栓子的大小和数量、多个栓子的递次栓塞间隔时间、是否同时存在其他心肺疾病、个体反应的差异及血栓溶解的快慢对发病过程有重要影响。

★ 四、临床表现

1. 症状　常见症状有：①不明原因的呼吸困难及气促；②胸痛；③晕厥，可为 PTE 的唯一或首发症状；④烦躁不安、惊恐甚至濒死感；⑤咯血，常为小量咯血，大咯血少见；⑥咳嗽、心悸等。各病例可出现以上症状的不同组合。临床上有时出现所谓"三联征"，即同时出现呼吸困难、胸痛及咯血，但仅见于约20%的患者。

2. 体征

（1）呼吸系统体征　呼吸急促、发绀，肺部哮鸣音和（或）细湿性啰音。

（2）循环系统体征　心动过速；血压变化，严重时可出现血压下降甚至休克；颈静脉充盈或异常搏动；肺动脉瓣区第二心音（$P_2 > A_2$）亢进或分裂，三尖瓣区收缩期杂音。

（3）其他　低热。

3. DVT 的症状与体征　主要表现为患肢肿胀、周径增粗、疼痛或压痛、皮肤色素沉着，行走后患肢易疲劳或肿胀加重。半数以上的下肢 DVT 患者无自觉症状和明显体征。双侧下肢的周径相差 >1cm 即考虑有临床意义。

★ 五、诊断

（一）根据临床情况疑诊 PTE（疑诊）

出现上述临床症状、体征，应进行如下检查。

1. 血浆 D - 二聚体　敏感性高而特异性差，无诊断价值，但有排除价值。D - 二聚体界值为 $500\mu g/L$，若其含量低于 $500\mu g/L$，则对 PTE 有重要的排除诊断价值。

2. 动脉血气分析　常表现为低氧血症、低碳酸血症，肺泡 - 动脉血氧分压差 $[P(A-a)O_2]$ 增大，部分患者的血气结果可以正常。

3. 心电图　大多数病例表现有非特异性的心电图异常。当有肺动脉及右心压力升高时，可出现 $V_1 \sim V_4$ 的 T 波倒置和 ST 段异常、$S_I Q_{III} T_{III}$ 征（即 I 导联 S 波加深，III 导联出现 Q/q 波及 T 波倒置）、完全性或不完全性右束支传导阻滞、肺型 P 波等。

4. X 线胸片

（1）肺动脉阻塞征　区域性肺纹理变细、稀疏或消失，肺野透亮度增加。

（2）肺动脉高压征及右心扩大征　右下肺动脉干增宽或伴截断征，肺动脉段膨隆及右心室扩大。

（3）肺组织继发改变　肺野局部片状阴影，尖端指向肺门的楔形阴影，肺不张或膨胀不全，肺不张侧可见横膈抬高，有时合并少至中量胸腔积液。

5. 超声心动图　超声心动图检查发现右心室功能障碍提示或高度怀疑 PTE。

6. 下肢深静脉检查　超声检查、CT 静脉造影（CTV）、MRI 静脉造影（MRV）等对于明确是否存在 PTE 有重要提示意义。

★ **（二）对疑诊病例进一步明确诊断（确诊）**

以下 4 项，其中 1 项阳性即可明确诊断。

1. 螺旋 CT　CT 肺动脉造影（CTPA）是 PTE 的一线确诊手段，能够准确发现段以上肺动脉内的血栓。

（1）直接征象　肺动脉内的低密度充盈缺损，部分或完全包围在不透光的血流之间（轨道征），或者呈完全充盈缺损，远端血管不显影。

（2）间接征象　肺野楔形密度增高影，条带状高密度区或盘状肺不张，中心肺动脉扩张及远端血管分支减少或消失。

2. 放射性核素肺通气/血流灌注（V/Q）显像　是 PTE 的重要诊断方法。典型征象是呈肺段分布的肺血流灌注缺损，并与通气显像不匹配。

3. 磁共振成像和磁共振肺动脉造影　MRPA 可以直接显示肺动脉内的栓子及 PTE 所致的低灌注区，可确诊 PTE。

4. 肺动脉造影　直接征象有肺动脉内造影剂充盈缺损，伴或不伴轨道征的血流阻断；间接征象有肺动脉造影剂流动缓慢，局部低灌注，静脉回流延迟或消失等。

（三）寻找 PTE 的成因和危险因素（求因）

1. 明确有无 DVT　对某一病例只要疑诊 PTE，无论其是否有 DVT 症状，均应进行体检，并行深静脉超声、放射性核素或 X 线静脉造影、CT 静脉造影（CTV）、MRI 静脉造影（MRV）等检查，以帮助明确是否存在 DVT 及栓子的来源。

2. 寻找发生 DVT 和 PTE 的诱发因素　如制动、创伤、肿瘤、长期口服避孕药等。还要注意患者有无易栓倾向，对不明原因的 PTE 患者，应对隐源性肿瘤进行筛查。

◆ **六、PTE 的临床分型**

（一）急性肺血栓栓塞症

1. 高位（大面积）PTE　临床上以休克和低血压为主要表现，即体循环动脉收缩压 < 90mmHg，或较基础值下降幅度 ≥40mmHg，持续 15 分钟以上。

2. 中危（次大面积）PET　血流动力学稳定，但存在有新功能不全和（或）心肌损伤。

3. 低危（非大面积）PET 血流动力学稳定，无右心功能不全和心肌损伤。临床病死率 <1%。

（二）慢性血栓栓塞性肺动脉高压

CTEP 常表现为呼吸困难、乏力、运动耐量下降；影像学检查证实肺动脉阻塞，经常呈多部位、较广泛的阻塞；右心导管检查示静息肺动脉平均压 >25mmHg；超声心动图检查示右心室壁增厚。

七、 鉴别诊断

1. 冠状动脉粥样硬化性心脏病（冠心病） 冠心病有其自身发病特点，冠脉造影可见冠状动脉粥样硬化、管腔阻塞证据，心肌梗死时心电图和心肌酶水平有相应的特征性动态变化。有时 PTE 与冠心病有时可合并存在。

2. 其他 还须以下列疾病相鉴别：肺炎和主动脉夹层鉴别、表现为胸腔积液的鉴别（须与结核、肺炎、肿瘤、心功能衰竭等其他原因所致的胸腔积液相鉴别）、表现为晕厥的鉴别（须与迷走反射性、脑血管性晕厥及心律失常等其他原因所致的晕厥相鉴别）、表现为休克的鉴别（须与心源性、低血容量性、血容量重新分布性休克等相鉴别）、慢性血栓栓塞性肺动脉高压的鉴别（须与特发性肺动脉高压鉴别）。

八、治疗方案及原则

急性肺栓塞的处理原则是早期诊断，早期干预，根据患者的危险度分层选择合适的治疗方案和治疗疗程。

1. 一般处理与呼吸循环支持治疗 监测生命体征及血气的变化，卧床休息，保持大便通畅，避免用力，以免促进深静脉血栓脱落；可适当使用镇静、止痛、镇咳、吸氧。对于出现右心功能不全并血压下降者，可使用多巴酚丁胺和多巴胺及去甲肾上腺素等。

2. 抗凝治疗 为 PTE 和 DVT 的基本治疗方法，可以有效地防止血栓再形成和复发，为机体发挥自身的纤溶机制溶解血栓创造条件。抗凝血药物主要有普通肝素、低分子肝素和华法林。抗血小板药物的抗凝作用不能满足 PTE 或 DVT 的抗凝要求。

临床疑诊 PTE 时，即可开始进行有效的抗凝治疗。

应用抗凝治疗前应测定基础 APTT、PT 及血常规（含血小板计数、血红蛋白）；应注意是否存在抗凝的禁忌证，如活动性出血、凝血功能障碍、未予控制的严重高血压等。对于确诊的 PTE 病例，大部分禁忌证属相对禁忌证。

3. 溶栓治疗 主要适用于大面积 PTE 病例（有明显呼吸困难、胸痛、低氧血症等），对于次大面积 PTE，若无禁忌证可考虑溶栓，次大面积 PTE 的溶栓适应证仍有待确定。对于血压和右心室运动功能均正常的低危病例，不宜溶栓。溶栓的时间窗一般定为 14 天以内，但若近期有新发 PTE 征象可适当延长。对有明确溶栓指征的病例宜尽早开始溶栓。

溶栓前要排除溶栓治疗的绝对禁忌证：有活动性内出血和近期自发性颅内出血。对于致命性大面积 PTE，绝对禁忌证亦应被视为相对禁忌证。溶栓治疗的主要并发症是出血。常用的溶栓药物有尿激酶（UK）、链激酶（SK）和重组组织型纤溶酶原激活剂（rtPA）。

溶栓治疗后，应每 2~4 小时测定 1 次 APTT，当其水平下降至正常值的 2 倍（≤60 秒）时，即应启动规范的肝素治疗。

4. 肺动脉导管碎解和抽吸血栓 用导管碎解和抽吸肺动脉内巨大血栓，同时还可进行局部小剂量溶栓。适应证为肺动脉主干或主要分支的大面积 PTE，并存在以下情况者：溶栓和抗凝治疗禁忌；经溶栓或积极的内科治疗无效；缺乏手术条件。

5. 肺动脉血栓摘除术 风险大，病死率高，需要较高的技术条件，仅适用于经积极的内科治疗或导管介入治疗无效的紧急情况，如致命性肺动脉主干或主要分支堵塞的大面积 PTE，或有溶栓禁忌证者。

6. 放置腔静脉滤器 为防止下肢深静脉大块血栓再次脱落阻塞肺动脉，可考虑放置下腔静脉滤器。对于上肢 DVT 病例，还可应用上腔静脉滤器。

7. CTEPH 的治疗 若阻塞部位处于手术可及的肺动脉近端，可考虑行肺动脉血栓内膜剥脱术；口服华法林，根据 INR 调整剂量，保持 INR 为 2.0～3.0；反复下肢深静脉血栓脱落者，可放置下腔静脉滤器。

九、预防

主要方法为：①机械预防措施，包括梯度加压弹力袜、间歇序充气压缩泵和静脉足泵等。②药物预防措施，包括低分子肝素、磺达肝癸钠、低剂量普通肝素、华法林等。

【同步练习】

1. 简述高位（大面积）PTE 的诊断标准。
2. 简述肺血栓栓塞症的溶栓指征。

【参考答案】

1. 临床上以休克和低血压为主要表现，即体循环动脉收缩压 < 90mmHg，或较基础值下降幅度 ≥40mmHg，持续 15 分钟以上。须除外新发生的心律失常、低血容量或感染中毒症等其他原因所致的血压下降。

2. 主要适用于大面积 PTE 病例（有明显呼吸困难、胸痛、低氧血症等），对于次大面积 PTE，若无禁忌证可考虑溶栓，次大面积 PTE 的溶栓适应证仍有待确定。对于血压和右心室运动功能均正常的低危病例，不宜溶栓。

第 11 章　肺动脉高压与肺源性心脏病

教学目的

1. **掌握** 慢性肺源性心脏病的临床表现、诊断及治疗原则。
2. **熟悉** 慢性肺源性心脏病的病因、发病机制、辅助检查和治疗原则。
3. **了解** 肺动脉高压的分类、特发肺动脉高压的临床表现、诊断及治疗原则。

肺动脉高压是由多种已知或未知原因引起的肺动脉压异常的一种病理生理状态，血流动力学诊断标准为：在海平面、静息状态下，右心导管测量平均肺动脉压（mPAP）≥25mmHg。

第 1 节　肺动脉高压的分类

2008 年世界卫生组织（WHO）第四届肺动脉高压会议修订肺动脉高压共分为 5 大类：①动脉性肺动脉高压；②左心疾病所致肺动脉高压；③肺部疾病和（或）低氧所致肺动脉高压；④慢性血栓栓塞性肺动脉高压；⑤未明多因素机制所致肺动脉高压。肺动脉高压的严重程度可根据静息状态下 mPAP 水平分为"轻"（26～35mmHg）、"中"（36～45mmHg）、"重"（>45mmHg）3 度。

第 2 节　特发性肺动脉高压

特发性肺动脉高压是一种不明原因的肺动脉高压。病理上主要表现为"致丛性肺动脉病"，即由动脉中层肥厚、向心或偏心性内膜增生及丛状损害和坏死性动脉炎等构成的疾病。

一、流行病学

IPH 可发生于任何年龄，多见于育龄妇女，平均患病年龄为 36 岁。

二、病因和发病机制

其发病认为与遗传因素、免疫与炎症反应、肺血管内皮功能障碍、血管壁平滑肌细胞钾通道缺陷等有关。

三、临床表现

1. 症状　IPH 早期通常无症状，仅在剧烈活动时感到不适；随着肺动脉压力的升高，可逐渐出现全身症状。

（1）呼吸困难　大多数以活动后呼吸困难为首发症状，与心排出量减少、肺通气/血流比例失调等因素有关。

（2）胸痛　由于右心后负荷增加、耗氧量增多及冠状动脉供血减少等引起心肌缺血所致，常于活动或情绪激动时发生。

（3）头晕或晕厥　由于心排出量减少，脑组织供血突然减少所致。常在活动时出现，有时休息时也可以发生。

（4）咯血　咯血量通常较少，有时也可因大咯血而死亡。

其他症状还包括疲乏、无力，10% 的患者出现雷诺现象，增粗的肺动脉压迫喉返神经引起声音嘶哑（Ortner 综合征）。

2. 体征　IPH 的体征均与肺动脉高压和右心室负荷增加有关。

四、辅助检查

包含血液检查、心电图、胸部 X 线检查、超声心动图和多普勒超声检查、肺功能测定、血气分析、放射性核素肺通气/灌注显像、右心导管检查及急性肺血管反应试验等。

五、诊断与鉴别诊断

临床表现、心电图、胸部 X 线或 CT 征象对于提示或诊断肺动脉高压具有重要价值。IPH 属于排除性诊断，必须在除外各种引起肺动脉高压的病因后方可作出诊断，凡能引起肺动脉高压的疾病均应与 IPH 进行鉴别。

六、治疗

1. 氧疗　伴有低氧血症的应输氧以保证其动脉血氧饱和度持续 >90%。

2. 药物治疗

（1）血管舒张药　可使用下列药物：钙通道阻滞药、前列环素、一氧化氮（NO）、内皮素受体拮抗剂、磷酸二酯酶 –5 抑制剂。

（2）抗凝治疗　首选华法林。抗凝治疗并不能改善患者的症状，但在某些方面可延缓疾病的进程，从而改善患者的预后。

（3）其他治疗　当出现右心衰竭、肝淤血及腹水时，可用利尿药治疗。

3. 肺或心肺移植　疾病晚期可行肺或心肺移植。

4. 健康指导 进行生活指导，加强健康卫生知识教育，树立战胜疾病的信心。

第3节　慢性肺源性心脏病

肺源性心脏病简称肺心病，是指由支气管－肺组织、胸廓或肺血管病变致肺血管阻力增加，产生肺动脉高压，继而右心室结构和（或）功能改变的疾病。根据起病缓急和病程长短，可分为急性和慢性肺心病两类。

一、流行病学

慢性肺心病的患病率存在地区差异，北方地区患病率高于南方地区，农村患病率高于城市，并随年龄增高而增加。吸烟者比不吸烟者患病率明显增多，男女无明显差异。

二、病因

按原发病的不同部位，可分为以下几类。

（1）支气管、肺疾病　以慢性阻塞性肺疾病（COPD）最为多见，约占80%～90%。

（2）胸廓运动障碍性疾病。

（3）肺血管疾病。

（4）其他疾病　原发性肺泡通气不足及先天性口咽畸形、睡眠呼吸暂停低通气综合征。

★ 三、发病机制和病理生理改变

（一）肺动脉高压的形成

1. 肺血管阻力增加的功能性因素　缺氧、高碳酸血症和呼吸性酸中毒使肺血管收缩、痉挛，其中缺氧是肺动脉高压形成最重要的因素。

2. 肺血管阻力增加的解剖学因素　解剖学因素系指肺血管解剖结构的重塑变化，形成肺循环血流动力学障碍。主要原因如下。

（1）长期反复发作的慢性阻塞性肺疾病及支气管周围炎，可累及邻近肺小动脉，引起血管炎，管壁增厚、管腔狭窄或纤维化，甚至完全闭塞，使肺血管阻力增加，产生肺动脉高压。

（2）随肺气肿的加重，肺泡内压增高，压迫肺泡毛细血管，造成毛细血管管腔狭窄或闭塞。肺泡壁破裂造成毛细血管网的毁损，肺泡毛细血管床减损超过70%时肺循环阻力增大。

（3）肺血管重塑。

（4）血栓形成。

3. 血液黏稠度增加和血容量增多　慢性缺氧产生继发性红细胞增多，血液黏稠度增加。缺氧可使醛固酮增加，使水钠潴留；缺氧使肾小动脉收缩，肾血流减少也加重水钠潴留，血容量增多。血液黏稠度增加和血容量增多，更使肺动脉压升高。

（二）心脏病变和心力衰竭

肺动脉高压→右心室肥厚→随着病情的进展，可导致右心室扩大和衰竭。

慢性肺心病由于缺氧、高碳酸血症、酸中毒、相对血流量增多等因素，使左心负荷加重。如病情进展，则可发生左心室肥厚，甚至导致左心衰竭。

（三）其他重要器官的损害

脑、肝、肾、胃肠及内分泌系统、血液系统等发生病理改变，引起多器官的功能损害。

★ 四、临床表现

（一）肺、心功能代偿期

1. 症状 咳嗽、咳痰、气促，活动后可有心悸、呼吸困难和劳动耐力下降。

2. 体征 可有不同程度的发绀和肺气肿体征。偶有干性、湿性啰音，心音遥远，$P_2 > A_2$，三尖瓣区可出现收缩期杂音或剑突下心脏搏动增强，提示有右心室肥厚。

（二）肺、心功能失代偿期

1. 呼吸衰竭

（1）**症状** 呼吸困难加重，夜间为甚，常有头痛、失眠、食欲下降，白天嗜睡，甚至出现表情淡漠、神志恍惚、谵妄等肺性脑病的表现。

（2）**体征** 明显发绀，球结膜充血、水肿，严重时有颅内压升高的表现。

2. 右心衰竭

（1）**症状** 气促，心悸、食欲不振、腹胀、恶心等。

（2）**体征** 发绀，肝大且有压痛，肝颈静脉同流征阳性，下肢水肿，重者可有腹水。

五、辅助检查

1. X 线检查 除肺、胸基础疾病及急性肺部感染的特征外，有肺动脉高压征：①右下肺动脉干扩张，其横径≥15mm 或右下肺动脉横径与气管横径比值≥1.07，或动态观察右下肺动脉干增宽 >2mm。②肺动脉段明显突出或其高度≥3mm。③中央肺动脉扩张和外周分支纤细，形成"残根"征。④圆锥部显著凸出（右前斜位 45°）或其高度≥7mm。⑤右心室增大征。具有上述任 1 条均可诊断。

2. 心电图检查 慢性肺心病的心电图诊断标准如下：①额面平均电轴≥ +90°。②$V_1 R/S ≥$ 1。③重度顺时针向转位（$V_5 R/S ≤ 1$）。④$RV_1 + SV_5 ≥ 1.05mV$。⑤aVR R/S 或 R/Q≥1。⑥$V_1 \sim V_3$ 呈 QS、Qr 或 qr（酷似心肌梗死，应注意鉴别）。⑦肺型 P 波。具有 1 条既可诊断。

3. 超声心动图检查 慢性肺心病的超声心动图：①右心室流出道内径≥30mm。②右心室内径≥20mm。③右心室前壁≥5mm 或前壁搏动幅度增强。④左、右心室内径比值 <2。⑤右肺动脉内径≥18mm 或肺动脉干≥20mm。⑥右心室流出道/左心房内径 >1.4。⑦肺动脉瓣曲线出现肺动脉高压征象者。

4. 血气分析 慢性肺心病肺功能失代偿期可出现低氧血症或合并高碳酸血症。

5. 血液检查 红细胞及血红蛋白可升高。部分患者血清学检查可有肾功能或肝功能改变；血清钾、钠、氯、钙、镁均可有变化。

6. 其他 肺功能检查对早期或缓解期慢性肺心病患者有意义。痰病原学检查可以指导抗生素的选用。

★ 六、诊断

根据患者有慢性支气管炎、肺气肿、其他胸肺疾病或肺血管病变，并已引起肺动脉高压、右心室增大或右心功能不全，如 $P_2 > A_2$、颈静脉怒张、肝大压痛、肝颈静脉反流征阳性、下肢水肿及体静脉压升高等，心电图、X 线胸片、超声心动图有右心增大肥厚的征象，可以作出诊断。

七、鉴别诊断

1. 冠状动脉粥样硬化性心脏病（冠心病） 冠心病有典型的心绞痛、心肌梗死病史或心电图表现，若有左心衰竭的发作史、原发性高血压、高脂血症、糖尿病史，则更有助鉴别。体检、X 线、心电图、超声心动图检查呈左心室肥厚为主的征象，可资鉴别。

2. 其他 还须与风湿性心脏病、原发性心肌病等相鉴别。

★ 八、治疗

（一）肺、心功能代偿期

增强免疫功能，预防感染，减少或避免急性加重，需要时长时间家庭氧疗或家庭无创呼吸机治疗等。

（二）肺、心功能失代偿期

1. 积极控制感染 参考痰菌培养及药敏试验选用抗生素。在还没有培养结果前，根据感染的环境及痰涂片革兰染色选用抗生素。

2. 控制呼吸衰竭 通畅呼吸道，改善通气功能；合理氧疗；合理应用呼吸兴奋剂，必要时给予无创正压通气或气管插管有创正压通气治疗。

3. 控制心力衰竭 慢性肺心病患者一般在积极控制感染、改善呼吸功能、纠正缺氧和二氧化碳潴留后，心力衰竭便能得到改善，患者尿量增多，水肿消退，不需常规使用利尿药和正性肌力药。但对经上述治疗无效或严重心力衰竭患者，可适当选用利尿药、正性肌力药或扩血管药物。

（1）利尿药 原则上宜选用作用温和的利尿药，联合保钾利尿药，小剂量、短疗程使用。利尿药有氢氯噻嗪、呋塞米及保钾利尿药，如氨苯蝶啶。

（2）正性肌力药 应用指征有：①感染已被控制、呼吸功能已改善、利尿药治疗后右心功能无改善者。②以右心衰竭为主要表现而无明显感染的患者。③合并急性左心衰竭的患者。④合并室上性快速心律失常。原则上选用作用快、排泄快的洋地黄类药物，小剂量（常规剂量的1/2或2/3）静脉给药，不宜以心率作为衡量洋地黄类药物的应用和疗效考核指征。

（3）血管扩张药 血管扩张药在扩张肺动脉的同时也扩张体动脉，往往造成体循环血压下降，反射性产生心率增快、氧分压下降、二氧化碳分压上升等不良反应，因而限制了血管扩张药在慢性肺心病的临床应用。钙拮抗剂、一氧化氮（NO）、川芎嗪等有一定的降低肺动脉压效果。

4. 防止并发症 常见的并发症有肺性脑病、酸碱失衡及电解质紊乱、心律失常、休克、消化道出血、弥散性血管内凝血（DIC）、深静脉血栓形成。

5. 护理 因病情复杂多变，必须严密观察病情变化，宜加强心肺功能的监护。翻身、拍背排出呼吸道分泌物，是改善通气功能的一项有效措施。

九、预后

慢性肺心病常反复急性加重，随肺功能的损害病情逐渐加重，多数预后不良。

十、预防

主要是防治引起本病的支气管、肺和肺血管等基础疾病。

【同步练习】
简述慢性肺心病应用强心剂的指征和原则。

【参考答案】
应用指征有：①感染已被控制、呼吸功能已改善、利尿药治疗后右心功能无改善者。②以右心衰竭为主要表现而无明显感染的患者。③合并急性左心衰竭的患者。④合并室上性快速心律失常。原则上选用作用快、排泄快的洋地黄类药物，小剂量（常规剂量的1/2或2/3）静脉给药，不宜以心率作为衡量洋地黄类药物的应用和疗效考核指征。

第 12 章 胸膜疾病

教学目的

1. 掌握 胸腔积液的临床表现、实验室检查和其他辅助检查、诊断及良恶性胸腔积液的鉴别诊断、结核性胸膜炎治疗；气胸的临床表现、诊断及治疗。

2. 熟悉 胸腔积液的病因；气胸的病因、分型及各型的特点。

3. 了解 胸腔积液的循环机制。

第 1 节 胸腔积液

胸膜腔是位于肺和胸壁之间的一个潜在的腔隙。胸腔内液体持续滤出和吸收，并处于动态平衡。任何因素使胸膜腔内液体形成过快或吸收过缓，即产生胸腔积液，简称胸水。

一、胸水循环机制

胸水从壁层和脏层胸膜的体循环血管由于压力梯度通过有渗漏性的胸膜进入胸膜腔，然后通过壁层胸膜的淋巴管微孔经淋巴管回吸收。胸水滤过胸腔上部＞下部，吸收则主要在横膈和胸腔下部纵隔胸膜。

二、病因和发病机制

肺、胸膜和肺外疾病均可引起胸腔积液。病因和发病机制如下。

1. 胸膜毛细血管内静水压增高 如充血性心力衰竭、缩窄性心包炎、血容量增加、上腔静脉或奇静脉受阻，产生胸腔漏出液。

2. 胸膜通透性增加 如胸膜炎症（肺结核、肺炎）、结缔组织病（系统性红斑狼疮、类风湿关节炎）、胸膜肿瘤（恶性肿瘤转移、间皮瘤）、肺梗死、膈下炎症（膈下脓肿、肝脓肿、急性胰腺炎）等，产生胸腔渗出液。

3. 胸膜毛细血管内胶体渗透压降低 如低蛋白血症、肝硬化、肾病综合征、急性肾小球肾炎、黏液性水肿等，产生胸腔漏出液。

4. 壁层胸膜淋巴引流障碍 癌症淋巴管阻塞、发育性淋巴管引流异常等，产生胸腔渗出液。

5. 损伤 主动脉瘤破裂、食管破裂、胸导管破裂等，产生血胸、脓胸和乳糜胸。

6. 医源性 药物、放射治疗、消化内镜检查和治疗、支气管动脉栓塞术，卵巢过度刺激综合征、液体负荷过大、冠脉搭桥手术、骨髓移植、中心静脉置管穿破和腹膜透析等，都可以引起渗出性或漏出性胸腔积液。

★ 三、临床表现

1. 症状 呼吸困难是最常见的症状，多伴有胸痛和咳嗽。病因不同其症状有所差别。

（1）结核性胸膜炎多见于青年人，常有发热、干咳、胸痛，随着胸水量的增加胸痛可缓解，但可出现胸闷气促。

（2）恶性胸腔积液多见于中年以上患者，一般无发热，胸部隐痛，伴有消瘦和呼吸道或原发部位肿瘤的症状。

（3）炎性积液多为渗出性，常伴有咳嗽、咳痰、胸痛及发热。

（4）心力衰竭所致胸腔积液为漏出液，有心功能不全的其他表现。

（5）肝脓肿所伴右侧胸腔积液可为反应性胸膜炎，亦可为脓胸，多有发热和肝区疼痛。

症状也和积液量有关，积液量少于 $0.3 \sim 0.5L$ 时症状多不明显，大量积液时心悸及呼吸困难更加明显。

2. 体征　与积液量有关。少量积液时，可无明显体征，或可触及胸膜摩擦感及闻及胸膜摩擦音。中至大量积液时，患侧胸廓饱满，触觉语颤减弱，局部叩诊浊音，呼吸音减低或消失。可伴有气管、纵隔向健侧移位。

四、实验室和其他检查

★**1. 诊断性胸腔穿刺和胸水检查**　对明确积液性质及病因诊断均至关重要。

（1）外观和气味　漏出液透明清亮，静置不凝固，比重 $< 1.016 \sim 1.018$。渗出液多呈草黄色，稍混浊，易有凝块，比重 > 1.018。血性胸水呈洗肉水样或静脉血样，多见于肿瘤、结核和肺栓塞。乳状胸水多为乳糜胸。巧克力色胸水考虑阿米巴肝脓肿破溃入胸腔的可能。黑色胸水可能为曲霉感染。黄绿色胸水见于 RA。

（2）细胞　漏出液细胞数常少于 $100 \times 10^6/L$，以淋巴细胞与间皮细胞为主。渗出液的白细胞常超过 $500 \times 10^6/L$；脓胸时白细胞多达 $10000 \times 10^6/L$ 以上。中性粒细胞增多时提示为急性炎症；淋巴细胞为主则多为结核性或肿瘤性；寄生虫感染或结缔组织病时嗜酸性粒细胞常增多。胸水中红细胞超过 $5 \times 10^9/L$ 时，可呈淡红色，多由恶性肿瘤或结核所致。红细胞超过 $100 \times 10^9/L$ 时应考虑创伤、肿瘤或肺梗死。恶性胸水中约有 $40\% \sim 90\%$ 可查到恶性肿瘤细胞，反复多次检查可提高检出率。结核性胸水中间皮细胞常低于 5%。

（3）病原体　胸水涂片查找细菌及培养，有助于病原诊断。

（4）蛋白质　渗出液的蛋白含量较高（$>30g/L$），胸水/血清比值 >0.5。漏出液蛋白含量较低（$<30g/L$），以清蛋白为主，黏蛋白试验（Rivalta 试验）阴性。

（5）类脂　乳糜胸的胸水呈乳状混浊，离心后不沉淀，苏丹 III 染成红色；甘油三酯含量 $> 1.24mmol/L$，胆固醇不高，脂蛋白电泳可显示乳糜微粒，多见于胸导管破裂。假性乳糜胸的胸水呈淡黄或暗褐色，含有胆固醇结晶及大量退变细胞（淋巴细胞、红细胞），胆固醇常 $> 5.18mmol/L$，甘油三酯含量正常。与陈旧性积液胆固醇积聚有关，见于陈旧性结核性胸膜炎、恶性胸水、肝硬化和类风湿关节炎胸腔积液等。

（6）酶　渗出液乳酸脱氢酶（LDH）含量增高，$>200U/L$，且胸水/血清 LDH 比值 >0.6。LDH 活性是反映胸膜炎症程度的指标，其值越高，表明炎症越明显。LDH $>500U/L$ 常提示为恶性肿瘤或胸水已并发细菌感染。淀粉酶升高可见于急性胰腺炎、恶性肿瘤等。结核性胸膜炎时，故胸水中 ADA 多高于 45U/L。其诊断结核性胸膜炎的敏感度较高。HIV 合并结核患者 ADA 不升高。

（7）免疫学检查　核性胸膜炎胸水 γ - 干扰素多增高。系统性红斑狼疮胸水中抗核抗体滴度可达 1:160 以上。

（8）肿瘤标志物　联合检测多种肿瘤标志物，可提高阳性检出率。若胸水 CEA $>20\mu g/L$ 或胸水/血清 CEA >1，常提示为恶性胸水。

2. X 线检查　其改变与积液量和是否有包裹或粘连有关。极小量的游离性胸腔积液，胸部 X 线仅见肋膈角变钝；积液量增多时显示有向外侧、向上的弧形上缘的积液影。

3. 超声检查　临床用于估计胸腔积液的深度和积液量，协助胸腔穿刺定位。B 超引导下胸腔穿刺用于包裹性和少量的胸腔积液。

4. 胸膜活检　经皮闭式胸膜活检对胸腔积液病因诊断有重要意义，可发现肿瘤、结核和其他胸膜肉芽肿性病变。如活检证实为恶性胸膜间皮瘤，1个月内应对活检部位行放射治疗。

5. 胸腔镜或开胸活检　对上述检查不能确诊者，必要时可经胸腔镜或剖胸直视下活检。

6. 支气管镜　对有咯血或疑有气道阻塞者可行此项检查。

★ 五、诊断与鉴别诊断

胸腔积液的诊断与鉴别诊断分3个步骤。

1. 确定有无胸腔积液　B超、CT等检查可确定有无胸腔积液。

2. 区别漏出液和渗出液　根据Light标准，符合以下任何1条可诊断为渗出液：①胸腔积液/血清蛋白比例>0.5。②胸腔积液/血清LDH比例>0.6。③胸腔积液LDH水平>血清正常值高限的2/3。

3. 寻找胸腔积液的病因

（1）漏出液常见病因是充血性心力衰竭、肝硬化、肾病综合征、低蛋白血症、腹膜透析和心包疾病。漏出液常见病因是充血性心力衰竭，多为双侧胸腔积液，积液量右侧多于左侧。强烈利尿可引起假性渗出液。肝硬化胸腔积液多伴有腹水。肾病综合征胸腔积液多为双侧，可表现为肺底积液。低蛋白血症的胸腔积液多伴有全身水肿。腹膜透析胸腔积液类似于腹透液、葡萄糖高、蛋白质<1.0g/L。

（2）渗出液最常见的病因为结核性胸膜炎，其他病因有类肺炎性胸腔积液、恶性肿瘤侵犯胸膜引起恶性胸腔积液。

（3）类肺炎性胸腔积液系指肺炎、肺脓肿和支气管扩张感染引起的胸腔积液，如积液呈脓性则称脓胸。患者多有发热、咳嗽、咳痰、胸痛等症状，血白细胞计数升高，中性粒细胞增加伴核左移。胸部X线有肺实质的浸润影，或肺脓肿和支气管扩张的表现，然后出现胸腔积液，积液量一般不多。急性脓胸常表现为高热、胸痛等；慢性脓胸有胸膜增厚、胸廓塌陷、慢性消耗和杵状指（趾）等。胸水呈脓性、黏稠；涂片革兰染色找到细菌或脓液细菌培养阳性。

（4）结核性胸膜炎，多见于青壮年，胸痛（积液增多后胸痛减轻或消失，但出现气急），并常伴有干咳、潮热、盗汗、消瘦等结核中毒症状，胸水检查以淋巴细胞为主，间皮细胞<5%，蛋白质多>40g/L，ADA及γ-干扰素增高，沉渣找结核杆菌或培养可呈阳性，但阳性率仅约20%。胸膜活检阳性率达60%~80%，PPD皮试强阳性。老年患者可无发热，结核菌素试验亦常阴性，应予注意。

（5）恶性肿瘤侵犯胸膜引起恶性胸腔积液，以45岁以上中老年人多见，有胸部钝痛、咳血丝痰和消瘦等症状，胸水多呈血性、量大、增长迅速，CEA>20μg/L，LDH>500U/L，胸水脱落细胞检查、胸膜活检、胸部影像学、纤维支气管镜及胸腔镜等检查，有助于进一步诊断和鉴别。

★ 六、治疗

1. 结核性胸膜炎

（1）一般治疗　包括休息、营养支持和对症治疗。

（2）抽液治疗　原则上应尽快抽尽胸腔内积液或肋间插细管引流。大量胸水者每周抽液2~3次，直至胸水完全消失。首次抽液不要超过700ml，以后每次抽液量不应超过1000ml，过快、过多抽液可使胸腔压力骤降，发生复张后肺水肿或循环衰竭。若抽液时发生头晕、冷汗、心悸、面色微白、脉细等表现应考虑"胸膜反应"，应立即停止抽液，使患者平卧，必要时皮下注射0.1%肾上腺素0.5ml，密切观察病情，注意血压变化，防止休克。

（3）糖皮质激素　全身毒性症状严重、大量胸水者，在抗结核药物治疗的同时，可加用泼尼松。待体温正常、全身毒性症状减轻、胸水量明显减少时，即应逐渐减量以至停用。停药速度不宜过快，否则易出现反跳现象，一般疗程约4~6周。

2. 类肺炎性胸腔积液和脓胸　前者一般积液量少，经有效的抗生素治疗后可吸收，积液多者应胸腔穿刺抽液。脓胸治疗原则是控制感染、引流胸腔积液及促使肺复张，恢复肺功能。引流是脓胸最基本的治疗方法，反复抽脓或闭式引流。可用2%碳酸氢钠或生理盐水反复冲洗胸腔，然后注入适量抗生素及链激酶，使脓液变稀便于引流。对有支气管胸膜瘘者不宜冲洗胸腔，以免引起细菌播散。

3. 恶性胸腔积液　包括原发病全身化疗和胸腔积液抽液、化学胸膜固定术的治疗。

第2节　气　胸

当气体进入胸膜腔造成积气状态时，称为气胸。气胸可分成自发性、外伤性和医源性三类。

一、病因和发病机制

胸腔内出现气体仅在3种情况下发生：①肺泡与胸腔之间产生破口，气体将从肺泡进入胸腔直到压力差消失或破口闭合。②胸壁创伤产生与胸腔的交通，也出现同样的结果。③胸腔内有产气的微生物。

原发性自发性气胸多见于瘦高体型的男性青壮年，可有胸膜下肺大疱，多在肺尖部，此种胸膜下肺大疱的原因尚不清楚，与吸烟、身高和小气管炎症可能有关，也可能与非特异性炎症瘢痕或弹性纤维先天性发育不良有关。

继发性自发性气胸多见于有基础肺部病变者，由于病变引起细支气管不完全阻塞，形成肺大疱破裂所致。如肺结核、COPD、肺癌、肺脓肿、肺尘埃沉着症及淋巴管平滑肌瘤病等。还有月经性气胸、妊娠期气胸。

航空、潜水作业而无适当防护措施时，从高压环境突然进入低压环境，以及机械通气压力过高时，均可发生气胸。抬举重物用力过猛、剧咳、屏气，甚至大笑等，可能是促使气胸发生的诱因。

二、临床类型

1. 闭合性（单纯性）气胸　胸膜破裂口较小，随肺萎缩而闭合，空气不再继续进入胸膜腔。

2. 交通性（开放性）气胸　破裂口较大或因2层胸膜间有粘连或牵拉，使破口持续开放，吸气与呼气时空气自由进出胸膜腔。

3. 张力性（高压性）气胸　破裂口呈单向活瓣或活塞作用，吸气时胸廓扩大，胸膜腔内压变小，空气进入胸膜腔；呼气时胸膜腔内压升高，压迫活瓣使之关闭，致使胸膜腔内空气越积越多，内压持续升高，使肺脏受压，纵隔向健侧移位，影响心脏血液回流。此型气胸必须紧急抢救处理。

三、临床表现

气胸症状的轻重与有无肺基础疾病及功能状态、气胸发生的速度、胸膜腔内积气量及其压力大小3个因素有关。若原已存在严重肺功能减退，即使气胸量小，也可有明显的呼吸困难。

1. 症状

（1）起病前部分患者可能有剧烈体力活动等诱因，但多数患者在正常活动或安静休息时发生，偶有在睡眠中发病者。大多数起病急骤，患者突感一侧胸痛，针刺样或刀割样，持续时间短暂，继之胸闷和呼吸困难，可伴有刺激性咳嗽，系气体刺激胸膜所致。如果侧卧，则被迫使气胸侧在上，以减轻呼吸困难。

（2）张力性气胸时胸膜腔内压骤然升高，肺被压缩，纵隔移位，迅速出现严重呼吸循环障碍；患者表情紧张、胸闷、挣扎坐起、烦躁不安、发绀、冷汗、脉速、虚脱、心律失常，甚至发生意识不清、呼吸衰竭。

2. 体征 少量气胸体征不明显，大量气胸时，气管向健侧移位，患侧胸部隆起，呼吸运动与触觉语颤减弱，叩诊有过清音或鼓音，心或肝浊音界缩小或消失，听诊呼吸音减弱或消失。

四、影像学检查

（1）X线胸片检查是诊断气胸的重要方法，气胸的典型X线表现为外凸弧形的细线条形阴影，称为气胸线，线外透亮度增高，无肺纹理，线内为压缩的肺组织。大量气胸时，肺脏向肺门回缩，呈圆球形阴影。大量气胸或张力性气胸常显示纵隔及心脏移向健侧。合并纵隔气肿在纵隔旁和心缘旁可见透光带。

（2）CT表现为胸膜腔内出现极低密度的气体影，伴有肺组织不同程度的萎缩改变。CT对于小量气胸、局限性气胸及肺大疱与气胸的鉴别比X线胸片更敏感和准确。

五、诊断与鉴别诊断

根据临床症状、体征及影像学表现，气胸的诊断通常并不困难。X线或CT显示气胸线是确诊依据，若病情十分危重无法搬动做X线检查时，应当机立断在患侧胸腔体征最明显处试验穿刺，如抽出气体，可证实气胸的诊断。气胸须与下列疾病进行鉴别。

1. 哮喘与慢性阻塞性肺疾病 当哮喘及COPD患者突发严重呼吸困难、冷汗、烦躁，支气管舒张剂、抗感染药物等治疗效果不好，且症状加剧，应考虑并发气胸的可能，X线检查有助鉴别。

2. 其他 还须与急性心肌梗死、肺血栓栓塞症、肺大疱、消化性溃疡穿孔、胸膜炎、肺癌、膈疝等鉴别。

★ 六、治疗

自发性气胸的治疗目的是促进患侧肺复张、消除病因及减少复发。治疗具体措施有保守治疗、胸腔减压、经胸腔镜手术或开胸手术等。应根据气胸的类型与病因、发生频次、肺压缩程度、病情状态及有无并发症等适当选择。

1. 保守治疗 主要适用于稳定型小量气胸，首次发生的症状较轻的闭合性气胸。如患者年龄偏大，并有肺基础疾病如COPD，其胸膜破裂口愈合慢，呼吸困难等症状严重，即使气胸量较小，原则上不主张采取保守治疗。

2. 排气疗法

（1）胸腔穿刺抽气 适用于小量气胸，呼吸困难较轻，心肺功能尚好的闭合性气胸患者。抽气可加速肺复张，迅速缓解症状。通常选择患侧胸部锁骨中线第2肋间为穿刺点，局限性气胸则要选择相应的穿刺部位。一次抽气量不宜超过1000ml，每日或隔日抽气1次。张力性气胸病情危急，应迅速解除胸腔内正压以避免发生严重并发症。

（2）胸腔闭式引流 适用于不稳定型气胸，呼吸困难明显、肺压缩程度较重，交通性或张力性气胸，反复发生气胸的患者。无论其气胸容量多少，均应尽早行胸腔闭式引流。对于胸腔穿刺抽气效果不好者也应行胸腔闭式引流。若经水封瓶引流后未能使胸膜破口愈合，肺持久不能复张，可在引流管加用负压吸引装置。

3. 化学性胸膜固定术 由于气胸复发率高，为了预防复发，可胸腔内注入硬化剂，产生无菌性胸膜炎症，使脏层和壁层胸膜粘连，从而消灭胸膜腔间隙。主要适应于不宜手术或拒绝手术的下列患者：①持续性或复发性气胸；②双侧气胸；③合并肺大疱；④肺功能不全，不能耐受手术者。常用硬化剂有多西环素、滑石粉等。胸腔注入硬化剂前，尽可能使肺完全复张。若一次无效，可重复注药。

4. 手术治疗 经内科治疗无效的气胸可为手术的适应证，主要适应于长期气胸、血气胸、双侧气胸、复发性气胸、张力性气胸引流失败者、胸膜增厚致肺膨胀不全或影像学有多发性肺大疱者。手术治疗成功率高，复发率低。方法有胸腔镜、开胸手术。

5. 并发症及其处理

（1）脓气胸 由金黄色葡萄球菌、肺炎克雷伯杆菌、铜绿假单胞菌、结核分枝杆菌及多种厌氧菌引起，病情多危重，常有支气管胸膜瘘形成。治疗应积极使用抗生素，应插管引流，胸腔内生理盐水冲洗，必要时尚应根据具体情况考虑手术。

（2）血气胸 常与胸膜粘连带内血管断裂有关，肺完全复张后，多能自行停止，若继续出血不止，除抽气排液及适当输血外，应考虑开胸结扎出血的血管。

（3）纵隔气肿与皮下气肿 皮下气肿及纵隔气肿随胸腔内气体排出减压而自行吸收。若纵隔气肿张力过高影响呼吸及循环，可做胸骨上窝切开排气。

【同步练习】

1. 简述区别漏出液和渗出液的 Light 标准。
2. 简述自发性气胸的临床类型。

【参考答案】

1. 根据 Light 标准，符合以下任何 1 条可诊断为渗出液：①胸腔积液/血清蛋白比例 >0.5；②胸腔积液/血清 LDH 比例 >0.6；③胸腔积液 LDH 水平 >血清正常值高限的 2/3。

2. ①闭合性（单纯性）气胸：胸膜破裂几较小，随肺萎缩而闭合，空气不再继续进入胸膜腔。②交通性（开放性）气胸：破裂口较大或因 2 层胸膜间有粘连或牵拉，使破裂口持续开放，吸气与呼气时空气自由进出胸膜腔。③张力性（高压性）气胸：破裂口呈单向活瓣或活塞作用，吸气时胸廓扩大，胸膜腔内压变小，空气进入胸膜腔；呼气时胸膜腔内压升高，压迫活瓣使之关闭，致使胸膜腔内空气越积越多，内压持续升高，使肺脏受压，纵隔向健侧移位，影响心脏血液回流。

第13章 睡眠呼吸暂停低通气综合征

教学目的

1. 掌握 睡眠呼吸暂停低通气综合征定义、临床表现和诊断。

2. 熟悉 睡眠呼吸暂停低通气综合征的分类、治疗。

3. 了解 睡眠呼吸暂停低通气综合征的病因和发病机制。

睡眠呼吸暂停低通气综合征（SAHS）是指各种原因导致睡眠状态下反复出现呼吸暂停和（或）低通气，引起低氧血症、高碳酸血症、睡眠中断，从而使机体发生一系列病理生理改变的临床综合征。

一、定义和分类

睡眠呼吸暂停是指睡眠过程中呼吸停止 10 秒或以上。其分类可分为：①中枢型睡眠呼吸暂停（CSAS）：无上气道阻塞，呼吸气流及胸腹部呼吸运动均消失。②阻塞型睡眠呼吸暂停（OSA）：上气道完全阻塞，呼吸气流消失但腹部呼吸运动仍存在，常呈现矛盾运动。③混合型睡眠呼吸暂停（MSA）：兼有两者的特点，2 种呼吸暂停发生在同一患者。

低通气是指睡眠过程中口鼻气流较基础水平降低≥30%伴动脉血氧饱和度（SaO_2）减低≥4%；口鼻气流较基础水平降低≥50%伴 SaO_2 减低≥3%或微觉醒。

SAHS 是指每夜 7 小时睡眠过程中呼吸暂停和（或）低通气反复发作 30 次以上或睡眠呼吸暂停低通气发作≥5 次/小时并伴有白天嗜睡等临床症状。

二、流行病学

欧美发达国家患病率为 2%～4%，我国患病率为 3.5%～4.8%。

三、病因和发病机制

1. 中枢型睡眠呼吸暂停综合征（CSAS）　CSAS 较少见，一般不超过呼吸暂停患者的 10%，其原发性更少见，继发性 CSAS 的常见病因包括各种中枢神经系统病变、脑外伤、充血性心力衰竭、麻醉和药物中毒等。睡眠呼吸暂停的发生主要与呼吸中枢呼吸调控功能的不稳定性增强有关。

2. 阻塞型睡眠呼吸暂停低通气综合征（OSAHS）　OSAHS 占 SAHS 的大多数，有家庭聚集性和遗传因素。多数有上呼吸道特别是鼻、咽部位狭窄的病理基础，如肥胖、变应性鼻炎、鼻息肉、扁桃体肥大、软腭松弛、腭垂过长过粗、舌体肥大、舌根后坠、下颌后缩、颞颌关节功能障碍和小颌畸形等。部分内分泌疾病如甲状腺功能减退症、肢端肥大症等常合并 OSAHS。其发病机制可能与睡眠状态下上气道软组织、肌肉的塌陷性增加、睡眠期间上气道肌肉对低氧和二氧化碳的刺激反应性降低有关。此外，还与神经、体液、内分泌等因素的综合作用有关。

★ 四、临床表现

临床上最常见的 SAHS 是 OSAHS。

1. 夜间临床表现　表现为打鼾（鼾声不规则，高低不等，往往是鼾声 - 气流停止 - 喘气 - 鼾声交替出现）、呼吸暂停、憋醒、多动不安、夜尿增多、睡眠行为异常（表现为磨牙、惊恐、呓语、幻听和做恶梦）。

2. 白天临床表现　表现为嗜睡、疲惫乏力、认知行为功能障碍、头痛头晕、个性变化（烦躁、易激动、焦虑等）、性功能减退。

3. 并发症及全身靶器官损害的表现　可引起高血压病、冠心病、心律失常、肺动脉高压和肺源性心脏病、缺血性或出血性脑卒中、代谢综合征、心理异常和情绪障碍等症状和体征。

4. 体征　多数患者肥胖或超重，可见颈粗短、下颌短小、下颌后缩。鼻甲肥大和鼻息肉、鼻中隔偏曲、口咽部阻塞、软腭垂肥大下垂、扁桃体和腺样体肥大、舌体肥大等。

五、实验室和其他检查

1. 血常规及动脉血气分析　病情时间长，低氧血症严重者，血红细胞计数和血红蛋白可有不同程度的增加。病情严重或已合并肺心病、呼吸衰竭者，可有低氧血症、高碳酸血症和呼吸性酸中毒。

2. 多导睡眠图（PSG）　通过多导生理记录仪进行睡眠呼吸监测是确诊 SAHS 的主要手段，

通过监测可确定病情严重程度并分型，以及与其他睡眠疾病相鉴别，评价各种治疗手段对 OSAHS 的疗效。

3. 胸部 X 线检查 并发肺动脉高压、高血压、冠心病时，可有心影增大，肺动脉段突出等相应表现。

4. 肺功能检查 病情严重有肺心病、呼吸衰竭时，有不同程度的通气功能障碍。

5. 心电图及超声心动图检查 有高血压、冠心病时，出现心室肥厚、心肌缺血或心律失常等变化。

6. 头颅 X 线检查及鼻咽镜检查 可以定量地了解颌面部的异常程度及有助于评价上气道解剖异常的程度，对于考虑是否手术有帮助。

★ 六、诊断

根据患者睡眠时打鼾伴呼吸暂停、白天嗜睡、身体肥胖、颈围粗及其他临床症状可作出临床初步诊断。PSG 监测 AHI≥5 次/小时，伴有日间嗜睡者等症状者可确定诊断。

七、鉴别诊断

1. 上气道阻力综合征 气道阻力增加，PSG 检查反复出现 α 醒觉波，夜间微醒觉 >10 次/小时，睡眠连续性中断，有疲倦及白天嗜睡，可有或无明显鼾声，无呼吸暂停和低氧血症。试验性无创通气治疗常可缓解症状。

2. 其他 还需与发作性睡病、单纯性鼾症相鉴别。

八、治疗

1. 一般治疗

（1）减肥 包括饮食控制、药物或手术。

（2）睡眠体位改变 侧位睡眠，抬高床头。

（3）戒烟酒，避免服用镇静剂。

2. 病因治疗 纠正引起 OSAHS 或使之加重的基础疾病。

3. 药物治疗 目前尚无有效的药物治疗。

4. 无创气道正压通气治疗

（1）经鼻持续气道内正压通气（CPAP） 治疗是治疗中重度 OSAHS 患者的首选方法。适应证：AHI≥15 次/小时的患者；AHI <15 次/小时，但白天嗜睡等症状明显的患者；手术治疗失败或复发者；不能耐受其他方法治疗者。禁忌证：昏迷，有肺大疱、咯血、气胸和血压不稳定者。

（2）双水平气道内正压（BiPAP）治疗 适用于 CPAP 压力需求较高的患者，不能耐受 CPAP 者，OSAHS 合并 COPD 的二氧化碳潴留的患者。

（3）智能（Auto – CPAP）呼吸机治疗。

5. 口腔矫治器（OA）治疗 适应证：①单纯性鼾症；②轻、中度 OSAHS 患者；③不能耐受其他治疗方法者。有颞颌关节炎或功能障碍者不宜采用。

6. 手术治疗 包括耳鼻喉科手术和口腔颌面外科两手术。

【同步练习】
睡眠呼吸暂停低通气综合征定义。

【参考答案】
睡眠呼吸暂停低通气综合征（SAHS）是指各种原因导致睡眠状态下反复出现呼吸暂停和（或）低通气，引起低氧血症、高碳酸血症、睡眠中断，从而使机体发生一系列病理生理改变的临床综合征。每夜 7 小时睡眠过程中呼吸暂停和（或）低通气反复发作 30 次以上或睡眠呼吸暂低通气发作≥5 次/小时并伴有白天嗜睡等临床症状。

第 14 章　急性呼吸窘迫综合征

教学目的

1. 掌握　睡眠呼吸暂停低通气综合征的临床表现和诊断。
2. 熟悉　睡眠呼吸暂停低通气综合征的病因和发病机制、治疗原则。
3. 了解　睡眠呼吸暂停低通气综合征的病理及病理生理、影像学表现。

急性呼吸窘迫综合征（ARDS）是指由各种肺内和肺外致病因素所导致的急性弥漫性肺损伤和进而发展的急性呼吸衰竭。

ALI（急性肺损伤）和 ARDS 为同一疾病过程的 2 个阶段，ALI 代表早期和病情相对较轻的阶段，而 ARDS 代表后期病情较严重的阶段，55% 的 ALI 在 3 天内会进展成为 ARDS。2012 年发表的 ARDS 柏林定义取消了 ALI 的命名，统一称为 ARDS。

一、病因和发病机制

1. 病因　引起 ALI/ARDS 的原因或高危因素很多，可以分为肺内因素（直接因素）和肺外因素（间接因素）。肺内因素是指对肺的直接损伤，包括：①化学性因素，如吸入毒气、烟尘、胃内容物及氧中毒等。②物理性因素，如肺挫伤、放射性损伤等。③生物性因素，如重症肺炎。肺外因素包括严重休克、感染中毒症、严重非胸部创伤、大面积烧伤、大量输血、急性胰腺炎、药物或麻醉品中毒等。

2. 发病机制　ARDS 是系统性炎症反应综合征（SJRS）的肺部表现。SIRS 即指机体失控的自我持续放大和自我破坏的炎症瀑布反应；机体与 SIRS 同时启动的一系列内源性抗炎介质和抗炎性内分泌激素引起的抗炎反应称为代偿性抗炎症反应综合征。如果 SIRS 和 CARS 在病变发展过程中出现平衡失调，则会导致 MODS。ARDS 是 MODS 发生时最早受累或最常出现的脏器功能障碍表现。

二、病理

ARDS 的病理改变是为弥漫性肺泡损伤，主要表现为肺广泛性充血水肿和肺泡内透明膜形成。病理过程可分为 3 个阶段：渗出期、增生期和纤维化期，3 个阶段常重叠存在。ARDS 患者容易合并肺部继发感染，可形成肿小脓肿等炎症改变。

三、病理生理

严重通气/血流比例失调、肺内分流和弥散障碍，造成顽固性低氧血症和呼吸窘迫。呼吸窘迫先导致呼吸的代偿，$PaCO_2$ 最初可以表现降低或正常。极端严重者，由于肺通气量减少及呼吸窘迫加重呼吸肌疲劳，可发生高碳酸血症。

★四、临床表现

ARDS 大多数于原发病起病后 72 小时内发生，几乎不超过 7 天。原发病的相应症状和体征，最早出现的症状是呼吸加快，并呈进行性加重的呼吸困难、发绀，常伴有烦躁、焦虑、出汗等。其呼吸困难的特点是呼吸深快、费力，不能用通常的吸氧疗法改善，亦不能用其他原发心肺疾病解释。早期体征可无异常，或仅在双肺闻及少量细湿性啰音；后期多可闻及水泡音，可有管状呼吸音。

五、影像及实验室检查

1. X线胸片 早期可无异常，或呈轻度间质改变，表现为边缘模糊的肺纹理增多。继之出现斑片状以至融合成大片状的浸润阴影，大片阴影中可见支气管充气征。其演变过程符合肺水肿的特点，快速多变；后期可出现肺间质纤维化的改变。

2. 动脉血气分析 典型的改变为PaO_2降低，在早期，由于过度通气而出现呼碱，pH值可高于正常，$PaCO_2$低于正常；在后期，如果出现呼吸肌疲劳或合并代酸，则pH值可低于正常，甚至出现$PaCO_2$高于正常。PaO_2/FiO_2的正常值为400～500mmHg，≤300mmHg是诊断ARDS的必要条件。

3. 床边呼吸功能监测 ARDS时肺顺应性降低。

4. 心脏超声和Swan-Ganz导管检查 PAWP一般<12mmHg，若>18mmHg则支持左心衰竭的诊断。但要考虑到左心衰竭和ARDS可能合并存在，因此PAWP>18mmHg不能绝对排除ARDS。

★ 六、诊断

根据ARDS柏林定义，满足如下4项条件方可诊断ARDS。

（1）明确诱因下1周内出现的急性或进展性呼吸困难。

（2）胸部X线平片/胸部CT显示双肺浸润影，不能完全用胸腔积液、肺叶/全肺不张和结节影解释。

（3）呼吸衰竭不能完全用心力衰竭和液体负荷过重解释。如果临床没有危险因素，需要用客观检查（如超声心动图）来评价心源性肺水肿。

（4）低氧血症 根据PaO_2/FiO_2确立ARDS诊断，并将其按严重程度分为轻度、中度和重度3种。上述氧合指数中PaO_2的监测都是在机械通气参数PEEP/CPAP不低于$5cmH_2O$的条件下测得；所在地海拔超过1000m时，需对PaO_2/FiO_2进行校正，校正后的PaO_2/FiO_2=（PaO_2/FiO_2）×（所在地大气压值/760）。

轻度：200mmHg<PaO_2/FiO_2≤300mmHg。

中度：100mmHg<PaO_2/FiO_2≤200mmHg。

重度：PaO_2/FiO_2≤100mmHg。

七、鉴别诊断

须与大片肺不张、自发性气胸、上气道阻塞、急性肺栓塞和心源性肺水肿等相鉴别。心源性肺水肿患者卧位时呼吸困难加重，咳粉红色泡沫样痰，肺湿性啰音多在肺底部，对强心、利尿等治疗效果较好；鉴别困难时，可通过测定PAWP、超声心动图检测心室功能等作出判断并指导此后的治疗。

八、治疗

1. 原发病的治疗 是治疗ALI/ARDS首要原则和基础，应积极寻找原发病灶并予以彻底治疗。对于所有患者都应怀疑感染的可能，治疗上宜选择广谱抗生素。

2. 纠正缺氧 采取有效措施，尽快提高PaO_2，需高浓度给氧，使$PaO_2 \geq 60mmHg$或$SaO_2 \geq 90\%$。

3. 机械通气 一旦诊断为ARDS，应尽早进行机械通气。轻度ARDS阶段的患者可试用无创正压通气，无效或病情加重时尽快气管插管或切开行有创机械通气。目前，ARDS的机械通气推荐采用肺保护性通气策略，主要措施包括给予合适水平的呼气末正压（PEEP）和小潮气量。一般 PEEP 水平为 8～18cmH$_2$O；小潮气量即为 6～8ml/kg，旨在将吸气平台压控制在 30～35cmH$_2$O 以下，防止肺泡过度扩张。

4. 液体管理 为减轻肺水肿，应合理限制液体入量，以可允许的较低循环容量来维持有效循环，保持肺脏于相对"干"的状态。在血压稳定和保证组织器官灌注前提下，液体出入量宜轻度负平衡，可使用利尿药促进水肿的消退。在 ARDS 早期，除非有低蛋白血症，不宜输注胶体液。

5. 营养支持与监护 ARDS 时机体处于高代谢状态，应补充足够的营养。静脉营养可引起感染和血栓形成等并发症，应提倡全胃肠营养，不仅可避免静脉营养的不足，而且能够保护胃肠黏膜，防止肠道菌群异位。

6. 其他治疗 糖皮质激素、表面活性物质、鱼油和一氧化氮等在 ALI/ARDS 中的治疗价值尚不确定。

九、预后

ARDS 病死率在 36%～44%，预后与原发病和严重程度明显有关。

【同步练习】
简述 ARDS 的诊断标准。

【参考答案】
满足如下 4 项条件方可诊断 ARDS。

（1）明确诱因下 1 周内出现的急性或进展性呼吸困难。

（2）胸部 X 线平片/胸部 CT 显示双肺浸润影，不能完全用胸腔积液、肺叶/全肺不张和结节影解释。

（3）呼吸衰竭不能完全用心力衰竭和液体负荷过重解释。如果临床没有危险因素，需要用客观检查（如超声心动图）来评价心源性肺水肿。

（4）低氧血症 根据 PaO$_2$/FiO$_2$ 确立 ARDS 诊断，并将其按严重程度分为轻度、中度和重度 3 种。上述氧合指数中 PaO$_2$ 的监测都是在机械通气参数 PEEP/CPAP 不低于 5cmH$_2$O 的条件下测得；所在地海拔超过 1000m 时，需对 PaO$_2$/FiO$_2$ 进行校正，校正后的 PaO$_2$/FiO$_2$ =（PaO$_2$/FiO$_2$）×（所在地大气压值/760）。

轻度：200mmHg < PaO$_2$/FiO$_2$ ≤ 300mmHg。
中度：100mmHg < PaO$_2$/FiO$_2$ ≤ 200mmHg。
重度：PaO$_2$/FiO$_2$ ≤ 100mmHg。

第 15 章　呼吸衰竭与呼吸支持技术

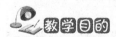 教学目的

1. 掌握　呼吸衰竭的定义、分型及治疗原则。
2. 熟悉　呼吸衰竭的临床表现和诊断；病因和治疗原则。
3. 了解　呼吸衰竭的病因与分类、发病机制和病理生理、呼吸支持技术、系统性炎症反应综合征与多器官功能障碍综合征。

呼吸衰竭是指各种原因引起的肺通气和（或）换气功能严重障碍，以致在静息状态下亦不能维持足够的气体交换，导致低氧血症伴（或不伴）高碳酸血症，进而引起一系列病理生理改变和

相应临床表现的综合征。在海平面、静息状态、呼吸空气条件下，动脉血氧分压（PaO_2）<60mmHg，伴或不伴二氧化碳分压（PaO_2）>50mmHg，并排除心内解剖分流和原发于心排出量降低等因素，可诊为呼吸衰竭。

一、病因

完整的呼吸过程由相互衔接并同时进行的外呼吸、气体运输和内呼吸3个环节来完成。参与肺通气和肺换气的任何1个环节的严重病变，都可导致呼吸衰竭。病因有气道阻塞性病变、肺组织病变、肺血管疾病、心脏疾病、胸廓与胸膜病变、神经肌肉疾病。

二、分类

★1. 按照动脉血气分析分类

（1）Ⅰ型呼吸衰竭　血气分析特点是 PaO_2 <60mmHg，PaO_2 降低或正常。主要见于肺换气障碍（通气/血流比例失调、弥散功能损害和肺动-静脉分流）疾病，如严重肺部感染性疾病、间质性肺疾病、急性肺栓塞等。

（2）Ⅱ型呼吸衰竭　血气分析特点是 PaO_2 <60mmHg，同时伴有 PaO_2 >50mmHg。系肺泡通气不足所致。

2. 按照发病急缓分类

（1）急性呼吸衰竭　由于某些突发的致病因素，使肺通气和（或）换气功能迅速出现严重障碍，在短时间内引起呼吸衰竭。

（2）慢性呼吸衰竭　一些慢性疾病可使呼吸功能的损害逐渐加重，经过较长时间发展为呼吸衰竭。

3. 按照发病机制分类

可分为通气性呼吸衰竭和换气性呼吸衰竭，也可分为泵衰竭和肺衰竭。驱动或制约呼吸运动的中枢神经系统、外周神经系统、神经肌肉组织（包括神经-肌肉接头和呼吸肌）以及胸廓等部位的功能障碍引起的呼吸衰竭称为泵衰竭。通常泵衰竭主要引起通气功能障碍，表现为Ⅱ型呼吸衰竭。肺组织、气道阻塞和肺血管病变造成的呼吸衰竭，称为肺衰竭。肺组织和肺血管病变常引起换气功能障碍，表现为Ⅰ型呼吸衰竭。严重的气道阻塞性疾病（如COPD）影响通气功能，造成Ⅱ型呼吸衰竭。

三、发病机制和病理生理

（一）低氧血症和高碳酸血症的发生机制

各种病因通过引起肺泡通气不足、弥散障碍、肺通气/血流比例失调、肺内动-静脉解剖分流增加和氧耗量增加等，使通气和（或）换气过程发生障碍，导致呼吸衰竭。临床上单一机制引起的呼吸衰竭很少见，往往是多种机制并存或随着病情的发展先后参与发挥作用。

（二）低氧血症和高碳酸血症对机体的影响

1. 对中枢神经系统的影响　中枢皮质神经元细胞对缺氧最为敏感。通常完全停止供氧4~5分钟即可引起不可逆的脑损害。低氧对中枢神经影响的程度与缺氧的程度和发生速度有关。当 PaO_2 低于30mmHg时，神志丧失乃至昏迷；PaO_2 低于20mmHg时，只需数分钟即可造成神经细胞不可逆性损伤。

二氧化碳潴留可引起头痛、头晕、烦躁不安、言语不清、精神错乱、扑翼样震颤、嗜睡、昏迷、抽搐和呼吸抑制，这种由缺氧和二氧化碳潴留导致的神经精神障碍症候群称为肺性脑病肺性脑病早期，往往有失眠、兴奋、烦躁不安等症状。

2. 对循环系统的影响　一定程度的 PaO_2 降低和 $PaCO_2$ 升高，可使反射性心率加快、心肌收缩力增强，心排出量增加。严重的缺氧和二氧化碳潴留可直接抑制心血管中枢，造成心脏活动受抑和血管扩张、血压下降和心律失常等严重后果。心肌对缺氧十分敏感，早期轻度缺氧即在心电图上显示出来。急性严重缺氧可导致心室颤动或心脏骤停。长期慢性缺氧可导致心肌纤维化、心肌硬化。

3. 对呼吸系统的影响 低 PaO_2（$<60mmHg$）作用于颈动脉体和主动脉体化学感受器，可反射性兴奋呼吸中枢，增强呼吸运动，甚至出现呼吸窘迫。当缺氧程度缓慢加重时，这种反射性兴奋呼吸中枢的作用迟钝。

CO_2 是强有力的呼吸中枢兴奋剂，$PaCO_2$ 急骤升高，呼吸加深加快；长时间严重的二氧化碳潴留，会造成中枢化学感受器对 CO_2 的刺激作用发生适应；当 $PaCO_2 > 80mmHg$ 时，会对呼吸中枢产生抑制和麻醉效应，此时呼吸运动主要靠 PaO_2 降低对外周化学感受器的刺激作用得以维持。因此对这种患者进行氧疗时，如吸入高浓度氧，由于解除了低氧对呼吸的刺激作用，可造成呼吸抑制，应注意避免。

4. 对肾功能的影响 常合并肾功能不全。随着外呼吸功能的好转，肾功能可以恢复。

5. 对消化系统的影响 常合并消化道功能障碍，表现为消化不良、食欲不振，甚至出现胃肠黏膜糜烂、坏死、溃疡和出血。若缺氧能够得到及时纠正，肝功能可逐渐恢复正常。

6. 呼吸性酸中毒及电解质紊乱 呼吸功能障碍引起血 $PaCO_2$ 增高（$>45mmHg$），pH 值下降（<7.35），H^+ 浓度升高（$>45mmol/L$），导致呼吸性酸中毒。由于 pH 值取决于 HCO_3^- 与 H_2CO_3 的比值，前者靠肾脏调节（需 $1\sim3$ 天），而 H_2CO_3 的调节靠呼吸（仅需数小时），因此急性呼吸衰竭时二氧化碳潴留可使 pH 值迅速下降。在缺氧持续或严重的患者体内，组织细胞能量代谢的中间过程如三羧酸循环、氧化磷酸化作用和有关酶的活动受到抑制，能量生成减少，导致体内乳酸和无机磷产生增多而引起代谢性酸中毒（实际碳酸氢盐 AB $<22mmol/L$）。此时患者出现呼吸性酸中毒合并代谢性酸中毒。由于能量不足，体内转运离子的钠泵功能障碍，使细胞内 K^+ 转移至血液，而 Na^+ 和 H^+ 进入细胞，造成细胞内酸中毒和高钾血症。

第1节　急性呼吸衰竭

一、病因

1. 呼吸系统疾病 严重呼吸系统感染、急性呼吸道阻塞性病变、重度或危重哮喘、各种原因引起的急性肺水肿、肺血管疾病、胸廓外伤或手术损伤、自发性气胸和急剧增加的胸腔积液，导致肺通气或（和）换气障碍。

2. 急性颅病变 急性颅内感染、颅脑外伤、脑血管病变（脑出血、脑梗死）等直接或间接抑制呼吸中枢。

3. 脊髓灰质炎、重症肌无力、有机磷中毒及颈椎外伤等 损伤神经-肌肉传导系统，引起通气不足。

二、临床表现

急性呼吸衰竭的临床表现主要是低氧血症所致的呼吸困难和多器官功能障碍。

1. 呼吸困难 呼吸困难是呼吸衰竭最早出现的症状，可表现为频率、节律和幅度的改变。

2. 发绀 发绀是缺氧的典型表现。当动脉血氧饱和度低于 90% 时，可在口唇、指甲出现发绀。

3. 精神神经症状 急性缺氧可出现精神错乱、躁狂、昏迷、抽搐等症状。如合并急性二氧化碳潴留，可出现嗜睡、淡漠、扑翼样震颤，以至呼吸骤停。

4. 循环系统表现　多数患者有心动过速；严重低氧血症、酸中毒可引起心肌损害，亦可引起周围循环衰竭、血压下降、心律失常、心搏停止。

5. 消化和泌尿系统表现　部分病例可出现丙氨酸氨基转移酶与血浆尿素氮升高。尿中可出现尿蛋白、红细胞和管型。因胃肠道黏膜屏障功能损伤，导致胃肠道黏膜充血水肿、糜烂渗血或应激性溃疡，引起上消化道出血。

三、诊断

除原发疾病和低氧血症及二氧化碳潴留导致的临床表现外，呼吸衰竭的诊断主要依靠血气分析。结合肺功能、胸部影像学和纤维支气管镜等检查对于明确呼吸衰竭的原因至为重要。

★ 四、治疗

1. 保持呼吸道通畅

（1）对任何类型的呼吸衰竭，保持呼吸道通畅是最基本、最重要的治疗措施。

（2）保持气道通畅的方法主要有　①若患者昏迷应使其处于仰卧位，头后仰，托起下颌并将口打开。②清除气道内分泌物及异物。③若以上方法不能奏效，必要时应建立人工气道。

（3）若患者有支气管痉挛，需积极使用支气管扩张药物，可选用 β_2 肾上腺素受体激动剂、抗胆碱药、糖皮质激素或茶碱类药物等。在急性呼吸衰竭时，主要经静脉给药。

2. 氧疗

（1）吸氧浓度　确定吸氧浓度的原则是保证 PaO_2 迅速提高到 60mmHg 或脉搏容积血氧饱和度（SpO_2）达 90% 以上的前提下，尽量减低吸氧浓度。Ⅰ型呼吸衰竭的主要问题为氧合功能障碍而通气功能基本正常，较高浓度（>35%）给氧。

（2）吸氧装置　有鼻导管或鼻塞、面罩。

3. 增加通气量、改善二氧化碳潴留

（1）呼吸兴奋剂　呼吸兴奋剂的使用原则：必须保持气道通畅，脑缺氧、水肿未纠正而出现频繁抽搐者慎用；患者的呼吸肌功能基本正常；不可突然停药。主要适用于以中枢抑制为主、通气量不足引起的呼吸衰竭，不宜用于以肺换气功能障碍为主所导致的呼吸衰竭。常用的药物有尼可刹米和洛贝林。

（2）机械通气　当机体出现严重的通气和（或）换气功能障碍时，以人工辅助通气装置（呼吸机）来改善通气和（或）换气功能，维持必要的肺泡通气量，降低 $PaCO_2$，使呼吸肌得以休息，有利于恢复呼吸肌功能。

4. 病因治疗　针对不同病因采取适当的治疗措施十分必要，是治疗呼吸衰竭的根本所在。

5. 一般支持疗法　包括纠正电解质紊乱和酸碱平衡失调、加强液体管理、加强营养。

6. 其他重要脏器功能的监测与支持　呼吸衰竭往往会累及其他重要脏器，因此应及时将重症患者转入 ICU，加强对重要脏器功能的监测与支持，预防和治疗肺动脉高压、肺源性心脏病、肺性脑病、肾功能不全、消化道功能障碍和弥散性血管内凝血（DIC）等。

第 2 节　慢性呼吸衰竭

一、病因

病因有由支气管–肺疾病、胸廓和神经肌肉病变。

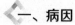

二、临床表现

1. 呼吸困难 病情较轻时表现为呼吸费力伴呼气延长，严重时发展成浅快呼吸。

2. 神经症状 慢性呼吸衰竭伴二氧化碳潴留时，随 PaO_2 升高可表现为先兴奋后抑制现象。兴奋症状包括失眠、烦躁、躁动、夜间失眠而白天嗜睡（昼夜颠倒现象）。但此时切忌用镇静或催眠药，以免加重二氧化碳潴留，发生肺性脑病。肺性脑病表现为神志淡漠、肌肉震颤或扑翼样震颤、间歇抽搐、昏睡，甚至昏迷等。

3. 循环系统表现 二氧化碳潴留使外周体表静脉充盈、皮肤充血、温暖多汗、血压升高、心率加快、脑血管扩张产生搏动性头痛。

三、诊断

有引起通气功能障碍的疾病，结合血气分析 $PaO_2 < 60mmHg$，同时伴有 $PaO_2 > 50mmHg$ 可诊断，但在临床上 II 型呼吸衰竭患者还常见于另一种情况，即吸氧治疗后，$PaO_2 > 60mmHg$，但 PaO_2 仍高于正常水平。

★ 四、治疗

治疗原发病、保持气道通畅、恰当的氧疗等治疗原则。

1. 氧疗 氧疗时需注意保持低浓度吸氧，防止血氧含量过高。慢性高碳酸血症患者呼吸中枢的化学感受器对 CO_2 反应性差，呼吸主要靠低氧血症对颈动脉体、主动脉体化学感受器的刺激来维持。若吸入高浓度氧，使血氧迅速上升，解除了低氧对外周化学感受器的刺激，便会抑制患者呼吸，造成通气状况进一步恶化，CO_2 上升，严重时陷入 CO_2 麻醉状态。

2. 机械通气 根据病情选用无创机械通气或有创机械通气。

3. 抗感染 慢性呼吸衰竭急性加重的常见诱因是感染，应积极控制感染。

4. 呼吸兴奋剂的应用。

5. 纠正酸碱平衡失调。

第3节 呼吸支持技术

★ 一、氧疗

通过增加吸入氧浓度来纠正患者缺氧状态的治疗方法即为氧气疗法。

1. 适应证 只要 PaO_2 低于正常即可氧疗。

（1）**不伴二氧化碳潴留的低氧血症** 此时患者的主要问题为氧合功能障碍，而通气功能基本正常。可予较高浓度吸氧（≥35%），使 PaO_2 提高到 60mmHg 以上或 SaO_2 达 90% 以上。

（2）**伴明显二氧化碳潴留的低氧血症** 对低氧血症伴有明显二氧化碳潴留者，应予低浓度（<35%）持续吸氧，控制 PaO_2 于 60mmHg 或 SaO_2 于 90% 或略高。

2. 吸氧装置 有鼻导管或鼻塞、面罩、机械通气氧疗、高压氧疗。

3. 注意事项

（1）避免长时间高浓度吸氧（$FiO_2 > 0.5$），防止氧中毒。

（2）注意吸入气体的温化和湿化。

（3）吸氧装置需定期消毒。

（4）注意防火。

二、人工气道的建立与管理

1. 建立人工气道的目的

（1）解除气道梗阻。

（2）及时清除呼吸道内分泌物。

（3）防止误吸。

（4）严重低氧血症和高碳酸血症时实行正压通气治疗。

2. 建立人工气道的方法

（1）气道紧急处理　迅速清除呼吸道和口咽部的分泌物或异物，头后仰，托起下颌，放置口咽通气道，用简易呼吸器经面罩加压给氧。

（2）人工气道建立方式的选择　经口或经鼻气管插管，喉下途径是指环甲膜穿刺或气管切开。

（3）插管前的准备　喉镜、简易呼吸器、气管导管、负压吸引。

（4）插管操作方法　有经口腔和鼻腔的插管术。

（5）插管过程的基础生命体征监测。

3. 气管插管的并发症

（1）动作粗暴可致牙齿脱落或损伤口鼻腔和咽喉部黏膜，引起出血或造成下颌关节脱位。

（2）浅麻醉下进行气管插管。可引起剧烈咳嗽或喉、支气管痉挛；有时由于迷走神经过度兴奋而产生心动过缓、心律失常甚至心脏骤停；有时也会引起血压骤升。

（3）导管过细使呼吸阻力增加，甚至因压迫、扭曲而使导管堵塞；导管过粗则容易引起喉头水肿。

（4）导管插入过深误入一侧支气管内，可引起另一侧肺不张。

4. 人工气道的管理　固定好插管，防止脱落移位。

三、机械通气

机械通气是在患者自然通气和（或）氧合功能出现障碍时，运用器械（主要是呼吸机）使患者恢复有效通气并改善氧合的技术方法。

1. 适应证

（1）通气功能障碍为主的疾病，包括阻塞性通气功能障碍（如 COPD 急性加重、哮喘急性发作等）和限制性通气功能障碍（如神经肌肉疾病、间质性肺疾病、胸廓畸形等）。

（2）换气功能障碍为主的疾病，如 ARDS、重症肺炎等。

2. 禁忌证　现代机械通气已无绝对禁忌证，相对禁忌证仅为气胸及纵隔气肿未行引流者。

3. 常用通气模式及参数　常用的通气模式包括控制通气（CMV）、辅助通气（AMV）、辅助控制通气（A－CV）、同步间歇强制通气（SIMV）、压力支持通气（PSV）及双相气道正压（Bi-PAP）等。

4. 并发症　有呼吸机相关肺损伤、血流动力学影响（胸腔内压力升高，心输出量减少，血压下降）、呼吸机相关肺炎（VAP）、气囊压迫导致气管－食管瘘。

5. 撤机　撤机前应基本去除呼吸衰竭的病因，改善重要器官的功能，纠正水和电解质及酸碱失衡。

6. 无创机械通气。

7. 其他通气技术　高频通气（HFV）、液体通气（LV）、气管内吹气（TGI）、体外膜氧合（ECMO）等。

附：危重症医学概论

危重症医学是主要研究危重症患者脏器功能障碍或衰竭的发病机制、诊断、监测和治疗方法的一门学科。其临床处理对象为危重但救治后可能好转或痊愈的患者，临床基地为重症监护治疗病房（ICU），核心技术为脏器功能监测与脏器支持技术。

（一）重症监护治疗病房

重症监护治疗病房（ICU）是为适应危重症患者的强化医疗需要而集中必要的人员和设备所形成的医疗组织。它包含 4 个要素，即危重症患者、受过专门训练和富有经验的医护人员、完备的临床病理生理监测和抢救治疗措施及严格科学的管理，其最终目的是尽可能排除人员和设备因素对治疗的限制，最大限度地体现当代医学的治疗水平，使危重症患者的预后得以改善。

ICU 可分为综合型 ICU（GICU）或专科 ICU，如内科 ICU（MICU）、外科 ICU（SICU）、呼吸 ICU（RICU）等。冠心监护病房（CCU）或心脏监护病房是 ICU 中的特例，主要用于治疗患有急性冠脉综合征、急性心力衰竭、严重心律失常等心血管系统疾病的患者。当心脏病患者出现多个系统和器官功能障碍时，一般转收至其他 ICU。

1. ICU 的工作目的和收治范围

（1）ICU 的工作目的包括医疗、科研和教学三方面，其中医疗是工作的核心内容，科研是促进专业学术水平发展的基础，教学是培养临床医疗人才和不断提高医护人员专业技术素养的保证。

（2）ICU 的收治对象主要是病情危重，出现 1 个或数个脏器急性功能不全或衰竭并呈进行性发展，经强化治疗后有可能好转或痊愈的患者。

2. ICU 的主要检测和治疗手段

（1）对病情的连续监测是 ICU 工作的重点。床旁监护系统包括心电、呼吸、无创血压、脉搏容积血氧饱和度、无创/有创血流动力学监测、氧代谢监测、呼吸力学、呼出二氧化碳浓度等监测装置。

（2）脏器支持治疗是 ICU 工作的重点内容。氧疗、人工气道的建立与管理、机械通气等呼吸支持技术是治疗急性呼吸衰竭最主要的手段；血管活性药物、主动脉内球囊反搏术（LABP）、人工心室辅助泵、电转复和起搏器的应用是循环支持的重要方法；体外膜式氧合（ECMO）是极为危重的呼吸和（或）循环衰竭患者的终极支持手段；床旁血液净化技术是纠正严重内环境紊乱的有效措施，用于急性肾、肝衰竭和其他严重代谢异常；维持水和电解质及酸碱平衡，精确地输液控制，合理的营养支持和血糖控制等也是强化治疗的重要组成部分。

3. ICU 的人员建制和组织管理

（1）良好的人员素质和充足的人员配备，是保证 ICU 工作顺利进行和水平不断提高最重要的因素。为保证治疗的高效性，主任医师、副主任医师和主治医师应相对固定，住院医师可以轮转，但轮转周期不宜短于半年。护理工作在 ICU 中占有极其重要的地位，ICU 护士的工作质量将更为直接地影响救治成功率。

（2）完善的组织管理是 ICU 工作协调运转、最大限度提高工作质量和效率的必要保证。

4. 危重症医学的伦理学　当面临伦理学问题时，在处理上应遵循如下原则。

（1）将患者利益置于首位，充分尊重患者意见。

（2）进行治疗决策时听取患者亲属的意见，兼顾他们的利益。

（3）注意医疗资源的合理分配。

（4）保护医护人员的正当权益。

（二）系统性炎症反应综合征与多器官功能障碍综合征

1. 系统性炎症反应综合征　是指机体对不同原因的严重损伤所产生的系统性炎症反应，并至少具有以下临床表现中的 2 项。

（1）体温 >38℃ 或 <36℃。

（2）心率 >90 次/分。

（3）呼吸急促、频率 >20 次/分，或过度通气、PaO_2 <32mmHg。

（4）血白细胞计数 > 12×10^9/L 或 < 4×10^9/L，或未成熟（杆状核）中性粒细胞比例 >10%。

诱发 SIRS 的因素有感染性和非感染性，其中常见的是感染性因素。

2. 感染中毒症　是指感染所引起的 SIRS。

3. 严重感染中毒症　伴有器官功能障碍的感染中毒症。

4. 感染中毒性休克　为严重感染中毒症的 1 个亚型，是指虽然进行了充分的液体复苏治疗，但仍存在持续的低血压和组织灌注下降。

5. 多器官功能障碍综合征　MODS 是 SIRS 进一步发展的严重阶段，指机体在遭受急性严重感染、严重创伤、大面积烧伤等突然打击后，同时或先后出现 2 个或 2 个以上器官功能障碍，以至在无干预治疗的情况下不能维持内环境稳定的综合征。肺为这一病理生理过程中最易受累的器官，表现为 ALI/ARDS。

6. 休克　是由 1 种或多种原因诱发的组织灌注不足所导致的临床综合征。

休克按血流动力学改变特点分为如下几类。

（1）低血容量性休克　其基本机制为循环血容量的丢失，如失血性休克。

（2）心源性休克　其基本机制为心脏泵功能衰竭，如急性大面积心肌梗死所致休克。

（3）分布性休克　其基本机制为血管收缩、舒张调节功能异常，血容量重新分布导致相对性循环血容量不足，体循环阻力可降低、正常或增高。感染中毒性休克、神经性休克、过敏性休克均属于此类。

（4）梗阻性休克　其基本机制为血流受到机械性阻塞，如肺血栓栓塞症所致休克。

【同步练习】

1. 简述呼吸兴奋剂的使用原则。

2. 简述氧疗的适应证。

【参考答案】

1.（1）必须保持气道通畅。

（2）脑缺氧、水肿未纠正而出现频繁抽搐者慎用。

（3）患者的呼吸肌功能基本正常。

（4）不可突然停药。

主要适用于以中枢抑制为主、通气量不足引起的呼吸衰竭，不宜用于以肺换气功能障碍为主所导致的呼吸衰竭。

2. 只要 PaO_2 低于正常即可氧疗。

（1）不伴二氧化碳潴留的低氧血症　此时患者的主要问题为氧合功能障碍，而通气功能基本正常。可予较高浓度吸氧（≥35%），使 PaO_2 提高到 60mmHg 以上或 SaO_2 达 90% 以上。

（2）伴明显二氧化碳潴留的低氧血症　对低氧血症伴有明显二氧化碳潴留者，应予低浓度（<35%）持续吸氧，控制 PaO_2 于 60mmHg 或 SaO_2 于 90% 或略高。

第16章　烟草病学概要

🖱️ **教学目的**

1. 熟悉　吸烟对健康的危害戒烟及烟草依赖的治疗。
2. 了解　烟草病学的概念、二手烟暴露对健康的危害。

烟草病学是一门研究吸食烟草对健康影响的医学学科。吸烟危害健康已是 20 世纪不争的医学结论。

一、烟草及吸烟行为

烟草种植、贸易与吸烟是一种全球性的不良生产、经营与生活行为，对人类的健康和社会发展造成了严重的损害。

二、烟草依赖

吸烟可以成瘾，称为烟草依赖，这是造成吸烟者持久吸烟并难以戒烟的重要原因。烟草中导致成瘾的物质是尼古丁。

三、吸烟及二手烟暴露的流行状况

全世界每年吸烟死亡的人数高达 600 万，因二手烟暴露所造成的非吸烟者年死亡人数约 60 万。

四、吸烟对健康的危害

烟草烟雾中所含有的数百种有害物质有些是以其原型损害人体，有些则是在体内外与其他物质发生化学反应，衍化出新的有害物质后损伤人体。吸烟可导致多部位恶性肿瘤、其他慢性疾病、生殖与发育异常。

1. 吸烟与恶性肿瘤　烟草烟雾中含有 69 种已知的致癌物，这些致癌物会引发机体内关键基因突变，正常生长控制机制失调，最终导致细胞癌变和恶性肿瘤的发生。

2. 吸烟与呼吸系统疾病　吸烟可以导致慢性阻塞性肺疾病（慢阻肺）和青少年哮喘，增加肺结核和其他呼吸道感染的发病风险。

3. 吸烟与心脑血管疾病　吸烟会损伤血管内皮功能，可以导致动脉粥硬化的发生，使动脉血管变窄，动脉血流受阻，引发多种心脑血管疾病。

4. 吸烟与生殖和发育异常　烟草烟雾中含有多种可以影响人体生殖及发育功能的有害物质。

5. 吸烟与糖尿病　吸烟可导致 2 型糖尿病，并且可以增加糖尿病患者发生大血管和微血管并发症的风险，影响疾病预后。

6. 吸烟与其他健康问题　吸烟可以导致髋部骨折、牙周炎、白内障、手术伤口愈合不良及手术后呼吸系统并发症、皮肤老化、缺勤和医疗费用增加，幽门螺杆菌感染者吸烟可以导致消化道溃疡。

五、二手烟暴露对健康的危害

二手烟中含有大量有害物质及致癌物，不吸烟者暴露于二手烟同样会增加多种吸烟相关疾病的发病风险。

六、戒烟的健康益处

戒烟是已被证实减轻吸烟危害的唯一方法。

七、戒烟及烟草依赖的治疗

采用的一线戒烟药物包括尼古丁替代制剂、安非他酮和法尼克兰。戒烟门诊是对烟草依赖者进行强化治疗的有效方式。

第3篇 循环系统疾病

第1章 总 论

一、心脏的解剖和生理

1. 心脏的解剖

（1）心脏结构 分为左、右心房和心室 4 个腔。

（2）心脏传导系统 包括窦房结、房室结、房室束和浦肯野纤维。

（3）冠状动脉 ①左冠状动脉：左主干、左前降支和左回旋支。②右冠状动脉。

2. 心脏的生理

（1）心肌动作电位 ①除极过程（0 相）。②复极过程：1 期（快速复极期）；2 期（平台期）；3 期（快速复极末期）；4 期（静息期）。

（2）压力 – 容积曲线变化 ①心室收缩期：等容收缩期；快速射血期；减慢射血期。②心室舒张期：等容舒张期；快速充盈期；减慢充盈期。

二、心血管疾病的诊断

（一）症状、体征和实验室检查

1. 常见症状 发绀、呼吸困难、胸痛、心悸、水肿，其他还有咳嗽、咯血、少尿、头痛、头晕或眩晕、晕厥和抽搐、小腹胀痛、恶心、呕吐、声音嘶哑等。

2. 体征

（1）望诊 一般情况、呼吸状况、发绀、贫血、颈静脉怒张、水肿、环形红斑、皮下结节、二尖瓣面容、瘀点、Osler 结节、Janeway 点、发绀和杵状指（趾）。

（2）触诊 心尖搏动、毛细血管搏动、静脉充盈或异常搏动、脉搏的异常变化、肝颈静脉反流征、肝脾大、下肢水肿等。

（3）叩诊 心界大小。

（4）听诊 心音的异常变化、额外心音、心脏杂音和心包摩擦音。

3. 实验室检查 血常规、尿常规、微生物培养、血液细菌、病毒核酸及抗体、抗链球菌溶血素"O"、红细胞沉降率、C 反应蛋白、血脂、血肌钙蛋白、肌红蛋白及心肌酶的测定等。

（二）辅助检查

1. 非侵入性检查

（1）血压测定 诊所血压、家庭自测血压和动态血压监测。

（2）心电图检查 常规心电图、运动负荷心电图和动态心电图。

（3）心脏超声检查 M 型超声心动图、二维超声心动图、多普勒超声心动图、食管超声、心脏声学造影和实时三维心脏超声。

（4）X 线胸片。

（5）心脏 CT。

（6）心脏 MRI。

（7）心脏核医学。

2. 侵入性检查

（1）右心导管检查。

（2）左心导管检查。

（3）选择性冠状动脉造影。

（4）心脏电生理检查。

（5）腔内成像技术　心腔内超声、血管内超声和光学相干断层扫描。

（6）心内膜和心肌活组。

（7）心包穿刺。

三、心血管疾病的治疗

1. 药物治疗　按作用机制分类有血管紧张素转换酶抑制剂（ACEI）类、血管紧张素受体拮抗剂（ARB）类、β受体阻滞剂、扩血管药、利尿剂、α受体阻滞剂、正性肌力药物、调脂类药物、抗心律失常药物及钙通道阻滞剂等。

2. 介入治疗

（1）经皮冠状动脉介入术（PCI）。

（2）射频消融术。

（3）埋藏式心脏起搏器植入术　治疗缓慢性心律失常的埋藏式起搏器、心脏再同步化治疗和埋藏式心脏复律除颤器（ICD）。

（4）先天性心脏病经皮封堵术。

（5）心脏瓣膜的介入治疗。

3. 外科治疗　冠状动脉搭桥术、心脏各瓣膜修补术及置换手术、先天性心脏病矫治手术、心包剥离术、心脏移植等。

4. 其他治疗　筛选致病基因、干细胞移植、血管新生治疗及基因治疗等。

【同步练习】

1. 心血管疾病常见的症状有哪些？

2. 心血管疾病常见的体征有哪些？

【参考答案】

1. 常见症状有：发绀、呼吸困难、胸痛、心悸、水肿，其他还有咳嗽、咯血、少尿、头痛、头晕或眩晕、晕厥和抽搐、小腹胀痛、恶心、呕吐、声音嘶哑等。

2.（1）望诊：一般情况、呼吸状况、发绀、贫血、颈静脉怒张、水肿、环形红斑、皮下结节、二尖瓣面容、淤点、Osler 结节、Janeway 点、发绀和杵状指（趾）。

（2）触诊：心尖搏动、毛细血管搏动、静脉充盈或异常搏动、脉搏的异常变化、肝颈反流征、肝脾大、下肢水肿等。

（3）叩诊：心界大小。

（4）听诊：心音的异常变化、额外心音、心脏杂音和心包摩擦音。

第2章 心力衰竭

教学目的

1. 掌握　心力衰竭的病理生理机制、临床表现、治疗原则；急性心力衰竭的诊断和治疗。

2. 熟悉　心脏超声、胸片、BNP 在心衰中的诊断价值；慢性心力衰竭的诊断与鉴别诊断；洋地黄类药物的作用机制、适应证及禁忌证，洋地黄中毒表现；ACEI、利尿剂、β 受体阻滞剂、正性肌力药的适应证；心衰的分期与分级。

3. 了解　心力衰竭的病因、类型和预防。

第1节　概　　述

心力衰竭是各种心脏结构或功能性疾病导致心室充盈和（或）射血能力受损，心排血量不能满足机体代谢的需要，肺循环和（或）体循环淤血，器官、组织血液灌注不足为临床表现的一组综合征。心功能不全或心功能障碍理论上是一个更广泛的概念，伴有临床症状的心功能不全称之为心力衰竭。

一、分类

（一）左心衰竭、右心衰竭和全心衰竭

左心衰指左心室代偿功能不全，以肺循环淤血为特征。单纯的右心衰竭以体循环淤血为主要表现。左心衰竭后肺动脉压力增高，使右心负荷加重，长时间后，右心衰竭也继之出现，即为全心衰。心肌炎心肌病患者左、右心同时受损，左、右心衰可同时出现。

（二）急性和慢性心力衰竭

急性心衰系因急性的严重心肌损害、心律失常或突然加重的负荷，使心功能正常或处于代偿期的心脏在短时间内发生衰竭或使慢性心衰急剧恶化。临床上以急性左心衰常见，表现为急性肺水肿或心源性休克。慢性心衰有一个缓慢的发展过程，一般均有代偿性心脏扩大或肥厚及其他代偿机制参与。

（三）收缩性和舒张性心力衰竭

收缩功能障碍，心排血量下降并有循环淤血的表现即为收缩性心力衰竭。舒张性心力衰竭是由心室主动舒张功能障碍或心室肌顺应性减退及充盈障碍所致。

★（四）心衰的分期与分级

1. 心力衰竭的分期

（1）前心衰阶段　心力衰竭高危期，尚无器质性心脏（心肌）病或心力衰竭症状，可发展为心脏病的高危因素。

（2）前临床心衰阶段　已有器质性心脏病变，如左心室肥厚，LVEF 降低，但无心力衰竭症状。

（3）临床心衰阶段　器质性心脏病，既往或目前有心力衰竭症状。

（4）难治性终末期心衰阶段　需要特殊干预治疗的难治性心力衰竭。

2. 心力衰竭的分级　采用美国纽约心脏病学会（NYHA）的心功能分级方法。

（1）Ⅰ级　日常活动量不受限制。

（2）Ⅱ级　体力活动受到轻度的限制。

（3）Ⅲ级　体力活动明显受限。

（4）Ⅳ级　不能从事任何体力活动。休息状态下也出现心衰的症状，体力活动后加重。

3.6 分钟步行试验　是一项简单易行、安全、方便的试验，通过评定慢性心衰患者的运动耐力评价心衰严重程度和疗效。要求患者在平直走廊里尽可能快的行走，测定 6 分钟的步行距离，若 6 分钟步行距离 <150m 为重度心衰；150 ~ 450m 和 >450m 分别为中度和重度心衰。

二、病因

（一）基本病因

1. 原发性心肌损害

（1）缺血性心肌损害　冠心病心肌缺血和（或）心肌梗死是引起心力衰竭的最常见的原因之一。

（2）心肌炎和心肌病　各种类型的心肌炎及心肌病均可导致心力衰竭，以病毒性心肌炎及原发性扩张型心肌病最为常见。

（3）心肌代谢障碍性疾病　糖尿病心肌病最常见，其次是甲状腺功能亢进或减低的心肌病、心肌淀粉样变性等。

2. 心脏负荷过重

（1）压力负荷（后负荷）过重　见于高血压、主动脉瓣狭窄、肺动脉高压、肺动脉瓣狭窄等。

（2）容量负荷（前负荷）过重　心脏瓣膜关闭不全如主动脉瓣关闭不全、二尖瓣关闭不全等；左、右心或动静脉分流性先天性心血管病：如室间隔缺损、动脉导管未闭等；全身容量增多：慢性贫血、甲状腺功能亢进症等。

（二）诱因

1. 感染　呼吸道感染是最常见，最重要的诱因。感染性心内膜炎作为心力衰竭的诱因也不少见。

2. 心律失常　心房颤动是器质性心脏病最常见的心律失常之一，也是诱发心力衰竭最重要的因素。其他各种类型的快速性心律失常及严重的缓慢性心律失常均可诱发心力衰竭。

3. 血容量增加　如摄入钠盐过多，静脉输入液体过多、过快等。

4. 过度体力劳累或情绪激动　如妊娠后期及分娩过程，暴怒等。

5. 治疗不当　如不恰当停用利尿药物或降血压药等。

6. 原有心脏病变加重或并发其他疾病　如冠心病发生心肌梗死，风湿性心瓣膜病出现风湿活动，合并甲状腺功能亢进或贫血等。

★ 三、病理生理

（一）代偿机制

1. Frank – Starling 机制　增加心脏的前负荷，使回心血量增多，心室舒张末期容积增加，从而增加心排血量及提高心脏做功量。

2. 神经体液的代偿机制

（1）交感神经兴奋性增强　心力衰竭患者血中去甲肾上腺素（NE）水平升高，作用于心肌 β_1 肾上腺素能受体，增强心肌收缩力并提高心率，以提高心排血量。

（2）肾素 – 血管紧张素 – 醛固酮系统（RAAS）激活　由于心排血量降低，肾血流量随之减低，RAAS 被激活，心肌收缩力增强，周围血管收缩维持血压，调节血液的再分配，保证心、脑等重要脏器的血液供应。同时促进醛固酮分泌，使水钠潴留，增加总体液量及心脏前负荷，对心力衰竭起到代偿作用。

3. 心肌肥厚 当心脏后负荷增高时常以心肌肥厚作为主要的代偿机制，心肌肥厚心肌细胞数并不增多，以心肌纤维增多为主。

（二）心室重塑

在心腔扩大、心室肥厚的过程中，心肌细胞、胞外基质、胶原纤维网等均有相应变化，即心室重塑，是心力衰竭发生发展的基本病理机制。

（三）舒张功能不全

（1）主动舒张功能障碍，其原因多为 Ca^{2+} 不能及时地被肌浆网回摄及泵出胞外。

（2）心室肌的顺应性减退及充盈障碍，它主要见于心室肥厚如高血压及肥厚性心肌病时。

（四）体液因子的改变

1. 精氨酸加压素（AVP） 由垂体分泌，具有抗利尿和周围血管收缩作用。心力衰竭时心房牵张受体的敏感性下降，使 AVP 的释放不能受到相应的抑制，而使血浆 AVP 水平升高。对于心衰早期，AVP 的效应有一定的代偿作用。

2. 利钠肽类 有心钠肽 ANP、脑钠肽 BNP 和 C 型利钠肽 CNP 3 种。其生理作用为扩张血管，增加排钠，对抗肾上腺素、肾素 – 血管紧张素等的水钠潴留效应。

3. 内皮素。

4. 细胞因子。

第 2 节　慢性心力衰竭

一、流行病学

我国成人心衰患病率为 0.9%。冠心病和高血压为慢性心衰的最主要原因。

★ 二、临床表现

临床上左心衰竭最为常见，单纯右心衰竭较少见。左心衰竭后继发右心衰竭而致全心衰者，以及由于严重广泛心肌疾病同时波及左、右心而发生全心衰者临床上更为多见。

（一）左心衰竭

以肺淤血及心排血量降低表现为主。

1. 症状

（1）程度不同的呼吸困难　①劳力性呼吸困难：是左心衰竭最早出现的症状，系因运动使回心血量增加，左心房压力升高，加重了肺淤血。②端坐呼吸：肺淤血达到一定的程度时，患者不能平卧，因平卧时回心血量增多且横膈上抬，呼吸更为困难。高枕卧位、半卧位甚至端坐时方可使憋气好转。③夜间阵发性呼吸困难与"心源性哮喘"：其发生机制除因睡眠平卧血液重新分配使肺血量增加外，夜间迷走神经张力增加，小支气管收缩，横膈高位，肺活量减少等也是促发因素。④急性肺水肿。

（2）咳嗽、咳痰、咯血。

（3）乏力、疲倦、头晕、心慌。

（4）少尿及肾功能损害症状。

2. 体征

（1）肺部湿性啰音 由于肺毛细血管压增高，液体可渗出到肺泡而出现湿性啰音。随着病情的由轻到重，肺部啰音可从局限于肺底部直至全肺。患者如取侧卧位则下垂的一侧啰音较多。

（2）心脏体征 基础心脏病的固有体征、心脏扩大（单纯舒张性心衰除外）、肺动脉瓣区第二心音亢进及舒张期奔马律。

（二）右心衰竭

以体静脉淤血的表现为主。

1. 症状

（1）消化道症状 腹胀、食欲不振、恶心、呕吐等。

（2）劳力性呼吸困难。

2. 体征

（1）水肿 体静脉压力升高使皮肤等软组织出现水肿，其特征为首先出现于身体最低垂的部位，常为对称性可压陷性。

（2）颈静脉征 颈静脉搏动增强、充盈、怒张，肝颈静脉反流征阳性。

（3）肝脏肿大 肝肿大常伴压痛、心源性肝硬化、黄疸、肝功能受损及大量腹水。

（4）心脏体征 基础心脏病的相应体征、三尖瓣关闭不全的反流性杂音。

（三）全心衰竭

右心衰继发于左心衰而形成的全心衰，当右心衰出现之后，右心排血量减少，因此阵发性呼吸困难等肺淤血症状反而有所减轻。扩张型心肌病等表现为左、右心室同时衰竭者，肺淤血症状往往不很严重，左心衰的表现主要为心排血量减少的相关症状和体征。

三、辅助检查

1. 实验室检查

★（1）利钠肽 是心衰诊断、患者管理、临床事件风险评估中的重要指标，临床上常用 BNP 及 NT-proBNP，未经治疗者若利钠肽水平正常可基本排除心衰诊断，已接受治疗者利钠肽水平高则提示预后差。

（2）肌钙蛋白。

（3）常规检查 血常规、肝肾功能、尿常规、血糖、血脂及电解质等。

2. 心电图 一般无特异表现。

3. 影像学检查

★（1）X 线检查 ①心影扩大。②肺淤血：肺门血管影增强，肺动脉增宽，肺野模糊，Kerley-B 线，蝴蝶状阴影。

★（2）超声心动图 ①收缩功能 LVEF≤40% 为收缩期心力衰竭的诊断标准。②舒张功能：舒张功能不全时，E 峰下降，A 峰增高，E/A 比值降低。

（3）放射性核素检查 判断心室腔大小，计算 EF 值，以及计算左心室最大充盈速率以反映心脏舒张功能。

（4）心脏磁共振 能评价左右心室容积、心功能、节段性室壁运动、心肌厚度、心脏肿瘤、瓣膜、先天性畸形及心包疾病等。

（5）冠状动脉造影 对于拟诊冠心病者能明确病因诊断。

4. 有创性血流动力学检查

（1）右心漂浮导管 心脏指数（CI）<2.5L/（min·m^2）；肺小动脉楔压（PCWP）>12mmHg。

（2）脉搏指示剂连续心排血量监测2种方法。

5. 心 - 肺运动试验

（1）最大耗氧量 <20ml/（min·kg）。

（2）无氧阈值即呼气中的 CO_2 的增长超过了氧耗量的增长。

◆四、诊断与鉴别诊断

1. 诊断 心力衰竭的诊断是综合病因、病史、症状、体征及客观检查而作出的。首先应有明确的器质性心脏病的诊断。心衰的症状体征是诊断心衰的重要依据，如左心衰竭的肺淤血引起不同程度的呼吸困难，右心衰竭的体循环淤血引起的颈静脉怒张、肝大、水肿等。

2. 鉴别诊断 主要与支气管哮喘、心包积液、缩窄性心包炎、肝硬化腹水伴下肢水肿等相鉴别。

◆五、治疗

★**1. 治疗原则和目的** 心衰的治疗应包括防止和延缓心衰的发生；缓解临床心衰患者的症状，改善其长期预后和降低死亡率。治疗原则是采取综合治疗措施。

2. 一般治疗

（1）生活方式管理 ①患者教育。②体重管理：日常体重监测。③饮食管理：控制钠盐摄入。

（2）休息与运动 病情不稳定患者应限制体力活动，病情稳定者应鼓励主动有氧运动。

（3）病因治疗 消除病因和诱因。

3. 药物治疗

（1）利尿剂 氢氯噻嗪、呋塞米、螺内酯及氨苯蝶啶等。

（2）RAAS抑制剂 ①血管紧张素转换酶抑制剂：卡托普利、贝那普利、培哚普利等。②血管紧张素受体阻滞剂：坎地沙坦、氯沙坦、缬沙坦等。③醛固酮受体拮抗剂：螺内酯。④肾素抑制剂：雷米吉仑、依那吉仑等。

（3）β受体阻滞剂 美托洛尔、比索洛尔、卡维地洛。

（4）正性肌力药 ①洋地黄类药物：地高辛、洋地黄毒苷、毛花苷 C（西地兰）、毒毛花苷 K 等。②肾上腺素能受体兴奋剂：多巴胺、多巴酚丁胺。③磷酸二酯酶抑制剂：米力农。

（5）扩血管药 一般不推荐。

（6）抗心力衰竭药物治疗进展 ①人重组脑钠肽。②奈西立肽。③左西孟旦。④伊伐布雷定。⑤AVP受体拮抗剂。

4. 非药物治疗

（1）心脏再同步化治疗（CRT）。

（2）左心室辅助装置（LVAD）。

（3）心脏移植。

（4）细胞替代治疗。

5. 舒张性心力衰竭的治疗

（1）积极寻找并治疗基础疾病。

（2）降低肺静脉压。

（3）β受体阻滞剂。

（4）钙通道阻滞剂。

（5）ACEI/ARB。

（6）尽量维持窦性心律，保持房室顺序传导，保证心室舒张期充分的容量。

（7）在无收缩功能障碍的情况下，禁用正性肌力药物。

第3节　急性心力衰竭

急性心力衰竭（AHF）是指心力衰竭急性发作和（或）加重的一种临床综合征，可表现为急性新发或慢性心衰急性失代偿。

一、类型

1. 临床分类

（1）急性左心衰竭　慢性心衰急性失代偿、急性冠脉综合征、高血压急诊、急性心瓣膜功能障碍、急性重症心肌炎、围生期心肌病和严重心律失常。

（2）急性右心衰竭　右心室梗死、急性大面积肺栓塞、右心瓣膜病。

（3）非心源性急性心衰　高心排血量综合征、严重肾脏疾病、严重肺动脉高压等。

2. 严重程度分类（Killip 分级）

Ⅰ级：无心力衰竭的临床症状和体征。

Ⅱ级：有心力衰竭的临床症状和体征，肺部 50% 以下肺野湿性啰音，心脏奔马律，胸片见肺淤血。

Ⅲ级：严重心力衰竭的临床症状和体征，严重肺水肿，肺部 50% 以上肺野湿性啰音。

Ⅳ级：心源性休克。

二、临床表现

（1）突发严重呼吸困难，呼吸频率常达每分钟 30~40 次，强迫坐位、面色灰白、发绀、大汗、烦躁，同时频繁咳嗽，咳粉红色泡沫状痰。

（2）听诊时两肺满布湿性啰音和哮鸣音，心尖部第一心音减弱，频率快，同时有舒张早期第3 心音而构成奔马律，肺动脉瓣第二心音亢进。

（3）胸部 X 线片显示　早期间质水肿时，上肺静脉充盈、肺门血管影模糊、小叶间隔增厚；肺水肿时表现为蝶形肺门；严重肺水肿时，为弥漫满肺的大片阴影。

三、诊断与鉴别诊断

根据典型症状和体征，一般不能作出诊断。急性呼吸困难与支气管哮喘的鉴别前已述及，与肺水肿并存的心源性休克与其他原因所致休克也不难鉴别。

★ 四、治疗

1. 基本处理

（1）体位　患者取坐位，双腿下垂，以减少静脉回流。

（2）吸氧　立即高流量鼻管给氧、面罩呼吸机持续加压（CPAP）或双水平气道正压（Bi-PAP）给氧。

（3）救治准备　静脉通道开放，留置导尿管，心电监护，血氧监测等。

（4）镇静　吗啡 3~5mg 静脉注射。必要时每间隔 15 分钟重复 1 次，共 2~3 次。

（5）快速利尿　呋塞米 20~40mg 静脉注射，2 分钟内推完，4 小时后可重复 1 次。

（6）氨茶碱　解除支气管痉挛，并有一定的增强心肌收缩、扩张外周血管作用。

（7）洋地黄类药物　毛花苷 C，最适合用于有心房颤动伴有快速心室率并已知有心室扩大伴左心室收缩功能不全者。首剂可给 0.4 ~ 0.8mg，2 小时后可酌情再给 0.2 ~ 0.4mg。

2. 血管活性药物

（1）血管扩张剂　硝酸酯类、硝普钠或 α 受体拮抗剂。

（2）正性肌力药　①β 受体兴奋剂：多巴胺、多巴酚丁胺。②磷酸二酯酶抑制剂：米力农。

3. 机械辅助治疗　主动脉内球囊反搏（IABP）和临时心肺辅助系统。

4. 病因治疗。

【同步练习】

1. 心力衰竭的 NYHA 分级是什么？

2. 常见的心力衰竭的诱因有哪些？

3. 急性左心功能不全应如何抢救？

【参考答案】

1. Ⅰ级：患者患有心脏病，但日常活动量不受限制，一般活动不引起疲乏、心悸、呼吸困难或心绞痛。

Ⅱ级：心脏病患者的体力活动受到轻度的限制，休息时无自觉症状，但平时一般活动下可出现疲乏、心悸、呼吸困难或心绞痛。

Ⅲ级：心脏病患者体力活动明显受限，平时一般活动即引起上述的症状。

Ⅳ级：心脏病患者不能从事任何体力活动。休息状态下也出现心衰的症状，体力活动后加重。

2.（1）感染　如呼吸道感染、感染性心内膜炎。

（2）心律失常　如各种类型的快速性心律失常，如心房颤动及严重的缓慢性心律失常。

（3）血容量增加　如摄入钠盐过多，静脉输入液体过多、过快等。

（4）过度体力劳累或情绪激动　如妊娠后期及分娩过程，暴怒等。

（5）治疗不当　如不恰当停用利尿药物或降血压药等。

（6）原有心脏病变加重或并发其他疾病　如冠心病发生心肌梗死，风湿性心瓣膜病出现风湿活动，合并甲状腺功能亢进或贫血等。

3.（1）体位　患者取坐位，双腿下垂，以减少静脉回流。

（2）吸氧　立即高流量鼻管给氧，对病情特别严重者应采用面罩呼吸机持续加压（CPAP）或双水平气道正压（BiPAP）给氧。

（3）救治准备　静脉通道开放，留置导尿管，心电监护，血氧监测等。

（4）镇静　吗啡 3 ~ 5mg 静脉注射。必要时每间隔 15 分钟重复 1 次，共 2 ~ 3 次。

（5）快速利尿　呋塞米 20 ~ 40mg 静脉注射，于 2 分钟内推完，10 分钟内起效，可持续 3 ~ 4 小时，4 小时后可重复 1 次。

（6）氨茶碱。

（7）洋地黄类药物　毛花苷 C。

（8）血管扩张剂　硝酸酯类、硝普钠或 α 受体拮抗剂。

（9）正性肌力药　①β 受体兴奋剂：多巴胺、多巴酚丁胺；②磷酸二酯酶抑制剂：米力农。

（10）主动脉内球囊反搏（IABP）和临时心肺辅助系统。

第3章 心律失常

1. 掌握 房性早搏、室性早搏、心房扑动、心房颤动、室上性心动过速、室性心动过速、病态窦房结综合征、Ⅰ～Ⅲ度房室传导阻滞的心电图表现及治疗原则；常用抗心律失常药物的分类及适应证。

2. 熟悉 室上性心动过速、室性心动过速的特征；心室扑动、心室颤动的心电图及处理原则；左、右束支传导阻滞的心电图特征。

3. 了解 心脏传导系统的解剖结构；心律失常分类、病因及发生机制；窦性心律及窦性心律失常的常见原因；预激综合征的病因、心电图表现及治疗；心脏电复律、快速性心律失常的射频消融、起搏器植入术的适应证及起搏方式的选择；动态心电图、食管调搏、运动试验、临床心电生理检查的适应证。

第1节 概　　述

一、心脏传导系统的解剖

包括窦房结、结间束、房室结、希氏束、左束支、右束支和普肯耶纤维网。

二、心律失常的分类

心律失常是指心脏冲动的频率、节律、起源部位、传导速度或激动次序的异常。

（一）冲动形成异常

1. 窦性心律失常 ①窦性心动过速。②窦性心动过缓。③窦性心律不齐。④窦性停搏。

2. 异位心律

（1）被动性异位心律 ①逸搏（房性、房室交界区性、室性）。②逸搏心律（房性、房室交界区性、室性）。

（2）主动性异位心律 ①期前收缩（房性、房室交界区性、室性）。②阵发性心动过速（房性、房室交界区性、房室折返性、室性）。③心房扑动、心房颤动。④心室扑动、心室颤动。

（二）冲动传导异常

1. 生理性干扰及房室分离。

2. 病理性 ①窦房传导阻滞。②房内传导阻滞。③房室传导阻滞。④束支或分支阻滞（左、右束支及左束支分支传导阻滞）或室内阻滞。

3. 房室间传导途径异常 预激综合征。

按照心律失常发生时心率的快慢，可将其分为快速性心律失常与缓慢性心律失常两大类。

三、心律失常发生机制

1. 冲动形成的异常 ①自律性异常增高。②触发活动。

2. 冲动传导异常 ①折返。②传导阻滞。

四、心律失常的诊断

1. 病史 让患者客观描述发生心悸等症状时的感受。病史通常能提供对诊断有用的线索。

（1）心律失常的存在及其类型。

（2）心律失常的诱发因素　烟、酒、咖啡、运动及精神刺激等。

（3）心律失常发作的频繁程度、起止方式。

（4）心律失常对患者造成的影响，产生症状或存在潜在预后意义。

（5）心律失常对药物和非药物方法如体位、呼吸、活动等的反应。

2. 体格检查

（1）心率与节律。

（2）第一心音强度变化。

（3）心音分裂。

（4）颈动脉窦按摩。

3. 心电图检查　心电图检查是诊断心律失常最重要的一项无创伤性检查技术。应记录 12 导联心电图，并记录清楚显示 P 波导联的心电图长条以备分析，通常选择 V_1 或 II 导联。

4. 长时间心电图记录

（1）动态心电图　连续记录患者 24 小时的心电图，患者日常工作与活动均不受限制。这项检查便于了解心悸与晕厥等症状的发生是否与心律失常有关、明确心律失常或心肌缺血发作与日常活动的关系，以及昼夜分布特征、协助评价抗心律失常药物疗效、起搏器或埋藏式心脏复律除颤器的疗效及是否出现功能障碍。

（2）事件记录器。

5. 运动试验　患者在运动时出现心悸症状，可做运动试验协助诊断。

6. 食管心电图　解剖上左心房后壁毗邻食管，因此，插入食管电极导管并置于心房水平时，能记录到清晰的心房电位，并能进行心房快速起搏或程序电刺激。食管心电图结合电刺激技术对常见室上性心动过速发生机制的判断可提供帮助，有助于鉴别室上性心动过速伴有室内差异性传导与室性心动过速，应用电刺激诱发与终止心动过速，可协助评价抗心律失常药物疗效。食管心房刺激技术亦用于评价窦房结功能。此外，快速心房起搏，可终止药物治疗无效的某些类型室上性折返性心动过速。

7. 临床心电生理检查　心腔内心电生理检查是将几根多电极导管经静脉和（或）动脉插入，放置在心腔内的不同部位辅以 8～12 通道以上多导生理仪同步记录各部位电活动，包括右心房、右心室、希氏束、冠状窦（反映左心房、室电活动）。与此同时，应用程序电刺激和快速心房或心室起搏，测定心脏不同组织的电生理功能；诱发临床出现过的心动过速；预测和评价不同的治疗措施（如药物、起搏器、植入式心脏复律除颤器、导管消融与手术治疗）的疗效。患者接受电生理检查，大多基于以下 3 个方面的原因：①诊断性应用；②治疗性应用；③判断预后。患者进行心电生理检查的主要适应证包括：①窦房结功能测定：窦房结恢复时间和窦房传导时间；②判断房室及室内传导阻滞的部位；③心动过速的诊断与治疗；④不明原因晕厥。

第 2 节　窦性心律失常

一、窦性心动过速

正常窦性心律的冲动起源于窦房结，频率为 60～100 次/分。心电图显示窦性心律的 P 波在 I、II、aVF 导联直立，aVR 倒置。P－R 间期 0.12～0.20 秒。成人窦性心律的频率超过 100 次/分，为窦性心动过速。可见于健康人吸烟、饮茶或咖啡、饮酒、体力活动及情绪激动时；发热、甲状腺功能亢进、贫血、休克、心肌缺血、充血性心力衰竭及应用肾上腺素、阿托品等药物。治疗：针对病因和去除诱发因素。必要时β受体阻滞剂或非二氢吡啶类钙通道阻滞剂。

二、窦性心动过缓

成人窦性心律的频率低于60次/分，称为窦性心动过缓。可见于健康的青年人、运动员与睡眠状态；颅内疾患、严重缺氧、低温、甲状腺功能减退、阻塞性黄疸，以及应用拟胆碱药物、胺碘酮、β受体阻滞剂、非二氢吡啶类的钙通道阻滞剂或洋地黄等药物；窦房结病变和急性下壁心肌梗死。治疗：无症状通常无须治疗。如心率过慢可应用阿托品、麻黄碱或异丙肾上腺素等药物，但长期应考虑心脏起搏治疗。

三、窦性停搏

窦性停搏或窦性静止是指窦房结不能产生冲动。心电图表现为在较正常P-P间期显著长的间期内无P波发生，或P波与QRS波群均不出现，长的P-P间期与基本的窦性P-P间期无倍数关系。可见于迷走神经张力增高或颈动脉窦过敏、急性下壁心肌梗死、窦房结变性与纤维化、脑血管意外等病变、应用洋地黄类药物、乙酰胆碱等药物。治疗可参照病态窦房结综合征。

四、窦房传导阻滞

窦房传导阻滞（SAB，窦房阻滞）指窦房结冲动传导至心房时发生延缓或阻滞。心电图：第一度窦房传导阻滞、第三度窦房传导阻滞与窦性停搏鉴别困难。第二度窦房传导阻滞分为2型：莫氏（Mobitz）Ⅰ型即文氏（Wenckebach）阻滞，表现为P-P间期进行性缩短，直至出现一次长P-P间期，该长P-P间期短于基本P-P间期的2倍；莫氏Ⅱ型阻滞时，长P-P间期为基本P-P间期的整倍数。窦房传导阻滞的病因及治疗参见窦性停搏。

五、病态窦房结综合征

病态窦房结综合征（SSS，简称病窦综合征）是由窦房结病变导致功能减退，产生多种心律失常的综合表现。患者可在不同时间出现1种以上的心律失常。病窦综合征经常同时合并心房自律性异常。部分患者同时有房室传导功能障碍。

1. 病因 淀粉样变性、甲状腺功能减退、某些感染（布氏杆菌病、伤寒）、纤维化与脂肪浸润、硬化与退行性变、窦房结周围神经和心房肌的病变、窦房结动脉供血减少。

2. 临床表现 患者出现与心动过缓有关的心、脑等脏器供血不足的症状，如发作性头晕、黑矇、乏力、晕厥、心悸、心绞痛。

★3. 心电图检查

（1）持续而显著的窦性心动过缓（50次/分以下）。

（2）窦性停搏与窦房传导阻滞。

（3）窦房传导阻滞与房室传导阻滞同时并存。

（4）心动过缓-心动过速综合征。

（5）房室交界区性逸搏心律。

根据心电图的典型表现，以及临床症状与心电图改变存在明确的相关性，便可确定诊断。为确定症状与心电图改变的关系，可做单次或多次动态心电图或事件记录器检查，如在晕厥等症状发作的同时记录到显著的心动过缓，即可提供有力佐证。

★4. 治疗 无症状不必治疗。有症状应接受起搏器治疗。

第3节 房性心律失常

一、房性期前收缩

房性期前收缩，起源于窦房结以外心房的任何部位的心房激动。

1. 临床表现 主要表现为心悸。见于正常人和各种器质性心脏病患者。

★2. 心电图检查 P波提前发生，与窦性P波形态不同。QRS波群形态通常正常，较早发生的房性期前收缩有时亦可出现宽大畸形的QRS波群，称为室内差异性传导。

★3. 治疗 通常无须治疗。当有明显症状或因房性期前收缩触发室上性心动过速时应给予治疗。应劝导患者戒烟或减量。治疗药物包括普罗帕酮、莫雷西嗪或β受体阻滞剂。

二、房性心动过速

房性心动过速简称房速，指起于心房，且无须房室结参与维持的心动过速。发生机制包括自律性增加、折返与触发活动。

1. 病因 心肌梗死、慢性肺部疾病、大量饮酒、各种代谢障碍、洋地黄中毒特别在低血钾、心外科手术或射频消融术后。

2. 临床表现 心悸、头晕、胸痛、乏力等。合并器质性心脏病者可晕厥、心肌缺血或肺水肿等。发作呈短暂、间歇或持续发生。当房室传导比率发生变动时，听诊心律不恒定，第一心音强度变化。

3. 心电图

（1）心房率通常为150~200次/分。

（2）P波形态在Ⅱ、Ⅲ、aVF导联通常直立。

（3）常出现二度Ⅰ型或Ⅱ型房室传导阻滞。

（4）P波之间的等电线仍存在。

（5）刺激迷走神经不能终止心动过速，仅加重房室传导阻滞。

（6）发作开始时心率逐渐加速。

多源性房性心动过速也称为紊乱性房性心动过速，是严重肺部疾病常见的心律失常。心电图表现为：①通常有3种或以上形态各异的P波，P-R间期各不相同；②心房率100~130次/分；③大多数P波能下传心室，但部分P波因过早发生而受阻，心室率不规则。本型心律失常最终可能发展为心房颤动。

4. 治疗

（1）**针对病因治疗** 如洋地黄引起者：①立即停用洋地黄；②补充氯化钾；③利多卡因、β受体阻滞剂。

（2）**控制心室率** 洋地黄、β受体阻滞剂、非二氢吡啶类钙通道阻滞剂可用于减慢心室率。

（3）**转复窦性心律** 可加用ⅠA、ⅠC或Ⅲ类抗心律失常药。药物治疗效果不佳时可考虑行射频消融术。

三、心房扑动

1. 病因 正常人、风湿性心脏病、冠心病、高血压性心脏病、心肌病、肺栓塞、慢性充血性心力衰竭、三尖瓣狭窄、甲状腺功能亢进、酒精中毒、心包炎等。

2. 临床表现 心室率不快无症状。极快的心室率可诱发心绞痛与充血性心力衰竭。体循环栓塞。

★3. 心电图检查

（1）心房活动呈现规律的锯齿状扑动波称为 F 波，扑动波之间的等电线消失，在Ⅱ、Ⅲ、aVF 或 V_1 导联最为明显。典型房扑的心房率通常为 250~300 次/分。

（2）心室率规则或不规则，取决于房室传导比率是否恒定。

（3）QRS 波群形态正常，当出现室内差异传导、原先有束支传导阻滞或经房室旁路下传时，QRS 波群增宽、形态异常。

★4. 治疗

（1）药物治疗　洋地黄、β 受体阻滞剂、非二氢吡啶类钙通道阻滞剂可用于减慢心室率；用ⅠA、ⅠC 或Ⅲ类抗心律失常药转复窦性心律；合并冠心病、心衰者用胺碘酮。

（2）非药物治疗　电复律；食管调搏；射频消融。

（3）抗凝治疗　同房颤。

四、心房颤动

心房颤动简称房颤，是一种常见的心律失常，是指规则有序的心房电活动消失，代之以快速无序的颤动波，是严重的心房电活动紊乱。据统计，我国 30 岁以上人群，房颤患病率为 0.77%，并随年龄而增加。

1. 病因

（1）正常人在情绪激动、手术后、运动或大量饮酒时可发生。

（2）急性缺氧、高碳酸血症、代谢或血流动力学紊乱。

（3）各种心血管疾病如风湿性心脏病、冠心病、高血压性心脏病、甲状腺功能亢进、缩窄性心包炎、心肌病、感染性心内膜炎及慢性肺源性心脏病。

（4）无心脏病变的中青年，称为孤立性房颤。

（5）老年发生心动过缓 – 心动过速综合征时。

2. 分类（表 3 – 3 – 1）

表 3 – 3 – 1　房颤的临床分类

名称	临床特点
首诊房颤	首次确诊（首次发作或首次发现）
阵发性房颤	持续时间≤7 天（常≤48 小时），能自行终止
持续性房颤	持续时间 >7 天，非自限性
长期持续性房颤	持续时间≥1 年，患者有转复愿望
永久性房颤	持续时间 >1 年，不能终止或终止后复发，无转复愿望

3. 临床表现

（1）房颤症状的轻重受心室率快慢的影响。心率快时可发生心绞痛与充血性心力衰竭。心室率不快时可无症状。房颤并发体循环栓塞的危险性甚大。栓子来自左心房，多在左心耳部，因血流淤滞、心房失去收缩力所致。

（2）心脏听诊　第一心音强度变化不定，心律极不规则，脉短绌。

（3）房颤患者的心室律变得规则，应考虑以下的可能性　①恢复窦性心律。②转变为房性心动过速。③转变为房扑（固定的房室传导比率）。④发生房室交界区性心动过速或室性心动过速。

★4. 心电图检查

（1）P 波消失，代之以小而不规则的基线波动，形态与振幅均变化不定，称为 f 波；频率约

350~600 次/分。

(2) 心室率极不规则。

(3) QRS 波群形态通常正常，当室内差异性传导时 QRS 波群增宽变形。

★**5. 治疗**

(1) 抗凝治疗　合并瓣膜病者，需应用华法林抗凝。对非瓣膜病者，需使用 CHADS2 评分法对患者进行危险分层，评分高者用华法林，低者用阿司匹林。紧急复律时用肝素或皮下注射低分子量肝素。

(2) 转复窦性心律　药物复律（ⅠA、ⅠC 或Ⅲ类抗心律失常药）、射频消融术或外科迷宫手术。

(3) 控制心室率　洋地黄、β 受体阻滞剂、非二氢吡啶类钙通道阻滞剂可用于减慢心室率。

第4节　房室交界区性心律失常

一、房室交界区性期前收缩

提前发生的 QRS 波群与逆行 P 波。逆行 P 波可位于 QRS 波群之前（P－R 间期<0.12 秒）、之中或之后（R－P 间期<0.20 秒）。QRS 波群形态正常。一般无须治疗。

二、房室交界区性逸搏与心律

房室交界区性逸搏为在长于正常 P－P 间期的间歇后出现 1 个正常的 QRS 波群，P 波缺失，或逆行 P 波位于 QRS 波之前或之后。房室交界区性逸搏连续发生形成房室交界区性逸搏节律，心电图显示正常下传的 QRS 波群，频率为 40~60 次/分。病因有迷走神经张力增高、显著的窦性心动过缓及房室传导阻滞。一般无须治疗。必要时可起搏治疗。

三、非阵发性房室交界区性心动过速

洋地黄中毒、下壁心肌梗死、心肌炎、急性风湿热或心瓣膜手术后，亦偶见于正常人。心动过速发作起始与终止时心率逐渐变化，心率 70~150 次/分或更快，心律通常规则。QRS 波群正常。基本病因治疗。常能自行消失。

四、与房室交界区相关的折返性心动过速

阵发性室上性心动过速（PSVT）简称室上速，大多数心电图表现为 QRS 波群形态正常、R－R 间期规则的快速心律。大部分室上速由折返机制引起，折返可发生在窦房结、房室结与心房，分别称为窦房折返性心动过速、房室结内折返性心动过速与心房折返性心动过速。房室结内折返性心动过速（AVNRT）是最常见的阵发性室上性心动过速类型。

1. 病因　患者通常无器质性心脏病表现。

2. 临床表现　心动过速发作突然起始与终止，持续时间长短不一。症状包括心悸、胸闷、焦虑不安、头晕，少见有晕厥、心绞痛、心力衰竭与休克者。症状轻重取决于发作时心室率快速的程度及持续时间，亦与原发病的严重程度有关。若发作时心室率过快，使心输出量与脑血流量锐减或心动过速猝然终止，窦房结未能及时恢复自律性导致心搏停顿，均可发生晕厥。体检心尖区第一心音强度恒定，心律绝对规则。

★**3. 心电图检查**

(1) 心率 150~250 次/分，节律规则。

(2) QRS 波群形态与时限均正常，但发生室内差异性传导或原有束支传导阻滞时，QRS 波

群形态异常。

（3）P 波为逆行性（Ⅱ、Ⅲ、aVF 导联倒置），常埋藏于 QRS 波群内或位于其终末部分，P 波与 QRS 波群保持固定关系。

（4）起始突然，通常由 1 个房性期前收缩触发，其下传的 P－R 间期显著延长，随之引起心动过速发作。

4. 心电生理检查

（1）房室结双径路存在。

（2）心房刺激能诱发和终止心动过速。

（3）心动过速开始一定伴房室传导延缓。

（4）心房和心室不参与形成折返回路。

★5. 治疗

（1）急性发作期

1）刺激迷走神经　颈动脉窦按摩（患者取仰卧位，先行右侧，每次 5～10 秒，切莫双侧同时按摩）、Valsalva 动作（深吸气后屏气、再用力做呼气动作）、诱导恶心、将面部浸没于冰水内等方法可使心动过速终止，但停止刺激后，有时亦恢复原来心率。

2）药物治疗　腺苷（首选治疗药物）、钙通道阻滞剂、洋地黄、β 受体阻滞剂及ⅠA、ⅠC 或Ⅲ类抗心律失常药。

3）食管心房调搏术　常能有效中止发作。

4）直流电复律　当患者出现严重心绞痛、低血压、充血性心力衰竭表现，应立即电复律。急性发作以上治疗无效亦应施行电复律。但应注意，已应用洋地黄者不应接受电复律治疗。

（2）预防复发　是否需要给予患者长期药物预防，取决于发作频繁程度及发作的严重性。钙通道阻滞剂、洋地黄、β 受体阻滞剂药物。导管消融技术已十分成熟，安全、有效且能根治心动过速，应优先考虑应用。

五、预激综合征

预激综合征又称 WPW 综合征，是指心电图呈预激表现，临床上有心动过速发作。心电图的预激是指心房冲动提前激动心室的一部分或全体。发生预激的解剖学基础是 Kent 束。除 Kent 束以外，尚有 3 种较少见的旁路：①房－希氏束；②结室纤维；③分支室纤维。这些解剖联系构成各自不尽相同的心电图表现。

1. 病因　大多无其他心脏异常征象。

2. 临床表现　预激本身不引起症状。参与发作房室折返性心动过速。频率过于快速的心动过速（特别是持续发作心房颤动），可恶化为心室颤动或导致充血性心力衰竭、低血压。

3. 心电图表现　房室旁路典型预激表现如下。

（1）窦性心搏的 P－R 间期短于 0.12 秒。

（2）QRS 波群起始部分粗钝（称 delta 波）。

（3）ST－T 波呈继发性改变。

根据心前区导联 QRS 波群的形态，以往将预激综合征分成 2 型，A 型 QRS 主波均向上，预激发生在左心室或右心室后底部；B 型在 V₁ 导联 QRS 波群主波向下，V₅、V₆ 导联向上，预激发生在右心室前侧壁。

预激综合征发作房室折返性心动过速，最常见的类型是通过房室结前向传导，经旁路作逆向传导，称正向房室折返性心动过速，QRS 波群形态与时限正常。大约 5% 的患者，折返路径恰巧相反：经旁路前向传导、房室结逆向传导，产生逆向房室折返性心动过速，QRS 波群增宽、畸形。预激综合征患者亦可发生心房颤动与心房扑动，若冲动沿旁路下传，由于其不应期短，会产生极快的心室率，甚至演变为心室颤动。

4. 治疗及预防 若从无心动过速发作无须给予治疗。心动过速发作参照房室结内折返性心动过速处理。治疗方法包括药物和导管消融术。经导管消融旁路作为根治预激综合征室上性心动过速发作应列为首选。预激综合征患者发作心房扑动与颤动时伴有晕厥或低血压，应立即电复律。

第5节 室性心律失常

一、室性期前收缩

1. 病因 正常人、各种心脏病、药物、电解质紊乱、精神不安及过量烟、酒、咖啡。

2. 临床表现 常无与之直接相关的症状，可感到心悸。听诊时室性期前收缩后出现较长的停歇。

★3. 心电图检查

(1) 提前发生的 QRS 波群，时限通常超过 0.12 秒、宽大畸形，ST 段与 T 波的方向与 QRS 主波方向相反。

(2) 室性期前收缩与其前面的窦性搏动之间期（称为配对间期）恒定。

(3) 室性期前收缩很少能逆传心房，提前激动窦房结，故窦房结冲动发放节律未受干扰，室性期前收缩后出现完全性代偿间歇。如果室性期前收缩恰巧插入 2 个窦性搏动之间，不产生室性期前收缩后停顿，称为间位性室性期前收缩。

(4) 室性期前收缩的类型 室性期前收缩可孤立或规律出现。二联律是指每个窦性搏动后跟随 1 个室性期前收缩；三联律是每 2 个正常搏动后出现 1 个室性期前收缩，如此类推。连续发生 2 个室性期前收缩称成对室性期前收缩。连续 3 个或 3 个以上室性期前收缩称室性心动过速。同一导联内，室性期前收缩形态相同者，为单形性室性期前收缩；形态不同者称多形性或多源性室性期前收缩。

(5) 室性并行心律。

★4. 治疗 首先应对患者室性期前收缩的类型、症状及其原有心脏病变作全面的了解；然后，根据不同的临床状况决定是否给予治疗，采取何种方法治疗及确定治疗的终点。

(1) 无器质性心脏病者 如无明显症状，不必使用药物治疗。如患者症状明显，治疗以消除症状为目的。首先给予 β 受体阻滞剂。

(2) 急性心肌缺血 出现频发性室性期前收缩（每分钟超过 5 次）、多源（形）性室性期前收缩、成对或连续出现的室性期前收缩、室性期前收缩落在前 1 个心搏的 T 波上（R－on－T）静脉注射给予利多卡因。不主张预防性应用抗心律失常药物。早期应用 β 受体阻滞剂。

(3) 慢性心脏病变 可用抗心律失常药物治疗，如胺碘酮。应当避免应用Ⅰ类药物治疗心肌梗死后室性期前收缩。β 受体阻滞剂对室性期前收缩的疗效不显著，但能降低心肌梗死后猝死发生率、再梗死率和总病死率。

二、室性心动过速

室性心动过速是起源于希氏束分支以下的特殊传导系统或者心室肌的连续 3 个或 3 个以上的异位心搏。

1. 病因 各种器质性心脏病、代谢障碍、电解质紊乱、长 Q－T 间期综合征等。偶可发生在无器质性心脏病者。

2. 临床表现

（1）室速的临床症状轻重视发作时心室率、持续时间、基础心脏病变和心功能状况不同而异。非持续性室速（发作时间短于 30 秒，能自行终止）的患者通常无症状。持续性室速（发作时间超过 30 秒，需药物或电复律始能终止）常伴有明显血流动力学障碍与心肌缺血。临床症状包括低血压、少尿、晕厥、气促、心绞痛等。

（2）听诊心律轻度不规则，第一、二心音分裂，收缩期血压可随心搏变化。如发生完全性室房分离，第一心音强度经常变化。

★3. 心电图检查

（1）3 个或 3 个以上的室性期前收缩连续出现。

（2）QRS 波群形态畸形，时限超过 0.12 秒；ST－T 波方向与 QRS 波群主波方向相反。

（3）心室率通常为 100～250 次/分；心律规则，但亦可略不规则。

（4）心房独立活动与 QRS 波群无固定关系，形成室房分离；偶尔个别或所有心室激动逆传夺获心房。

（5）通常发作突然开始。

（6）心室夺获与室性融合波。

4. 心电生理检查

（1）心动过速发作时 H－V 间期＜窦性 H－V 间期或为负值。

（2）程序刺激诱发和终止。

★5. 处理　首先应决定哪些患者应给予治疗。目前除了 β 受体阻滞剂、胺碘酮以外，尚未能证实其他抗心律失常药物能降低心脏性猝死的发生率。治疗原则：有器质性心脏病或有明确诱因应首先给以针对性治疗；无器质性心脏病患者发生非持续性短暂室速，如无症状或血流动力学影响，处理的原则与室性期前收缩相同；持续性室速发作，无论有无器质性心脏病，应给予治疗。

（1）终止室速　静脉注射利多卡因、普鲁卡因胺、普罗帕酮、胺碘酮。直流电复律。右心室超速起搏。

（2）预防复发　治疗诱因如缺血、低血压及低血钾等。抗心律失常药物。植入式心脏复律除颤器、外科手术、导管射频消融。

6. 特殊类型的室性心动过速

（1）加速性心室自主心律　亦称缓慢型室速，其发生机制与自律性增加有关。连续发生 3～10 个起源于心室的 QRS 波，心率常为 60～110 次/分。本型室速常发生于心脏病患者，特别是急性心肌梗死再灌注期间、心脏手术、心肌病、风湿热与洋地黄中毒。发作短暂或间歇。患者一般无症状，亦不影响预后。通常无需抗心律失常治疗。

（2）尖端扭转型室速　是多形性室性心动过速的 1 个特殊类型，发作时 QRS 波的振幅与波峰呈周期性改变。频率 200～250 次/分。其他特征包括：Q－T 间期通常超过 0.5 秒，U 波显著。尖端扭转型室速亦可进展为心室颤动和猝死。本型室速的病因可为先天性、电解质紊乱（如低钾血症、低镁血症）、抗心律失常药物（如ⅠA 类或Ⅲ类）、吩噻嗪和三环类抗抑郁药、颅内病变、心动过缓（特别是第三度房室传导阻滞）等。

三、心室扑动与心室颤动

心室扑动与颤动常见于缺血性心脏病、抗心律失常药物、电击伤等。心室扑动呈正弦图形，波幅大而规则，频率 150～300 次/分。心室颤动的波形、振幅与频率均极不规则，无法辨认 QRS 波群、ST 段与 T 波。意识丧失、抽搐、呼吸停顿甚至死亡、听诊心音消失、脉搏触不到、血压亦无法测到。按心脏骤停处理。

第6节　心脏传导阻滞

冲动在心脏传导系统的任何部位的传导均可发生减慢或阻滞。如发生在窦房结与心房之间，称窦房传导阻滞。在心房与心室之间，称房室传导阻滞。位于心房内，称房内阻滞。位于心室内，称为室内阻滞。

按照传导阻滞的严重程度，通常可将其分为3度。第一度传导阻滞的传导时间延长，全部冲动仍能传导。第二度传导阻滞，分为2型：莫氏（Mobitz）Ⅰ型和Ⅱ型。Ⅰ型阻滞表现为传导时间进行性延长，直至一次冲动不能传导；Ⅱ型阻滞表现为间歇出现的传导阻滞。第三度又称完全性传导阻滞，此时全部冲动不能被传导。

一、房室传导阻滞

又称房室阻滞，是指房室交界区脱离了生理不应期后，心房冲动传导延迟或不能传导至心室。房室阻滞可以发生在房室结、希氏束及束支等不同的部位。

1. 病因　正常人或运动员、急性心肌梗死、冠状动脉痉挛、病毒性心肌炎、心内膜炎、心肌病、急性风湿热、钙化性主动脉瓣狭窄、心脏肿瘤（特别是心包间皮瘤）、先天性心血管病、原发性高血压、心脏手术、电解质紊乱、药物中毒、Lyme病（螺旋体感染、可致心肌炎）、Chagas病（原虫感染、可致心肌炎）、黏液性水肿等。

2. 临床表现　第一度房室阻滞患者通常无症状。

第二度房室阻滞可引起心搏脱漏，可引起心悸。

第三度房室阻滞的症状取决于心室率的快慢与伴随病变，症状包括疲倦、乏力、头晕、晕厥、心绞痛、心力衰竭、Adams – Strokes综合征，严重者可致猝死。

★3. 心电图表现

（1）第一度房室阻滞　每个心房冲动都能传导至心室，但P–R间期超过0.20秒。

（2）第二度房室阻滞

1）第二度Ⅰ型房室传导阻滞　①P–R间期进行性延长，直至1个P波受阻不能下传心室。②相邻R–R间期进行性缩短，直至1个P波不能下传心室。③包含受阻P波在内的R–R间期<正常窦性P–P间期的2倍。

2）第二度Ⅱ型房室传导阻滞　心房冲动传导突然阻滞，但P–R间期恒定不变。下传搏动的P–R间期大多正常。

（3）第三度（完全性）房室传导阻滞

1）心房与心室活动各自独立、互不相关。

2）心房率快于心室率，心房冲动来自窦房结或异位心房节律（房性心动过速、扑动或颤动）。

3）心室起搏点如位于希氏束及其近邻，心室率约40～60次/分，QRS波群正常；如位于室内传导系统的远端，心室率可低至40次/分以下，QRS波群增宽。

★4. 治疗　应针对不同的病因进行治疗。第一度房室阻滞与第二度Ⅰ型房室阻滞无须特殊治疗。第二度Ⅱ型与第三度房室阻滞用阿托品、异丙肾上腺素提高心率，临时性或永久性心脏起搏治疗。

二、室内传导阻滞

室内传导阻滞又称室内阻滞，是指希氏束分叉以下部位的传导阻滞。室内传导系统由3个部分组成：右束支、左前分支和左后分支，室内传导系统的病变可波及单支、双支或三支。

1. 心电图检查

（1）右束支阻滞（RBBB）　　QRS 时限≥0.12 秒。V_1、V_2 导联呈 rsR′，R 波粗钝；V_5、V_6 导联呈 qRS，S 波宽阔。T 波与 QRS 主波方向相反。不完全性右束支阻滞的图形与上述相似，但 QRS 时限 <0.12 秒。

（2）左束支阻滞（LBBB）　　QRS 时限≥0.12 秒。V_5、V_6 导联 R 波宽大，顶部有切迹或粗钝，其前方无 q 波。V_1、V_2 导联呈宽阔的 QS 波或 rS 波形。V_5、V_6 导联 T 波与 QRS 主波方向相反。不完全性左束支阻滞图形与上述相似，但 QRS 时限 <0.12 秒。

（3）左前分支阻滞　　额面平均 QRS 电轴左偏达 $-45° \sim -90°$。Ⅰ、aVL 导联呈 qR 波，Ⅱ、Ⅲ、aVF 导联呈 rS 图形，QRS 时限 <0.12 秒。

（4）左后分支阻滞　　额面平均 QRS 电轴右偏达 $+90° \sim +120°$（或 $+80° \sim +140°$）。Ⅰ导联呈 rS 波，Ⅱ、Ⅲ、aVF 导联呈 qR 波，且 $R_Ⅲ > R_Ⅱ$，QRS 时限 <0.12 秒。确立诊断前应首先排除常见引起电轴右偏的病变，如右心室肥厚、肺气肿、侧壁心肌梗死与正常变异等。

（5）双分支阻滞与三分支阻滞。

2. 治疗　　一般无须治疗，必要时行心脏起搏器治疗。

第7节　抗心律失常药物的合理应用

给予心律失常患者长期药物治疗之前，应先了解心律失常发生的原因、基础心脏病变及其严重程度和有无可纠正的诱因，如心肌缺血、电解质紊乱、甲状腺功能异常或抗心律失常药物的致心律失常作用。

★合理使用抗心律失常药物的原则包括：①首先注意基础心脏病的治疗及病因和诱因的纠正。②注意掌握抗心律失常药物的适应证。③注意抗心律失常药物的不良反应。

★现今临床常用的抗心律失常药物分类是 Vaughan Williams 分类法。

Ⅰ类药物：阻断快速钠通道。

ⅠA 类药物：延长动作电位时程，奎尼丁、普鲁卡因胺、丙吡胺等。

ⅠB 类药物：缩短动作电位时程，美西律、苯妥英钠与利多卡因等。

ⅠC 类药物：轻微延长动作电位时程，氟卡尼、恩卡尼、普罗帕酮及莫雷西嗪等。

Ⅱ类药物：阻断 β 肾上腺素能受体，美托洛尔、阿替洛尔、比索洛尔等。

Ⅲ类药物：阻断钾通道与延长复极，包括胺碘酮和索他洛尔。

Ⅳ类药物：阻断慢钙通道，维拉帕米等。

抗心律失常药物治疗导致新的心律失常或使原有心律失常加重，称为致心律失常作用。发生率约为 5% ~10%。大多数致心律失常现象发生在开始治疗后数天或改变剂量时，较多表现为持续性室速、长 Q-T 间期与尖端扭转型室速。

第8节　心律失常的介入治疗和手术治疗

一、心脏电复律

1. 电除颤与电复律的机制　　电除颤和电复律的机制是将一定强度的电流通过心脏，使全部或大部分心肌在瞬间除极，然后心脏自律性最高的起搏点重新主导心脏节律，通常是窦房结。

2. 电复律与电除颤的种类

（1）交流和直流电除颤　　交流电除颤已废弃不用。

（2）体外与体内电复律和电除颤 体内电复律和电除颤常用于心脏手术或急症开胸抢救的患者。

（3）同步电复律与非同步电除颤 直流电非同步电除颤：临床上用于心室颤动。

（4）经食管内低能量电复律 尝试经食管低能量同步直流电复律心房颤动。

（5）经静脉电极导管心脏内电复律 主要适用于心内电生理检查中发生的房颤。

3. 电复律与电除颤的适应证和禁忌证 电转复和电除颤的适应证主要包括两大类：各种严重的甚至危及生命的恶性心律失常，以及各种持续时间较长的快速型心律失常。总的原则是，对于任何快速型的心律失常，如导致血流动力学障碍或心绞痛发作加重，药物治疗无效者，均应考虑电复律或电除颤。

4. 体外电复律与电除颤的操作方法

（1）患者准备 择期电转复前，应进行全面的体格检查及有关实验室检查，包括电解质、肝、肾功能，正在抗凝治疗者，应测定凝血酶原时间和活动度。复律前应禁食6小时，以避免复律过程中发生恶心和呕吐。如果患者正在服用洋地黄类药物，应在复律前停服24～48小时。

（2）设施 施行电复律的房间应较宽敞，除了除颤器外，还应配备各种复苏设施，例如氧气、吸引器、急救箱、血压和心电监护设备。

（3）麻醉 目前最常使用的是丙泊酚或咪达唑仑直接静脉注射。

（4）操作 患者仰卧于硬木板床上，连接除颤器和心电图监测仪。将2个涂有导电糊或裹有湿盐水纱布的电极板分别置于一定位置。常用的位置是将一电极板置于胸骨右缘第2、3肋间（心底部），另一个电极板置于心尖部。2个电极板之间距离不＜10cm，电极板放置要贴紧皮肤，并有一定压力。准备放电时，操作人员及其他人员不应再接触患者、病床及同患者相连接的仪器，以免发生触电。

5. 电复律与电除颤的能量选择 房颤、室速：100～200J。房扑：50～100J。室上速：100～150J。室颤：200～360J。

6. 电复律与电除颤的并发症 诱发心律失常、急性肺水肿、低血压、体循环栓塞、肺动脉栓塞、心肌酶升高、皮肤烧伤等。

二、植入式心律转复除颤器

现今，ICD已具备除颤、复律、抗心动过速起搏及抗心动过缓起搏等功能。ICD可有效降低猝死高危患者的病死率。

ICD的明确适应证包括如下几点。

（1）非一过性或可逆性原因引起的室性心动过速（简称室速）或心室颤动（简称室颤）所致的心脏骤停，自发的持续性室速。

（2）原因不明的晕厥，在电生理检查时能诱发有血流动力学显著临床表现的持续性室速或室颤，药物治疗无效、不能耐受或不可取。

（3）伴发于冠心病、陈旧性心肌梗死和左心室功能不良的非持续性室速，在电生理检查时可诱发持续性室速或室颤，不能被Ⅰ类抗心律失常药物所抑制。

三、心脏起搏治疗

心脏起搏器是一种医用电子仪器，它通过发放一定形式的电脉冲，刺激心脏，使之激动和收缩，即模拟正常心脏的冲动形成和传导，以治疗由于某些心律失常所致的心脏功能障碍。

1. 起搏治疗的目的 通过不同的起搏方式纠正心率和心律的异常，或左右心室的协同收缩。

2. 起搏治疗的适应证

（1）伴有临床症状的任何水平的完全或高度房室传导阻滞。

（2）束支－分支水平阻滞，间歇发生二度Ⅱ型房室阻滞，有症状者；在观察过程中阻滞程度进展、H－V间期>100ms者，虽无症状，也是植入起搏器的适应证。

（3）病窦综合征或房室传导阻滞，心室率经常低于50次/分，有明确的临床症状，或间歇发生心室率<40次/分；或有长达3秒的R－R间隔，虽无症状，也应考虑植入起搏器。

（4）颈动脉窦过敏引起的心率减慢，心率或R－R间隔达到上述标准，伴有明确症状者，起搏器治疗有效。

（5）有窦房结功能障碍和（或）房室传导阻滞的患者，因其他情况必须采用具有减慢心率的药物治疗时。

3. 起搏器的功能和类型 NBG编码。了解和记忆起搏器代码的含义十分重要，例如VVI起搏器代表该起搏器起搏的是心室，感知的是自身心室信号，自身心室信号被感知后抑制起搏器发放一次脉冲。DDD起搏器起搏的是心房及心室，感知的是自身心房及心室信号，自身心房及心室信号被感知后抑制或触发起搏器在不应期内发放一次脉冲。AAIR起搏器起搏的是心房，感知的是自身心房信号，自身心房信号被感知后抑制起搏器发放一次脉冲，并且起搏频率可根据患者的需要进行调整，即频率适应性起搏功能（第四位R表示）。另外还有VAT、VDD、DDI等起搏方式。

4. 起搏方式的选择 起搏方式的选择有：①VVI方式；②AAI方式；③DDD方式；④频率自适应方式。

四、导管射频消融治疗快速性心律失常

射频电能是一种低电压高频（30kHz～1.5MHz）电能。射频消融仪通过导管头端的电极释放射频电能，在导管头端与局部心肌内膜之间电能转化为热能，达到一定温度（46℃～90℃）后，使特定的局部心肌细胞脱水、变性、坏死（损伤直径7～8mm，深度3～5mm），自律性和传导性能均发生改变，从而使心律失常得以根治。

1. 射频消融的适应证

（1）预激综合征合并阵发性心房颤动和快速心室率。

（2）房室折返性心动过速、房室结折返性心动过速、房速和无器质性心脏病证据的室性心动过速（特发性室速）呈反复发作性，或合并有心动过速心肌病，或者血流动力学不稳定者。

（3）发作频繁、心室率不易控制的典型房扑。

（4）发作频繁、心室率不易控制的非典型房扑。

（5）发作频繁、症状明显的心房颤动。

（6）不适当窦速合并心动过速心肌病。

（7）发作频繁和（或）症状重、药物预防发作效果差的心肌梗死后室速。

2. 射频消融的方法

（1）首先明确心律失常的诊断。

（2）经心内电生理检查，确定消融靶点。

（3）放电消融。

（4）检测是否消融成功。

3. 射频消融的并发症 房室传导阻滞、心脏穿孔等。

五、快速性心律失常的外科治疗

外科治疗快速性心律失常的目的在于切除、隔置、离断参与心动过速生成、维持与传播的组织，保存或改善心脏功能。外科治疗方法包括直接针对心律失常本身及各种间接的手术方法，后者包括室壁瘤切除术、冠状动脉旁路移植术和矫正瓣膜关闭不全或狭窄的手术，左颈胸交感神经切断术等。

【同步练习】

1. 阵发性室上性心动过速的治疗原则是什么？

2. 室性心动过速发作时应如何救治？

3. 房颤的治疗原则有哪些？

4. 什么是心律失常的常见病因和临床表现？

【参考答案】

1.（1）急性发作期　①刺激迷走神经。②药物治疗：腺苷、钙通道阻滞剂、洋地黄、β受体阻滞剂、ⅠA、ⅠC或Ⅲ类抗心律失常药。③食管心房调搏术。④直流电复律。

（2）预防复发　钙通道阻滞剂、洋地黄、β受体阻滞剂药物。导管消融技术。

2.①静脉注射利多卡因、普鲁卡因胺、普罗帕酮、胺碘酮。②直流电复律。③右心室超速起搏。

3.（1）抗凝治疗　合并瓣膜病者，需应用华法林抗凝。对非瓣膜病者，需使用 CHADS2 评分法对患者进行危险分层，评分高者用华法林，低者用阿司匹林。紧急复律时用肝素或皮下注射低分子量肝素。

（2）转复窦性心律　药物复律（ⅠA、ⅠC或Ⅲ类抗心律失常药）、射频消融术或外科迷宫手术。

（3）控制心室率　洋地黄、β受体阻滞剂、非二氢吡啶类钙通道阻滞剂可用于减慢心室率。

4.（1）抗凝治疗　应用华法林抗凝。

（2）转复窦性心律　可加用ⅠA、ⅠC或Ⅲ类抗心律失常药。药物治疗效果不佳时可考虑行射频消融术。外科迷宫手术。

（3）控制心室率　洋地黄、β受体阻滞剂、非二氢吡啶类钙通道阻滞剂可用于减慢心室率。

第4章　动脉粥样硬化和冠状动脉粥样硬化性心脏病

教学目的

1. 掌握　稳定型心绞痛、不稳定型心绞痛的临床表现特点；急性心肌梗死的临床表现、心电图表现、心肌坏死标记物，心肌梗死诊断依据、主要并发症及治疗原则；心肌梗死后再灌注治疗的适应证。

2. 熟悉　急性冠脉综合征的概念及病理机制；稳定型心绞痛、不稳定型心绞痛的处理原则；心绞痛与心肌梗死的鉴别，急性心肌梗死的鉴别诊断。

3. 了解　冠状动脉粥样硬化性心脏病的病因、分型、发病机制及病理生理过程；冠脉造影和冠心病介入治疗的适应证；ACEI、β受体阻滞剂、他汀类、抗凝剂的应用。

第1节　动脉粥样硬化

动脉粥样硬化是一组称为动脉硬化的血管病中最常见、最重要的一种。各种动脉硬化的共同特点是动脉管壁增厚变硬、失去弹性和管腔缩小。动脉粥样硬化的特点是受累动脉的病变从内膜开始，先后有多种病变合并存在，包括局部有脂质和复合糖类积聚、纤维组织增生和钙质沉着形成斑块，并有动脉中层的逐渐退变，继发性病变尚有斑块内出血、斑块破裂及局部血栓形成（称为粥样硬化－血栓形成）。

一、病因和发病情况

本病是多病因的疾病，即多种因素作用于不同环节所致，这些因素称为危险因素。主要的危险因素如下。

1. 年龄、性别 多见于 40 岁以上的中、老年人。男性，女性在更年期后发病率增加。

2. 血脂异常 脂质代谢异常是动脉粥样硬化最重要的危险因素。总胆固醇（TC）、甘油三酯（TG）、低密度脂蛋白（LDL）或极低密度脂蛋白（VLDL）增高；高密度脂蛋白（HDL）减低被认为是危险因素。

3. 高血压。

4. 吸烟。

5. 糖尿病和糖耐量异常。

6. 肥胖。

7. 家族史。

8. 其他

（1）A 型性格者。

（2）口服避孕药。

（3）饮食习惯 常进较高热量、含较多动物性脂肪、胆固醇、糖和盐的食物者。

二、发病机制

对本病发病机制，曾有多种学说从不同角度来阐述。包括脂质浸润学说、血栓形成学说、平滑肌细胞克隆学说等。近年多数学者支持"内皮损伤反应学说"。认为本病各种主要危险因素最终都损伤动脉内膜，而粥样硬化病变的形成是动脉对内膜损伤作出的炎症纤维增生性反应的结果。

三、病理解剖和病理生理

动脉粥样硬化的病理变化主要累及体循环系统的大型肌弹力型动脉（如主动脉）和中型肌弹力型动脉（以冠状动脉和脑动脉罹患最多，肢体各动脉、肾动脉和肠系膜动脉次之，下肢多于上肢），而肺循环动脉极少受累。

美国心脏病学学会根据其病变发展过程将其细分为 6 型：Ⅰ型脂质点；Ⅱ型脂质条纹；Ⅲ型斑块前期；Ⅳ型粥样斑块；Ⅴ型纤维粥样斑块；Ⅵ型复合病变。

近年来由于冠脉造影的普及和冠脉内超声成像技术的进展，对不同的冠心病患者的斑块性状有了更直接和更清晰的认识。从临床的角度来看，动脉粥样硬化的斑块基本上可分为 2 类：一类是稳定型即纤维帽较厚而脂质池较小的斑块；而另一类是不稳定型（又称为易损型）斑块，其纤维帽较薄，脂质池较大易于破裂。

从动脉粥样硬化的慢性经过来看，受累动脉弹性减弱，脆性增加，其管腔逐渐变窄甚至完全闭塞（如内脏或四肢动脉），也可扩张而形成动脉瘤（如主动脉）。

四、分期和分类

本病发展过程可分为 4 期：①无症状期或称亚临床期。②缺血期。③坏死期。④纤维化期。

受累动脉部位有主动脉及其主要分支、冠状动脉、颈动脉、脑动脉、肾动脉、肠系膜动脉和四肢动脉粥样硬化等。

五、临床表现

1. 一般表现 脑力与体力衰退。

2. 主动脉粥样硬化　胸主动脉瘤可引起胸痛、气急、吞咽困难、咯血、声带因喉返神经受压而麻痹引起声音嘶哑、气管移位或阻塞、上腔静脉或肺动脉受压等表现。主动脉瘤一旦破裂，可迅速致命。在动脉粥样硬化的基础上也可发生动脉夹层分离。

3. 冠状动脉粥样硬化。

4. 颅脑动脉粥样硬化　脑卒中、脑萎缩、血管性痴呆。

5. 肾动脉粥样硬化　肾区疼痛、尿闭、发热、肾衰竭。

6. 肠系膜动脉粥样硬化　消化不良、肠道张力减低、便秘和腹痛、腹痛、腹胀和发热、便血、麻痹性肠梗阻和休克。

7. 四肢动脉粥样硬化　间歇性跛行、坏疽。

六、实验室检查

血脂异常。选择性动脉造影显示管腔狭窄或动脉瘤样改变。超声有助于判断动脉血流的情况和血管病变。CTA 和 MRA 可无创显像动脉粥样硬化病变。

七、诊断与鉴别诊断

早期诊断困难，病变发展到器官明显病变时容易诊断。年长患者如检查发现血脂异常，X线、超声及动脉造影发现血管狭窄性或扩张性病变，应首先考虑诊断本病。

八、预后

病变累及心、脑、肾等重要动脉预后不良。

九、防治

1. 一般防治措施

（1）发挥患者的主观能动性配合治疗。

（2）合理的膳食　控制膳食总热量，低脂低胆固醇膳食，限制酒和蔗糖及含糖食物的摄入。提倡饮食清淡，多食新鲜蔬菜、瓜果和植物蛋白食物。尽量以植物油为食用油。

（3）适当的体力劳动和体育活动。

（4）合理安排工作和生活生活要有规律、保持乐观、愉快的情绪，避免过度劳累和情绪激动，注意劳逸结合，保证充分睡眠。

（5）提倡不吸烟，不饮烈性酒。

（6）积极控制与本病有关的一些危险因素包括高血压、糖尿病、高脂血症、肥胖症等。

2. 药物治疗

（1）调整血脂药物　应选用以他汀类降低 TC 和 LDL－C 为主的调脂药，其他如贝特类、烟酸类、胆酸隔置剂、不饱和脂肪酸等。

（2）抗血小板药物，最常用者为阿司匹林，其他尚有氯吡格雷、阿昔单抗、埃替巴肽、替若非班等药。

（3）溶血栓和抗凝药物。

（4）针对缺血症状的相应治疗，如心绞痛时应用血管扩张剂及 β 受体阻滞剂等。

3. 介入和外科手术治疗。

第2节　冠状动脉粥样硬化性心脏病概述

冠状动脉粥样硬化性心脏病指冠状动脉粥样硬化使血管腔狭窄或阻塞，或（和）因冠状动脉功能性改变（痉挛）导致心肌缺血缺氧或坏死而引起的心脏病，统称冠状动脉性心脏病，简称冠心病，亦称缺血性心脏病。

一、分型

1979 年世界卫生组织曾将之分为 5 型：①隐匿性或无症状性冠心病；②心绞痛；③心肌梗死；④缺血性心肌病；⑤猝死。

近年临床医学家趋于将本病分为如下几型。

★（1）急性冠脉综合征（ACS）　不稳定型心绞痛、非 ST 段抬高性心肌梗死、ST 段抬高性心肌梗死和猝死。

（2）慢性冠脉病或称慢性缺血综合征　稳定型心绞痛、冠脉正常的心绞痛（如 X 综合征）、无症状性心肌缺血和缺血性心力衰竭（缺血性心肌病）。

二、发病机制

冠脉血流量不能满足心肌代谢需要，引起心肌缺氧，急剧的、暂时的引起心绞痛，持续的、严重的引起心肌梗死。

心肌能量的产生要求大量的氧供，在正常情况下，冠状循环有很大的储备力量，其血流量可随身体的生理情况而有显著的变化。动脉粥样硬化而致冠状动脉狭窄或部分分支闭塞时，其扩张性减弱，血流量减少。当冠状动脉管腔固定性狭窄时（＞50%～70%），安静时尚能代偿，而运动、心动过速、情绪激动造成心肌需氧量增加时，可导致短暂的心肌供氧和需氧间的不平衡，称为"需氧增加性心肌缺血"。另一些情况，由于不稳定斑块发生破裂、糜烂或出血，继发血小板聚集或血栓形成，导致管腔狭窄程度急剧加重，或冠状动脉发生痉挛，均可使心肌氧供减少，清除代谢产物也发生障碍，称之为"供氧减少性心肌缺血"。

产生疼痛感觉的直接因素，可能是在缺血缺氧的情况下，心肌内积聚过多的代谢产物，如乳酸、丙酮酸、磷酸等酸性物质，或类似激肽的多肽类物质，刺激心脏内自主神经的传入纤维末梢，经 1～5 胸交感神经节和相应的脊髓段，传至大脑，产生疼痛感觉。

第 3 节　稳定型心绞痛

稳定型心绞痛亦称稳定型劳力性心绞痛，是在冠状动脉固定性严重狭窄的基础上，由于心肌负荷的增加引起心肌急剧的、暂时的缺血与缺氧的临床综合征。

一、发病机制

冠状动脉固定性严重狭窄或部分闭塞的基础上发生需氧的增加，而冠状动脉的供血不能相应的增加。安静时尚能代偿，而运动、心动过速、情绪激动造成心肌需氧量增加时，可导致短暂的心肌供氧和需氧间的不平衡，引起心绞痛。

二、病理解剖和病理生理

冠状动脉造影显示稳定型心绞痛的患者，有 1、2 或 3 支动脉直径减少 ＞70% 的病变者分别各有 25% 左右，5%～10% 有左冠状动脉主干狭窄，其余约 15% 患者无显著狭窄。后者提示患者的心肌血供和氧供不足，可能是冠状动脉痉挛、冠状循环的小动脉病变、血红蛋白和氧的离解异常、交感神经过度活动、儿茶酚胺分泌过多或心肌代谢异常等所致。

三、临床表现

★1. 症状　发作性胸痛的特点如下。

（1）**部位**　胸骨体中段或上段之后可波及心前区，常放射至左肩、左臂内侧达无名指和小指，或至颈、咽或下颌部。

（2）**性质**　常为压迫、发闷或紧缩性，也可有烧灼感。

（3）**诱因**　体力劳动或情绪激动所诱发，饱食、寒冷、吸烟、心动过速、休克等亦可诱发。

（4）**持续时间**　疼痛出现后常逐步加重，然后在 3～5 分钟内渐消失。

（5）**缓解方式**　一般在停止原来诱发症状的活动后即可缓解；舌下含用硝酸甘油也能在几分钟内使之缓解。

2. 体征　平时一般无异常体征。心绞痛发作时常见心率增快、血压升高、表情焦虑、皮肤冷或出汗，有时出现第四或第三心音奔马律。可有暂时性心尖部收缩期杂音。

四、辅助检查

1. 心电图检查

（1）**静息时心电图**　约半数患者在正常范围，也可能有陈旧性心肌梗死的改变或非特异性 ST 段和 T 波异常，有时出现房室或束支传导阻滞或室性、房性期前收缩等心律失常。

（2）**心绞痛发作时**　ST 段移位。因心内膜下心肌更容易缺血，故常见反应心内膜下心肌缺血的 ST 段压低（≥0.1mV），发作缓解后恢复。有时出现 T 波倒置。在平时有 T 波持续倒置的患者，发作时可变为直立（"假性正常化"）。

（3）**心电图负荷试验**　最常用的是运动负荷试验，运动可增加心脏负荷以激发心肌缺血。运动方式主要为分级活动平板或踏车，其运动强度可逐步分期升级，以前者较为常用，让受检查者迎着转动的平板就地踏步。运动中出现典型心绞痛，心电图改变主要以 ST 段水平型或下斜型压低≥0.1mV（J 点后 60～80ms）持续 2 分钟为运动试验阳性标准。

（4）**心电图连续动态监测**　连续记录并自动分析 24 小时心电图（又称 Holter 心电监测）。胸痛发作时相应时间的缺血性 ST-T 改变有助于确定心绞痛的诊断。

2. 放射性核素检查

（1）^{201}Tl-心肌显像或兼做负荷试验。静息时铊（Tl）显像所示灌注缺损主要见于心肌梗死后瘢痕部位。在冠状动脉供血不足时，则明显的灌注缺损仅见于运动后心肌缺血区。

（2）**放射性核素心腔造影**　可测定左心室射血分数及显示心肌缺血区室壁局部运动障碍。

（3）**正电子发射断层心肌显像（PET）**　可判断心肌的血流灌注情况，尚可了解心肌的代谢情况。可准确评估心肌的活力。

3. 多层螺旋 CT 冠状动脉成像（CTA）　用于判断冠脉管腔狭窄程度和管壁钙化情况，对判断管壁内斑块分布范围和性质也有一定意义。

4. 超声心动图　一般无异常。

5. 冠状动脉造影　有创性检查，目前仍是诊断冠心病较准确的方法。可发现狭窄部位并估计其程度。

五、诊断与鉴别诊断

根据典型心绞痛的发作特点和体征，含用硝酸甘油后缓解，结合年龄和存在冠心病危险因素，除外其他原因所致的心绞痛，一般即可建立诊断。鉴别诊断要考虑下列各种情况：①急性心肌梗死；②主动脉瓣狭窄或关闭不全、风湿性冠状动脉炎、梅毒性主动脉炎、肥厚型心肌病、X综合征、心肌桥；③肋间神经痛和肋软骨炎；④心脏神经症；⑤反流性食管炎等食管疾病、膈疝、消化性溃疡、肠道疾病、颈椎病等。

心绞痛严重度的分级：根据加拿大心血管病学会（CCS）分级分为 4 级。

Ⅰ级：一般体力活动（如步行和登楼）不受限，仅在强、快或持续用力时发生心绞痛。

Ⅱ级：一般体力活动轻度受限。快步、饭后、寒冷或刮风中、精神应激或醒后数小时内发作心绞痛。一般情况下平地步行 200m 以上或登楼 1 层以上受限。

Ⅲ级：一般体力活动明显受限，一般情况下平地步行 200m，或登楼 1 层引起心绞痛。

Ⅳ级：轻微活动或休息时即可发生心绞痛。

六、预后

主要取决于冠脉病变累及心肌供血的范围和心功能。

七、防治

（一）发作时的治疗

（1）休息发作时立刻休息。

（2）药物治疗较重的发作，可使用作用较快的硝酸酯制剂：硝酸甘油、硝酸异山梨酯。

（二）缓解期的治疗

1. 生活方式的调整　宜尽量避免各种确知足以诱致发作的因素。调节饮食，禁绝烟酒。调整日常生活与工作量；减轻精神负担；保持适当的体力活动，但以不致发生疼痛症状为度；一般不需卧床休息。

2. 药物治疗

（1）改善缺血、缓解症状的药物　①β 受体阻滞剂；②硝酸酯制剂；③钙通道阻滞剂；④曲美他嗪；⑤中医中药治疗。

（2）预防心肌梗死、改善预后的药物　①阿司匹林；②氯吡格雷；③β 受体阻滞剂；④他汀类药物；⑤ACEI/ARB。

3. 血管重建治疗

（1）经皮冠状动脉介入治疗（PCI）　是用心导管技术疏通狭窄甚至闭塞的冠状动脉管腔，从而改善心肌的血流灌注的方法。包括 PTCA 和支架植入术等。

（2）冠状动脉旁路移植术（CABG）　主要是在体外循环下施行主动脉－冠状动脉旁路移植手术，取患者自身的大隐静脉作为旁路移植材料，一端吻合在主动脉，另一端吻合在有病变的冠状动脉段的远端；或游离内乳动脉与病变冠状动脉远端吻合，引主动脉的血流以改善病变冠状动脉所供血心肌的血流供应。

第 4 节　急性冠状动脉综合征

一、不稳定型心绞痛和非 ST 段抬高型心肌梗死

不稳定型心绞痛（UA）的分类见表 3 - 4 - 1。

表 3 - 4 - 1　五种临床表现的不稳定型心绞痛

静息型心绞痛	发作于休息时，持续时间通常 >30 分钟
初发型心绞痛	通常在首发症状 1 ~ 2 个月内、很轻的体力活动可诱发（程度至少达 CCS Ⅲ级）
恶化型心绞痛	在相对稳定的劳力性心绞痛基础上心绞痛逐渐增强（疼痛更剧烈、时间更长或更频繁，按 CCS 分级至少增加 Ⅰ级水平，程度至少 CCS Ⅲ级）
继发性不稳定型心绞痛	有明显的诱发因素，包括：①增加心肌氧耗：感染、甲状腺功能亢进或心律失常。②减少冠状动脉血流：低血压。③血液携氧能力下降：贫血和低氧血症
变异型心绞痛	特征为静息心绞痛，表现为一过性 ST 段动态改变（抬高），发病机制为冠状动脉痉挛

1. 病因和发病机制　冠脉内不稳定的粥样斑块破裂或糜烂基础上血小板聚集、并发血栓形成、冠状动脉痉挛、微血管栓塞导致急性或亚急性心肌供氧减少和缺血加重。其中，非 ST 段抬高型心肌梗死（NSTEMI）常因心肌严重的持续性缺血导致心肌坏死，病理上出现灶性或心内膜下心肌坏死。

★2. 临床表现　胸痛的特点：与稳定型心绞痛相似，通常程度更重，持续时间更长，可达数十分钟，胸痛在休息时也可发生。

3. 实验室和辅助检查

（1）心电图　心绞痛发作时一过性 ST 段移位和 T 波改变。

（2）连续心电监护　可发现无症状或心绞痛发作时的 ST 段改变。

（3）冠状动脉造影和其他侵入性检查　能提供详细的血管相关信息，帮助指导治疗并评价预后。

（4）心脏标志物检查　在症状发生后 24 小时内，cTn 阳性需考虑 NSTEMI 诊断。

4. 诊断与鉴别诊断　根据病史典型的心绞痛症状、典型的缺血性心电图改变及心肌损伤标记物测定，可以作出 UA/NSTEMI 诊断。

5. 危险分层　不稳定型心绞痛严重程度分级（Braunwald 分级）见表 3 - 4 - 2。

表 3 - 4 - 2　不稳定型心绞痛严重程度分级（Braunwald 分级）

严重程度	定义	1 年内死亡或心肌梗死发生率（%）
I 级	严重的初发型心绞痛或恶化型心绞痛，无静息疼痛	7.3%
II 级	亚急性静息型心绞痛（1 个月内发生过，但 48 小时内无发作）	10.3%
III 级	急性静息型心绞痛（48 小时内有发作）	10.8%

6. 治疗

（1）治疗目的　①即刻缓解缺血；②预防严重不良反应后果（死亡、心肌梗死或再梗死）。

（2）一般治疗　卧床休息、心电监测、给氧、镇痛、及早使用他汀类药物。

（3）药物治疗　①抗心肌缺血药物：硝酸酯类药物、β 受体阻滞剂和钙拮抗剂。②抗血小板治疗：阿司匹林、ADP 受体拮抗剂和血小板糖蛋白 II b/III a 受体拮抗剂。③抗凝治疗：普通肝素、低分子肝素、磺达肝癸钠和比伐卢定。④调脂治疗：他汀类药物。⑤ACEI/ARB。

（4）冠状动脉血运重建术　①经皮冠状动脉介入治疗。②冠状动脉旁路搭桥术。

（5）二级预防　所谓 ABCDE 方案：A. 抗血小板、抗心绞痛治疗和 ACEI；B. β 受体阻滞剂预防心律失常，减轻心脏负荷，控制血压；C. 控制血脂和戒烟；D. 控制饮食和治疗糖尿病；E. 健康教育和运动。

★二、急性 ST 段抬高型心肌梗死

心肌梗死（MI）是急性心肌缺血性坏死。为在冠状动脉病变的基础上，发生冠状动脉血供急剧减少或中断，使相应的心肌严重而持久地急性缺血导致心肌坏死。

1. 病因和发病机制　冠状动脉血供急剧减少或中断，使心肌严重而持久地急性缺血达 20 ~ 30 分钟以上，即可发生 AMI。绝大多数的 AMI 是由于不稳定的粥样斑块溃破，继而出血和管腔内血栓形成，而使管腔闭塞。少数情况下粥样斑块内或其下发生出血或血管持续痉挛，也可使冠状动脉完全闭塞。

促使斑块破裂出血及血栓形成的诱因如下。

（1）晨起 6 ~ 12 时交感神经活动增加，机体应激反应性增强，心肌收缩力、心率、血压增

高，冠状动脉张力增高。

（2）在饱餐特别是进食多量脂肪后，血脂增高，血黏稠度增高。

（3）重体力活动、情绪过分激动、血压剧升或用力大便时，致左心室负荷明显加重。

（4）休克、脱水、出血、外科手术或严重心律失常，致心排血量骤降，冠状动脉灌流量锐减。

2. 病理

（1）冠状动脉病变（表3-4-3）。

表3-4-3　冠状动脉闭塞血管与梗死部位的关系

闭塞血管	梗死部位
左冠状动脉前降支	左心室前壁、心尖部、下侧壁、前间隔和二尖瓣前乳头肌
右冠状动脉	左心室膈面（右冠状动脉占优势时）、后间隔和右心室梗死，并可累及窦房结和房室结
左冠状动脉回旋支	左心室高侧壁、膈面（左冠状动脉占优势时）和左心房梗死，可能累及房室结
左冠状动脉主干	左心室广泛梗死

（2）心肌病变　心肌呈凝固性坏死，心肌间质充血、水肿，伴多量炎症细胞浸润。以后，坏死的心肌纤维逐渐溶解，形成肌溶灶，随后渐有肉芽组织形成。继发性病理变化有：在心腔内压力的作用下，坏死心室向外膨出，可产生心脏破裂（心室游离壁破裂、心室间隔穿孔或乳头肌断裂）或逐渐形成心室壁瘤。坏死组织1~2周后开始吸收，并逐渐纤维化，在6~8周形成瘢痕愈合，称为陈旧性或愈合性心肌梗死（OMI或HMI）。

3. 病理生理　主要引起左心室舒张和收缩功能障碍的一些血流动力学变化，严重程度取决于梗死的部位、程度和范围。心脏收缩力减弱、顺应性减低、心肌收缩不协调，左心室压力曲线最大上升速度（dp/dt）减低，左心室舒张末期压增高、舒张和收缩末期容量增多。射血分数减低，心搏量和心排血量下降，心率增快或有心律失常，血压下降，病情严重者，动脉血氧含量降低。急性大面积心肌梗死者，可发生泵衰竭——心源性休克或急性肺水肿。

心室重塑（remodeling）作为MI的后续改变，左心室体积增大、形状改变及梗死节段心肌变薄和非梗死节段心肌增厚，对心室的收缩效应及电活动均有持续不断的影响，在MI急性期后的治疗中要注意对心室重塑的干预。

★4. 临床表现　与梗死的大小、部位、侧支循环情况密切有关。

（1）先兆　发病前数日有乏力，胸部不适，活动时心悸、气急、烦躁、心绞痛等前驱症状，心绞痛发作较以往频繁、程度较剧、持续较久、硝酸甘油疗效差、诱发因素不明显。同时心电图示ST段一时性明显抬高（变异型心绞痛）或压低，T波倒置或增高（"假性正常化"）。

（2）症状

1）疼痛　疼痛是最先出现的症状，多发生于清晨，疼痛部位和性质与心绞痛相同，但诱因多不明显，且常发生于安静时，程度较重，持续时间较长，可达数小时或更长，休息和含用硝酸甘油片多不能缓解。患者常烦躁不安、出汗、恐惧，胸闷或有濒死感。少数患者无疼痛，一开始即表现为休克或急性心力衰竭。部分患者疼痛位于上腹部、放射至下颌、颈部、背部上方。

2）全身症状　发热、心动过速、白细胞增高和红细胞沉降率增快。

3）胃肠道症状　恶心、呕吐、上腹胀痛、肠胀气、呃逆。

4）心律失常　多发生在起病1~2天，而以24小时内最多见，可伴乏力、头晕、晕厥等症状。各种心律失常中以室性心律失常最多，尤其是室性期前收缩，如室性期前收缩频发（每分钟5次以上），成对出现或呈短阵室性心动过速，多源性或落在前一心搏的易损期时（R波在T波上），常为心室颤动的先兆。室颤是 AMI 早期，特别是入院前主要的死因。房室传导阻滞和束支传导阻滞也较多见。

5）低血压和休克　低血压和休克疼痛期中血压下降常见，未必是休克。如疼痛缓解而收缩压仍低于 80mmHg，有烦躁不安、面色苍白、皮肤湿冷、脉细而快、大汗淋漓、尿量减少（< 20ml/h）、神志迟钝，甚至晕厥者，则为休克表现。

6）心力衰竭　主要是急性左心衰竭。AMI 引起的心力衰竭称为泵衰竭，按 Killip 分级法可分为：Ⅰ级尚无明显心力衰竭；Ⅱ级有左心衰竭，肺部啰音 <50% 肺野；Ⅲ级有急性肺水肿，全肺大、小、干、湿性啰音；Ⅳ级有心源性休克等不同程度或阶段的血流动力学变化。

（3）体征

1）心脏浊音界可正常也可轻度至中度增大；心率多增快，少数也可减慢；心尖区第一心音减弱；可出现第四心音（心房性）奔马律，少数有第三心音（心室性）奔马律；心包摩擦音；心尖区可出现粗糙的收缩期杂音或伴收缩中晚期喀喇音；可有各种心律失常。

2）低血压。

3）其他可有与心律失常、休克或心力衰竭相关的其他体征。

5. 实验室和其他检查

★（1）心电图

1）特征性改变　①ST 段抬高呈弓背向上型，在面向坏死区周围心肌损伤区的导联上出现。②宽而深的 Q 波（病理性 Q 波），在面向透壁心肌坏死区的导联上出现。③T 波倒置，在面向损伤区周围心肌缺血区的导联上出现。

在背向 MI 区的导联上则出现相反的改变，即 R 波增高、ST 段压低和 T 波直立并增高。

2）动态性改变　①起病数小时内，可尚无异常或出现异常高大两肢不对称的 T 波，为超急性期改变。②数小时后，ST 段明显抬高，弓背向上，与直立的 T 波连接，形成单相曲线。数小时～2 日内出现病理性 Q 波，同时 R 波减低，是为急性期改变。③在早期如不进行治疗干预，ST段抬高持续数日至 2 周左右，逐渐回到基线水平，T 波则变为平坦或倒置，是为亚急性期改变。④数周至数月后，T 波呈 V 形倒置，两肢对称，波谷尖锐，是为慢性期改变。T 波倒置可永久存在，也可在数月至数年内逐渐恢复。

3）定位和定范围　ST 抬高性 MI 的定位和定范围可根据出现特征性改变的导联数来判断（表 3-4-4）。

表 3-4-4　ST 抬高性心肌梗死的心电图定位诊断

梗死部位	出现导联
前间壁	$V_1 \sim V_3$
侧壁	Ⅰ、aVL、V_5、V_6
前侧壁	V_5、V_6
高侧壁	Ⅰ、aVL
下壁	Ⅱ、Ⅲ、aVF
正后壁	V_7、V_8、V_9
广泛前壁	$V_1 \sim V_5$

（2）放射性核素检查　可观察心室壁的运动和 LVEF，有助于判断心室功能、诊断梗死后造成的室壁运动失调和心室壁瘤。

（3）超声心动图　有助于了解心室壁的运动和左心室功能，诊断室壁瘤和乳头肌功能失调，检测心包积液及室间隔穿孔等并发症。

（4）实验室检查

1）白细胞升高，中性粒细胞增多，嗜酸性粒细胞减少或消失；红细胞沉降率增快；C反应蛋白（CRP）增高。血中游离脂肪酸增高。

★2）血心肌坏死标记物增高 ①肌红蛋白：起病后2小时内升高，12小时内达高峰；24～48小时内恢复正常。②肌钙蛋白I（cTnI）或T（cTnT）：起病3～4小时后升高，cTnI于11～24小时达高峰，7～10天降至正常，cTnT于24～48小时达高峰，10～14天降至正常。这些心肌结构蛋白含量的增高是诊断心肌梗死的敏感指标。③肌酸激酶同工酶CK－MB：在起病后4小时内增高，16～24小时达高峰，3～4天恢复正常，其增高的程度能较准确地反映梗死的范围，其高峰出现时间是否提前有助于判断溶栓治疗是否成功。

6. 诊断与鉴别诊断

★（1）诊断依据 根据典型的临床表现，特征性的心电图改变以及血心肌坏死标记物增高。

（2）鉴别诊断 主要与心绞痛（鉴别要点列于表3-4-5）、主动脉夹层、急性肺动脉栓塞、急腹症、急性心包炎等鉴别。

表3-4-5 心绞痛和急性心肌梗死的鉴别诊断要点

鉴别诊断项目	心绞痛	急性心肌梗死
疼痛		
1. 部位	胸骨上、中段之后	相同，但可在较低位置或上腹部
2. 性质	压榨性或窒息性	相似，但程度更剧烈
3. 诱因	劳力、情绪激动、受寒、饱食等	不常有
4. 时限	短，1～5分钟或15分钟以内	长，数小时或1～2天
5. 频率	频繁发作	不频繁
6. 硝酸甘油疗效	显著缓解	作用较差
气喘或肺水肿	极少	可有
血压	升高或无显著改变	可降低，甚至发生休克
坏死物质吸收的表现		
1. 发热	无	常有
2. 血白细胞增加（嗜酸性粒细胞减少）	无	常有
3. 血红细胞沉降率增快	无	常有
4. 血清心肌坏死标记物	无	有
心电图变化	无变化或暂时性ST段和T波变化	有特征性和动态性变化

★**7. 并发症** 有乳头肌功能失调或断裂、心脏破裂、栓塞、心室壁瘤、心肌梗死后综合征等。

8. 治疗

★（1）治疗原则 尽快恢复心肌的血液灌注（到达医院后30分钟内开始溶栓或90分钟内开始介入治疗）以挽救濒死的心肌、防止梗死扩大或缩小心肌缺血范围，保护和维持心脏功能，及时处理严重心律失常、泵衰竭和各种并发症，防止猝死，使患者不但能渡过急性期，且康复后还能保持尽可能多的有功能的心肌。

（2）治疗措施

1）监护和一般治疗　①休息：急性期卧床休息，解除焦虑。②监测．心电图、血压和呼吸，除颤仪应随时处于备用状态。③吸氧。④护理。⑤建立静脉通道：保持给药途径畅通。

2）解除疼痛　①吗啡或哌替啶。②硝酸酯类药物。③β受体拮抗剂。

3）抗血小板治疗　阿司匹林、ADP受体拮抗剂和血小板糖蛋白Ⅱb/Ⅲa受体拮抗剂。

4）抗凝治疗　普通肝素、低分子肝素、磺达肝癸钠和比伐卢定。

★5）再灌注心肌治疗

经皮冠状动脉介入治疗：①直接PCI：适应证为：ST段抬高和新出现左束支传导阻滞（影响ST段的分析）的MI；ST段抬高性MI并发心源性休克；适合再灌注治疗而有溶栓治疗禁忌证者；非ST段抬高性MI，但梗死相关动脉严重狭窄，血流≤TIMIⅡ级。②补救性PCI：溶栓治疗后仍有明显胸痛，抬高的ST段无明显降低者，应尽快进行冠状动脉造影，如显示TIMI 0～Ⅱ级血流，说明相关动脉未再通，宜立即施行补救性PCI。③溶栓治疗再通者的PCI：溶栓治疗成功的患者，如无缺血复发表现，可在7～10天后行冠状动脉造影，如残留的狭窄病变适宜于PC1可行PCI治疗。

溶栓疗法：①适应证：2个或2个以上相邻导联ST段抬高（胸导联≥0.2mV，肢导联≥0.1mV），或病史提示AMI伴左束支传导阻滞，起病时间＜12小时，患者年龄＜75岁。ST段显著抬高的MI患者年龄＞75岁，经慎重权衡利弊仍可考虑。ST段抬高性MI，发病时间已达12～24小时，但如仍有进行性缺血性胸痛，广泛ST段抬高者也可考虑。②禁忌证：既往发生过出血性脑卒中，1年内发生过缺血性脑卒中或脑血管事件；颅内肿瘤；近期（2～4周）有活动性内脏出血；未排除主动脉夹层；入院时严重且未控制的高血压（＞180/110mmHg）或慢性严重高血压病史；目前正在使用治疗剂量的抗凝药或已知有出血倾向；近期（2～4周）创伤史，包括头部外伤、创伤性心肺复苏或较长时间（＞10分钟）的心肺复苏；近期（＜3周）外科大手术；近期（＜2周）曾有在不能压迫部位的大血管行穿刺术。③溶栓药物的应用：尿激酶、链激酶、重组组织型纤维蛋白溶酶原激活剂。④溶栓再通的判断：根据冠状动脉造影直接判断，或根据：心电图抬高的ST段于2小时内回降＞50%；胸痛2小时内基本消失；2小时内出现再灌注性心律失常；血清CK-MB酶峰值提前出现（14小时内）等间接判断血栓是否溶解。另外，还有紧急主动脉-冠状动脉旁路移植术。

6）血管紧张素转换酶抑制剂和血管紧张素受体阻滞剂。

7）调脂治疗。

8）抗心律失常和传导障碍治疗。

9）抗休克治疗　①补充血容量；②应用升压药；③应用血管扩张剂；④其他：纠正酸中毒，避免脑缺血、保护肾功能，必要时应用洋地黄制剂等。

10）右心室心肌梗死的处理　扩张血容量。可用正性肌力药以多巴酚丁胺为优。不宜用利尿药。伴有房室传导阻滞者可予以临时起搏。

9. 预后　与梗死范围的大小、侧支循环产生的情况及治疗是否及时有关。

10. 预防　所谓ABCDE方案，与UA/NSTEMI相同。

第5节 冠状动脉疾病的其他表现形式

一、血管痉挛性心绞痛

即变异性心绞痛,在静息情况下发生,常伴随一过性 ST 段抬高或压低,冠状动脉造影证实一过性冠状动脉痉挛存在。治疗药物:硝酸酯类药物和钙拮抗剂。

二、无症状性心肌缺血

也称隐匿性冠心病,分为 2 型。

(1) Ⅰ型因心绞痛警告系统缺陷,心肌缺血发生而患者无心绞痛症状。

(2) Ⅱ型为有症状的患者,心电监护时发现存在无症状性心肌缺血。选用硝酸酯制剂、β 受体阻滞剂、钙通道阻滞剂治疗;或血运重建术。

三、冠状动脉造影结果正常的胸痛——X 综合征

指患者具有心绞痛或类似于心绞痛的症状,运动平板试验出现 ST 段下移而冠状动脉造影无异常表现。以绝经期女性多见。无特异治疗。可选用 β 受体阻滞剂、钙通道阻滞剂。

四、心肌桥

如果一段冠状动脉走行于心肌内,这束心肌纤维称为心肌桥。临床上可有类似心绞痛症状、心律失常、甚至 MI 或猝死。无特异治疗。可选用 β 受体阻滞剂、钙通道阻滞剂。

【同步练习】

1. 心绞痛的发作特点有哪些?

2. 急性心肌梗死引起的泵衰竭严重程度如何分级?

3. 冠心病的二级预防包括哪些?

【参考答案】

1. (1) 部位 主要在胸骨体中段或上段之后可波及心前区。常放射至左肩、左臂内侧达无名指和小指,或至颈、咽或下颌部。

(2) 性质 胸痛常为压迫、发闷或紧缩性,也可有烧灼感。

(3) 诱因 发作常由体力劳动或情绪激动(如愤怒、焦急、过度兴奋等)所诱发,饱食、寒冷、吸烟、心动过速、休克等亦可诱发。

(4) 持续时间 疼痛出现后常逐步加重,然后在 3~5 分钟内渐消失。

(5) 缓解方式 一般在停止原来诱发症状的活动后即可缓解;舌下含用硝酸甘油也能在几分钟内使之缓解。

2. AMI 引起的心力衰竭称为泵衰竭,按 Killip 分级法可分为:Ⅰ级尚无明显心力衰竭;Ⅱ级有左心衰竭,肺部啰音 <50% 肺野;Ⅲ级有急性肺水肿,全肺大、小、干、湿性啰音;Ⅳ级有心源性休克等不同程度或阶段的血流动力学变化。

3. 所谓 ABCDE 方案:A. 抗血小板、抗心绞痛治疗和 ACEI;B. β 受体阻滞剂预防心律失常,减轻心脏负荷,控制血压;C. 控制血脂和戒烟;D. 控制饮食和治疗糖尿病;E. 健康教育和运动。

第5章 高 血 压

教学目的

1. 掌握 高血压的定义和分级、危险分层；降压药的分类；降压治疗的目的及治疗原则。
2. 熟悉 高血压的临床表现；常见的继发性高血压，如肾动脉狭窄、柯兴氏综合征、嗜铬细胞瘤、原发性醛固酮增多症；高血压的并发症；高血压急症诊断标准及处理。
3. 了解 高血压的病因、发病机制、病理改变情况。

第1节 原发性高血压

原发性高血压是以体循环动脉压升高为主要临床表现的心血管综合征，通常简称为高血压。

★ 一、血压分类和定义

目前我国采用的血压分类和标准见表3-5-1。高血压定义为未使用降压药物的情况下诊室收缩压≥140mmHg 和（或）舒张压≥90mmHg。

表3-5-1 血压水平的定义和分类

类别	收缩压（mmHg）	舒张压（mmHg）
正常血压	<120	<80
正常高值	120~139	80~89
高血压		
1级高血压（轻度）	140~159	90~99
2级高血压（中度）	160~179	100~109
3级高血压（重度）	≥180	≥110
单纯收缩期高血压	≥140	<90

注：若患者的收缩压与舒张压分属不同级别时，则以较高的分级为准；单纯收缩期高血压也可参照收缩压水平分为1、2、3级

二、流行病学

随年龄增长而增加。北方高于南方，沿海高于内地，城市高于农村。

三、病因和发病机制

1. 与高血压发病有关的因素

（1）遗传因素。

（2）环境因素 ①饮食因素：摄盐过多、摄钾和钙过少。高蛋白质摄入、饮食中饱和脂肪酸或饱和脂肪酸/多不饱和脂肪酸比值较高，饮酒。②精神应激。③吸烟。

（3）其他因素 ①体重超重或肥胖。②口服避孕药。③睡眠呼吸暂停低通气综合征。

2. 高血压的发病机制

（1）神经机制 各种原因引起交感神经系统活性亢进，血浆儿茶酚胺浓度升高，阻力小动脉收缩增强。

（2）肾脏机制 各种原因引起肾性水钠潴留，通过全身血流自身调节使外周血管阻力和血压

升高。

（3）激素机制　肾素－血管紧张素－醛固酮系统（RAAS）激活，AⅡ是RAAS的主要效应物质，作用于血管紧张素Ⅱ受体（AT_1），使小动脉平滑肌收缩，刺激肾上腺皮质球状带分泌醛固酮，通过交感神经末梢突触前膜的正反馈使去甲肾上腺素分泌增加。这些作用均可使血压升高，参与高血压发病并维持。

（4）血管机制　遗传性或获得性细胞膜离子转运异常，包括钠泵活性降低，$Na^+ - K^+$钾离子协同转运缺陷，细胞膜通透性增强，钙泵活性降低，可导致细胞内Na^+、Ca^{2+}离子浓度升高，膜电位降低，激活平滑肌细胞兴奋－收缩耦联，使血管收缩反应性增强和平滑肌细胞增生与肥大，血管阻力增高。

（5）胰岛素抵抗　近年来认为胰岛素抵抗是2型糖尿病和高血压发生的共同病理生理基础，但是胰岛素抵抗是如何导致血压升高，尚未获得肯定解释。

四、病理生理和病理

从血流动力学角度，血压主要决定于心输出量和体循环周围血管阻力，平均动脉血压（MBP）＝心输出量（CO）×总外周血管阻力（PR）。高血压的血流动力学特征主要是总外周血管阻力相对或绝对增高。心脏和血管是高血压病理生理作用的主要靶器官。现在认为血管内皮功能障碍是高血压最早期和最重要的血管损害。

1. 心脏　心肌细胞肥大和间质纤维化，左心室肥厚和扩张，高血压心脏病，常合并冠状动脉粥样硬化和微血管病变，心力衰竭或严重心律失常，甚至猝死。

2. 脑　慢性脑缺血，脑微动脉瘤，脑卒中。

3. 肾脏　肾小球纤维化、萎缩，以及肾动脉硬化，慢性肾衰竭。

4. 视网膜　视网膜小动脉痉挛、硬化、渗出和出血。

五、临床表现及并发症

1. 症状　大多数起病缓慢、渐进，一般缺乏特殊的临床表现。约1/5患者无症状。一般常见症状有头晕、头痛、颈项板紧、疲劳、心悸、视力模糊、鼻出血。症状与血压水平有一定的关联，因高血压性血管痉挛或扩张所致。典型的高血压头痛在血压下降后即可消失。高血压患者还可以出现受累器官的症状，如胸闷、气短、心绞痛、多尿等。

2. 体征　血压随季节、昼夜、情绪等因素有较大波动。冬季血压较高，夏季较低；血压有明显昼夜波动，一般夜间血压较低，清晨起床活动后血压迅速升高，形成清晨血压高峰。

体征一般较少。可有周围血管搏动、血管杂音、心脏杂音。腰部肿块提示多囊肾或嗜铬细胞瘤；股动脉搏动延迟出现或缺如，并且下肢血压明显低于上肢，提示主动脉缩窄；向心性肥胖、紫纹与多毛，提示Cushing综合征可能。

3. 并发症

（1）脑血管病　包括脑出血、脑血栓形成、腔隙性脑梗死、短暂性脑缺血发作。

（2）心力衰竭和冠心病。

（3）慢性肾衰竭。

（4）主动脉夹层。

六、实验室检查

1. 基本项目　尿常规、空腹血糖、血红蛋白、血细胞比容、血胆固醇、血甘油三酯、肾功能、血尿酸、血电解质、低密度脂蛋白胆固醇、高密度脂蛋白胆固醇。心电图。

2. 推荐项目　24小时动态血压监测（ABPM）、超声心动图、颈动脉超声、餐后2小时血糖、血同型半胱氨酸、尿白蛋白定量、尿蛋白定量、眼底、胸部X线检查、脉搏波传导速度、踝/臂血压比值等。

3. 选择项目 对怀疑继发性高血压患者，根据需要选择：血浆肾素活性、血和尿醛固酮、血和尿皮质醇、血游离甲氧基肾上腺素及甲氧基去甲肾上腺素、血和尿儿茶酚胺、动脉造影、肾和肾上腺超声、CT 或 MRI、睡眠呼吸监测等。

七、诊断与鉴别诊断

高血压诊断主要根据诊所测量的血压值，采用经核准的水银柱或电子血压计，测量安静休息坐位时上臂肱动脉部位血压，一般需非同日测量 3 次血压值收缩压≥140mmHg 和（或）舒张压≥90mmHg 可诊断高血压。家庭自测血压：收缩压≥135mmHg 和（或）舒张压≥85mmHg。24 小时动态血压：收缩压平均值≥130mmHg 和（或）舒张压≥80mmHg，白天收缩压平均值≥135mmHg 和（或）舒张压≥85mmHg，夜间收缩压平均值≥120mmHg 和（或）舒张压≥70mmHg。

一旦诊断高血压，必需鉴别是原发性还是继发性。

★ 八、预后

高血压的预后不仅与血压升高水平有关，而且与其他心血管危险因素存在以及靶器官损害程度有关。因此，从指导治疗和判断预后的角度，现在主张对高血压患者做心血管危险分层，将高血压患者分为低危、中危、高危和极高危。高血压患者心血管危险分层见表 3-5-2。

表 3-5-2　高血压患者心血管危险分层

其他危险因素和病史	血压（mmHg）		
	1 级（收缩压 140~159 或舒张压 90~99）	2 级（收缩压 160~179 或舒张压 100~109）	3 级（收缩压 >180 或舒张压 >110）
无其他危险因素	低危	中危	高危
1~2 个危险因素	中危	中危	极高危
3 个以上危险因素，或糖尿病，或靶器官损害	高危	高危	极高危
有并发症	极高危	极高危	极高危

九、治疗

★ （一）目的与原则

高血压治疗原则如下。

1. 治疗性生活方式干预

（1）减轻体重。

（2）减少钠盐摄入　每人每日食盐量以不超过 6g 为宜。

（3）补充钙和钾盐。

（4）减少脂肪摄入。

（5）戒烟、限制饮酒。

（6）增加运动。

（7）减轻精神压力。

（8）必要时补充叶酸治疗。

2. 降压药治疗对象

（1）高血压 2 级或 2 级以上患者（≥160/100mmHg）。

（2）高血压合并糖尿病，或者已经有心、脑、肾靶器官损害和并发症患者。

（3）凡血压持续升高，改善生活行为后血压仍未获得有效控制患者。

3. 血压控制目标值 原则上应将血压降到患者能最大耐受的水平，目前一般主张血压控制目标值至少＜140/90mmHg。糖尿病或慢性肾脏病合并高血压患者，血压控制目标值＜130/80mmHg。老年收缩期性高血压者收缩压（SBP）140～150mmHg，舒张压（DBP）＜90mmHg，但不低于65～70mmHg。

4. 多重心血管危险因素协同控制 在血压升高以外的诸多因素中，性别、年龄、吸烟、血胆固醇水平、血肌酐水平、糖尿病和冠心病对心血管危险的影响最明显。因此，必须在心血管危险控制新概念指导下实施抗高血压治疗，控制某一种危险因素时应注意尽可能改善或至少不加重其他心血管危险因素。

（二）降压药物治疗

1. 降压药物应用基本原则 小剂量开始，优先选择长效制剂，联合用药及个体化。

★2. 五大类降压药物 利尿剂、β受体阻滞剂、钙通道阻滞剂（CCB）、血管紧张素转换酶抑制剂（ACEI）和血管紧张素Ⅱ受体阻滞剂（ARB）。

3. 降压治疗方案 大多数无并发症或合并症患者可以单独或者联合使用噻嗪类利尿剂、β受体阻滞剂、CCB、ACEI 和 ARB，治疗应从小剂量开始，逐步递增剂量。临床实际使用时，患者心血管危险因素状况、靶器官损害、并发症、合并症、降压疗效、不良反应及药物费用等，都可能影响降压药的具体选择。

联合降压治疗方案：2级高血压（≥160/100mmHg）患者在开始时就可以采用2种降压药物联合治疗，处方联合或者固定剂量联合，联合治疗有利于血压在相对较短时期内达到目标值，也有利于减少不良反应。

十、特殊类型高血压的治疗

1. 老年高血压 其高血压的特点是收缩压增高，舒张压下降，脉压增大；血压波动大，容易出现体位性低血压；血压昼夜节律异常、白大衣高血压和假性高血压相对常见。老年高血压应降至150/90mmHg以下，如能耐受，可降至140/90mmHg以下。噻嗪类利尿剂、β受体阻滞剂、CCB、ACEI 和 ARB 都可以考虑。

2. 儿童青少年高血压 以原发性高血压为主，表现为轻、中度高血压，通常没有临床症状，与肥胖相关，左心室肥厚是最常见的靶器官受累。儿童青少年血压明显升高者多为继发性高血压，肾性高血压是首位病因。大多数通过非药物治疗即可达到控制目标。CCB、ACEI 和 ARB 首选。

3. 顽固性高血压治疗 尽管使用了3种以上合适剂量降压药联合治疗（一般应包括利尿剂），血压仍未能达到目标水平，称为顽固性高血压或难治性高血压。对顽固性高血压的处理，首先要寻找原因，然后针对具体原因进行治疗，常见有以下一些原因。

（1）假性难治性高血压 血压测量错误、"白大衣现象"或治疗依从性差等导致。

（2）生活方式未得到有效改善。

（3）降压治疗方案不合理。

（4）其他药物干扰降压作用。

（5）容量超负荷，饮食钠摄入过多抵消降压药作用。

（6）胰岛素抵抗。

（7）继发性高血压。

顽固性高血压的处理应该建立在上述可能原因评估的基础上，进行有效生活方式干预，合理制订降压方案，除外继发性高血压，增加患者依从性，大多数患者可以控制。

4. 高血压急症和亚急症的治疗原则 高血压急症是指原发性或继发性高血压患者，在某些诱因作用下，血压突然或明显升高，一般超过180/120mmHg，伴有重要器官组织如心脏、脑、肾脏、眼底、大动脉的严重功能不全的表现。高血压急症可以发生在高血压患者，表现为高血压危象或包括高血压脑病、脑出血、蛛网膜下腔出血、缺血性脑梗死、急性左心室心力衰竭、急性冠脉综合征、急性主动脉夹层、子痫、急、慢性肾衰竭、嗜铬细胞瘤危象、围术期严重高血压等情况时。高血压亚急诊是指血压明显升高，但不伴有严重临床症状及进行性靶器官损害。血压升高的程度不是区分高血压急诊和亚急诊的标准，区别两者的唯一标准是有无新近发生的急性进行性靶器官损害。

治疗原则如下。

（1）**及时降低血压**　选择适宜有效的降压药物，放置静脉输液管，静脉滴注给药，同时应经常不断测量血压或无创性血压监测。静脉滴注给药的优点是便于调整给药的剂量。如果情况允许，及早开始口服降压药治疗。

（2）**控制性降压**　开始的 24 小时内将血压降低 20% ~ 25%，48 小时内血压不低于 160/100mmHg。如果降压后发现有重要器官的缺血表现，血压降低幅度应更小些。在随后的 1 ~ 2 周内，再将血压逐步降到正常水平。

（3）**合理选择降压药**　对降压药的选择，要求起效迅速，短时间内达到最大作用；作用持续时间短，停药后作用消失较快；不良反应较小。另外，最好在降压过程中不明显影响心率、心输出量和脑血流量。硝普钠、硝酸甘油、尼卡地平相对比较理想。在大多数情况下，硝普钠往往是首选的药物。

（4）**避免使用的药物**　避免使用利血平，也不宜使用强力的利尿降压药。

第 2 节　继发性高血压

临床上凡遇到以下情况时，要进行全面详尽的筛选检查：①中、重度血压升高的年轻患者；②症状、体征或实验室检查有怀疑线索；③降压药联合治疗效果很差；④急进性和恶性高血压患者。继发性高血压的主要疾病和病因见表 3 - 5 - 3。

表 3 - 5 - 3　继发性高血压的主要疾病和病因

分类	疾病	分类	疾病
肾脏疾病	肾小球肾炎	心血管病变	主动脉瓣关闭不全
	慢性肾盂肾炎		完全性房室传导阻滞
	先天性肾脏病变（多囊肾）		主动脉缩窄
	继发性肾脏病变（结缔组织病，糖尿病肾病，肾淀粉样变等）		多发性大动脉炎
	肾动脉狭窄	颅脑病变	脑肿瘤
	肾肿瘤		脑外伤
内分泌疾病	Cushing 综合征（皮质醇增多症）		脑干感染
	嗜铬细胞瘤	其他	妊娠高血压综合征
	原发性醛固酮增多症		红细胞增多症
	肾上腺性变态综合征		
	甲状腺功能亢进		
	甲状腺功能减退		药物（糖皮质激素，拟交感神经药，甘草）
	甲状旁腺功能亢进		
	绝经期综合征		
	垂体前叶功能亢进		

（一）肾实质性高血压

包括急、慢性肾小球肾炎，糖尿病性肾病、慢性肾盂肾炎，多囊肾和肾移植后等多种肾脏病变引起的高血压，是最常见的继发性高血压。所有肾脏疾病在终末期肾病阶段 80% 以上有高血压。肾实质性高血压的发生主要是由于肾单位大量丢失，导致水钠潴留和细胞外容量增加，以及肾脏 RAAS 激活与排钠激素减少。高血压又进一步升高肾小球内囊压力，形成恶性循环，加重肾脏病变。

（二）肾血管性高血压

肾血管性高血压是单侧或双侧肾动脉主干或分支狭窄引起的高血压。常见病因有多发性大动脉炎，肾动脉纤维肌性发育不良和动脉粥样硬化，前两者主要见于青少年，后者见于老年人。肾血管性高血压的发生是由于肾血管狭窄，导致肾脏缺血，激活 RAAS。治疗方法可根据病情和条件选择经皮肾动脉成形术，手术和药物治疗。

（三）原发性醛固酮增多症

本症是肾上腺皮质增生或肿瘤分泌过多醛固酮所致。临床上以长期高血压伴低血钾为特征。由于电解质代谢障碍，本症可有肌无力、周期性麻痹、烦渴、多尿等症状。实验室检查有低血钾、高血钠、代谢性碱中毒、血浆肾素活性降低、尿醛固酮增多。血浆醛固酮/血浆肾素活性比值增大有较高诊断敏感性和特异性。超声、放射性核素、CT、MRI 可确立病变性质和部位。手术切除是最好的治疗方法。

（五）皮质醇增多症

又称 Cushing 综合征，主要是由于促肾上腺皮质激素（ACTH）分泌过多导致肾上腺皮质增生或者肾上腺皮质腺瘤，引起糖皮质激素过多所致。80% 患者有高血压，同时有向心性肥胖、满月脸、水牛背、皮肤紫纹、毛发增多、血糖增高等表现。24 小时尿中 17 - 羟和 17 - 酮类固醇增多。颅内蝶鞍 X 线检查，肾上腺 CT，放射性核素肾上腺扫描可确定病变部位。治疗主要采用手术、放射和药物方法根治病变本身。

（六）主动脉缩窄

主动脉缩窄多数为先天性，少数是多发性大动脉炎所致。临床表现为上臂血压增高，而下肢血压不高或降低。在肩胛间区、胸骨旁、腋部有侧支循环的动脉搏动和杂音，腹部听诊有血管杂音。胸部 X 线检查可见肋骨受侧支动脉侵蚀引起的切迹。主动脉造影可确定诊断。治疗主要采用介入扩张支架植入或血管手术方法。

【同步练习】

1. 原发性高血压的治疗原则是什么？

2. 常用降压药物有哪几类？

3. 高血压急症应如何处理？

【参考答案】

1. 降压药物应用基本原则：小剂量开始，优先选择长效制剂，联合用药及个体化。

2. 降压药物种类：目前常用降压药物可归纳为五大类，即利尿剂、β 受体阻滞剂、钙通道阻滞剂（CCB）、血管紧张素转换酶抑制剂（ACEI）和血管紧张素 II 受体阻滞剂（ARB）。

3. ①及时降低血压。②控制性降压：开始的 24 小时内将血压降低 20% ~ 25%，48 小时内血压不低于 160/100mmHg。③合理选择降压药：硝普钠、硝酸甘油、尼卡地平和拉贝洛尔。④避免使用利血平。

第6章 心肌疾病

教学目的

1. 掌握 心肌病的定义、分类；扩张型心肌病的诊断与鉴别诊断；肥厚型心肌病的临床表现及心脏超声特点。病毒性心肌炎的临床特点、诊断。

2. 熟悉 扩张型心肌病、肥厚型心肌病的治疗原则；心肌炎的病因。

3. 了解 常见的特异性心肌病；心肌炎的病原性检查及治疗。

4. 自学 限制型心肌病的临床表现。

★心肌病是由不同病因（遗传性病因较多见）引起的心肌病变导致心肌机械和（或）心电功能障碍，常表现为心室肥厚和扩张。由其他心血管疾病继发的心肌病理性改变不属于心肌病范畴，如心脏瓣膜病、冠状动脉粥样硬化性心脏病、高血压心脏病、肺源性心脏病、先天性心血管病等所致的心肌病变。

★心肌病分类如下。

1. 遗传性心肌病 肥厚型心肌病、右心室发育不良心肌病、左心室致密化不全、糖原贮积症、先天性传导阻滞、线粒体肌病、离子通道病（包括长Q-T间期综合征、Brugada综合征、短Q-T间期综合征、儿茶酚胺敏感室速等）。

2. 混合性心肌病 扩张型心肌病、限制型心肌病。

3. 获得性心肌病 感染性心肌病、心动过速心肌病、心脏气球样变、围生期心肌病。

第1节 扩张型心肌病

扩张型心肌病是一类以左心室或双心室扩大伴收缩功能障碍为特征的心肌病。

一、病因和发病机制

多数原因不明。可能与感染、炎症、中毒、内分泌和代谢、遗传等有关。

二、病理解剖和病理生理

心腔扩张为主，肉眼可见心室扩张，室壁多变薄，纤维瘢痕形成，且常伴有附壁血栓。组织学为非特异性心肌细胞肥大、变性，特别是程度不同的纤维化等病变混合存在。

三、临床表现

1. 症状 早期无症状。呼吸困难、活动耐力下降、食欲下降、腹胀、水肿等。部分患者可发生栓塞或猝死。

2. 体征 心脏扩大，常可听到第三或第四心音，心率快时呈奔马律。体循环淤血体征。

四、辅助检查

1. 胸部X线检查 心影常明显增大，心胸比 >50%，肺淤血。

2. 心电图 无特异性。可见各种心律失常、ST-T改变、低电压、R波减低、病理性Q波。

3. 超声心动图 心腔扩大，室壁运动普遍减弱，二、三尖瓣反流。

4. 心肌磁共振 对诊断与鉴别诊断及预后评估均有很高价值。

5. **心肌核素显像**　左心室容积增大，左心室射血分数降低。

6. **冠脉 CTA**　排外缺血性心肌病。

7. **血液和血清学检查**　BNP 或 NT－proBNP 鉴别呼吸困难。

8. **冠状动脉造影和心导管检查**　有助于除外冠心病。

9. **心内膜心肌活检**　有助于诊断心肌炎。

★ 五、诊断与鉴别诊断

对于有慢性心力衰竭的临床表现，超声心动图检查有心腔扩大与心脏收缩功能减低，即应考虑诊断。

鉴别诊断应除外各种病因明确的器质性心脏病，如心脏瓣膜病、高血压性心脏病、冠心病、先天性心血管病。

六、治疗

1. **病因治疗**　控制感染、严格限酒、戒烟、治疗全身性疾病等。

2. **针对心力衰竭的治疗**　①ACEL/ARB。②β 受体阻滞剂。③盐皮质激素受体拮抗剂。④肼苯哒嗪和二硝酸异山梨酯。⑤伊伐布雷定。⑥利尿剂的应用。⑦洋地黄。

3. **心力衰竭的心脏再同步化治疗（CRT）。**

4. **心力衰竭其他治疗**　心脏移植，左心机械辅助循环。

5. **抗凝治疗。**

6. **心律失常和心脏性猝死的防治**　置入心脏电复律除颤器（ICD）。

七、特殊类型心肌病

有酒精性心肌病、围生期心肌病、心动过速性心肌病、致心律失常性右心室心肌病、心肌致密化不全、心脏气球样变、缺血性心肌病等多种。

第 2 节　肥厚型心肌病

肥厚性心肌病是一种遗传性心肌病，以心室非对称性肥厚为解剖特点，是青少年运动猝死的最主要原因之一。根据左心室流出道有无梗阻又可分为梗阻型和非梗阻型。

一、病因与分子遗传学

常染色体显性遗传疾病，肌节收缩蛋白基因如心脏肌球蛋白重链及肌球蛋白结合蛋白 C 基因突变是主要的致病因素。

二、病理生理

有梗阻的病例可见二尖瓣前叶在收缩期前移（SAM），加重梗阻。静息或运动负荷超声显示左心室流出道压力阶差≥30mmHg 者，属梗阻型 HCM。

三、病理改变

不均等的心室间隔增厚，亦有心尖部肥厚的类型。组织学特征为心肌细胞排列紊乱、小血管病变、瘢痕形成。

★ 四、临床表现

1. **症状**　劳力性呼吸困难，劳力性胸痛，运动后晕厥。最常见的持续性心律失常是房颤。是青少年猝死的主要原因。

2. 体征 心脏轻度增大，可听到第四心音；流出道有梗阻的患者可在胸骨左缘第 3~4 肋间听到较粗糙的喷射性收缩期杂音；心尖部也常可听到收缩期杂音。β 受体阻滞剂、取下蹲位可使杂音减轻；含服硝酸甘油片、应用强心药或取站立位，可使杂音增强。

五、辅助检查

1. 胸部 X 线检查 心影正常大小或左心室增大。

2. 心电图 变化多端。左心室高电压在胸前导联出现，ST 段压低和 T 波倒置多见于 I、aVL、V_4~V_6 导联，深而不宽的病理性 Q 波可在 I、aVL 或 II、III、aVF、某些胸导联出现。可有各种心律失常。

★3. 超声心动图 心室不对称性肥厚而无心室腔增大为其特征。舒张期室间隔的厚度达 15mm 或与后壁之比≥1.3。有梗阻的病例可见 SAM 运动。

4. 心脏磁共振（CMR） 显示心室壁和（或）室间隔局限性或普遍性肥厚。梗阻型 HCM 可见左心室流出道狭窄、SAM 征、二尖瓣关闭不全。

5. 心导管检查和冠状动脉造影 心导管检查示左心室舒张末期压升高。有梗阻者在左心室腔与流出道间有收缩期压差，心室造影显示左心室腔变形，呈香蕉状、犬舌状、纺锤状（心尖部肥厚时）。冠状动脉造影多无异常。

6. 心内膜心肌活检 心肌细胞肥大，排列紊乱，间质纤维化。

六、诊断与鉴别诊断

诊断标准：根据病史和体格检查，超声心动图示舒张期室间隔厚度达 15mm 或与后壁厚度之比≥1.3。如有阳性家族史（猝死，心脏增大等）更有助于诊断。基因检查有助于明确遗传学异常。

鉴别诊断需除外高血压心脏病、冠心病、先天性心血管病、主动脉瓣狭窄等。

七、治疗

1. 药物治疗

（1）减轻左心室流出道梗阻 β 受体阻滞剂及非二氢吡啶类钙通道阻滞剂。

（2）针对心力衰竭的治疗 ACEI、ARB、β 受体阻滞剂、利尿剂、螺内酯甚至地高辛。

（3）针对房颤 胺碘酮和 β 受体阻滞剂。口服抗凝剂。

2. 非药物治疗

（1）手术治疗 室间隔切除术，对于药物治疗失败，心功能不全（心功能不全 NYHA 级）患者，若存在严重流出道梗阻，需要考虑室间隔切除术。欧美共识列为首选。

（2）酒精室间隔消融术 经冠状动脉间隔支注入无水酒精造成该供血区域心室间隔坏死，此法可望减轻患者左心室流出道梗阻及二尖瓣反流。

（3）起搏治疗 植入双腔 DDD 型起搏器，选择放置右心室心尖起搏有望减轻左心室流出道梗阻。

3. 猝死的风险评估和 ICD 预防 本病常为青年和运动员心源性猝死的最常见的原因，ICD 能有效预防猝死的发生。

第 3 节　限制型心肌病

限制性心肌病是以心室壁僵硬度增加、舒张功能降低、充盈受限而产生临床以右心衰症状为特征的一类心肌病。

一、病因与分类

属于混合型心肌病，分为三类。

1. 浸润型　淀粉样变性、结节病、血色病、糖原贮积症、戈谢病、Fabry 病。

2. 非浸润型　特发性 RCM、轻微扩张型心肌病、硬皮病、糖尿病心肌病等。

3. 心内膜变性　心内膜弹力纤维增生症、高嗜酸细胞综合征、放射性、蒽环类抗生素等药物、类癌样心脏病、转移性癌等。

二、病理改变与病理生理

心肌纤维化、炎性细胞浸润和心内膜面瘢痕形成。心室充盈受限，心室舒张功能减低。

三、临床表现

活动耐量下降、乏力、呼吸困难、肝大、腹水、全身水肿。右心衰较重为其临床特点。体循环淤血体征。

四、辅助检查

1. 实验室检查　尿本周蛋白；BNP。

2. 心电图　低电压、QRS 波异常及 ST－T 异常。

3. 超声心动图　双心房扩大和心室肥厚。

4. X 线、CTA、CMR　有助于鉴别缩窄性心包炎。

5. 心导管检查　肺动脉压明显升高，舒张压的变化较大，右心室舒张压相对较低。

6. 心内膜心肌活检　对淀粉样变性和高嗜酸细胞综合征等具有确诊的价值。

五、诊断与鉴别诊断

1. 诊断　根据运动耐力下降、水肿病史有右心衰检查结果，如果患者心电图肢导联低电压、超声心动图示双房大、室壁不厚或增厚、左心室不扩大而充盈受限，应考虑本病。

2. 鉴别诊断　应除外缩窄性心包炎。

六、治疗

无特异性治疗手段。针对心力衰竭治疗。

第 4 节　心　肌　炎

心肌炎指心肌本身的炎症性疾病。总的分为感染性和非感染性两大类。感染性可有细菌、病毒、螺旋体、立克次体、真菌、原虫、蠕虫等所引起。非感染性包括过敏、变态反应（如风湿热等）、化学、物理或药物（如阿霉素等）。本节重点叙述病毒性心肌炎。

一、病因

很多病毒都可能引起心肌炎，其中以肠道病毒包括柯萨奇 A、B 组病毒，孤儿（ECHO）病毒，脊髓灰质炎病毒等为常见，尤其是柯萨奇 B 组病毒（CVB）约占 30% ~ 50%。此外，人类腺病毒、流感、风疹、单纯疱疹、脑炎、肝炎（A、B、C 型）病毒及 HIV 等都能引起心肌炎。病毒性心肌炎的发病机制为病毒的直接作用和病毒介导的免疫损伤作用。

★ 二、临床表现

1. 症状　约半数于发病前 1 ~ 3 周有病毒感染前驱症状，如发热，全身倦怠感，即所谓"感冒"样症状或恶心、呕吐等消化道症状。然后出现心悸、胸痛、呼吸困难、水肿,甚至晕厥、猝死。临床诊断的病例绝大部分以心律失常为主诉或首发症状。

2. 体征 可见各种心律失常,可听到第三心音或杂音。或有颈静脉怒张、肺部湿性啰音、肝大等心力衰竭体征。

三、辅助检查

1. 胸部 X 线检查 可见心影扩大或正常。

2. 心电图 常见 ST – T 改变和各型心律失常,特别是室性心律失常和房室传导阻滞等。如合并有心包炎可有 ST 段上升,严重心肌损害时可出现病理性 Q 波。

3. 超声心动图检查 左心室室壁运动减弱,左心室增大或附壁血栓等。

4. 心脏磁共振(CMR) 心肌片状强化。

5. 实验室检查 血清肌钙蛋白(T 或 I)、心肌肌酸激酶(CK – MB)增高。红细胞沉降率加快,高敏 C 反应蛋白增加。

6. 病毒血清学检测 发病后 3 周内,相隔 2 周的 2 次血清 CVB 中和抗体滴度呈四倍或以上增高,或一次高达 1∶640,特异型 CVB IgM 1∶320 以上(按不同实验室标准),外周血白细胞肠道病毒核酸阳性等。

7. 心内膜心肌活检(EMB) 病毒感染心肌的确诊有赖于心内膜、心肌或心包组织内病毒、病毒抗原、病毒基因片段或病毒蛋白的检出。

四、诊断与鉴别诊断

1. 诊断 主要是临床诊断。根据典型的前驱感染史、相关的临床表现及体征、心电图、心肌酶学检查或超声心动图、CMR 显示的心肌损伤证据,应考虑此诊断。确诊有赖于 EMB。

2. 鉴别诊断 甲状腺功能亢进、二尖瓣脱垂综合征等。

五、治疗

无特异治疗,针对心衰的支持治疗为主。适当休息。心力衰竭时使用利尿剂、血管扩张剂、血管紧张素转换酶抑制剂(ACEI)等。有快速心律失常者,采用抗心律失常药物。糖皮质激素不主张常规使用。

【同步练习】

1. 试述原发性心肌病的分类。

2. 简述肥厚型心肌病的治疗。

【参考答案】

1.(1)遗传性心肌病 肥厚型心肌病、右心室发育不良心肌病、左心室致密化不全、糖原贮积症、先天性传导阻滞、线粒体肌病、离子通道病(包括长 Q – T 间期综合征、Brugada 综合征、短 Q – T 间期综合征、儿茶酚胺敏感室速等)。

(2)混合性心肌病 扩张型心肌病、限制型心肌病。

(3)获得性心肌病 感染性心肌病、心动过速心肌病、心脏气球样变、围生期心肌病。

2.(1)药物治疗 ①减轻左心室流出道梗阻:β 受体阻滞剂及非二氢吡啶类钙通道阻滞剂。②针对心力衰竭的治疗:ACEI、ARB、β 受体阻滞剂、利尿剂、螺内酯甚至地高辛。③针对房颤:胺碘酮和 β 受体阻滞剂。口服抗凝剂。

(2)非药物治疗 ①手术治疗:室间隔切除术。②酒精室间隔消融术。③起搏治疗。

(3)猝死的风险评估和 ICD 预防。

第7章　先天性心血管病

本章为自学内容。

1. 了解　先心病的病因及分类；常用的心血管疾病辅助检查（心电图，X线、超声心动图，心导管心血管造影及磁共振成像等）的意义及诊断价值。

2. 熟悉　临床常见先心病（室间隔缺损、房间隔缺损、动脉导管未闭）。

第1节　成人常见先天性心血管病

一、房间隔缺损

1. 病理解剖　房间隔缺损一般分为原发孔缺损和继发孔缺损，前者实际上属于部分心内膜垫缺损，常同时合并二尖瓣和三尖瓣发育不良。后者为单纯房间隔缺损（包括中央型、上腔型、下腔型及混合型）。

2. 病理生理　房间隔缺损对血流动力学的影响主要取决于分流量的多少，由于左心房压力高于右心房，所以形成左向右的分流，持续的肺血流量增加导致肺淤血，使右心容量负荷增加，肺血管顺应性下降，从功能性肺动脉高压发展为器质性肺动脉高压，右心系统压力随之持续增高，使原来的左向右分流逆转为右向左分流而出现青紫。

3. 临床表现　儿童期大多无症状，随年龄增长症状逐渐显现劳力性呼吸困难，继之可发生室上性心律失常，特别是房扑、房颤而使症状加重。右心衰竭。晚期因重度肺动脉高压出现青紫，形成 Eisenmenger 综合征。肺动脉瓣区第二心音亢进呈固定性分裂，并可闻及 II～III 级肺动脉瓣收缩期喷射性杂音。

4. 辅助检查

（1）心电图　可有电轴右偏、右心室肥大、右束支传导阻滞等表现。

（2）X线检查　右心房、右心室增大、肺动脉段突出及肺血管影增加。

（3）超声心动图　肺动脉增宽，右心房、右心室增大，剑突下心脏四腔图可显示房间隔缺损的部位及大小。彩色多普勒可显示分流方向。

5. 诊断与鉴别诊断　典型的心脏听诊、心电图、X线表现可提示房间隔缺损存在，超声心动图可以确诊。

6. 治疗

（1）介入治疗。

（2）手术治疗。

7. 预后　死亡原因常为心力衰竭，其次为肺部感染，肺动脉血栓形成或栓塞。

二、室间隔缺损

1. 病理解剖　膜部缺损、漏斗部缺损和肌型缺损。

2. 病理生理　室间隔缺损必然导致心室水平的左向右分流，其血流动力学效应为：①肺循环血量增多；②左心室容量负荷增大；③体循环血量下降。最后转变为右向左分流，形成 Eisenmenger 综合征。

3. 临床表现

（1）小型室间隔缺损　通常无症状，沿胸骨左缘第 3 ~ 4 肋间可闻及Ⅳ ~ Ⅵ级全收缩期杂音伴震颤，P_2 可有轻度分裂无明显亢进。

（2）中型室间隔缺损　胸骨左缘可闻及全收缩期杂音伴震颤，心尖区闻及舒张中期反流性杂音，P_2 可轻度亢进。部分患者有劳力性呼吸困难。

（3）大型室间隔缺损　青紫、呼吸困难、负荷能力下降；胸骨左缘收缩期杂音常减弱至Ⅲ级左右，P_2 亢进；肺动脉瓣舒张期杂音。

4. 辅助检查

（1）心电图　成人小室间隔缺损心电图可以正常或电轴左偏；中等大室间隔缺损可有左心室或双室肥大。

（2）X 线检查　肺血增加，肺动脉扩张，左心房、左心室、右心室增大，右心室肥厚。

（3）超声心动图　可以测定缺损大小及部位，判断心室肥厚及心腔大小。测算跨隔及跨（肺动脉）瓣压差。

5. 诊断与鉴别诊断　典型室间隔缺损根据临床表现及超声心动图即可确诊。

6. 治疗

（1）介入治疗。

（2）手术治疗。

7. 预后　较小室间隔缺损预后较好；较大的缺损至成人已发展为严重肺动脉高压导致右向左分流预后极差。

三、动脉导管未闭

1. 病理解剖　动脉导管连接肺动脉总干与降主动脉，如 1 岁后仍未闭塞，即为动脉导管未闭。

2. 病理生理　在整个心动周期主动脉压总是明显高于肺动脉压，所以通过未闭动脉导管持续有血流从主动脉进入肺动脉，即左向右分流，使肺循环血流量增多，左心负荷加重，左心随之增大。

3. 临床表现

（1）分流量甚小者无主观症状，胸骨左缘第 2 肋间连续性机械样杂音，伴震颤，脉压轻度增大。

（2）中等分流量者乏力、劳累后心悸、气喘胸闷，心脏听诊杂音性质同上，更为响亮伴有震颤，传导范围广泛；心尖部收缩期及（或）舒张期杂音，周围血管征阳性。

（3）分流量大者青紫，收缩期杂音或无杂音。肺动脉瓣舒张期杂音。

4. 辅助检查

（1）心电图　左心室大、左心房大，有肺动脉高压时，右心房大，右心室肥大。

（2）X 线检查　肺门舞蹈征。肺动脉凸出，肺血增多，左心房及左心室增大。严重病例右心室肥大。

（3）超声心动图　二维超声心动图可显示未闭动脉导管，并可见左心室内径增大。彩色多普勒可测得存在于主动脉与肺动脉之间的收缩期与舒张期左向右分流。

（4）心导管检查　右心导管检查及逆行升主动脉造影。

5. 诊断与鉴别诊断　根据典型杂音、X 线及超声心动图表现，大部分可以作出正确诊断，右心导管可进一步确定病情。

6. 治疗 介入或手术治疗。

7. 预后 除少数病例已发展至晚期失去手术介入治疗机会外，总体预后良好。

四、肺动脉瓣狭窄

1. 病理解剖 肺动脉瓣狭窄、瓣上或瓣下狭窄3型。

2. 病理生理 主要的病理生理为右心室的排血受阻，右心室压力增高，右心室代偿性肥厚，最终右心室扩大以致衰竭。

3. 临床表现 轻症肺动脉瓣狭窄可无症状，重者在活动时有呼吸困难及疲倦，严重狭窄者可因剧烈活动而导致晕厥甚至猝死。胸骨左缘第2肋间响亮的收缩期喷射性杂音，常伴有震颤；肺动脉瓣区第二心音减弱。

4. 辅助检查

（1）心电图 电轴右偏、右心室肥大、右心房增大、不完全右束支传导阻滞。

（2）X线检查 肺动脉段突出，肺血管影细小，肺野异常清晰；心影增大。

（3）超声心动图 肺动脉瓣增厚，可定量测定瓣口面积；应用多普勒技术可计算出跨瓣或狭窄上下压力阶差。

（4）右心导管检查及右心室造影以确定狭窄部位及程度。

5. 诊断与鉴别诊断 与风湿性瓣膜病及肥厚型梗阻性心肌病相鉴别。

6. 治疗

（1）介入治疗 球囊扩张。

（2）手术治疗。

7. 预后 预后取决于并发的功能障碍的程度。

五、二叶主动脉瓣

1. 病理解剖 先天性发育异常，常有渐进性钙化致主动脉瓣狭窄。

2. 病理生理 当二叶瓣功能正常时无血流动力学异常，一旦出现瓣膜狭窄或关闭不全则可出现相应的血流动力学变化。

3. 临床表现 瓣膜功能正常时可无任何症状体征。瓣膜功能障碍出现主动脉瓣狭窄或关闭不全。

4. 辅助检查

（1）超声心动图是诊断二叶主动脉瓣最直接、最可靠的检查方法。

（2）心导管检查仅用于拟行介入或手术治疗的患者，测定跨瓣压差、计算瓣口面积、判断反流程度等。

5. 诊断与鉴别诊断 与风湿性瓣膜病及肥厚型梗阻性心肌病相鉴别。

6. 治疗

（1）介入治疗。

（2）手术治疗 换瓣。

六、三尖瓣下移畸形

1. 病理解剖 隔瓣叶和后瓣叶发育不良且附着部位下移至右心室心尖部，伴有三尖瓣关闭不全，合并卵圆孔未闭或房间隔缺损。

2. 病理生理 主要为三尖瓣关闭不全的病理生理变化，右心房压增高。如同时有房间隔缺损，可能导致右向左分流而有青紫。

3. 临床表现

（1）症状　心悸、气喘、乏力、头晕、右心衰竭、青紫，阵发性房室折返性心动过速病史。

（2）体征　心界明显增大，心前区搏动微弱。四音心律。三尖瓣听诊区全收缩期杂音、颈动脉扩张性搏动、肝脏肿大伴扩张性搏动。

4. 辅助检查

（1）心电图　常有 I°房室传导阻滞、P 波高尖、右束支传导阻滞。约 25% 有预激综合征（右侧房室旁路）图形。

（2）X 线检查　球形巨大心影为其特征，以右心房增大为主，有青紫的患者肺血管影减少。

（3）超声心动图　可见到下移的瓣膜、巨大右心房、房化右心室及相对甚小的功能性右心室、缺损的房间隔亦可显现。

5. 诊断与鉴别诊断　临床表现和超声心动图可以确诊。

6. 治疗　手术治疗，包括三尖瓣成形或置换、房化的心室折叠、关闭房间隔缺损及切断房室旁路。

七、先天性主动脉缩窄

1. 病理解剖　分为导管前型及导管后型。

2. 病理生理　体循环近端缩窄以上供血范围高血压，包括上肢血压升高而以下肢为代表的缩窄以下的血压降低，腹腔器官及下肢供血减少，肾脏供血减少而刺激肾素活性增高也是使血压升高的原因之一。

3. 临床表现　主动脉缩窄以上供血增多，血压增高，可导致头痛、头晕、面部潮红、鼻出血等；缩窄以下供血不足而有下肢无力、麻木、发凉甚至有间歇性跛行。上肢血压有不同程度的增高，下肢血压下降。

4. 辅助检查

（1）心电图　常有左心室肥大及（或）心肌劳损表现。

（2）X 线检查　可见左心室增大、升主动脉增宽，缩窄上下血管扩张而使主动脉弓呈"3"字征。

（3）超声心动图　示左心内径增大；左心室壁肥厚；胸骨上窝主动脉长轴可见缩窄环所在部位及其上下扩张。超声多普勒可测定缩窄上下压力阶差。

（4）磁共振检查　可更满意地显示整个主动脉的解剖构形及侧支循环情况。

5. 诊断与鉴别诊断

（1）诊断　典型的上下肢血压的显著差别及胸部杂音可提示本病的诊断，超声心动图检查可确诊。

（2）鉴别诊断　应考虑主动脉瓣狭窄，动脉导管未闭及多发性大动脉炎等。

6. 治疗

（1）介入治疗。

（2）手术治疗。

7. 预后　半数以上死于 30 岁以内。

八、主动脉窦动脉瘤

1. 病理解剖　本病主要在主动脉窦部，包括左、右冠状动脉开口的窦及无冠状动脉开口的窦形成动脉瘤。

2. 病理生理 瘤体可破入右心房、右心室、肺动脉、左心室或心包腔。

3. 临床表现 在瘤体未破裂前一般无临床症状或体征。当窦瘤破入右心室时，患者突感心悸、胸痛、呼吸困难、咳嗽等急性左心功能不全症状，随后逐渐出现右心衰竭的表现、体征以胸骨左缘第 3、4 肋间闻及连续性响亮的机器样杂音，伴有震颤为特征。

4. 辅助检查

（1）心电图　可正常，窦瘤破裂后可出现左心室肥大或左、右心室肥大表现。

（2）X 线检查　窦瘤破裂后，可见继发性肺淤血，左、右心室增大。

（3）超声心动图　窦瘤未破裂前即可见到相应的窦体增大有囊状物膨出。瘤体破裂后可见裂口；超声多普勒可显示经裂口的血液分流。

（4）磁共振显像　可更清晰显示窦瘤部位大小及与周围心血管腔室的关系。

（5）心导管检查　未破裂的窦瘤经升主动脉造影可清楚显示与窦瘤相关的解剖学变化，破裂后，根据造影剂的流向，结合心导管检查，可准确判断破入的部位及分流量。

5. 诊断与鉴别诊断 应与急性心肌梗死、动脉导管未闭、室间隔缺损等相鉴别。

6. 治疗 窦瘤未破裂者不予处理，随访观察。一旦破裂可在体外循环条件下，施行手术修补效果较好。

7. 预后 预后不佳，多在数周或数月内死于心衰。

九、法洛四联症

1. 理解剖 肺动脉狭窄、心室间隔缺损、主动脉骑跨、右心室肥大；如同时有房间隔缺损则称之为法洛五联症。

2. 病理生理 右心室大量血液经骑跨的主动脉进入体循环，出现青紫并继发性红细胞增多症。

3. 临床表现 进行性青紫和呼吸困难，易疲乏，劳累后常取蹲踞位休息。晕厥，右心心功能不全。杵状指（趾）。肺动脉瓣第二心音减弱以致消失，胸骨左缘常可闻及收缩期喷射性杂音。

4. 辅助检查

（1）血常规检查　可显示红细胞、血红蛋白及血细胞比容均显著增高。

（2）心电图　可见电轴右偏、右心室肥厚。

（3）X 线检查　主要为右心室肥厚表现，肺动脉段凹陷，形成木靴状外形，肺血管纹理减少。

（4）超声心动图　可显示右心室肥厚、室间隔缺损及主动脉骑跨。右心室流出道狭窄及肺动脉瓣的情况也可以显示。

（5）磁共振检查　对于各种解剖结构异常可进一步清晰显示。

（6）心导管检查　对拟行手术治疗的患者应行心导管检查，进一步确定畸形的性质和程度，以及有无其他合并畸形。

5. 诊断与鉴别诊断 根据临床表现、X 线和心电图检查可以提示本病，超声心动图确诊。

6. 治疗 手术治疗。

7. 预后 预后不佳，多死于心衰。

十、艾森门格综合征

1. 病理解剖 除原发的室间隔缺损、房间隔缺损或动脉导管未闭等原有畸形外，可见右心房、右心室均明显增大；肺动脉总干和主要分支扩大，而肺小动脉壁增厚，内腔狭小甚至闭塞。

2. 病理生理 左向右分流流量一般均较大，导致肺动脉压增高，使原来的左向右分流逆转为右向左分流而出现青紫。

3. 临床表现

（1）症状　轻至中度青紫、杵状指（趾）、气急、乏力、头晕、右心衰竭。

（2）体征　心浊音界明显增大，心前区胸骨左缘3～4肋间有明显搏动，肺动脉瓣第二心音亢进、分裂、舒张期杂音，胸骨下段偏左部位可闻及收缩期反流性杂音。

4. 辅助检查

（1）心电图　右心室肥大劳损、右心房肥大。

（2）X线检查　右心室、右心房增大，肺动脉干及左、右肺动脉均扩大，肺野轻度淤血或不淤血，血管纹理变细。

（3）超声心动图　除原有畸形表现外，肺动脉扩张及相对性肺动脉瓣及三尖瓣关闭不全支持本征诊断。

（4）心导管检查　除可见原有畸形外，可确定双向分流或右向左分流。

5. 诊断与鉴别诊断　鉴别诊断主要与先天性青紫型心脏畸形鉴别。

6. 治疗　心肺联合移植。

7. 预后　为先天性心脏病后期已失去手术治疗机会，预后不良。

第2节　先天性心脏病的介入治疗

一、球囊瓣膜成形术

包括经皮球囊肺动脉瓣成形术、经皮球囊主动脉瓣成形术。

二、经导管封堵术

包括动脉未闭导管封堵术、房间隔缺损封堵术、室间隔缺损封堵术。

三、先天性心脏病的其他介入治疗

包括经皮球囊动脉扩张及支架植入术、人工房间隔造口术、异常血管弹簧圈堵闭术等。

【同步练习】

1. 简述房间隔缺损的分型。

2. 简述室间隔缺损的临床表现。

3. 如何诊断动脉导管未闭？

【参考答案】

1. 房间隔缺损一般分为原发孔缺损和继发孔缺损，前者实际上属于部分心内膜垫缺损，常同时合并二尖瓣和三尖瓣发育不良。后者为单纯房间隔缺损（包括中央型、上腔型、下腔型及混合型）。

2. （1）小型室间隔缺损：通常无症状，沿胸骨左缘第3～4肋间可闻及Ⅳ～Ⅵ级全收缩期杂音伴震颤，P_2可有轻度分裂无明显亢进。

（2）中型室间隔缺损：胸骨左缘可闻及全收缩期杂音伴震颤，心尖区闻及舒张中期反流性杂音，P_2可轻度亢进。部分患者有劳力性呼吸困难。

（3）大型室间隔缺损：青紫、呼吸困难、负荷能力下降；胸骨左缘收缩期杂音常减弱至Ⅲ级左右，P_2亢进；肺动脉瓣舒张期杂音。

3. 根据典型杂音、X线及超声心动图表现，大部分可以作出正确诊断，右心导管可进一步确定病情。

第8章　心脏瓣膜病

1. 掌握　二尖瓣狭窄、二尖瓣关闭不全、主动脉瓣狭窄、主动脉瓣关闭不全的血流动力学变化、体征、诊断及治疗原则。

2. 熟悉　以上各种瓣膜病的鉴别诊断；心超对瓣膜病的诊断意义；各瓣膜病的用药特点、介入及手术指征。

3. 了解　风湿性心脏病的趋势及预后；联合心瓣膜病的病理生理特点。

心脏瓣膜病是指心脏瓣膜存在结构和（或）功能异常，是一组重要的心血管疾病。病变可累及1个瓣膜，也可累及2个以上瓣膜，后者称多瓣膜病。

风湿性心脏病简称风心病，是风湿性炎症过程所致瓣膜损害，我国风心病的人群患病率已有所下降。但风心病仍是我国常见的心脏病之一。瓣膜黏液样变性和老年瓣膜钙化退行性改变所致的心脏瓣膜病在我国日益增多。

第1节　二尖瓣狭窄

一、病因

1. 风湿热　二尖瓣狭窄的最常见病因为风湿热。2/3的患者为女性。急性风湿热后，至少需2年始形成明显二尖瓣狭窄，通常5年以上。单纯二尖瓣狭窄占风心病的25%，二尖瓣狭窄伴有二尖瓣关闭不全占40%。主动脉瓣常同时受累。风湿性二尖瓣狭窄的基本病理变化为瓣叶和腱索的纤维化和挛缩，瓣叶交界面相与粘连，这些改变使瓣膜位置下移，严重者如漏斗状。

2. 其他　少见病因中，主要为老年性二尖瓣环或环下钙化及先天性畸形；罕见病因为类癌瘤或结缔组织病。

二、病理生理

瓣口面积$1.5cm^2$以上为轻度、$1\sim1.5cm^2$为中度、$<1cm^2$为重度狭窄。

★左心房压升高致肺静脉压升高，肺顺应性减低，从而发生劳力性呼吸困难。心率增快时舒张期缩短，左心房压升高，故任何增加心率的诱因均可促使急性肺水肿的发生，如房颤、妊娠、感染或贫血等。

肺动脉高压产生于：①升高的左心房压的被动后向传递；②肺小动脉收缩；③肺小动脉硬化。

三、临床表现

一般在二尖瓣中度狭窄（瓣口面积$<1.5cm^2$）时方始有明显症状。

（一）症状

1. 呼吸困难　为最常见的早期症状。患者首次呼吸困难发作常以运动、精神紧张、感染、妊娠或心房颤动为诱因，并多先有劳力性呼吸困难，随狭窄加重，出现静息时呼吸困难、端坐呼吸和阵发性夜间呼吸困难，甚至发生急性肺水肿。

2. 咳嗽。

3. 咯血 咯血有以下几种情况。

(1) 突然咯大量鲜血，通常见于严重二尖瓣狭窄，可为首发症状。支气管静脉同时回流入体循环静脉和肺静脉，当肺静脉压突然升高时，黏膜下淤血、扩张而壁薄的支气管静脉破裂引起大咯血，咯血后肺静脉压减低，咯血可自止。

(2) 阵发性夜间呼吸困难或咳嗽时的血性痰或带血丝痰。

(3) 急性肺水肿时咳大量粉红色泡沫状痰。

(4) 肺梗死伴咯胶冻状暗红色痰，为本症晚期少见的并发症。

4. 血栓栓塞。

5. 其他症状 声嘶、吞咽困难、食欲减退、腹胀、恶心及胸痛。

★**（二）体征**

1. 严重狭窄体征 "二尖瓣面容"。剑突下收缩期抬举样搏动。右心衰体征：颈静脉怒张、肝大及双下肢水肿等。

2. 心音

(1) 心尖区可闻第一心音亢进和开瓣音，提示前叶柔顺、活动度好；如瓣叶钙化僵硬，则第一心音减弱，开瓣音消失。

(2) 肺动脉瓣区第二心音亢进或伴分裂。

3. 心脏杂音

(1) 心尖区有低调的隆隆样舒张中晚期杂音，局限，不传导。常可触及舒张期震颤。

(2) Graham Steell 杂音。

(3) 三尖瓣区全收缩期吹风样杂音。

四、实验室和其他检查

1. X 线检查

(1) 肺静脉压增高的迹象 肺静脉扩张、肺淤血、间质性肺水肿（如 Kerley – B 线）。

(2) 心影 左心房增大，后前位见左心缘变直，右心缘有双心房影，右心室增大呈梨形心。

(3) 其他 X 线征象 肺动脉干突出、主动脉结缩小和含铁血黄素沉着等征象。

2. 心电图 左心房增大。电轴右偏和右心室肥厚表现。房颤。

★**3. 超声心动图** M 型示二尖瓣城墙样改变（EF 斜率降低，A 峰消失），后叶向前移动及瓣叶增厚。二维超声心动图可显示狭窄瓣膜的形态和活动度，测绘二尖瓣口面积。彩色多普勒血流显像可实时观察二尖瓣狭窄的射流。经食管超声有利于左心耳及左心房附壁血栓的检出。超声心动图还可对房室大小、室壁厚度和运动、心室功能、肺动脉压、其他瓣膜异常和先天性畸形等方面提供信息。

五、诊断与鉴别诊断

(1) 心尖区有隆隆样舒张期杂音伴 X 线或心电图示左心房增大，一般可诊断二尖瓣狭窄，超声心动图检查可确诊。

(2) 心尖区舒张期隆隆样杂音尚见于如下情况，应注意鉴别：①经二尖瓣口的血流增加；②主动脉瓣关闭不全时 Austin – Flint 杂音；③左心房黏液瘤。

六、并发症

(1) 心房颤动。

(2) 急性肺水肿。

(3) 血栓栓塞。

（4）右心衰竭。

（5）感染性心内膜炎。

（6）肺部感染。

★ 七、治疗

1. 一般治疗

（1）苄星青霉素预防风湿热复发。

（2）预防感染性心内膜炎。

（3）无症状者避免剧烈体力活动。

（4）呼吸困难者应减少体力活动，限制钠盐摄入，口服利尿剂。

（5）心率快时可用负性心率药物如 β 受体阻滞剂或钙通道阻滞剂。

2. 并发症的处理

（1）大量咯血　应取坐位，用镇静剂，静脉注射利尿剂，以降低肺静脉压。

（2）急性肺水肿　处理原则与急性左心衰竭所致的肺水肿相似。但应注意：①避免使用以扩张小动脉为主、减轻心脏后负荷的血管扩张药物，应选用扩张静脉系统、减轻心脏前负荷为主的硝酸酯类药物。②正性肌力药物对二尖瓣狭窄的肺水肿无益，仅在心房颤动伴快速心室率时可静脉注射毛花苷 C，以减慢心室率。

（3）心房颤动　治疗目的为满意控制心室率，争取恢复和保持窦性心律，预防血栓栓塞。

（4）预防栓塞　若无禁忌，口服华法林，使 INR 保持在 2.5 ~ 3 之间。

3. 手术治疗

（1）经皮球囊二尖瓣成形术。

（2）二尖瓣分离术。

（3）人工瓣膜置换术。

八、预后

死亡原因为心力衰竭、血栓栓塞和感染性心内膜炎。

第2节　二尖瓣关闭不全

一、病因

收缩期二尖瓣关闭依赖二尖瓣装置（瓣叶、瓣环、腱索、乳头肌）和左心室的结构和功能的完整性，其中任何部分的异常可致二尖瓣关闭不全。二尖瓣关闭不全的病因分类见表 3 - 8 - 1。

表 3 - 8 - 1　二尖瓣关闭不全的病因分类

病损部位	慢性	急性或亚急性
瓣叶 - 瓣环	风湿性、黏液样变性、瓣环钙化、结缔组织疾病和先天性	感染性心内膜炎、外伤、人工瓣周漏
腱索 - 乳头肌	瓣膜脱垂（腱索过长或乳头肌过长）、乳头肌功能不全	原发性腱索断裂、继发性腱索断裂、感染性心内膜炎或慢性瓣膜病变所致、心肌梗死并发乳头肌功能不全或断裂、创伤所致腱索或乳头肌断裂
心肌	扩张型心肌病、梗阻性肥厚型心肌病、冠心病节段运动异常或室壁瘤	

★ 二、病理生理

1. 急性 收缩期左心室射出的部分血流经关闭不全的二尖瓣口反流至左心房，致左心房容量负荷骤增，左心室来不及代偿，其急性扩张能力有限，左心室舒张末压急剧上升，导致肺淤血，甚至肺水肿。

2. 慢性 左心室对慢性容量负荷过度的代偿为左心室舒末期容量增大，离心性肥大，在早期左心房压和左心室舒张末压不致明显上升，肺淤血不出现。持续严重的过度容量负荷终致左心衰竭，左心房压和左心室舒张末压明显上升，导致肺淤血和左心衰竭。晚期出现肺动脉高压，最终影响右心。

三、临床表现

1. 症状

（1）急性 轻度仅有轻微劳力性呼吸困难。重者很快发生急性左心衰竭，甚至发生急性肺水肿、心源性休克。

（2）慢性 轻度二尖瓣关闭不全可终身无症状。严重反流有心排出量减少，首先出现的突出症状是疲乏无力，活动耐力下降，不同程度呼吸困难。晚期出现右心衰竭。

★2. 体征

（1）急性 抬举样心尖搏动。第二心音肺动脉瓣成分亢进。常可闻及心尖区第四心音。心尖区收缩期杂音。

（2）慢性 心界向左下扩大。抬举样心尖搏动。第二心音分裂增宽。第一心音减弱。心尖区可闻及第三心音。心尖区全收缩期吹风样杂音，杂音强度≥3/6级，可伴有收缩期震颤。二尖瓣脱垂者有喀喇音。反流严重时，心尖区可闻及紧随第三心音后的短促舒张期隆隆样杂音。

四、实验室和其他检查

1. X线检查 肺淤血，甚至肺水肿征。左心房左心室增大。二尖瓣环钙化。

2. 心电图 左心房增大，左心室肥厚和非特异性 ST－T 改变，少数有右心室肥厚征，心房颤动常见。

★3. 超声心动图

（1）彩色多普勒血流显像可于二尖瓣心房侧和左心房内探及收缩期反流束，并可对二尖瓣反流进行半定量及定量诊断。定量诊断标准为：轻度是指射流面积 <4cm²、每次搏动的反流量 <30ml、反流分数 <30%；中度是指射流面积 4~8cm²、每次搏动的反流量 30~59ml、反流分数30%~49%；重度反流是指射流面积 >8cm²、每次搏动的反流量 >60ml、反流分数 >50%。

（2）二维超声可显示二尖瓣装置的形态特征，有助于明确病因。

（3）超声心动图还可提供心腔大小、心功能和合并其他瓣膜损害的资料。

五、诊断与鉴别诊断

1. 诊断 急性者，如突然发生呼吸困难，心尖区出现收缩期杂音，X线心影不大而肺淤血明显和有病因可寻，如二尖瓣脱垂、感染性心内膜炎、急性心肌梗死、创伤和人工瓣膜置换术后，诊断不难。慢性者，心尖区有典型杂音伴左心室增大，诊断可以成立，确诊有赖超声心动图。

2. 鉴别诊断 ①三尖瓣关闭不全。②室间隔缺损。③主动脉瓣狭窄。④梗阻性肥厚型心肌病。

六、并发症

有心力衰竭、心房颤动、感染性心内膜炎、组织器官梗死。

★ 七、治疗

1. 内科治疗

（1）急性　治疗目的是减少反流量，降低肺静脉压，增加心排出量。血压正常时可使用血管扩张剂。如低血压，可使用主动脉内球囊反搏。

（2）慢性　预防风湿热复发和感染性心内膜炎。无症状、心功能正常者无须特殊治疗，但应定期随访。抗心力衰竭和心律失常。

2. 手术治疗　瓣膜修补术，人工瓣膜置换术。

（1）急性　在药物控制症状的基础上，采取紧急或择期手术治疗。

（2）慢性　慢性二尖瓣关闭不全的手术适应证如下：①重度二尖瓣关闭不全伴心功能 NYHA Ⅲ或Ⅳ级。②心功能 NYHA Ⅱ级伴心脏大，左心室收缩末期容量指数（LVESVI）30ml/m²。③重度二尖瓣关闭不全，左心室射血分数（LVEF）减低，左心室收缩及舒张末期内径增大，LVESVI 高达 60ml/m²，虽无症状也应考虑手术治疗。

八、预后

急性严重反流伴血流动力学不稳定者，如不及时手术，死亡率极高。

第 3 节　主动脉瓣狭窄

一、病因

1. 先天性畸形　①先天性二叶瓣畸形。②先天性 3 个瓣叶畸形。

2. 老年性主动脉瓣钙化　为 65 岁以上老年人单纯性主动脉狭窄的常见原因。

3. 风湿性心脏病　风湿性炎症导致瓣膜交界处粘连融合，瓣叶纤维化、僵硬、钙化和挛缩畸形，因而瓣口狭窄。大多伴有关闭不全和二尖瓣损害。

★ 二、病理生理

成人主动脉瓣口≥3.0cm²。当瓣口面积减少一半时，收缩期仍无明显跨瓣压差。主动脉瓣口≤1.0cm²时，左心室收缩压明显升高，跨瓣压差显著，左心室代偿性肥厚，最终由于室壁应力增高、心肌缺血和纤维化等导致左心室功能衰竭。

三、临床表现

1. 症状　出现较晚。呼吸困难、心绞痛和晕厥为典型主动脉狭窄常见的三联征。

（1）呼吸困难　劳力性呼吸困难为晚期肺淤血引起的常见首发症状，见于 90% 的有症状患者。进而可发生阵发性夜间呼吸困难、端坐呼吸和急性肺水肿。

（2）心绞痛　见于 60% 的有症状患者。常由运动诱发，休息后缓解。主要由心肌缺血所致，极少数可由瓣膜的钙质栓塞冠状动脉引起。部分患者同时患冠心病，进一步加重心肌缺血。

（3）晕厥　见于 1/3 的有症状患者。多发生于直立、运动中或运动后即刻，少数在休息时发生，由于脑缺血引起。

★2. 体征

（1）心音　第二心音主动脉瓣成分减弱或消失；第二心音逆分裂；第四心音；主动脉瓣喷射音。

（2）心脏杂音　收缩期喷射性杂音，为吹风样、粗糙、递增 - 递减型，在胸骨右缘第 2 或左缘第3肋间最响，主要向颈动脉，也可向胸骨左下缘传导，常伴震颤。

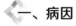四、实验室和其他检查

1. X线检查　心影一般正常，左心房可轻度增大，升主动脉根部常见狭窄后扩张。主动脉瓣钙化。

2. 心电图　左心室肥厚伴 ST – T 继发性改变和左心房增大。

★3. 超声心动图　二维超声心动图显示瓣叶数目、大小、增厚、钙化，收缩期呈圆拱状的活动度、交界处融合、瓣口大小和形状及瓣环大小等瓣膜结构。用连续多普勒测定通过主动脉瓣的最大血流速度，可计算出平均和峰跨膜压差及瓣口面积。>1.5cm^2 为轻度狭窄，1.0～1.5cm^2 为中度狭窄，<1.0cm^2 为重度狭窄。

五、诊断与鉴别诊断

1. 诊断　典型主动脉狭窄杂音时，较易诊断。

2. 鉴别诊断

（1）梗阻性肥厚型心肌病。

（2）先天性主动脉瓣上狭窄。

（3）先天性主动脉瓣下狭窄。

六、并发症

有心律失常、心脏性猝死、感染性心内膜炎、体循环栓塞、心力衰竭、胃肠道出血。

★七、治疗

1. 内科治疗

（1）预防感染性心内膜炎。

（2）无症状的轻度狭窄患者每2年复查1次，应包括超声心动图定量测定。中度和重度狭窄的患者应避免剧烈体力活动，每6～12个月复查1次。

（3）出现心房颤动，尽早电复律。

2. 手术治疗

（1）人工瓣膜置换术。

（2）直视下行瓣膜交界处分离术。

（3）经皮球囊主动脉瓣成形术。

（4）经皮主动脉瓣置换术。

八、预后

三联征出现提示预后不良。

第4节　主动脉瓣关闭不全

一、病因

表 2 – 8 – 2　主动脉瓣关闭不全的病因

急性	慢性	
	主动脉瓣疾病	主动脉根部扩张
1. 感染性心内膜炎； 2. 创伤；	1. 风心病； 2. 先天性畸形；	1. Marfan 综合征； 2. 梅毒性主动脉炎；

急性	慢性	
	主动脉瓣疾病	主动脉根部扩张
3. 主动脉夹层； 4. 人工瓣撕裂	3. 感染性心内膜炎； 4. 退行性主动脉瓣病变； 5. 主动脉瓣黏液样变性	3. 强直性脊柱炎； 4. 特发性升主动脉扩张； 5. 严重高血压和（或）动脉粥样硬化

★二、病理生理

1. 急性 舒张期血流从主动脉反流入左心室，左心室舒张压急剧上升，导致左心房压增高和肺淤血，甚至肺水肿。

2. 慢性 左心室舒张末容量增加，左心室扩张。失代偿的晚期心室收缩功能降低，直至发生左心衰竭。

三、临床表现

1. 症状

（1）慢性 可多年无症状，甚至可耐受运动。最先的主诉为与心搏量增多有关的心悸、心前区不适、头部强烈搏动感等症状。晚期始出现左心室衰竭表现。心绞痛较主动脉瓣狭窄时少见。常有体位性头晕，晕厥罕见。

（2）急性 轻者可无症状，重者出现急性左心衰竭和低血压。

★2. 体征

（1）慢性

1）血管 收缩压升高，舒张压降低，脉压增大。周围血管征常见，包括随心脏搏动的点头征（DeMusset 征）、颈动脉和桡动脉扪及水冲脉、股动脉枪击音（Traube 征）、听诊器轻压股动脉闻及双期杂音（Duroziez 征）和毛细血管搏动征等。

2）心尖搏动 向左下移位，呈心尖抬举性搏动。

3）心音 第一心音减弱。第二心音主动脉瓣成分减弱或缺如。心底部可闻及收缩期喷射音。心尖区常有第三心音。

4）心脏杂音 主动脉瓣第二听诊区舒张期杂音，坐位并前倾和深呼气时易听到。心底部常有主动脉瓣收缩期喷射性杂音。重度反流者，常在心尖区听到舒张中晚期隆隆样杂音（Austin-Flint 杂音）。

（2）急性 第一心音减低。第三心音常见。主动脉瓣舒张期杂音较慢性者短和调低。

四、实验室和其他检查

1. X 线检查 急性常有肺淤血或肺水肿征。慢性左心室增大，呈靴型心。

2. 心电图 急性者常见窦性心动过速和非特异性 ST – T 改变。慢性者常见左心室肥厚劳损。

★3. 超声心动图 M 型显示舒张期二尖瓣前叶或室间隔纤细扑动。彩色多普勒血流显像在主动脉瓣的心室侧可探及全舒张期反流束，并可判断其严重程度。

五、诊断与鉴别诊断

与 Graham Steel 杂音鉴别。

六、并发症

感染性心内膜炎较常见；可发生室性心律失常但心脏性猝死少见；心力衰竭在急性者出现早，慢性者于晚期始出现。

★ 七、治疗

1. 慢性

（1）内科治疗　预防感染性心内膜炎，预防风湿热；无症状的轻或中度反流者，应限制重体力活动，并每1~2年随访1次，应包括超声心动图检查。治疗心衰。

（2）外科治疗　人工瓣膜置换术；主动脉瓣成形术；瓣膜修复术。

2. 急性　外科治疗（人工瓣膜置换术或主动脉瓣修复术）为根本措施。早日手术。

八、预后

常死于心力衰竭。

第5节　多瓣膜病

一、病因

（1）一种疾病同时损害几个瓣膜：最常见为风心病。其次老年退行性变、黏液样变性。感染性心内膜炎也会。

（2）1个瓣膜损害致心脏容量或压力负荷过度相继引起近端瓣膜功能受累。

（3）不同疾病分别导致不同瓣膜损害。

二、病理生理与临床表现

常见的多瓣膜病有以下几种。

（1）二尖瓣狭窄伴主动脉瓣关闭不全。

（2）二尖瓣狭窄伴主动脉瓣狭窄。

（3）主动脉瓣狭窄伴二尖瓣关闭不全。

（4）主动脉瓣关闭不全伴二尖瓣关闭不全。

（5）二尖瓣狭窄伴三尖瓣和（或）肺动脉瓣关闭不全。

三、诊断与治疗

内科治疗同单瓣膜损害者。手术治疗为主要措施。

【同步练习】

1. 二尖瓣狭窄的体征有哪些？

2. 主动脉瓣关闭不全引起哪些周围血管征？

3. 主动脉瓣狭窄的并发症有哪些？

【参考答案】

1.（1）严重狭窄体征　"二尖瓣面容"。剑突下收缩期抬举样搏动。右心衰体征：颈静脉怒张、肝大及双下肢水肿等。

（2）心音　①心尖区可闻第一心音亢进和开瓣音，提示前叶柔顺、活动度好；如瓣叶钙化僵硬，则第一心音减弱，开瓣音消失。②肺动脉瓣区第二心音亢进或伴分裂。

（3）心脏杂音　①心尖区有低调的隆隆样舒张中晚期杂音，局限，不传导。常可触及舒张期震颤。②GrahamSteell 杂音。③三尖瓣区全收缩期吹风样杂音。

2. 周围血管征常见，包括随心脏搏动的点头征（DeMusset 征）、颈动脉和桡动脉扪及水冲脉、股动脉枪击音（Traube 征）、听诊器轻压股动脉闻及双期杂音（Duroziez 征）和毛细血管搏动征等。

3. ①心律失常；②心脏性猝死；③感染性心内膜炎；④体循环栓塞；⑤心力衰竭；⑥胃肠道出血。

第9章 心包疾病

教学目的

1. 掌握 急性心包炎的病因、临床表现及治疗原则。
2. 熟悉 急性心包炎的心电图、心脏超声表现。
3. 自学 缩窄性心包炎的临床表现及治疗原则。

心包炎的分类见表3-9-1。

表3-9-1 心包炎的分类

按病程分类	
急性	病程＜6周，包括：纤维素性；渗出性（浆液性或血性）
亚急性	6周~6个月，包括：渗出性-缩窄；缩窄性
慢性	＞6个月，包括：缩窄性；渗出性；粘连性
按病因分类	
感染性	病毒、化脓性、结核性、真菌性、其他
非感染性	急性心肌梗死、尿毒症、肿瘤、黏液腺瘤、胆固醇、乳糜性、外伤、主动脉夹层、放射性、急性特发性、结节病
过敏性或免疫性	风湿性、血管炎性、药物、心肌心包损伤后（包括手术）

第1节 急性心包炎

★ 一、病因

最常见病因为病毒感染，其他如细菌、自身免疫性、肿瘤、尿毒症、急性心肌梗死、主动脉夹层、外伤、手术后。

★ 二、临床表现

1. 症状 胸骨后、心前区疼痛，可放射到颈部、左肩、左臂及左肩胛骨，也可达上腹部，疼痛性质可尖锐，与呼吸运动有关，常因咳嗽、深呼吸、变换体位或吞咽而加重。

2. 体征 心包摩擦音是纤维蛋白性心包炎的典型体征，多位于心前区，以胸骨左缘第3、4肋间最为明显，坐位时身体前倾、深吸气或将听诊器胸件加压可更容易听到。

三、辅助检查

1. 血清学检查 取决于原发病，感染性者常有白细胞计数及中性粒细胞增加、红细胞沉降率增快等炎症反应。

2. X 线检查　如积液较多，则心影增大，通常成人液体量少于 250ml、儿童少于 150ml 时，X 线难以检出其积液。

3. 心电图

（1）ST 段抬高，见于除 aVR 导联以外的所有常规导联中，呈弓背向下型，aVR 导联中 ST 段压低。

（2）1 至数日后，ST 段回到基线，出现 T 波低平及倒置，持续数周至数月后 T 波逐渐恢复正常。

（3）心包积液时有 QRS 低电压，大量渗液时可见电交替。

（4）常有窦性心动过速。

4. 超声心动图　可确认有无心包积液，判断积液量，判断有无心脏压塞及指导心包穿刺。

5. 磁共振显像　能清晰地显示心包积液的容量和分布情况，帮助分辨积液的性质，可测量心包厚度。

6. 心包穿刺　心包穿刺的主要指征是心脏压塞和未能明确病因的渗出性心包炎。可对抽取的液体做生物学（细菌、真菌等）、生化、细胞分类的检查。

四、诊断与鉴别诊断

超声心动图可确诊。

★ 五、治疗

（1）包括病因治疗、解除心脏压塞及对症支持治疗。
（2）卧床休息。
（3）非甾体抗炎药物镇痛。如果无效，则可给予糖皮质激素治疗。
（4）外科心包切除术治疗。

第 2 节　心包积液及心脏压塞

一、病因

各种病因的心包炎均可能伴有心包积液，最常见的 3 个原因是肿瘤、特发性心包炎和肾衰竭。

二、病理生理

少量积液不影响血流动力学。但如液体迅速增多，即使仅达 200ml 也因心包无法伸展，心包内压力急骤上升，引起构成急性心脏压塞的临床表现。慢性心包积液则由于心包伸展适应，积液量可达 2000ml。

三、临床表现

1. 症状　呼吸困难，严重时呈端坐呼吸，身躯前倾、呼吸浅速、面色苍白，可有发绀。也可因压迫气管、食管而产生干咳、声音嘶哑及吞咽困难。此外尚可有发冷、发热、心前区或上腹部闷胀、乏力、烦躁等。

2. 体征　心脏叩诊浊音界向两侧增大，皆为绝对浊音区；心尖搏动弱，位于心浊音界左缘的内侧或不能拍及；心音低而遥远；在有大量积液时可在左肩胛骨下出现浊音及左肺受压迫所引起的支气管呼吸音，称心包积液征（Ewart 征）；少数病例中，在胸骨左缘第 3、4 肋间可闻及心包叩击音。大量渗液可使收缩压降低，而舒张压变化不大，故脉压变小。按积液时心脏压塞程度，脉搏可正常、减弱或出现奇脉。大量渗液可累及静脉回流，出现颈静脉怒张、肝肿大、腹水及下肢水肿等。

3. 心脏压塞　心动过速、血压下降、脉压变小和静脉压明显上升，如心排血量显著下降，可产生急性循环衰竭、休克等。如积液积聚较慢，可出现亚急性或慢性心脏压塞，表现为体循环静脉淤血、颈静脉怒张、静脉压升高、奇脉等。

四、辅助检查

1. X 线检查　心脏阴影向两侧增大呈烧瓶状，心脏搏动减弱或消失；尤其是肺部无明显充血现象而心影显著增大是心包积液的有力证据。

2. 心电图　心包积液时有 QRS 低电压，大量渗液时可见电交替，常有窦性心动过速。

3. 超声心动图　对诊断心包积液简单易行，迅速可靠。

4. 心包穿刺　主要目的是迅速缓解心脏压塞。

五、诊断与鉴别诊断

超声心动图可确诊。主要与心力衰竭鉴别。

六、治疗

①心包穿刺。②对休克患者，需扩容治疗。③病因治疗。

第 3 节　缩窄性心包炎

一、病因

结核性为最常见，其次为急性非特异性心包炎、化脓性或创伤性心包炎后演变而来。放射性心包炎和心脏直视手术后引起者逐渐增多。少数与心包肿瘤等有关。

二、病理生理

心包缩窄使心室舒张期扩张受阻，心室舒张期充盈减少，使心搏量下降。为维持心排血量，心率必然增快；同时上、下腔静脉回流也因心包缩窄而受阻，出现静脉压升高、颈静脉怒张、肝大、腹水、下肢水肿等。

三、临床表现

1. 症状　常见症状为呼吸困难、疲乏、食欲不振、上腹胀满或疼痛。

2. 体征　有颈静脉怒张、肝大、腹水、下肢水肿、心率增快，可见 Kussmaul 征。心脏体检可发现：心尖搏动不明显，心浊音界不增大，心音减低，可闻及心包叩击音。

四、辅助检查

1. X 线检查　可示心影偏小、正常或轻度增大，左右心缘变直，主动脉弓小或难以辨认；上腔静脉常扩张，有时可见心包钙化。

2. 心电图　可有 QRS 低电压、T 波低平或倒置。

3. 超声心动图　可见心包增厚、室壁活动减弱、室间隔矛盾运动。

4. CT 或 CMR　定量心包增厚和部位。

5. 右心导管检查　肺毛细血管压力、肺动脉舒张压力、右心室舒张末期压力、右心房压力均升高且都在同一高水平。

五、诊断与鉴别诊断

主要与限制性心肌病鉴别。

六、治疗

早期施行心包切除术。

【同步练习】

心脏压塞的临床表现有哪些?

【参考答案】

心动过速、血压下降、脉压变小和静脉压明显上升,如心排血量显著下降,可产生急性循环衰竭、休克等。如积液积聚较慢,可出现亚急性或慢性心脏压塞,表现为体循环静脉淤血、颈静脉怒张、静脉压升高、奇脉等。

第 10 章　感染性心内膜炎

 教学目的

1. 掌握　感染性心内膜炎的诊断标准及治疗原则。
2. 熟悉　感染性心内膜炎的临床表现、并发症、实验室检查。
3. 了解　感染性心内膜炎的病因、发病机制及病理。

感染性心内膜炎(IE)为心脏内膜表面的微生物感染,伴赘生物形成。赘生物为大小不等、形状不一的血小板和纤维素团块,内含大量微生物和少量炎症细胞。

根据病程分为急性和亚急性,急性感染性心内膜炎特征:①中毒症状明显;②病程进展迅速,数天至数周引起瓣膜破坏;③感染迁移多见;④病原体主要为金黄色葡萄球菌。亚急性感染性心内膜炎特征:①中毒症状轻;②病程数周至数月;③感染迁移少见;④病原体以草绿色链球菌多见,其次为肠球菌。感染性心内膜炎又可分为自体瓣膜、人工瓣膜和静脉药瘾者的心内膜炎。

第 1 节　自体瓣膜心内膜炎

一、病因

急性者,主要由金黄色葡萄球菌引起,少数由肺炎球菌、淋球菌、A 族链球菌和流感杆菌等所致。亚急性者,草绿色链球菌最常见,其次为 D 族链球菌(牛链球菌和肠球菌),表皮葡萄球菌,其他细菌较少见。真菌、立克次体和衣原体为自体瓣膜心内膜炎的少见致病微生物。

二、发病机制

1. 亚急性　至少占据2/3 的病例,发病与以下因素有关。

(1)血流动力学因素　主要发生于器质性心脏病,首先为心脏瓣膜病,尤其是二尖瓣和主动脉瓣;其次为先天性心血管病,如室间隔缺损、动脉导管未闭、法洛四联症和主动脉缩窄。赘生物常位于血流从高压腔经病变瓣口或先天缺损至低压腔产生高速射流和湍流的下游。

(2)非细菌性血栓性心内膜炎　当内膜的内皮受损暴露其下结缔组织的胶原纤维时,血小板在该处聚集,形成血小板微血栓和纤维蛋白沉着,成为结节样无菌性赘生物,称非细菌性血栓性心内膜炎,是细菌定居瓣膜表面的重要因素。

(3)短暂性菌血症　各种感染或细菌寄居的皮肤黏膜的创伤(如手术、器械操作等)常导致暂时性菌血症;口腔组织创伤常致草绿色链球菌菌血症;消化道和泌尿生殖道创伤和感染常引起肠球菌和革兰阴性杆菌菌血症；葡萄球菌菌血症见于皮肤和远离心脏部位的感染。循环中的细菌如定居在无菌性赘生物上，感染性心内膜炎即可发生。

（4）细菌感染无菌性赘生物　此取决于：①发生菌血症之频度和循环中细菌的数量；②细菌黏附于无菌性赘生物的能力。

2. 急性　发病机制尚不清楚，主要累及正常心瓣膜。

◤ 三、病理

1. 心内感染和局部扩散　①瓣膜关闭不全。②瓣环或心肌脓肿、传导组织破坏、乳头肌断裂或室间隔穿孔和化脓性心包炎。

2. 赘生物碎片脱落致栓塞　①组织器官梗死，偶可形成脓肿。②动脉管壁坏死。③细菌性动脉瘤。

3. 血源性播散　迁移性脓肿。

4. 免疫系统激活　①脾大。②肾小球肾炎。③关节炎、心包炎和微血管炎。

★ ◤ 四、临床表现

1. 发热。

2. 心脏杂音　可由基础心脏病和（或）心内膜炎导致瓣膜损害所致。瓣膜损害所致的新的或增强的杂音主要为关闭不全的杂音，尤以主动脉瓣关闭不全多见。

3. 周围体征　①瘀点。②指和趾甲下线状出血。③Roth 斑。④Osler 结节。⑤Janeway 损害。

4. 动脉栓塞　脑、心脏、脾、肾、肠系膜和四肢为临床所见的体循环动脉栓塞部位。

5. 感染的非特异性症状　①脾大。②贫血。

★ ◤ 五、并发症

1. 心脏　①心力衰竭。②心肌脓肿。③急性心肌梗死。④化脓性心包炎。⑤心肌炎。

2. 细菌性动脉瘤。

3. 迁移性脓肿。

4. 神经系统　①脑栓塞。②脑出血。③中毒性脑病。④化脓性脑膜炎。⑤脑脓肿。

5. 肾脏　①肾动脉栓塞和肾梗死。②肾小球肾炎。③肾脓肿。

◤ 六、实验室和其他检查

1. 常规检验

（1）尿液　血尿和轻度蛋白尿。红细胞管型和大量蛋白尿。

（2）血液　贫血，白细胞计数增高和明显核左移。红细胞沉降率升高。

2. 免疫学检查　高丙种球蛋白血症。循环中免疫复合物。类风湿因子试验阳性。血清补体降低。

★3. 血培养　每隔 1 小时采血 1 次，共 3 次。已用过抗生素者，停药 2～7 天后采血。无须在体温升高时采血。做需氧和厌氧培养，至少应培养 3 周。

4. X 线检查　肺部多处小片状浸润阴影提示脓毒性肺栓塞所致肺炎。左心衰竭时有肺淤血或肺水肿征。主动脉细菌性动脉瘤可致主动脉增宽。细菌性动脉瘤有时须经血管造影诊断。CT 扫描有助于脑梗死、脓肿和出血的诊断。

5. 心电图　偶可见急性心肌梗死或房室、室内传导阻滞。

★6. 超声心动图　经胸超声检查可检出 50%～75% 的赘生物；经食管超声（TTE）可检出 <5mm 的赘生物。还可明确基础心脏病（如瓣膜病、先天性心脏病）和 IE 的心内并发症（如瓣膜关闭不全、瓣膜穿孔、腱索断裂、瓣周脓肿、心包积液等）。

七、诊断与鉴别诊断

具体 IE 的诊断见表 3 – 10 – 1。

★表 3 – 10 – 1　感染性心内膜炎 Duke 诊断标准（修订版）

主要诊断标准		次要诊断标准
1. 血培养阳性 （符合以下至少 1 项标准）	①2 次血培养均为一致的典型 IE 致病微生物； ②多次血培养检出同一 IE 致病微生物； ③Q 热病原体 1 次血培养阳性或其 IgG 抗体滴度 >1：800	①易患体质，心脏本身存在易患因素，或注射吸毒者 ②发热，体温≥38℃； ③血管现象：主要动脉栓塞，感染性肺梗死，细菌性动脉瘤、颅内出血、结膜出血，以及 Janeway 损害 ④自身免疫现象：肾小球肾炎、Osler 结节、Roth 斑及类风湿因子阳性； ⑤致微生物感染证据：不符合主要标准的血培养阳性，或与 IE 一致的活动性致病微生物感染的血清学证据
2. 心内膜受累证据 （符合以下至少 1 项标准）	①超声心动图异常（赘生物、脓肿或人工瓣膜裂开）； ②新出现的瓣膜反流	

确诊：满足 2 项主要标准，或 1 项主要标准 +3 项次要标准，或 5 项次要标准。

八、治疗

1. 抗微生物药物治疗　★用药原则如下。

（1）早期应用，在连续送 3 ~ 5 次血培养后即可开始治疗。

（2）充分用药，选用杀菌性抗微生物药物，大剂量和长疗程。

（3）静脉用药为主，保持高而稳定的血药浓度。

（4）病原微生物不明时，急性者选用针对金黄色葡萄球菌、链球菌和革兰阴性杆菌均有效的广谱抗生素，亚急性者选用针对大多数链球菌（包括肠球菌）的抗生素。

（5）已分离出病原微生物时，应根据致病微生物对药物的敏感程度选择抗微生物药物。

2. 外科治疗　活动性自体瓣膜心内膜炎主要适应证有：①由瓣膜功能衰竭所致心衰者；②尽管积极抗生素治疗情况下，仍有持续败血症；③再发栓塞。

九、预后

未治疗的急性患者在 4 周内死亡。亚急性者的自然史一般超过 6 个月。

十、预防

（1）最有效的预防措施是良好的口腔卫生和定期的牙科检查。

（2）有创操作时严格无菌操作。

（3）预防性使用抗生素仅限于高危患者。

第 2 节　人工瓣膜和静脉药瘾者心内膜炎

1. 人工瓣膜心内膜炎　人工瓣膜置换术后 60 天以内者为早期，60 天以后为晚期。早期者致病菌以葡萄球菌最常见，晚期者以链球菌最常见。除赘生物形成外，常致人工瓣膜部分破裂、瓣周漏，瓣环周围组织和心肌脓肿。最常累及主动脉瓣。术后发热、出现新杂音、脾大或周围栓塞征。治疗应在自体瓣膜心内膜炎用药基础上，将疗程延长为 6 ~ 8 周。任一用药方案均应加庆大霉素。应早期手术。

2. 静脉药瘾者心内膜炎 致病菌最常来源于皮肤。主要致病菌为金黄色葡萄球菌。大多累及正常心瓣膜，三尖瓣受累占50%以上。急性发病者多见，常伴有迁移性感染灶。用萘夫西林或苯唑西林，加妥布霉素。

【同步练习】
1. 亚急性感染性心内膜炎的发病机制与哪些因素有关？
2. 亚急性感染性心内膜炎的用药原则是什么？

【参考答案】
1.（1）血流动力学因素：患者有基础心脏病。
（2）非细菌性血栓性心内膜炎。
（3）短暂性菌血症。
（4）细菌感染无菌性赘生物。
2.（1）早期应用，在连续送3~5次血培养后即可开始治疗。
（2）充分用药，选用杀菌性抗微生物药物，大剂量和长疗程。
（3）静脉用药为主，保持高而稳定的血药浓度。
（4）病原微生物不明时，急性者选用针对金黄色葡萄球菌、链球菌和革兰阴性杆菌均有效的广谱抗生素，亚急性者选用针对大多数链球菌（包括肠球菌）的抗生素。
（5）已分离出病原微生物时，应根据致病微生物对药物的敏感程度选择抗微生物药物。

第11章　心脏骤停与心脏性猝死

教学目的

本章为自学内容。

心脏骤停是指心脏射血功能突然终止。心脏性猝死指急性症状发作后1小时内发生的以意识突然丧失为特征的、由心脏原因引起的自然死亡。

一、病因

绝大多数心脏性猝死发生在有器质性心脏病的患者。冠心病、各种心肌病及离子通道病，如长Q-T间期综合征、Brugada综合征等。

二、病理

冠状动脉粥样硬化是最常见的病理表现。

三、病理生理

（1）致命性快速心律失常。
（2）严重缓慢性心律失常和心室停搏。
（3）无脉性电活动　心脏破裂、心脏流入和流出道的急性阻塞、急性心脏压塞。

四、临床表现

1. 前驱期　在猝死前数天至数月，有些患者可出现胸痛、气促、疲乏、心悸等非特异性症状。但亦可无前驱表现，瞬即发生心脏骤停。

2. 终末事件期 典型的表现包括：严重胸痛，急性呼吸困难，突发心悸或眩晕等。

3. 心脏骤停 意识突然丧失，伴有局部或全身性抽搐。叹息样或短促痉挛性呼吸，随后呼吸停止。皮肤苍白或发绀，瞳孔散大，二便失禁。

4. 生物学死亡。

五、心脏骤停的处理

1. 识别心脏骤停 判断患者意识、有无呼吸运动、有无脉搏，确立心脏骤停的诊断。

2. 呼救 设法（打电话或呼叫他人打电话）通知急救医疗系统。

3. 初级心肺复苏即基础生命活动的支持（BLS） 胸外按压和早期除颤、开通气道及人工呼吸。

4. 高级心肺复苏

（1）通气与氧供 面罩、简易球囊维持通气、呼吸机。

（2）电除颤、复律与起搏治疗。

（3）药物治疗 肾上腺素、血管升压素、去甲肾上腺素、多巴胺、多巴酚丁胺、碳酸氢钠、抗心律失常药。

六、复苏后处理

（1）维持有效循环。

（2）维持呼吸。

（3）防治脑缺氧和脑水肿。

（4）防治急性肾衰竭。

（5）其他 及时发现和纠正水和电解质紊乱及酸碱失衡，防治继发感染。对于肠鸣音消失和机械通气伴有意识障碍患者，应该留置胃管，并尽早地应用胃肠道营养。

七、心脏骤停的预后

左心室功能减退的患者心脏骤停复发的可能性较大，对抗心律失常药物的反应较差，死亡率较高。

八、心脏性猝死的预防

识别出高危人群。抗心律失常药物治疗：胺碘酮。埋藏式心脏复律除颤器。

【同步练习】

1. 简述心脏骤停的临床分期。

2. 心脏骤停应该如何处理？

【参考答案】

1. （1）前驱期：在猝死前数天至数月，有些患者可出现胸痛、气促、疲乏、心悸等非特异性症状。但亦可无前驱表现，瞬即发生心脏骤停。

（2）终末事件期：典型的表现包括严重胸痛，急性呼吸困难，突发心悸或眩晕等。

（3）心脏骤停；意识突然丧失，伴有局部或全身性抽搐。叹息样或短促痉挛性呼吸，随后呼吸停止。皮肤苍白或发绀，瞳孔散大，二便失禁。

（4）生物学死亡。

2. （1）识别心脏骤停：判断患者意识、有无呼吸运动、有无脉搏，确立心脏骤停的诊断。

（2）呼救：设法（打电话或呼叫他人打电话）通知急救医疗系统。

（3）初级心肺复苏即基础生命活动的支持（BLS）：胸外按压和早期除颤、开通气道及人工呼吸。

（4）高级心肺复苏：通气与氧供：面罩、简易球囊维持通气、呼吸机。电除颤、复律与起搏治疗。药物治疗：肾上腺素、血管升压素、去甲肾上腺素、多巴胺、多巴酚丁胺、碳酸氢钠、抗心律失常药。

第 12 章　主动脉和周围血管病

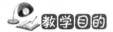 教学目的

本章为自学内容。
了解　主动脉夹层的病因、分型、临床表现、辅助检查及治疗原则。

第 1 节　主动脉夹层

一、病因、病理与发病机制

1. 基础病理变化　遗传或代谢性异常导致主动脉中层囊样退行性变。

2. 发病机制　主动脉内膜撕裂后血流进入中层，部分患者是由于中层滋养动脉破裂产生血肿后压力过高撕裂内膜所致。

3. 易患因素　包括：①高血压、动脉粥样硬化及增龄。②先天性因素：Marfan 综合征、Ehlers - Danlos 综合征等。③医源性损伤如安置主动脉内球囊泵，主动脉内造影剂注射误伤内膜等。

二、分型

DeBakey 分型如下。
Ⅰ型：夹层起源于升主动脉，扩展超过主动脉弓到降主动脉，甚至腹主动脉，此型最多见。
Ⅱ型：夹层起源并局限于升主动脉。
Ⅲ型：病变起源于降主动脉左锁骨下动脉开口远端，并向远端扩展，可直至腹主动脉。

三、临床表现

1. 疼痛。

2. 血压变化　两侧肢体血压不对称、低血压、休克。

3. 其他系统损害

（1）心血管系统　①主动脉瓣关闭不全和心力衰竭。②心肌梗死。③心脏压塞。

（2）其他系统　①神经系统缺血症状：头晕、一过性晕厥、精神失常、声音嘶哑、瘫痪、大小便失禁等。②四肢缺血症状：下肢缺血，脉搏减弱、消失，肢体发凉，发绀等。③内脏缺血：肾动脉受累可引起血尿、少尿、急性肾衰；肠系膜上动脉可致肠坏死；肝动脉闭塞致黄疸、血清转氨酶升高等。

4. 夹层动脉瘤破裂　夹层破入胸、腹腔可致胸腹腔积血；破入气管、支气管或食管可导致大量咯血或呕血。

四、辅助检查

1. X 线胸部平片与心电图检查　一般均无特异性诊断价值。

2. 超声心动图检查　可识别真、假腔或查获主动脉的内膜裂口下垂物。

3. CT 血管造影、螺旋 CT 及磁共振血管造影检查　均有很高的决定性诊断价值。

4. 数字减影血管造影（DSA） 对Ⅲ型主动脉夹层的诊断价值可与主动脉造影媲美。

五、鉴别诊断

须与急性心肌梗死、急性肺栓塞相鉴别。

六、治疗

1. 即刻处理 严密监测血流动力学指标；监测中心静脉压、肺毛细血管嵌压和心排血量。绝对卧床休息，强效镇静与镇痛。

2. 随后的治疗决策

（1）首先给予强化的内科药物治疗。

（2）升主动脉夹层宜急诊外科手术。

（3）降主动脉夹层应争取介入治疗置入支架（动脉腔内隔绝术）。

3. 内科药物治疗

（1）降压 迅速将收缩压降至 < 100 ~ 120mmHg（13.3 ~ 16kPa）或更低，可静脉滴注硝普钠。

（2）β受体阻滞剂减慢心率至 60 ~ 70 次/分。

4. 介入治疗 动脉腔内隔绝术。

5. 外科手术治疗 修补撕裂口，排空假腔或人工血管移植术。

第2节 闭塞性周围动脉粥样硬化

一、病因和发病机制

本病是多因素疾病，病因尚不完全清楚。发病机制为动脉粥样硬化。

二、临床表现

1. 症状 间歇性跛行和静息痛。

2. 体征

（1）狭窄远端的动脉搏动消失、狭窄部位可闻及收缩期杂音。

（2）患肢温度较低及营养不良；皮肤薄、亮、苍白，毛发稀疏，趾甲增厚，严重时有水肿、坏疽与溃疡。

（3）肢体位置改变测试 肢体自高位下垂到肤色转红时间 > 10 秒和表浅静脉充盈时间 > 15 秒。

三、辅助检查

1. 节段性血压测量 下肢不同动脉节段间有压力阶差。

2. 踝/肱指数（ABI）测定 正常值≥1；< 0.9 为异常；< 0.5 为严重狭窄。

3. 活动平板负荷试验 出现缺血症状。

4. 多普勒血流速度曲线分析及多普勒超声显像 血流速度曲线趋于平坦。

5. 磁共振血管造影和 CT 血管造影 具有肯定的诊断价值。

6. 动脉造影 可直观显示血管病变及侧支循环状态。

四、诊断与鉴别诊断

主要与多发性大动脉炎、血栓闭塞性脉管炎鉴别。

五、治疗

1. 内科治疗 ①步行锻炼。②抗血小板治疗。③血管扩张剂的应用。

2. 血运重建 导管介入治疗和外科手术治疗。

第3节　静脉血栓症

一、深静脉血栓形成

1. 病因和发病机制 促发静脉血栓形成的因素包括：静脉内膜损伤、静脉血流淤滞及高凝状态。

2. 病理 血栓容易脱落而形成肺栓塞。形成慢性静脉功能不全综合征。

3. 临床表现 患肢肿胀、疼痛。血栓部位压痛。肺栓塞表现。

4. 诊断方法

（1）静脉压测定 患肢静脉压升高。

（2）超声 二维超声显像可直接见到大静脉内的血栓。

（3）放射性核素检查 ^{125}I 纤维蛋白原扫描偶用于本病的诊断。

（4）阻抗容积描记法（IPG）和静脉血流描记法（PRG） 测量生理变化条件下静脉容积的改变。

（5）CT 静脉造影 可检查血栓情况。

（6）深静脉造影 如果出现静脉充盈缺损，即可作出定性及定位诊断。

5. 治疗 ①卧床。②抗凝。③溶栓治疗。④经皮穿刺做下腔静脉滤器放置术。

二、浅静脉血栓形成

本症是血栓性浅静脉炎的临床表现。

【同步练习】

1. 简述主动脉夹层的 DeBakey 分型。

2. 如何诊断主动脉夹层?

【参考答案】

1. Ⅰ型：夹层起源于升主动脉，扩展超过主动脉弓到降主动脉，甚至腹主动脉，此型最多见。Ⅱ型：夹层起源并局限于升主动脉。Ⅲ型：病变起源于降主动脉左锁骨下动脉开口远端，并向远端扩展，可直至腹主动脉。

2.（1）超声心动图检查：可识别真、假腔或查获主动脉的内膜裂口下垂物。

（2）CT 血管造影、螺旋 CT 及磁共振血管造影检查：均有很高的决定性诊断价值。

（3）数字减影血管造影（DSA）：对Ⅲ型主动脉夹层的诊断价值可与主动脉造影媲美。

第 13 章　心血管神经症

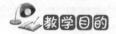教学目的

本章为自学内容

了解　心血管神经症的临床表现、诊断、治疗。

一、病因和发病机制

病因尚不清楚，可能与神经类型、环境因素和性格有关。

二、临床表现

1. 症状 ①心悸。②呼吸困难。③心前区痛。④自主神经功能紊乱症状：多汗、手足发冷、双手震颤、尿频、大便次数增多或便秘等。

2. 体征 与较多的症状不相适应，体格检查缺乏有重要病理意义的阳性体征。

三、诊断与鉴别诊断

鉴别诊断：①心绞痛；②甲状腺功能亢进症；③心肌炎；④二尖瓣脱垂综合征；⑤嗜铬细胞瘤。

四、治疗

以心理治疗为主，药物治疗为辅。

【同步练习】
心血管神经症主要与哪些疾病鉴别？

【参考答案】
（1）心绞痛。
（2）甲状腺功能亢进症。
（3）心肌炎。
（4）二尖瓣脱垂综合征。
（5）嗜铬细胞瘤。

第4篇 消化系统疾病

第1章 总 论

教学目的

1. 掌握 常见疾病相关的消化生理、生化功能。
2. 熟悉 消化系统疾病的诊断技术。
3. 了解 消化系统的解剖结构。

由口腔、食管、胃、十二指肠、空肠、回肠、结直肠肛门、肝、胆囊、胆道及胰腺构成了体内拥有最多脏器的消化系统，这些脏器的疾病相互关联，表现复杂，需要由表及里细致分析。

第1节 常见疾病相关的消化生理、生化功能

一、生理性食管抗反流防御机制

吞咽时，食管下段括约肌（LES）松弛，食物得以进入胃内；非吞咽情况下，也可发生一过性 LES 松弛，由于下述抗反流机制的存在，避免了胃食管反流的发生。

1. 抗反流屏障 是食管和胃交接的解剖结构，包括 LES、膈肌脚、膈食管韧带、食管与胃底间的锐角等。LES 是食管末端的环形肌束，其收缩时，可防止胃内容物反流入食管。

2. 食管清除作用 发生胃食管反流，大部分反流物通过食管自发和继发的蠕动性收缩将反流物排入胃内，即食管廓清。剩余反流物则由唾液冲洗及中和。

3. 食管黏膜屏障 反流物进入食管后，食管黏膜屏障凭其上皮前黏液 HCO_3^-、复层鳞状上皮及黏膜下丰富的血液供应，抵抗反流物对食管黏膜的损伤。

二、胃黏膜屏障

幽门腺分布于胃窦及幽门部，内有较多内分泌细胞，是分泌黏液及促胃液素的主要腺体。胃底腺分布于胃底和胃体部，由主细胞、壁细胞、颈黏液细胞及内分泌细胞组成，是分泌胃酸、胃蛋白酶及内因子的主要腺体。贲门腺分布于胃贲门附近，主要分泌黏液。

胃液 pH 值约为 0.9~1.5，在酸性环境下胃蛋白酶原被激活。胃黏膜经常与各种病原微生物、有刺激的、损伤性的物质接触，但胃黏膜却能保持本身完整无损，这与胃黏膜屏障所涉及的 3 个层面有关。

1. 上皮前 由覆盖于胃黏膜上皮细胞表面的一层约 0.5mm 厚的黏液凝胶层及碳酸氢盐层构成、能防止胃内高浓度的盐酸。

2. 上皮细胞 上皮细胞顶面膜及细胞间的紧密连接对酸反弥散及胃腔内的有害因素具有屏

障作用。

3. 上皮后 胃黏膜丰富的毛细血管网为上皮细胞旺盛的分泌功能及自身不断更新提供足够的营养，也将局部代谢产物及反渗回黏膜的盐酸及时运走。

前列腺素、一氧化氮、表皮生长因子、降钙素基因相关肽、蛋白酶活化受体、过氧化物酶增殖活化受体及辣椒素通路等分子群参与了复杂的胃黏膜屏障功能调节。

★ 三、胃酸的分泌与调节

胃窦从食物感受到的信息促使幽门腺的 G 细胞分泌促胃液素，大部分促胃液素经血液循环以内分泌的方式作用于胃体的肠嗜铬细胞，刺激其分泌组胺，组胺及少量促胃液素通过组胺 H_2 或缩胆囊素 – B 受体共同促进胃体壁细胞合成及分泌盐酸。胃窦 D 细胞分泌的生长抑素对上述过程涉及的 3 种细胞均有调控作用。

胃壁细胞分泌盐酸可分为 3 个主要步骤：①组胺、乙酰胆碱和促胃液素刺激壁细胞上的各自受体。②壁细胞内，在 cAMP 或钙离子介导下生成氢离子。③存在于壁细胞分泌小管和囊泡内的 $H^+ – K^+ – ATP$ 酶，又称质子泵将 H^+ 从壁细胞逆浓度梯度泵入胃腔。

★ 四、肠道屏障

肠道屏障是指能够防止肠内的有害物质穿过肠黏膜进入人体内其他组织、器官和血液循环的结构和功能的总和，包括机械屏障、化学屏障、免疫屏障、生物屏障与肠蠕动。

1. 机械屏障 是指肠黏膜上皮细胞、细胞间紧密连接与菌膜三者构成的完整屏障。

2. 化学屏障 由肠黏膜上皮分泌的黏液、消化液及肠腔内正常寄生菌产生的抑菌物质构成。

3. 免疫屏障 由肠相关淋巴组织、肠系膜淋巴结、肝脏 Kupper 细胞和浆细胞产生的分泌型抗体（sIgA）及免疫细胞分泌的防御素等构成。

4. 生物屏障 指肠内正常寄生菌群。

5. 肠蠕动 肠蠕动如同肠道的清道夫，肠梗阻、肠麻痹等情况下，常伴有小肠细菌过度生长。

肠道菌群大致分为：①益生菌：主要是各种双歧杆菌等厌氧菌，可以合成各种维生素，参与食物的消化，促进肠道蠕动，阻止致病菌与肠上皮细胞的接触，分解有害、有毒物质等。②条件致病菌：如大肠埃希菌等具有双重作用的细菌，在正常情况下对健康有益，一旦增殖失控，或从肠道转移到身体其他部位，就可能引发疾病。③有害菌：如痢疾杆菌等。数量失控大量生长，就会引发多种疾病，影响免疫系统的功能。

肠道是人体重要的外周免疫器官，肠相关淋巴组织由上皮间淋巴细胞、固有层淋巴细胞及派尔集合淋巴结构成，在天然免疫及获得性免疫中发挥重要作用。肠黏膜的天然免疫是机体先天所具备的，作用迅速，防御机制多样，但缺乏记忆。肠道的获得性免疫，虽起效慢，但具有免疫记忆性、特异性，因此有很强的抗细菌、真菌和病毒的作用。

肠道可以产生多种胃肠多肽，对肠道的分泌、动力、物质转运、免疫及肠上皮细胞的修复具有重要而复杂的调节作用。

★ 五、主要营养物质的消化、吸收及肝脏的代谢作用

1. 糖 食物淀粉经过胰淀粉酶水解成双糖后，在小肠被消化为单糖，由小肠吸收入血，一部分供能，另一部分则以糖原的方式贮存于肌肉及肝脏。肌糖原主要供肌肉收缩之急需；肝糖原则稳定血糖。血糖浓度下降时，肝糖原分解成葡萄糖，以补充血糖。当肝糖原大部分被消耗，肝可将体内的部分白蛋白和脂肪合成为葡萄糖和肝糖原，即糖异生作用。小肠对营养物质吸收障碍可引起营养不良，吸收过度则导致肥胖。肝脏功能受损时，肝糖原合成、分解及糖异生出现障

碍，血糖正常浓度难以维持，可出现糖尿病。

2. 脂肪 脂类在小肠经胆汁酸乳化后，被胰脂肪酶消化为甘油一脂、脂肪酸及胆固醇后，在空肠上段吸收。在小肠上皮细胞的光面内质网内，被合成为甘油三酯，后者与载脂蛋白、磷脂及胆固醇结合成乳糜微粒，经淋巴管进入血液循环。此外，肝脏及脂肪组织也可合成甘油三酯，以肝脏尤为重要。进入肝脏的通过氧化分解，产生热量以供能，也可通过糖异生作用，将多余的脂肪转化为葡萄糖和糖原。

3. 蛋白质 蛋白质在胃液和胰液蛋白酶的作用下水解为氨基酸及寡肽，小肠上皮细胞将寡肽水解为氨基酸。经消化吸收的氨基酸与体内组织蛋白质降解产生的氨基酸混在一起，分布于体内各处，称为氨基酸代谢库，主要作用是合成蛋白质与多肽。肝脏除了合成本身所需要的蛋白质外，还合成白蛋白、凝血酶原及凝血因子等。氨基酸分解代谢主要通过：①脱氨基作用。②α-酮酸代谢，使脱氨基后的α-酮酸生成非必需氨基酸，转变为糖及脂类或氧化供能。③多数氨在肝中被合成尿素而解毒。未被消化的某些蛋白质具有抗原性，是导致过敏反应或加重肠黏膜免疫疾病的原因。肝脏受到严重损害后，白蛋白合成降低，是导致腹水的重要机制。肝细胞受到破坏，血丙氨酸氨基转移酶升高；清除氨的能力下降，血中的氨含量过高，是肝性脑病的重要机制。

★ 六、肝脏的代谢与解毒功能

肝脏是体内以代谢与解毒功能为主的一个重要器官，主要有如下功能。

1. 氧化 如乙醇在肝内氧化为乙醚、乙酸、二氧化碳和水，又称氧化解毒。

2. 还原 如三氯乙醛通过还原作用转化为三氯乙醇，失去催眠作用。

3. 水解 水解酶将多种药物或毒物水解。

4. 结合 结合是肝脏生物转化的最重要方式，使药物或毒物与葡萄糖醛酸、谷胱甘肽等结合，便于从胆汁和尿中排出。在有肝病时，应特别注意药物的不良反应。

七、胆道的协调运动

肝细胞分泌的胆汁经各级胆管汇合后形成胆总管，进入十二指肠。Oddi 括约肌位于胆、胰管末端和十二指肠乳头之间，具有调节胆囊充盈，控制胆汁、胰液流入十二指肠，阻止十二指肠液反流及维持胆胰系统正常压力等功能。

肝脏连续不断地分泌胆汁。在消化间期（空腹状态），胆汁流入并充盈胆囊，胆汁中的大部分水分和电解质被胆囊吸收，胆汁浓缩。进食后，小肠分泌的缩胆囊素在促进胆囊收缩的同时，又使 Oddi 括约肌松弛，胆汁便被排入十二指肠。

★ 八、胰酶合成、活化及胰腺防止自身消化的生理机制

生理情况下，多种无活性的胰酶原（胰蛋白酶原、淀粉酶原、脂肪酶原、弹性蛋白酶原等）及溶酶体水解酶均在腺泡细胞粗面内质网合成，转运至高尔基体。溶酶体水解酶经糖基化及磷酸化后，通过与甘露糖-6磷酸化受体特异性结合，被转运至溶酶体内。胰蛋白酶原则不与甘露糖-6磷酸化受体结合。正是通过这2种不同的途径，同在粗面内质网合成的消化酶原和溶酶体水解酶被最终"分选"到不同的分泌泡内，分别形成了消化酶原颗粒和溶酶体。

腺泡细胞在各种生理刺激下，通过提升胞内钙离子浓度，促使酶原颗粒释放，经胰管、十二指肠乳头进入十二指肠，在肠激酶的作用下被激活，发挥其消化食物功能。由于胰蛋白酶可激活多种其他胰酶，因此，胰蛋白酶原活化为胰蛋白酶在多种胰酶级联激活中最为关键。生理状态下，从腺泡细胞分泌出的胰蛋白酶原在胰腺内可有微量激活，但胰腺间质细胞所产生的酶特异性抑制物（α_1-抗胰蛋白酶、α_2-巨球蛋白等）可使在胰腺内提前活化的胰蛋白酶迅速失活，避免发生自身消化。

第2节　消化系统重要诊疗技术

一、内镜诊断

1. 胃肠镜　胃肠镜是食管、胃、十二指肠及结直肠疾病的最常用和最准确的检查方法。内镜检查不仅能直视黏膜病变，还能取活检。现代对病变的观察增加了色素对照、放大内镜、窄带光成像及激光共聚焦内镜等技术。

在胃肠镜检查时，在严密监护下，经静脉给予镇静剂和麻醉剂，使患者在检查过程中无明显不适症状，同时口腔分泌物减少，胃肠蠕动减少，便于观察。

在胃肠内镜的直视下，可对各种出血病变进行止血治疗；取出胃内异物；对较小的或有蒂息肉等良性肿痛可采用圈套、电凝等将其完整切除；对较大的良性肿瘤及早期癌，可根据情况行内镜下黏膜切除或剥离术。

2. 胶囊内镜　由胶囊、信号接收系统和工作站组成。胶囊内镜能动态、清晰地显示小肠腔内病变，具有无痛苦、安全等优点。

3. 推进式小肠镜　推进式小肠镜具有吸引及注气的功能，对病变的观察更清晰，发现病变后可以取活检及内镜下治疗，多在胶囊内镜初筛发现小肠病变后，需要活检或内镜治疗时才采用推进式小肠镜。

4. 经内镜逆行胰胆管造影　经内镜逆行胰胆管造影术（ERCP）是在十二指肠镜直视下，经十二指肠乳头向胆总管或胰管内插入造影导管，注入造影剂后，在 X 线下显示胆系和胰管形态的诊断方法。治疗性 ERCP 包括内镜下乳头肌切开、胆总管取石、狭窄扩张、置入支架、鼻胆管引流术等。

5. 超声内镜（EUS）　将微型超声探头安置在内镜顶端或通过内镜孔道插入微型探头，在内镜下直接观察腔内病变同时进行实时超声扫描，了解病变来自管道壁的某个层次及邻近脏器的情况。在EUS 的引导下，可对病灶穿刺活检、肿瘤介入治疗、囊肿引流及施行腹腔神经丛阻断术。

二、实验室检测

1. 乙型肝炎病毒（HBV）感染的诊断　包括 HBV 的 5 项血清免疫标志（HBsAg、HBsAb、HBeAg、HBeAb、HBcAb）检测、血清病毒检测（HBV - DNA 定量检测、HBV 基因分型、HBV 耐药突变株检测）和组织病毒学检测（肝组织 HBsAg、HBcAg、HBV - DNA）。

2. 幽门螺杆菌检测

（1）非侵入性方法　常用 ^{13}C 或 ^{14}C - 尿素呼气试验（Hp - UBT），不依赖内镜，患者依从性好，正确率高，为 Hp 检测的"金标准"方法之一。

（2）侵入性方法　主要包括快速尿素酶试验、胃黏膜组织切片染色镜检（如银染、改良 Giemsa 染色）及细菌培养等。其中胃黏膜组织切片染色镜检也是 Hp 检测的"金标准"方法之一。

★3. 肝功能评估

（1）肝脏合成功能

1）血清白蛋白　白蛋白由肝细胞合成，肝脏合成功能降低时，血清白蛋白明显降低。在病情稳定时，部分患者血清白蛋白测值尚在正常范围内，经历出血、感染、手术等事件后，血清白蛋白将显降低。

2）血浆凝血因子　绝大部分凝血因子都在肝脏合成，尤其是维生素 K 依赖因子（Ⅱ、Ⅶ、Ⅸ、Ⅹ）。在肝功能受损的早期，维生素 K 依赖的凝血因子即有显著降低。凝血酶原时间测定（PT）、部分活化凝血酶原时间测定及凝血酶时间测定是最常用的指标。

3）胆固醇　主要在肝脏合成，肝合成功能受损时，血胆固醇水平将降低。

（2）肝细胞破裂 丙氨酸氨基转移酶（ALT）和天冬氨酸氨基转移酶（AST）存在于肝细胞胞质中，当肝细胞膜破裂时，ALT 及 AST 将明显升高，是反应肝细胞损伤的重要指标。由于 AST 也存在于骨骼肌、肾脏、心肌等组织中。因此血中以 AST 升高为主，则不一定是肝细胞受损。AST 在肝细胞内主要位于线粒体内，ALT 升高同时 AST 明显升高，提示肝细胞严重受损。在严重肝炎时，转氨酶下降而胆红素升高，此"酶胆分离"现象，是肝细胞严重坏死的表现。

（3）胆红素代谢 胆红素是血液循环中衰老的红细胞在肝脏、脾脏及骨髓的单核—吞噬细胞系统中分解和破坏的产物。总胆红素（TB）包括非结合胆红素（CB）和结合胆红素（UCB）2 种形式。非结合胆红素由肝细胞摄取后经与葡萄糖醛酸结合成水溶性的结合胆红素从胆道排出。对肝功能的评估，常采用 Child - Pugh 评分（表 4-1-1）对肝功能进行分级评估，便于临床诊治决策。

表 4-1-1　肝功能 Child - Pugh 评分

观测指标	分数			分级	评分	1~2 年存活率（%）
	1	2	3	A	5~6	100~85
肝性脑病（期）	无	Ⅰ~Ⅱ	Ⅲ~Ⅵ	B	7~9	45~35
腹水	无	少	多	C		10~15
胆红素（μmol/L）	<34	34~51	>51			
白蛋白（g/L）	>35	28~35	<28			
PT（>对照秒）	<4	4~6	>6			

三、影像诊断

1. 超声（US）　US 可探查消化系统实质性脏器、胆道及腹腔内的病变，具有经济、方便、无创、快速、可检测血流动力参数等优点。

2. 计算机断层扫描（CT）　CT 增强扫描对于消化系统脏器小病灶、高密度病灶、需定位定性的病变及血管性病变的诊断是一种重要检查方法。

3. 磁共振（MRI）　能显示消化系统脏器病变的血供状态，适用于微小病变的观察及病变定性诊断。磁共振胆胰管成像（MRCP）是一种利用水成像原理的无创性检查技术，在不需注射对比剂的情况下可清楚显示含有液体的胆管和胰管全貌。

【同步练习】
消化系统的诊疗技术有哪些？
【参考答案】
胃肠镜、胶囊内镜、推进式小肠镜、ERCP、超声内镜等。

第 2 章　胃食管反流病

教学目的

1. 掌握　胃食管反流病的诊断及治疗。
2. 熟悉　胃食管反流病的发病机制。
3. 了解　胃食管反流病的实验室和其他检查。

胃食管反流病（GERD）是指胃十二指肠内容物反流入食管引起烧心等症状，分为反流性食管炎（RE）及非糜烂性反流病（NERD）；也可引起咽喉、气管等食管邻近的组织损害。GERD是常见病，发病率随年龄增加而增加，男女发病无差异。

★ 一、病因和发病机制

1. 食管抗反流屏障结构与功能异常 LES 的结构和功能障碍受到破坏时可导致胃食管反流。一些因素可导致 LES 压降低，如某些激素（如缩胆囊素、胰高血糖素、血管活性肽等）、食物（如高脂肪、巧克力等）、药物（如钙拮抗剂等）。腹内压高（如妊娠、腹水、呕吐等）及胃内压增高（如胃扩张、胃排空延迟等）均可引起 LES 功能障碍而导致 GERD。

2. 食管清除作用 食管蠕动和唾液产生的异常参与 GERD 的致病作用。食管裂孔疝是部分胃经膈食管裂孔进入胸腔的疾病，可引起 GERD 并降低食管对酸的清除，导致 GERD。

3. 食管黏膜屏障功能降低 食管可以凭借食管上皮表面黏液、不移动水层等构成的上皮屏障，以及黏膜下丰富的血液供应构成的上皮屏障，发挥其抗反流物对食管黏膜损伤的作用。因此，任何导致食管黏膜屏障作用下降的因素（长期吸烟、饮酒及抑郁等），使食管黏膜不能抵御反流物的损害，导致 GERD。

二、病理

RE 患者，胃镜下可见糜烂及溃疡。病理组织学改变有：①复层鳞状上皮细胞层增生。②黏膜固有层乳头向上皮腔面延长。③固有层内炎中性粒细胞浸润。④糜烂及溃疡。⑤食管下段鳞状上皮被柱状上皮替代，称之为 Barrett 食管。

★ 三、临床表现

临床表现多样，主要表现如下。

1. 食管症状

（1）**典型症状** 烧心和反流是本病最常见的症状，被称为典型症状。反流是指胃内容物在无恶心和不用力的情况下涌入口腔，含酸味时为反酸。烧心是胸骨后或剑突下烧灼感，常由胸骨下段向上延伸。

（2）**非典型症状** 胸痛，发生在胸骨后，可伴有或不伴有烧心和反流。严重时可为剧烈刺痛，可放射到后背、胸部、耳后等。也可引起吞咽困难及吞咽疼痛。

2. 食管外症状 对一些病因不明、久治不愈的上述疾病患者，要注意是否存在 GERD，伴有烧心和反流症状有提示作用，但少部分患者以咽喉炎、慢性咳嗽或哮喘为首发或主要表现。严重者可发生吸入性肺炎，甚至出现肺间质纤维化。

3. 并发症

（1）**上消化道出血** 反流性食管炎患者，因食管黏膜糜烂及溃疡可以导致上消化道出血，临床表现可有呕血和（或）黑便及不同程度的缺铁性贫血。

（2）**食管狭窄** 食管炎反复发作致使纤维组织增生，最终导致瘢痕狭窄。

（3）**Barrett 食管** 内镜下的表现为正常呈现均匀粉红带灰白的食管黏膜出现胃黏膜的橘红色，分布可为环形、舌形或岛状。Barrett 食管可发生在反流性食管炎的基础上，亦可不伴有反流性食管炎。Barrett 食管是食管腺癌的癌前病变。

四、实验室及其他检查

1. 内镜检查 内镜检查是诊断反流性食管炎最准确的方法，并能判断反流性食管炎的严重程度和有无并发症，结合活检可与其他原因引起的食管炎和其他食管病变（如食管癌等）作鉴别。根据内镜下所见食管黏膜的损害程度进行反流性食管炎分级，有利于病情判断及指导治疗。目前多采用洛杉矶分级法：

正常：食管黏膜没有破损。

A 级：1 个或 1 个以上食管黏膜破损，长径 <5mm。

B 级：1 个或 1 个以上黏膜破损，长径 >5mm，但没有融合性病变。

C 级：黏膜破损有融合，但 <75% 的食管周径。

D 级：黏膜破损融合，至少达到 75% 的食管周径。

2. 24 小时食管 pH 值监测　便携式 pH 值记录仪在生理状态下对患者进行 24 小时食管 pH 值连续监测，可提供食管是否存在过度酸反流的客观证据，并了解酸反流的程度及其与症状发生的关系。

3. 食管吞钡 X 线检查　排除食管癌等其他食管疾病。严重反流性食管炎可发现阳性 X 线征。

4. 食管测压　当 GERD 内科治疗效果不好时可作为辅助性诊断方法。

五、诊断与鉴别诊断

胃食管反流病的诊断是基于：①有反流症状。②内镜下有反流性食管炎的表现。③食管过度酸反流的客观证据。如有典型的烧心和反酸症状，可作出 GERD 的初步临床诊断。内镜检查如发现有反流性食管炎并能排除其他原因引起的食管病变，本病诊断可成立。对有典型症状而内镜检查阴性者，行 24 小时食管 pH 值监测，如证实有食管过度酸反流，诊断成立。

由于 24 小时食管 pH 值监测需要一定仪器设备且为侵入性检查，常难于在临床常规应用。因此，临床上对疑诊为本病而内镜检查阴性患者常用质子泵抑制剂（PPI）做试验性治疗（如奥美拉唑），如有明显效果，本病诊断一般可成立。对症状不典型患者，常需结合内镜检查、24 小时食管 pH 值监测和试验性治疗进行综合分析来作出诊断。

应与其他食管病变、消化性溃疡、胆道疾病等鉴别。还应注意与如功能性烧心、功能性胸痛、功能性消化不良、心源性胸痛鉴别。

★ 六、治疗

治疗目的是控制症状、治愈食管炎、减少复发和防治并发症。

1. 一般治疗　改变生活方式与饮食习惯。夜间将床头抬高 15～20cm。避免睡前进食。避免进食使 LES 压降低的食物及药物。戒烟及禁酒。

2. 药物治疗

（1）促胃肠动力药　如多潘立酮、莫沙必利、依托必利等，这类药物通过增加 LES 压力、改善食管蠕动功能、促进胃排空。从而达到减少胃内容物食管反流及减少其在食管的暴露时间。适用于轻症患者，或作为与抑酸药合用的辅助治疗。

（2）抑酸药

1）组胺 H_2 受体拮抗剂（H_2RA）　如西咪替丁、雷尼替丁、法莫替丁等，能减少 24 小时胃酸分泌 50%～70%，但不能有效抑制进食刺激引起的胃酸分泌，因此适用于轻、中症患者。疗程 8～12 周。

2）质子泵抑制剂（PPI）　包括奥美拉唑、兰索拉唑、泮托拉唑、雷贝拉唑和埃索美拉唑等。这类药物抑酸作用强，因此对本病的疗效优于 H_2RA，特别适用于症状重、有严重食管炎的患者。疗程 4～8 周。对个别疗效不佳者可加倍剂量或与促胃肠动力药联合使用，并适当延长疗程。

3）抗酸药仅用于症状轻、间歇发作的患者作为临时缓解症状用。

3. 维持治疗　停药后很快复发且症状持续者，需要长程维持治疗。H_2RA 和 PPI 均可用于维持治疗，其中以 PPI 效果最好。维持治疗的剂量因患者而异；也可有症状时用药，症状消失时停药。

GERD 具有慢性复发倾向，因此为了防止食管炎反复复发引起的并发症，需考虑给予维持治疗。停药后很快复发且症状持续者，往往需要长程维持治疗；有食管炎并发症如食管溃疡、食管狭窄、Barrett 食管者，肯定需要长程维持治疗。H_2RA 和 PPI 均可用于维持治疗，其中以 PPI 效果最好。维持治疗的剂量因患者而异，以调整至患者无症状之最低剂量为最适剂量。

4. 抗反流手术治疗 抗反流手术是不同术式的胃底折叠术，目的是阻止胃内容物反流入食管。抗反流手术的疗效与 PPI 相当，但有一定并发症。因此，对于那些需要长期使用大剂量 PPI 维持治疗的患者，可以根据患者的意愿来决定抗反流手术。

5. 并发症的治疗

（1）食管狭窄 大部分狭窄可行内镜下食管扩张术治疗。

（2）Barrett 食管 必须使用 PPI 治疗及长程维持治疗。加强随访是预防癌变的唯一方法。

6. 患者教育 进餐后不宜立即平卧、减少引起腹压增高的因素，避免进食使 LES 压降低的食物、药物。

【同步练习】

食管抗反流屏障包括哪些？

【参考答案】

LES，膈肌脚，膈食管韧带，食管与胃底间的锐角（His 角）等。

第 3 章 食 管 癌

教学目的

1. 掌握 食管癌的临床表现及诊断。
2. 熟悉 食管癌的治疗方法。
3. 了解 食管癌的病因。

食管癌是原发于食管的恶性肿瘤，以鳞状上皮癌多见。临床上以进行性吞咽困难为其最典型的症状。

一、流行病学

本病是世界一些国家和地区常见的恶性肿瘤。中国是世界上食管癌高死亡率的国家之一。本病的流行病学有以下特点：①地区性分布，如在我国北方发病率可达 130/10 万，而美国仅为 5/10 万。②男性高于女性，其比例为（1.3~3）∶1。③中老年易患，我国 80% 的患者发病在 50 岁以后，高发地区人群发病和死亡比低发地区提前 10 年。

★ 二、病因

食管癌的发生与生活条件、饮食习惯、存在强致癌物、缺乏一些抗癌因素及有遗传易感性等有关。

1. 亚硝胺类化合物和真菌毒素

（1）亚硝胺 在高发区的粮食和饮水中，其含量显著增高，且与当地食管癌和食管上皮重度增生的患病率呈正相关。

（2）真菌毒素 各种霉变食物能产生致癌物质。镰刀菌、白地霉菌、黄曲霉菌和黑曲霉菌等真菌不但能还原硝酸盐为亚硝酸盐，并能促进亚硝胺的合成。霉菌与亚硝胺协同致癌。

2. 慢性理化刺激及炎症　食物粗糙、进食过烫、咀嚼槟榔或烟丝等习惯，对食管黏膜的慢性刺激，可致局限性或弥漫性上皮增生，形成食管癌的癌前病变。慢性食管疾病如腐蚀性食管灼伤和狭窄、胃食管反流病、贲门失弛缓症或食管憩室等患者食管癌发生率增高，与其慢性炎症有关。

3. 营养因素　饮食缺乏动物蛋白、新鲜蔬菜和水果，摄入的维生素 A、B_2 和 C 缺乏，是食管癌的危险因素。

4. 遗传因素　食管癌的发病常表现家族性聚集现象。调查发现林县居民迁至他县后，食管癌发病率仍保持较高水平。这些现象说明遗传与食管癌有一定的关系。

5. 癌基因　Rb、P53 等抑癌基因失活及原癌基因 H-ras、C-myc 和 hsl-1 等激活与食管癌发生有关。

三、病理

食管癌的病变部位以中段居多，下段次之，上段最少。部分胃贲门癌延伸至食管下段称食管贲门癌。

1. 大体病理

（1）早期食管癌　可分为充血型、糜烂型、斑块型和乳头型。其中以斑块型为最多见，癌细胞分化较好，糜烂型次之。充血型是食管癌最早期的表现，多为原位癌。乳头型病变较晚，但癌细胞分化一般较好。

（2）中晚期食管癌　可分为髓质型、蕈伞型、溃疡型、缩窄型和未定型。

2. 组织学分类　我国约占 90% 为鳞状细胞癌。少数为腺癌，来自 Barrett 食管或食管异位胃黏膜的柱状上皮。

3. 食管癌的扩散和转移方式

（1）直接扩散　早中期食管癌主要为壁内扩散，因食管无浆膜层，容易直接侵犯其邻近器官。

（2）淋巴转移是食管癌转移的主要方式。

（3）晚期血行转移至肝、肺、骨、肾、肾上腺、脑等处。

★ 四、临床表现

1. 早期症状　主要症状为胸骨后不适、烧灼感、针刺样或牵拉样痛，进食通过缓慢并有滞留的感觉或轻度哽噎感。早期症状时轻时重，症状持续时间长短不一，甚至可无症状。

2. 中晚期症状

（1）进行性咽下困难　是患者就诊时的主要症状。由不能咽下固体食物发展至液体食物亦不能咽下。

（2）食物反流　因食管梗阻的近段有扩张与潴留。

（3）咽下疼痛　进食时尤以进热食或酸性食物后更明显。

（4）其他症状　长期摄食不足导致明显的慢性脱水、营养不良、消瘦与恶病质。有左锁骨上淋巴结肿大，或因癌肿扩散转移引起的其他表现，如压迫喉返神经所致的声嘶、骨转移引起的疼痛、肝转移引起的黄疸等。当肿瘤侵及相邻器官并发生穿孔时，可发生食管支气管瘘、纵隔脓肿、肺炎、肺脓肿及主动脉穿破大出血，导致死亡。

3. 体征　早期体征可缺如。晚期则可出现消瘦、贫血、营养不良或恶病质等。

五、实验室和其他检查

1. 内镜检查　内镜检查是发现与诊断食管癌首选方法，不仅可直接观察病灶的形态，并可在直视下做活组织病理学检查。内镜下食管黏膜染色法有助于提高早期食管癌的检出率。用甲苯胺蓝染色，食管黏膜不着色，但癌组织可染成蓝色；用碘液，正常鳞状细胞因含糖原而着棕褐色，病变黏膜则不着色。

2. 食管钡剂检查 早期征象有：①黏膜皱襞增粗，迂曲及中断。②食管边缘毛刺状。③小充盈缺损与小龛影。④局限性管壁僵硬或有钡剂滞留。中晚期可见病变处管腔不规则狭窄及腔内型的巨大充盈缺损。

3. CT 检查 显示食管与邻近纵隔器官的关系。CT 有助于制定外科手术方式，放疗的靶区及放疗计划。但 CT 扫描难以发现早期食管癌。

4. 超声内镜 能判断食管癌的壁内浸润深度、异常肿大的淋巴结及明确肿瘤对周围器官的浸润情况。

六、诊断与鉴别诊断

凡年龄在 50 岁以上，出现进食后胸骨后停滞感或咽下困难者，应及时检查，以明确诊断。与下列疾病鉴别诊断。

1. 食管贲门失弛缓症 是由于食管神经肌间神经丛等病变，引起食管下段括约肌松弛障碍所致的疾病。临床表现为间歇性咽下困难、食物反流和下端胸骨后不适或疼痛，病程较长，多无进行性消瘦。吞钡检查见贲门梗阻呈漏斗或鸟嘴状，边缘光滑，食管下段明显扩张。

2. 胃食管反流病 表现为烧心、吞咽性疼痛或吞咽困难。内镜检查无肿瘤证据。

3. 其他 尚需与食管平滑肌瘤、食管裂孔疝、食管静脉曲张、纵隔肿瘤及食管良性狭窄等鉴别。

七、治疗

根治关键在于对食管癌的早期诊断。治疗方法包括手术、放疗、化疗、内镜下治疗和综合治疗。

1. 手术治疗 早期切除常可达到根治效果。

2. 放疗 适用于手术难度大的上段食管癌和不能切除的中、下段食管癌。

3. 化疗 常联合化疗。

4. 内镜治疗

（1）早期食管癌 包括内镜下黏膜切除术、消融术。

（2）进展期食管癌 单纯扩张、食管内支架置放术、实施癌肿消融术等。

八、预后

早期食管癌及时根治预后良好。

九、预防

包括改良饮水、防霉去毒、改变不良的生活习惯等。

【同步练习】

1. 早起食管癌的内镜下有哪些分型？

2. 食管癌的典型症状是什么？

【参考答案】

1. 充血型，糜烂型，斑块型和乳头型。

2. 进行性吞咽困难。

第4章 胃 炎

教学目的

1. 掌握 慢性胃炎的病因和发病机制。
2. 熟悉 慢性胃炎的治疗要点。
3. 了解 特殊类型胃炎的分型。

胃炎是胃黏膜对胃内各种刺激病因的炎症反应。有些急性胃炎黏膜炎症缺如或很轻，以上皮和微血管的异常改变为主，称为胃病。分为急性、慢性和特殊类型胃炎。

第1节 急性胃炎

急性胃炎也称糜烂性胃炎、出血性胃炎、急性胃黏膜病变。内镜下可见胃黏膜出血、糜烂等。组织学上，见胃黏膜急性炎症。

★一、常见病因及病理生理机制

1. 药物 常见的有非甾体抗炎药（NSAIDs）如阿司匹林、某些抗肿瘤药、口服氯化钾或铁剂等。这些药物直接损伤胃黏膜上皮层。其中，NSAIDs 还通过抑制环氧合酶的作用而抑制胃黏膜生理性前列腺素的产生，削弱胃黏膜的屏障功能；某些抗肿瘤药如 5 - 氟尿嘧啶对胃肠道黏膜细胞产生明显的细胞毒作用。

2. 应激 严重创伤、大手术、大面积烧伤、颅内病变、败血症及其他严重脏器病变或多器官功能衰竭等均可引起胃黏膜微循环障碍、缺氧、黏液分泌减少，由此可导致胃黏膜黏液和碳酸氢盐分泌不足、局部前列腺素合成不足、上皮再生能力减弱等改变，胃黏膜屏障因而受损。

3. 酒精 乙醇具亲酯性和溶脂能力，高浓度乙醇可直接破坏胃黏膜屏障。

4. 创伤和物理因素 放置鼻胃管、胃内异物、剧烈恶心或干呕等。

5. 十二指肠 - 胃反流 上消化道动力异常、幽门括约肌功能不全、胃 Billroth - Ⅱ式术后均可导致十二指肠内容物、胆汁、肠液和胰液反流，损伤胃黏膜上皮细胞。

二、临床表现

常有上腹痛、恶心、呕吐和食欲不振；重症有呕血、黑便、脱水及休克。轻症可无症状，仅胃镜检查时发现。

三、诊断

上述临床表现可疑诊，确诊有赖胃镜检查。

四、治疗和预防

祛除病因，积极治疗原发病和创伤，予 H$_2$RA 或 PPI 及黏膜保护剂。

五、预后

多数胃黏膜糜烂和出血可自行预合及止血。

六、预防

停用不必要 NSAIDs 治疗。

第2节 慢性胃炎

胃黏膜呈非糜烂的炎性改变，黏膜色泽不均、颗粒状增殖及黏膜皱襞异常，组织上以显著炎症细胞浸润、上皮增殖异常、胃腺萎缩及瘢痕形成为特点。幽门螺杆菌感染（*Hp*）是最常见的病因。

★ 一、病因和发病机制

1. *Hp* 感染 *Hp* 具有鞭毛，能在胃内穿过黏液层移向胃黏膜，其所分泌的黏附素能使其贴紧上皮细胞，其释放尿素酶分解尿素产生氨从而保持细菌周围中性环境，*Hp* 这些特点有利于其在胃黏膜表面定植。

Hp 通过上述产氨作用、分泌空泡毒素等物质而引起细胞损害；其细胞毒素相关基因蛋白能引起强烈的炎症反应；其菌体胞壁还可作为抗原诱导免疫反应。

2. 十二指肠 – 胃反流 胃肠慢性炎及动力异常所致。长期反流，可导致胃黏膜慢性炎症。

3. 自身免疫 当体内出现针对壁细胞或内因子的抗体时，导致胃酸分泌减少，内因子不能发挥作用，导致维生素 B_{12} 吸收不良。

4. 年龄因素和胃黏膜营养因子缺乏 胃黏膜退行性改变可使黏膜营养不良、分泌功能下降和屏障功能降低。长期消化吸收不良可使胃黏膜修复再生功能降低，炎症慢性化，上皮增殖异常及胃腺萎缩。

二、胃镜及组织学病理

内镜下慢性非萎缩性胃炎黏膜红黄相间、黏膜皱襞肿胀增粗；内镜下萎缩性胃炎表现黏膜变淡、血管显露、皱襞变平甚至消失。慢性胃炎分为：①胃窦炎：多有 *Hp* 感染所致。②胃体炎：多于自身免疫有关。③全胃炎：可有 *Hp* 感染扩张而来。

组织病理学改变如下。

（1）炎症 以淋巴细胞和浆细胞为主的慢性炎症细胞浸润。有中性粒细胞浸润时显示有活动性炎症。

（2）化生 肠上皮化生（以杯状细胞为特征的肠腺代替了胃固有腺体）、假幽门腺化生（泌酸腺的颈黏液细胞增生，形成幽门腺样腺体）。

（3）萎缩 腺体破坏、数量减少，黏膜变薄。分为化生性萎缩和非化生性萎缩。

（4）异型增生 又称不典型增生，也称上皮内瘤变，表现为细胞异型性和腺体结构的紊乱。是胃癌的癌前病变，分为轻、中、重度，重度有时与高分化腺癌不易区别。

三、临床表现

大多数无明显症状。可表现为上腹痛或上腹胀、早饱、钝痛、恶心、嗳气等消化不良症状。有时有上腹部压痛。恶性贫血时有全身衰弱、疲软、厌食、贫血。

四、诊断

确诊依靠胃镜检查及组织学检查。*Hp* 检测有助于病因诊断。怀疑自身免疫性胃炎应检测相关自身抗体。

五、治疗

1. 对因治疗 根除 *Hp* 的方案见消化系统溃疡。①十二指肠 – 胃反流：改善胃动力。②自身免疫：使用糖皮质激素。③胃黏膜营养因子缺乏：补充维生素等。

2. 对症治疗　抑制胃酸分泌，缓解症状、保护胃黏膜。有恶性贫血时注射维生素 B_{12}。

3. 癌前状态处理　补充维生素和含硒食物。定期随访。对重度异型增生予预防性手术。

六、预后

极少数慢性多灶萎缩性胃炎可发展为胃癌。

第3节　特殊类型胃炎或胃病

一、腐蚀性胃炎

吞服强酸、强碱等。早期不宜胃镜。腐蚀性胃炎应禁食、肠外营养、密切监护。吞服强酸用弱碱液体中和；吞服强碱用弱酸液体中和；不清楚腐蚀剂，可饮用牛奶和蛋白清。

二、感染性胃炎

机体免疫力下降时，发生各种细菌、真菌和病毒所引起的感染性胃炎。其中急性化脓性胃炎病情凶险，可发生穿孔。

三、其他

克罗恩病、Ménétrier 病、嗜酸细胞性胃炎、淋巴细胞性胃炎、放射性胃炎、充血性胃病等。

【同步练习】

1. 何谓胃癌前状态？
2. 慢性胃炎的主要病因是什么？

【参考答案】

1. 慢性胃炎中，化生、萎缩和异型增生被视为胃癌前状态。
2. 幽门螺杆菌感染。

第5章　消化性溃疡

教学目的

1. 掌握　消化性溃疡的临床特点，诊断和治疗原则。
2. 熟悉　消化性溃疡的发病机制。
3. 了解　消化性溃疡的病因和流行病学。

消化性溃疡（PU）指胃肠道黏膜被自身消化而形成的溃疡。可发生在发生在食管、胃和十二指肠、胃－空肠吻合口附近。胃溃疡（GU）和十二指肠溃疡（DU）最为常见。

一、流行病学

本病可发生于任何年龄，但中年最为常见，DU 多见于青壮年，而 GU 多见于中老年，后者发病高峰比前者约迟 10 年。男性患病比女性较多。临床上 DU 比 GU 为多见，两者之比约为 3:1。

★ 二、病因和发病机制

在导致各类胃炎的病因持续作用下，黏膜糜烂可进展为溃疡。消化性溃疡发病机制是胃酸和胃蛋白酶的侵袭作用与胃、十二指肠黏膜的防御能力间失去平衡，胃酸/胃蛋白酶侵蚀黏膜而导致溃疡形成。

1. _Hp_ 感染　是 PU 的主要病因。十二指肠球部溃疡的 _Hp_ 感染率高达 90% ~ 100%。

2. 药物　长期服用 NSAIDs、糖皮质激素等患者可发生溃疡。溃疡形成与服用药物的种类、剂量、疗程有关。

3. 其他因素　吸烟、遗传易感性、急性应激、胃及十二指肠运动异常等均是病因。

三、胃镜及组织病理

典型的胃溃疡多见于胃角和胃窦小弯，溃疡一般为单个，也可多个，呈圆形或椭圆形。DU 直径多 <10mm，GU 要比 DU 稍大。亦可见到直径 >2cm 的巨大溃疡。溃疡边缘光整、底部洁净，由肉芽组织构成，上面覆盖有灰白色或灰黄色纤维渗出物。活动性溃疡周围黏膜常有炎症水肿。溃疡浅者累及黏膜肌层，深者达肌层甚至浆膜层，溃破血管时引起出血，穿破浆膜层时引起穿孔。溃疡愈合时周围黏膜炎症、水肿消退，边缘上皮细胞增生覆盖溃疡面，其下的肉芽组织纤维转化，变为瘢痕，瘢痕收缩使周围黏膜皱襞向其集中。

★ 四、临床表现

1. 症状　上腹痛或不适是主要症状，可为钝痛、灼痛、胀痛、剧痛。上腹痛有如下特点：①慢性过程，病史可达数年或 10 余年。②周期性发作，发作期有数周或数月，缓解期长短不一，常有季节性，多在秋冬或冬春之交发病。③上腹痛呈节律性，表现为空腹痛或（及）午夜痛，餐后痛。④服用抗酸药可缓解。

2. 体征　可有局限性轻压痛。

★ 五、特殊溃疡

1. 复合溃疡　指胃和十二指肠同时发生的溃疡。

2. 幽门管溃疡　上腹痛的节律性不明显，易发生幽门梗阻等并发症。

3. 球后溃疡　指发生在十二指肠降段、水平段溃疡。多发生在十二指肠乳头的近端。具 DU 的临床特点，但午夜痛及背部放射痛多见，易并发出血。

4. 巨大溃疡　指直径 >2cm 的溃疡，常见于有 NSAIDs 服用史及老年患者。易发生慢性穿透。

5. 老年人溃疡　多位于胃体上部，溃疡常较大，易误诊为胃癌。

6. 无症状性溃疡　以出血、穿孔等并发症为首发症状。

7. 儿童溃疡　主要发生于学龄儿童，腹痛多在脐周。

8. 难治性溃疡　经正规治疗仍未愈合。

六、辅助检查

1. 胃镜检查及黏膜活检　是首选方法，目的在于：确定有无病变、分期及部位；黏膜活检可鉴别胃良、恶性溃疡；治疗效果评价；给予镜下治疗。

2. X 线钡餐　适用于对胃镜检查有禁忌或不愿接受胃镜检查者。溃疡的 X 线征象有直接和间接 2 种：龛影是直接征象，对溃疡有确诊价值；局部压痛、十二指肠球部激惹和球部畸形、胃大弯侧痉挛性切迹均为间接征象，仅提示可能有溃疡。

3. 幽门螺杆菌检测　幽门螺杆菌检测是消化性溃疡的常规检查项目，因为有无幽门螺杆菌感染决定治疗方案的选择。检测方法分为侵入性和非侵入性两大类。见本篇第 1 章。

七、诊断与鉴别诊断

1. 诊断　慢性病程、周期性发作、节律性上腹疼痛，是诊断 PU 的重要临床线索。确诊有赖胃镜检查。不能接受胃镜检查者，X 线钡餐发现龛影亦有确诊价值。

2. 鉴别诊断 需与其他有上腹痛症状的疾病和胃的其他疾病相鉴别。

（1）胃癌 典型胃癌的溃疡形状不规则，溃疡直径多 >2cm，底凹凸不平、苔污秽、边缘呈结节状隆起，周围皱襞中断，胃壁僵硬。部分癌性胃溃疡与良性溃疡难以鉴别，应常规溃疡边缘活检。

（2）Zollinger - Ellison 综合征 是胰腺非 β 细胞瘤分泌大量胃泌素所致。肿瘤往往很小，生长缓慢，半数为恶性。大量胃泌素可刺激壁细胞增生，分泌大量胃酸，导致胃、十二指肠球部和不典型部位（十二指肠降段、横段，甚或空肠近端）发生多发性溃疡。胃泌素瘤与普通消化性溃疡的鉴别要点是该病溃疡发生于不典型部位，具难治性特点。

★ 八、并发症

1. 出血 出血是消化性溃疡最常见的并发症，也是上消化道出血最常见的病因。

表 4 – 5 – 1　消化性溃疡出血的 Forrest 分型

分型	特征	再出血率（%）	治疗策略
I	活动性动脉出血	90	PPI + 胃镜治疗 + PPI
II a	裸露血管伴明显渗血	50	PPI + 胃镜治疗 + PPI
II b	血凝块	25 ~ 30	PPI，必要时胃镜治疗
III a	少量渗血	10	PPI
III b	仅有溃疡，无血迹	3	PPI

2. 穿孔 溃疡向深部发展穿透浆膜层则并发穿孔。急性穿孔的溃疡常位于十二指肠前壁或胃前壁，发生穿孔后胃肠的内容物漏入腹腔而引起急性腹膜炎。十二指肠或胃后壁的溃疡深至浆膜层时已与邻近的组织或器官发生粘连，穿孔时胃肠内容物不流入腹腔，称为慢性穿孔，又称为穿透性溃疡。这种穿透性溃疡改变了腹痛规律，变得顽固而持续，疼痛常放射至背部。穿入空腔脏器形成瘘管。

3. 幽门梗阻 主要是由 DU 或幽门管溃疡引起。因炎症水肿和幽门部痉挛而引起暂时性梗阻，可随炎症的好转而缓解；慢性梗阻主要由于瘢痕收缩而呈持久性。幽门梗阻临床表现为：餐后上腹饱胀、上腹疼痛加重，伴有恶心、呕吐，大量呕吐后症状可以改善，呕吐物含发酵酸性宿食。严重呕吐可致失水和低氯低钾性碱中毒。可发生营养不良和体重减轻。

4. 癌变 少数 GU 可发生癌变，DU 一般不癌变。GU 癌变发生于溃疡边缘，据报道癌变率在 1% 左右。长期慢性 GU 病史、年龄在 45 岁以上、溃疡顽固不愈者应提高警惕。

九、治疗

目的是消除病因、缓解症状、愈合溃疡、防止复发和防治并发症。

1. 一般治疗 注意饮食规律，戒烟、酒。适当休息。服用 NSAIDs 者尽可能停用。

2. 药物治疗

（1）抑制胃酸分泌 H_2RA 可抑制基础及刺激的胃酸分泌；PPI 作用于壁细胞胃酸分泌终末步骤中的关键酶 $H^+ - K^+ - ATP$ 酶，使其不可逆失活，抑酸作用比 H_2RA 更强且作用持久。PPI 还可增强抗生素的杀菌作用。

表4-5-2 抑制胃酸分泌的药物

药物种类	常用药物	常规剂量	维持剂量
H$_2$RA	雷尼替丁	150mg,每日2次	150mg,每晚1次
	法莫替丁	20mg,每日2次	20mg,每晚1次
质子泵抑制剂	奥美拉唑	20mg,每日2次	20mg,每日1次
	兰索拉唑	30mg,每日1次	30mg,每日1次
	泮托拉唑	40mg,每日1次	20mg,每日1次
	埃索美拉唑	40mg,每日1次	20mg,每日1次
	雷贝拉唑	20mg,每日1次	10mg,每日1次

(2)保护胃黏膜 铋剂覆于溃疡表面,阻断胃酸、胃蛋白酶对黏膜的自身消化,兼有较强抑制幽门螺杆菌作用。米索前列醇主要用于 NSAIDs 溃疡的预防。铝碳酸镁、硫糖铝等可中和胃酸,短暂缓解症状。

3. 根除幽门螺杆菌治疗

(1)根除 Hp 的方案

表4-5-3 根除幽门螺杆菌的常用三联方案

质子泵抑制剂或胶体铋	抗菌药物
PPI 常规剂量的倍量/日	克拉霉素 1000mg/d
枸橼酸铋钾 480mg/d	阿莫西林 2000mg/d
(选择1种)	甲硝唑 800mg/d
	(选择2种)
	分2次服,疗程7~14天

其他抗生素有呋喃唑酮、四环素、喹诺酮类;PPI + 铋剂 + 2 种抗生素为四联疗法。

(2)根除 Hp 后的抗溃疡治疗 继续给予1个常规疗程的抗溃疡治疗(如 DU 患者予 PPI 常规剂量、总疗程2~4周、或 H$_2$RA 常规剂量、疗程4~6周;GU 患者 PP1 常规剂量、总疗程4~6周,或 H$_2$RA 常规剂量、疗程6~8周)是最理想的。

(3)根除 Hp 后复查 应在根除治疗结束至少4周后进行。

4. 维持治疗 对反复溃疡复发、Hp 阴性及已祛除其他危险因素者,予维持治疗。

5. 外科手术指征

(1)大出血经内科治疗无效。

(2)急性穿孔、慢性穿透性溃疡。

(3)瘢痕性幽门梗阻。

(4)胃溃疡癌变。

十、预后

由于内科治疗的发展,预后远较过去为佳。死亡主要见于高龄患者,主要原因是大出血和急性穿孔。

【同步练习】

1. 消化性溃疡的并发症是什么?

2. 根除 *Hp* 的方法有哪些?

【参考答案】

1. 出血、穿孔、幽门梗阻、癌变。

2. 三联疗法：PPI 或铋剂 +2 种抗生素（克拉霉素、阿莫西林、甲硝唑或替硝唑）；四联疗法：PPI + 铋剂 +2 种抗生素。

第6章　胃　　癌

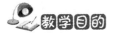 教学目的

1. 掌握　胃癌的临床表现，胃镜检查。

2. 熟悉　胃癌的病理检查。

3. 了解　胃癌的发病机制。

胃癌系指源于胃黏膜上皮细胞的恶性肿瘤，主要是胃腺癌。本病发病率及死亡率男性高于女性，55～70 岁为高发年龄段。胃癌约占胃恶性肿瘤的 95% 以上。每年新诊断的癌症病例数中，胃癌位居第 4 位，在癌症病死率中排列第 2 位。虽然胃癌全球总发病率有所下降，但 2/3 胃癌病例分布在发展中国家，尤以日本、中国及其他东亚国家高发。该病在我国仍是最常见的恶性肿瘤之一，死亡率下降并不明显。

★ 一、病因和发病机制

正常胃黏膜上皮细胞的增殖和凋亡之间保持动态平衡。这种平衡一旦破坏，则可能进展为胃癌。其发生顺序：慢性胃炎→萎缩性胃炎→萎缩性胃炎伴肠化→异型增生→癌变。与胃癌发生相关的癌基因包括：Ras 基因、C－myC 基因和 bcl－2 基因活化；抑癌基因包括：野生型 P53、APC、DCC 等。

1. 环境和饮食因素

（1）第一代到美国的日本移民胃癌发病率下降约 25%，第二代下降约 50%，至第三代发生胃癌的危险性与当地美国居民相当。故环境因素在胃癌发生中起重要作用。某些环境因素，如火山岩地带、高泥碳土壤、水土含硝酸盐过多、微量元素比例失调或化学污染可直接或间接经饮食途径参与胃癌的发生。

（2）流行病学研究显示，多吃新鲜水果和蔬菜、正确贮藏食物，可降低胃癌的发生。经常食用霉变食品、咸菜、腌制烟熏食品，以及过多摄入食盐，可增加胃癌的危险性。长期食用含硝酸盐较高的食物后，硝酸盐在胃内被细菌还原成亚硝酸盐，再与胺结合生成致癌物亚硝胺。此外，慢性胃炎及胃部分切除者胃酸分泌减少有利于胃内细菌繁殖。老年人因泌酸腺体萎缩常有胃酸分泌不足，有利于细菌生长。胃内增加的细菌可促进亚硝酸盐类致癌物质产生，长期作用于胃黏膜可导致癌变。

2. *Hp* 感染　胃癌高发区人群 *Hp* 感染率高。1994 年世界卫生组织宣布 *Hp* 是人类胃癌的 I 类致癌原。

3. 遗传因素　胃癌有明显的家族聚集倾向。

4. 癌前状态　分为癌前疾病和癌前病变，前者是指与胃癌相关的胃良性疾病，有发生胃癌的危险性，后者是指较易转变为胃组织的病理学变化，主要指异型增生。

（1）慢性萎缩性胃炎。

（2）胃息肉　炎性息肉约占80%，直径多在2cm以下，癌变率低；腺瘤性息肉癌变的几率较高，特别是直径 >2cm 的广基息肉。

（3）胃溃疡　癌变多从溃疡边缘发生，多因溃疡边缘的炎症、糜烂、再生及异型增生所致；

（4）残胃炎　毕Ⅱ式胃切除术后，癌变常在术后 10~15 年发生。

二、病理

胃癌的好发部位主要是胃窦。早期胃癌是指局限且深度不超过黏膜下层的胃癌，不论有无局部淋巴结转移。进展期胃癌深度超过黏膜下层，已侵入肌层者称中期，侵及浆膜或浆膜外者称晚期胃癌。

1. 胃癌的组织病理学　腺癌包括管状腺癌、黏液腺癌、乳头状腺癌、印戒细胞癌、髓样癌等。根据分化程度分为高分化、中分化和低分化。

2. 侵袭与转移　胃癌有4种扩散方式。

（1）直接蔓延　侵袭至相邻器官：胃底贲门癌侵犯食管、肝及大网膜，胃体癌侵犯大网膜、肝及胰腺。

（2）淋巴结转移　一般先转移到局部淋巴结，再到远处淋巴结，胃的淋巴系统与锁骨上淋巴结相连接，转移到该处时称为 Virchow 淋巴结。

（3）血行播散　晚期患者可占60%以上，最常转移到肝脏，其次是肺、腹膜及肾上腺，也可转移到肾、脑、骨髓等。

（4）种植转移　癌细胞侵及浆膜层脱落入腹腔，种植于肠壁和盆腔，如种植于卵巢，称为 Krukenberg 瘤；也可在直肠周围形成一明显的结节状板样肿块（Blumer's shelf）。

★ 三、临床表现

1. 症状　早期胃癌多无症状，部分有消化不良。进展期胃癌最早出现的症状是上腹痛。胃癌发生并发症或转移时可出现一些特殊症状，如吞咽困难、呕血或黑粪、黄疸和发热等。

2. 体征　早期胃癌无明显体征，进展期在上腹部可扪及肿块。有远处淋巴结转移时可扪及 Virchow 淋巴结。

四、实验室检查

缺铁性贫血较常见。粪便隐血实验阳性。

★ 五、内镜检查

内镜检查是最可靠的诊断手段。

1. 早期胃癌　表好发于胃窦部和胃体部，特别是小弯侧，表现为小的息肉样隆起或凹陷，也可呈平坦样，黏膜粗糙，斑片状充血及糜烂。早期胃癌有时难于辨认，可在内镜下对可疑病灶行美蓝染色，癌性病变处将着色，有助于指导活检部位。放大内镜、窄带光成像等，能更仔细观察细微病变，提高早期胃癌的诊断率。

2. 进展期胃癌

（1）临床上较早期胃癌多见，大多可以从肉眼观察作出拟诊，肿瘤表面多凹凸不平、糜烂、有污秽苔，活检易出血；也可呈深大溃疡，底部覆有污秽灰白苔，溃疡边缘呈结节状隆起，无聚合皱襞，病变处无蠕动。

（2）超声内镜（EUS）能判断肿瘤侵犯深度，有助于区分早期和进展期胃癌。

六、钡餐检查

有胃镜禁忌时使用，可发现胃内的溃疡及隆起型病灶，分别表现为龛影和充盈缺损，弥漫性胃癌时受累范围广，胃容积变小，蠕动消失，呈革袋状。

七、诊断

主要依据是内镜检查加活检。对下列情况应及早和定期胃镜检查：①慢性萎缩性胃炎伴胃酸缺乏，有肠化或不典型增生者。②胃溃疡经正规治疗2个月无效。③胃切除术后10年以上者。

八、并发症

1. 出血　约5%可发生大出血，表现为呕血和（或）黑粪，偶为首发症状。

2. 幽门或贲门梗阻　病变位于贲门或胃窦近幽门部时常发生，表现为进食困难、呕吐等。

3. 穿孔　较良性溃疡少见，多见于幽门前区的溃疡型癌。

九、治疗

1. 手术治疗　是治疗胃癌的主要手段。对于早期胃癌，可采取胃部分切除。即使是进展期胃癌，应尽可能手术切除；有远处转移患者或有梗阻者，可行姑息性手术。

2. 内镜下治疗　早期胃癌可在内镜下行电凝切除或剥离切除术（EMR或EPMR）。适用于高或中分化、无溃疡、直径<2cm且无淋巴结转移者。需对切除的癌变息肉进行病理检查，如癌变累及到根部或表浅型癌肿侵袭到黏膜下层，需追加手术治疗。

3. 化学治疗

（1）早期胃癌无转移者，术后无须化疗。化疗分为术前、术中、术后化疗。术前化疗即先辅助化疗可使肿瘤缩小，增加手术根治及治愈机会。术后化疗方式主要包括静脉化疗、腹腔内化疗、持续性腹腔温热灌注和淋巴靶向化疗等。

（2）单一药物化疗只适合于早期需要化疗的患者或不能承受联合化疗者。常用药物有5－氟尿嘧啶（5－FU）、替加氟（FT－207）、丝裂霉素（MMC）、阿霉素（ADM）、顺铂（DDP）或卡铂、亚硝脲类（CCNU，MeCCNU）、依托泊苷（VP－16）等。联合化疗指采用2种以上化学药物的方案，一般只采用2~3种联合，以免增加药物毒副作用。

十、预后

大部分在确诊时已处于中晚期，5年生存率较低。

十一、预防

建立良好的生活习惯，多吃新鲜蔬菜和水果、少吃腌腊制品，可以降低胃癌发病。

【同步练习】

1. 何谓早期胃癌？

2. 胃癌的诊断依据是什么？

【参考答案】

1. 早期胃癌是指病灶局限且深度不超过黏膜下层的胃癌，不论有无局部淋巴结转移。

2. 内镜检查加活检。早期诊断是根治胃癌的前提。对下列情况应及早和定期胃镜检查：①慢性萎缩性胃炎伴有肠化或异型增生。②胃溃疡经正规治疗2个月无效。③胃切除术后10年以上者。

第7章 肠结核和结核性腹膜炎

教学目的

1. 掌握　肠结核和结核性腹膜炎的临床表现及辅助检查。
2. 熟悉　肠结核和结核性腹膜炎的发病机制，诊断与鉴别诊断。
3. 了解　肠结核和结核性腹膜炎的治疗方法。

第1节　肠结核

肠结核是结核分枝杆菌引起的肠道慢性特异性感染。常继发于肺结核，多为青壮年，女多于男。

一、病因和发病机制

肠结核主要由人型结核分枝杆菌引起。结核分枝杆菌侵犯肠道主要是经口感染。患者多有开放性肺结核或喉结核，因经常吞下含结核分枝杆菌的痰液而引起本病。经常和开放性肺结核患者密切接触，也可被感染。结核分枝杆菌进入肠道后，多在回盲部引起结核病变，与下列因素有关：①含结核分枝杆菌的肠内容物在回盲部停留较久，增加了局部肠黏膜的感染机会。②结核分枝杆菌易侵犯淋巴组织，而回盲部有丰富的淋巴组织，因此成为肠结核的好发部位。

肠结核也可由血行播散引起，见于粟粒性结核；或由腹腔内结核病灶如女性生殖器结核直接蔓延引起。

二、病理

肠结核主要位于回盲部，也可累及直肠和结肠。当侵入的结核分枝杆菌数量多、毒力强，并有人体免疫功能低下、肠功能紊乱引起局部抵抗力削弱时，才会发病。分为以下3型。

1. 溃疡型肠结核　肠壁的淋巴组织呈充血、水肿及炎症渗出性病变，进一步发展为干酪样坏死，随后形成边缘不规则、深浅不一的溃疡，可深达肌层或浆膜层，并累及周围腹膜或邻近肠系膜淋巴结。因溃疡基底多有闭塞性动脉内膜炎，故较少发生肠大出血。因在慢性发展过程中，病变肠段常与周围组织紧密粘连，所以多不发生急性穿孔，因慢性穿孔而形成腹腔脓肿或肠瘘亦远较克罗恩病少见。在病变修复过程中，大量纤维组织增生和瘢痕形成可导致肠管变形和狭窄。

2. 增生型肠结核　病变多局限在回盲部，可有大量结核肉芽肿和纤维组织增生，使局部肠壁增厚、僵硬，亦可见瘤样肿块突入肠腔。上述病变均可使肠腔变窄，并引起梗阻。

3. 混合型肠结核　兼有这2种病变者。

★ 三、临床表现

本病一般见于中青年，女性稍多于男性。

1. 腹痛　多位于右下腹或脐周，间歇性发作，为痉挛性阵痛伴腹鸣，进餐后加重，排便或肛门排气后缓解。有压痛，部位多在右下腹。

2. 大便习惯改变　溃疡型肠结核常有腹泻，粪便呈糊样，不含脓血，不伴里急后重。有时腹泻与便秘交替。

3. 腹部肿块　位于右下腹，较固定，质中，轻－中度压痛。主要见于增生型肠结核，也可见于溃疡型肠结核，病变肠段和周围组织粘连，或同时有肠系膜淋巴结结核。

4. 全身症状和肠外结核表现

（1）结核毒血症状主要见于溃疡型肠结核，为不同热型的长期发热，伴有盗汗。有倦怠、消瘦、贫血，随病程发展而出现维生素缺乏等营养不良的表现。可有肠外结核特别是活动性肺结核的表现。增生型肠结核病程较长，全身情况一般较好，无发热或有时低热。

（2）并发症见于晚期患者，以肠梗阻多见，瘘管和腹腔脓肿较克罗恩病少见，肠出血较少见，偶有急性肠穿孔。可合并结核性腹膜炎而出现相关临床表现。

四、实验室和其他检查

1. 实验室检查 红细胞沉降率增快。粪便见少量脓细胞与红细胞。结核菌素试验（PPD 试验）呈强阳性。

2. X 线钡剂灌肠检查 对肠结核的诊断具有重要价值。在溃疡型肠结核患者，钡剂于病变肠段呈现激惹征象，排空很快，充盈不佳，而在病变的上、下肠段则钡剂充盈良好，称为 X 线钡影跳跃征象。病变肠段如能充盈，则显示黏膜皱襞粗乱、肠壁边缘不规则，有时呈锯齿状，可见溃疡。增生型患者肠腔变窄、肠段缩短变形、回肠盲肠正常角度消失。

3. 结肠镜检查 镜下见病变肠黏膜充血、水肿，溃疡形成（常呈横形、边缘呈鼠咬状），大小及形态各异的炎症息肉，肠腔变窄等。镜下取活体组织送病理检查具有确诊价值。

★ 五、诊断与鉴别诊断

1. 有以下情况应考虑本病

（1）中青年患者有肠外结核，主要是肺结核。

（2）有腹泻、腹痛、右下腹压痛，也可有腹块、原因不明的肠梗阻，伴有发热、盗汗等结核毒血症状。

（3）X 线钡剂检查发现跳跃征、溃疡、肠管变形和肠腔狭窄等征象。

（4）结肠镜检查发现主要位于回盲部的肠黏膜炎症、溃疡、炎症息肉或肠腔狭窄。

（5）PPD 试验强阳性。活体组织病检能找到干酪性肉芽肿具确诊意义，活检组织中找到抗酸染色阳性杆菌有助诊断。对高度怀疑肠结核的病例，如抗结核治疗数周内（2~6 周）症状明显改善，2~3 个月后肠镜检查病变明显改善或好转，可作出肠结核的临床诊断。对诊断有困难而又有手术指征者行剖腹探查，病变肠段或（及）肠系膜淋巴结病检发现干酪性肉芽肿可获确诊。

2. 鉴别诊断

（1）克罗恩病 鉴别要点见表 4-7-1。

表 4-7-1 肠结核与克罗恩病的鉴别

	肠结核	克罗恩病
肠外结核	多见	一般无
病程	复发不多	缓解与复发交替
瘘管、腹腔脓肿、肛周病变	少见	可见
节段性分布	无	有
溃疡形成	横行、浅表而不规则	纵行、裂隙状
结核菌素试验	强阳性	无强阳性
抗结核治疗	症状明显改善、内镜所见好转	无明显改善、内镜所见无好转

	肠结核	克罗恩病
手术切除病变肠段及肠系膜淋巴结病理组织学	见干酪性肉芽肿	无干酪性肉芽肿
组织病理抗酸杆菌	可有	无

（2）右侧结肠癌　本病比肠结核发病年龄大，一般无发热、盗汗等结核毒血症表现。结肠镜检查及活检可确定结肠癌诊断。

（3）阿米巴病或血吸虫病性肉芽肿　有相应感染史。脓血便常见。粪便常规或孵化检查可发现有关病原体。结肠镜检查多有助鉴别诊断。相应特效治疗有效。

（4）其他　还应与肠恶性淋巴瘤、肠放线菌病等鉴别。以发热为主要表现者须与伤寒等长期发热性疾病鉴别。

六、治疗

目的是消除症状、改善全身情况、促使病灶愈合及防治并发症。强调早期治疗。

1. 患者教育　多休息，加强营养，按时服药，定期随访。

2. 抗结核化学药物治疗　是本病治疗的关键。

3. 对症治疗　腹痛可用抗胆碱能药物。应注意纠正水和电解质与酸碱平衡紊乱。对不完全性肠梗阻患者，需行胃肠减压。

4. 手术治疗　完全性肠梗阻、急性肠穿孔、肠道大量出血内科治疗无效、诊断困难者。手术适应证包括：①完全性肠梗阻。②急性肠穿孔或慢性肠穿孔瘘管形成经内科治疗不能闭合者。③肠道大量出血经内科积极抢救不能有效止血者。④诊断不能明确需剖腹探查者。

七、预后

预后取决于早期诊断与及时治疗。

第2节　结核性腹膜炎

结核性腹膜炎是由结核分枝杆菌引起的慢性弥漫性腹膜感染。本病可见于任何年龄，以中青年多见，女性较多见，男女之比约为1:2。

★ 一、病因和发病机制

继发于肺结核或肠系膜淋巴结结核、输卵管结核等体内其他部位结核病。感染途径以直接蔓延为主。少数病例由血行播散引起，并可伴结核性多浆膜炎、结核性脑膜炎等。

二、病理

病理特点分为渗出、粘连、干酪三型，以前两型为多见。上述2种或3种类型的病变可并存，称为混合型。

1. 渗出型　腹膜充血、水肿，表面覆纤维蛋白渗出物，并有黄白色或灰白色细小结节，可融合成较大的结节或斑块。腹腔内有浆液纤维蛋白渗出物积聚，腹水少至中等量，呈草黄色，有时为淡血性，偶见乳糜性。

2. 粘连型　大量纤维组织增生，腹膜、肠系膜明显增厚。肠袢相互粘连，并和其他脏器紧密缠结在一起，肠管因受到压迫与束缚而发生肠梗阻。大网膜也增厚变硬，卷缩成团块。本型常由渗出型在腹水吸收后逐渐形成。

3. 干酪型　以干酪样坏死病变为主，肠管、大网膜、肠系膜或腹腔内其他脏器之间相互粘连，干酪样坏死的肠系膜淋巴结参与其中，形成结核性脓肿。病灶可向肠管、腹腔或阴道穿破而形成窦道或瘘管。本型多由渗出型或粘连型演变而来，是本病的重型，并发症常见。

★ 三、临床表现

因病理类型及机体反应性的不同而异。多起病缓慢，早期症状较轻；少数起病急骤，以急性腹痛或骤起高热为主要表现。

1. 全身症状 结核毒血症常见，主要是发热与盗汗，热型以低热与中等热为最多，有弛张热或稽留热。高热伴有明显毒血症者，主要见于渗出型、干酪型，或见于伴有粟粒型肺结核、干酪样肺炎等严重结核病的患者。后期有营养不良，表现为消瘦、水肿、贫血、舌炎、口角炎等。

2. 腹痛 位于脐周、下腹，有时在全腹。偶可表现为急腹症。

3. 腹部触诊 常有腹壁柔韧感，系腹膜遭受轻度刺激或有慢性炎症的一种表现，是结核性腹膜炎的常见体征。腹部压痛一般轻微；少数压痛严重，且有反跳痛，见于干酪型结核性腹膜炎。

4. 腹胀、腹水 常有腹胀，伴有腹部膨隆，由结核毒血症或腹膜炎伴有肠功能紊乱引起，不一定有腹水。如有腹水，多为少量至中量多见。

5. 腹部肿块 多见于粘连型或干酪型，位于脐周，也可见于其他部位。肿块多由增厚的大网膜、肿大的肠系膜淋巴结、粘连成团的肠曲或干酪样坏死脓性物积聚而成，其大小不一，边缘不整，表面不平，有时呈结节感，活动度小。

6. 其他 腹泻常见，一般每日 3~4 次，多呈糊样。主要由腹膜炎所致的肠功能紊乱引起，偶可由溃疡型肠结核或干酪样坏死病变引起的肠管内瘘等引起。有时腹泻与便秘交替出现。并发症以肠梗阻为常见，多发生在粘连型。肠瘘一般多见于干酪型，往往同时有腹腔脓肿形成。

四、实验室和其他检查

1. 血象、红细胞沉降率与 PPD 试验 轻至中度贫血。有急性扩散或在干酪型患者，白细胞计数可增高。红细胞沉降率增快。PPD 试验呈强阳性。

2. 腹水检查 本病腹水多为草黄色渗出液，静置后有自然凝固块，少数为淡血色，偶见乳糜性，比重一般超过 1.018，蛋白质含量在 30g/L 以上，白细胞计数超过 500×10^6/L，以淋巴细胞为主。有时因低白蛋白血症，腹水蛋白含量减少，检测血清腹水白蛋白梯度有助诊断。结核性腹膜炎的腹水腺苷脱氨酶（ADA）活性增高，有一定特异性。本病的腹水普通细菌培养结果应为阴性，结核分枝杆菌培养的阳性率很低。腹水细胞学检查目的是排除癌性腹水，宜作为常规检查。

3. 腹部影像学检查 超声、CT 可发现腹部包块、腹膜增厚、腹水及瘘管。腹部 X 线平片检查有时可见到钙化影。

4. 腹腔镜检查 适用于有游离腹水、诊断有困难者的患者，可见腹膜、网膜、内脏表面有散在或集聚的灰白色结节，浆膜失去正常光泽，呈混浊粗糙。活组织检查有确诊价值。腹腔镜检查在腹膜有广泛粘连者属禁忌。

★ 五、诊断与鉴别诊断

1. 有以下情况应考虑本病

（1）中青年患者，有结核病史，伴有其他器官结核病证据。

（2）长期发热原因不明，伴有腹痛、腹水、腹壁柔韧感或腹部包块。

（3）腹水为渗出液性质，以淋巴细胞为主。

（4）X 线胃肠钡餐检查发现肠粘连等征象。

（5）PPD 试验呈强阳性。

典型病例可作出临床诊断，予抗结核治疗（2周以上）有效可确诊。不典型病例，行腹腔镜检查并作活检，符合结核改变可确诊。

2. 鉴别诊断

（1）以腹水为主要表现者

1）腹腔恶性肿瘤 包括腹膜转移癌、恶性淋巴瘤、腹膜间皮瘤等。如腹水找到癌细胞，腹膜转移癌可确诊。可同时通过超声、CT、内镜等检查寻找原发癌灶（一般以肝、胰、胃肠道及卵巢癌肿常见）。当腹水检查未找到癌细胞，而结核性腹膜炎与腹腔肿瘤鉴别有困难者，腹腔镜检查多可明确诊断。

2）肝硬化腹水 为漏出液，伴有失代偿期肝硬化典型表现，鉴别并无困难。肝硬化腹水合并感染（原发性细菌性腹膜炎）时腹水可为渗出液性质，但腹水细胞以多形核为主，腹水普通细菌培养阳性。如患者腹水白细胞计数升高但以淋巴细胞为主，普通细菌培养阴性，特别是有结核病史、接触史或伴其他器官结核病灶，应注意肝硬化合并结核性腹膜炎的可能，必要时行腹腔镜检查。

3）其他疾病引起的腹水，如缩窄性心包炎、结缔组织病等。

（2）以包块为主要表现者 与腹部肿瘤及克罗斯病等鉴别。

（3）以发热为主要表现者 与引起长期发热的其他疾病鉴别。

（4）以急性腹痛为主要表现者 应与常见外科急腹症鉴别。

六、治疗

关键是及早给予合理、足够疗程的抗结核化学药物治疗。注意休息和营养。

1. 抗结核治疗 抗结核化学药物的选择、用法、疗程详见肺结核的治疗。对粘连型或干酪型病例，由于大量纤维增生，药物不易进入病灶达到应有浓度，宜考虑加强抗结核化疗的联合应用及适当延长抗结核的疗程。

2. 如有大量腹水，可适当放腹水。

3. 手术治疗 手术适应证包括：①并发完全性肠梗阻或有不全性肠梗阻，经内科治疗未见好转者。②急性肠穿孔，或腹腔脓肿经抗生素治疗无好转者。③肠瘘经抗结核化疗与加强营养未能闭合者。④本病诊断有困难，与急腹症不能鉴别时，可考虑剖腹探查。

七、预防

对肺等结核病的早期诊断与积极治疗，是预防本病的重要措施。

【同步练习】

结核性腹膜炎的诊断依据是什么？

【参考答案】

（1）中青年患者，有结核病史，伴有其他器官结核病证据。

（2）长期发热原因不明，伴有腹痛、腹胀、腹水、腹壁柔韧感或腹部包块。

（3）腹水为渗出液性质，普通细菌培养阴性。

（4）PPD 试验呈强阳性，活检找到干酪样肉芽肿有确诊意义。抗结核治疗数周后，症状明显缓解可作出临床诊断。

第8章 炎症性肠病

🖱️ 教学目的

1. 掌握 UC、CD 临床表现。
2. 熟悉 UC、CD 的诊断与鉴别诊断。
3. 了解 UC、CD 的病因和发病机制。

炎症性肠病（IBD）是多种病因引起的、异常免疫介导的肠道慢性及复发性炎症，主要包括溃疡性结肠炎（UC）和克罗恩病（CD）。

★本病是由多因素相互作用所致，主要包括环境、遗传、感染和免疫因素。

1. 环境因素 如饮食、吸烟、卫生条件或暴露于其他尚不明确的因素，都是可能的环境因素。近几十年来，IBD 的发病率持续增高，这一现象首先出现在社会经济高度发达的北美、北欧，最近在我国已是常见病，这一现象反映了环境因素发挥的重要作用。

2. 遗传因素 IBD 患者一级亲属发病率显著高于普通人群，而患者配偶的发病率不增加。CD 发病率单卵双胞显著高于双卵双胞。NOD2/CARD15 基因突变已被肯定与 CD 发病相关，研究发现该基因突变通过影响其编码的蛋白的结构和功能而影响 NF－KB 的活化，进而影响免疫反应的信号传导通道。该基因突变普遍见于白种人，反映了不同种族、人群遗传背景的不同。

3. 感染因素 多种微生物参与了 IBD 发病。最新观点认为，IBD 是针对自身正常肠道菌群的异常免疫反应性疾病，一方面来自 IBD 的动物模型，用转基因或敲除基因方法造成免疫缺陷的 IBD 动物模型，在肠道无菌环境下不会发生肠道炎症，但重新恢复肠道正常菌丛状态，则出现肠道炎症；另一方面来自临床观察，临床上见到细菌滞留易促发 CD 发生，抗生素或微生态制剂对某些 IBD 患者有益。

4. 免疫因素 持续的天然免疫反应及 Th1 细胞存在异常激活等释放出各种导致肠道炎症反应的免疫因子和介质，包括免疫调节性细胞因子如 IL－2、IL－4、IFN－γ，促炎症性细胞因子如 IL－1、IL－6、IL－8 和 TNF－α 等，参与了肠黏膜屏障的免疫损伤。旨在阻断这些反应通道的生物制剂，如英夫利昔（一种抗 TNF－α 单抗）对 IBD 的疗效已被证实并在临床推广应用。

发病机制可概括为：环境因素作用于遗传易感者，在肠道菌丛的参与下，启动了肠道免疫及非免疫系统，最终导致免疫反应和炎症过程。目前对 IBD 病因和发病机制的认识可概括为：环境因素作用于遗传易感者，在肠道菌丛的参与下，启动了难以停止的肠道天然免疫及获得性免疫反应，最终导致肠道黏膜屏障损伤、溃疡经久不愈、炎症增生等病理改变。UC 和 CD 是同一疾病的不同亚类，组织损伤的基本病理过程相似，但可能由于致病因素不同，发病的具体环节不同，最终导致病理表现不同。

第1节 溃疡性结肠炎

本病可发生在任何年龄，多见于 20 ~ 40 岁，亦可见于儿童或老年。男女发病率无明显差别。近年本病在我国患病率有明显增加，重症也常有报道。

一、病理

病变主要局限于大肠黏膜及黏膜下层，呈连续性弥漫性分布。病变多自直肠开始，逆行发展，可累及全结肠及末段回肠。活动期黏膜固有膜内弥漫性淋巴细胞、浆细胞、单核细胞等细胞浸润是 UC 的基本病变。肉眼见黏膜弥漫性充血、水肿，表面呈细颗粒状，脆性增加、出血，糜烂、溃疡及隐窝炎、隐窝脓肿。慢性期隐窝结构紊乱，腺体变形，排列紊乱、数目减少等萎缩改变，伴杯状细胞减少，出现潘氏细胞化生及炎性息肉。

由于结肠病变一般限于黏膜与黏膜下层，很少深入肌层，所以并发结肠穿孔、瘘管或周围脓肿少见。少数暴发型或重症患者病变涉及结肠全层，可发生中毒性巨结肠。肠壁重度充血、肠腔膨大、肠壁变薄，溃疡累及肌层至浆膜层，常并发急性穿孔。由于溃疡愈合、瘢痕形成、黏膜肌层及肌层肥厚，使结肠变形、结肠袋消失，甚至肠腔缩窄。少数患者发生结肠癌变。

★ 二、临床表现

反复发作的腹泻、黏液脓血便及腹痛是其主要症状。起病多缓慢，少数急性起病，偶见急性暴发起病。病程呈慢性经过，发作期与缓解期交替，少数症状持续并逐渐加重。临床表现与病变范围、病型及病期等有关。

1. 消化系统表现

（1）腹泻和黏液脓血便　见于绝大多数患者。腹泻主要与炎症导致大肠黏膜对水钠吸收障碍及结肠运动功能失常有关，粪便中的黏液脓血则为黏膜炎症渗出、糜烂及溃疡所致。大便次数及便血的程度反映病情轻重，轻者每日排便 2~4 次，便血轻或无；重者每日可达 10 次以上，脓血显见，甚至大量便血。粪质亦与病情轻重有关，多数为糊状，重时至稀水样。病变限于直肠或累及乙状结肠患者，除可有便频、便血外，偶尔有便秘，这是病变引起直肠排空功能障碍所致。

（2）腹痛　轻至中度腹痛，多为左下腹或下腹的阵痛，可累及全腹。有疼痛-便意-便后缓解的规律，常有里急后重。

（3）其他症状　可有腹胀、食欲不振、恶心等。

（4）体征　轻、中型患者仅有左下腹轻压痛，有时可触及痉挛的降结肠或乙状结肠。重型和暴发型患者常有明显压痛和肠型。若有腹肌紧张、反跳痛、肠鸣音减弱等，应注意中毒性巨结肠、肠穿孔等并发症。

2. 全身表现

（1）发热　中、重型患者活动期常有低度至中度发热，高热多提示合并症或见于急性暴发型。

（2）营养不良　重症或病情持续活动可出现衰弱、消瘦、贫血、低蛋白血症、水和电解质平衡紊乱等表现。

3. 肠外表现　包括外周关节炎、结节性红斑、坏疽性脓皮病、巩膜外层炎、前葡萄膜炎、口腔复发性溃疡等，这些肠外表现在结肠炎控制或结肠切除后可以缓解或恢复；骶髂关节炎、强直性脊柱炎、原发性硬化性胆管炎及少见的淀粉样变性、急性发热性嗜中性皮肤病等，可与溃疡性结肠炎共存。

4. 临床分型

（1）临床类型　①初发型，指无既往史的首次发作。②慢性复发型，临床上最多见，发作期与缓解期交替。③慢性持续型，症状持续，间以症状加重的急性发作。④急性暴发型，少见，急性起病，病情严重，全身毒血症状明显，可伴中毒性巨结肠、肠穿孔、败血症等并发症。上述各型可相互转化。

（2）临床严重程度　①轻度腹泻每日 4 次以下，便血轻或无，无发热、脉速，贫血无或轻，红细胞沉降率正常。②重度腹泻每日 6 次以上，并有明显黏液脓血便，体温 >37.5℃、脉搏 >90 次/分，血红蛋白 <100g/L，红细胞沉降率 >30mm/h。③中度：介于轻度与重度之间。

（3）病变范围　分为直肠炎、直肠乙状结肠炎、左半结肠炎、全结肠炎。

（4）病情分期　分为活动期和缓解期。

三、并发症

1. 中毒性巨结肠　在重症患者中约有5%出现中毒性巨结肠，此时结肠病变广泛而严重，累及肌层与肠肌神经丛，肠壁张力减退，结肠蠕动消失，肠内容物与气体大量积聚，引起急性结肠扩张，以横结肠为最严重。常因低钾、钡剂灌肠、使用抗胆碱能药物或阿片类制剂而诱发。表现为病情急剧恶化，毒血症明显，有脱水与电解质平衡紊乱，出现鼓肠、腹部压痛，肠鸣音消失。血常规白细胞计数显著升高。X线腹部平片可见结肠扩大，结肠袋形消失。本并发症预后差，易引起急性肠穿孔。

2. 直肠结肠癌变　多见于广泛性结肠炎、幼年起病而病程长者。

3. 其他并发症　肠大出血、肠穿孔，肠梗阻少见。

四、实验室和其他检查

1. 血液　血红蛋白在轻型病例多正常或轻度下降，中、重型病例有轻或中度下降，甚至重度下降。白细胞计数在活动期可有增高，红细胞沉降率加快和C反应蛋白增高是活动期的标志。

2. 粪便检查　肉眼观常有黏液脓血，显微镜检见红细胞和脓细胞，急性发作期可见巨噬细胞。粪便病原学检查的目的是排除感染性结肠炎。

3. 自身抗体检测　外周血中性粒细胞胞浆抗体（pANCA）和抗酿酒酵母抗体（ASCA）分别为 UC 和 CD 的相对特异性抗体，同时检测这两种抗体有助于 UC 和 CD 的诊断与鉴别诊断。

4. 结肠镜检查　本病病变呈连续性、弥漫性分布，从肛端直肠开始逆行向上扩展，表现有：①黏膜血管纹理模糊或消失、充血、水肿、出血及脓性分泌物附着。②见弥漫性糜烂和多发性浅溃疡。③慢性病变见黏膜粗糙，呈细颗粒状，炎性息肉及桥状黏膜，结肠袋往往变浅或消失。

5. X 线钡剂灌肠　主要有：①黏膜粗乱和（或）颗粒样改变。②多发性浅溃疡，亦可有炎症性息肉而表现为充盈缺损。③肠管缩短，结肠袋消失，肠壁变硬，可呈铅管状。重型或暴发型病例不宜做钡剂灌肠检查。

★ 五、诊断与鉴别诊断

（1）具有持续或反复发作腹泻和黏液脓血便、腹痛、里急后重，伴有（或不伴）不同程度全身症状者，在排除结肠感染性和其他非感染性疾病等基础上，具有上述结肠镜检查重要改变中至少1项及黏膜活检组织学所见可以诊断本病。

（2）初发病例、临床表现、结肠镜改变不典型者，暂不作出诊断，须随访 3～6 个月，观察发作情况。

（3）本病并无特异性改变，各种病因均可引起类似的肠道炎症改变，故只有在认真排除各种可能有关的病因后才能作出本病诊断。1 个完整的诊断应包括其临床类型、临床严重程度、病变范围、病情分期及并发症。

（4）鉴别诊断　与 CD 鉴别要点见表 4-8-1。

表 4-8-1　溃疡性结肠炎与结肠克罗恩病的鉴别

		溃疡性结肠炎	结肠克罗恩病
症状		脓血便多见	有腹泻，脓血便少见
病变分布		病变连续	呈节段性
直肠受累		绝大多数受累	少见

末端回肠受累	罕见	多见
肠腔狭窄	少见，中心性	多见，偏心性
瘘管、肛周病变、腹部包块	罕见	多见
内镜表现	溃疡浅，黏膜弥漫性充血、水肿、颗粒状，脆性增加	纵行溃疡、鹅卵石样改变，病变间的黏膜正常（非弥漫性）
活检特征	固有膜全层弥漫性炎症、隐窝脓肿、隐窝结构明显异常，杯状细胞减少	多见裂隙状溃疡，非干酪肉芽肿。

还要注意与急性细菌性结肠炎、阿米巴肠炎、血吸虫病、大肠癌、肠易激综合征、肠结核、放射性肠炎等鉴别。

六、治疗

目的是控制急性发作，黏膜愈合，维持缓解，减少复发，防治并发症。

1. 一般治疗　强调休息、饮食和营养，调节好情绪。急性活动期给予流质或半流质饮食，病情好转后改为富营养、易消化的少渣饮食。重症或暴发型者应及时纠正水和电解质平衡紊乱。病情严重予完全胃肠外营养治疗。对腹痛、腹泻的治疗，要权衡利弊。对重症有继发感染者，应积极抗菌治疗。

2. 药物治疗

（1）5-氨基水杨酸（5-ASA）　5-ASA几乎不吸收，抑制肠黏膜的前列腺素合成和炎症介质白三烯的形成，对肠道炎症有显著的抗炎作用。用药方法：4g/d，分4次口服。

1）柳氮磺吡啶（SASP）是治疗本病的常用药物。该药口服后大部分到达结肠，经肠菌分解为5-氨基水杨酸（5-ASA）与磺胺吡啶，前者是主要有效成分，其滞留在结肠内与肠上皮接触而发挥抗炎作用。适用于轻、中度患者或经糖皮质激素治疗已有缓解的重度患者。该药不良反应分为两类，一类是剂量相关的不良反应如恶心、呕吐、食欲减退、头痛、可逆性男性不育等；另一类不良反应属于过敏，有皮疹、粒细胞减少、自身免疫性溶血、再生障碍性贫血等，一旦出现此类不良反应，应改用其他药物。

2）美沙拉嗪、奥沙拉嗪等可避免在小肠近段被吸收，而在结肠内发挥药效，疗效与SASP相仿，优点是不良反应明显减少。缺点是价格昂贵，因此对SASP不能耐受者尤为适用。5-ASA的灌肠剂适用于病变局限在直肠乙状结肠者，栓剂适用于病变局限在直肠者。

（2）糖皮质激素　适用于对氨基水杨酸制剂疗效不佳的轻、中度患者，特别适用于重度患者及急性暴发型患者。一般予口服泼尼松40～60mg/d；重症患者先予较大剂量静脉滴注，如氢化可的松300mg/d、甲泼尼龙48mg/d或地塞米松10mg/d，7～10天后改为口服泼尼松60mg/d。病情缓解后以每1～2周减少5～10mg用量至停药。减量期间加用氨基水杨酸制剂逐渐接替激素治疗。

病变局限在直肠乙状结肠患者，可用琥珀酸钠氢化可的松100mg或地塞米松5mg加生理盐水100ml做保留灌肠，每晚1次。病变局限于直肠者可用布地奈德泡沫灌肠剂2mg保留灌肠，每晚1次，该药是局部作用为主的糖皮质激素，全身不良反应较少。

（3）免疫抑制剂　硫唑嘌呤或巯嘌呤试用于对激素治疗效果不佳或对激素依赖的慢性持续型病例。加用这类药物后可逐渐减少激素用量甚至停用。对严重溃疡性结肠炎急性发作静脉用糖皮质激素治疗无效的病例，应用环孢素4mg/（kg·d）静脉滴注，大部分患者可取得暂时缓解而避免急症手术。

缓解期控制炎症主要以 5 - ASA 长期维持治疗，一般认为要维持至少 4 年。

3. 手术治疗 紧急手术指征为：并发大出血、肠穿孔、重型患者特别是合并中毒性巨结肠经积极内科治疗无效且伴严重毒血症状者。择期手术指征：①并发结肠癌变。②慢性持续型病例内科治疗效果不理想而严重影响生活质量，或虽然用糖皮质激素可控制病情但糖皮质激素不良反应太大不能耐受者。

七、预后

轻度及长期缓解者预后较好。急性暴发型预后不良。病程漫长者癌变危险性增加，应注意随访，推荐对病程 8 ~ 10 年以上的广泛性或全结肠炎和病程 30 ~ 40 年以上的左半结肠炎、直肠乙状结肠炎患者，至少 2 年 1 次行监测性结肠镜检查。

第 2 节 克 罗 恩 病

克罗恩病是一种胃肠道慢性炎性肉芽肿性疾病、多见于末段回肠和邻近结肠，但从口腔至肛门各段消化道均可受累，呈节段性或跳跃式分布。临床上以腹痛、腹泻、体重下降、腹块、瘘管形成和肠梗阻为特点，可伴有发热等全身表现以及关节、皮肤、眼、口腔黏膜等肠外损害。本病有终身复发倾向，重症患者迁延不愈，预后不良。发病年龄多在 15 ~ 30 岁，但首次发作可出现在任何年龄组，男女患病率近似。本病在欧美多见，且有增多趋势。我国本病发病率逐年增加。

一、病理

病变表现为同时累及回肠末段与邻近右侧结肠者；只涉及小肠者；局限在结肠者。病变可涉及口腔、食管、胃、十二指肠，但少见。

大体形态特点为：①病变呈节段性或跳跃性。②黏膜溃疡早期呈鹅口疮样溃疡，形成纵行溃疡和裂隙溃疡。③病变累及肠壁全层，肠病增厚、变硬，肠腔狭窄。

组织学特点为：①非干酪性肉芽肿：由类上皮细胞和多核巨细胞构成，可发生在肠壁各层和局部淋巴结。②裂隙溃疡：可深达黏膜下层甚至肌层。③肠壁各层炎症：伴固有膜底部和黏膜下层淋巴细胞聚集、淋巴管扩张及神经节炎等。

肠壁全层病变致肠腔狭窄，可发生肠梗阻。溃疡穿孔引起局部脓肿，或穿透至其他肠段、器官、腹壁，形成内瘘或外瘘。肠壁浆膜纤维素渗出、慢性穿孔均可引起肠粘连。

★ 二、临床表现

起病大多隐匿、缓见，从发病早期症状出现至确诊往往需数月至数年。病程呈慢性，长短不等的活动期与缓解期交替，有终身复发倾向。少数急性起病，可表现为急腹症，酷似急性阑尾炎或急性肠梗阻。腹痛、腹泻和体重下降三大症状是本病的主要临床表现。但本病的临床表现复杂多变，这与临床类型、病变部位、病期及并发症有关。

1. 消化系统表现

（1）腹痛 为最常见症状。多位于右下腹或脐周，间歇性发作，常为痉挛性阵痛伴腹鸣。常于进餐后加重，排便或肛门排气后缓解。腹痛的发生可能与进餐引起胃肠反射或肠内容物通过炎症、狭窄肠段，引起局部肠痉挛有关。体检常有右下腹部压痛。腹痛亦可由肠梗阻引起，此时伴有肠梗阻症状。出现持续性腹痛和明显压痛，提示炎症波及腹膜或腹腔内脓肿形成。全腹剧痛和腹肌紧张，提示急性穿孔。

（2）腹泻 亦为本病常见症状，主要由病变肠段炎症渗出、蠕动增加及继发性吸收不良引起。腹泻先是间歇发作，病程后期可转为持续性。粪便多为糊状。病变涉及下段结肠或肛门直肠者，可有黏液血便及里急后重。

（3）**腹部包块** 多位于右下腹与脐周。由于肠粘连、肠壁增厚、肠系膜淋巴结肿大、内瘘或局部脓肿形成所致。固定的腹块提示有粘连，多已有内瘘形成。

（4）**瘘管形成** 是克罗恩病的特征性临床表现。因透壁性炎性病变穿透肠壁全层至肠外组织或器官而成。分内瘘和外瘘，前者可通向其他肠段、肠系膜、膀胱、输尿管、阴道、腹膜后等处，后者通向腹壁或肛周皮肤。肠段之间内瘘形成可致腹泻加重及营养不良。肠瘘通向的组织与器官因粪便污染可致继发性感染。外瘘或通向膀胱、阴道的内瘘均可见粪便与气体排出。

（5）**肛门周围病变** 包括肛门周围瘘管、脓肿形成及肛裂等病变，见于部分患者。有时这些病变可为本病的首发或突出的临床表现。

2. 全身表现

（1）**发热** 为常见的全身表现之一，与肠道炎症活动及继发感染有关。间歇性低热或中度热常见。少数患者以发热为主要症状，甚至较长时间不明原因发热之后才出现消化道症状。

（2）**营养障碍** 由慢性腹泻、食欲减退及慢性消耗等因素所致。主要表现为体重下降，可有贫血、低蛋白血症和维生素缺乏等表现。

3. 肠外表现 与 UC 相似，但发生率较高。以口腔黏膜溃疡、皮肤结节性红斑、关节炎及眼病为常见。

4. 临床分型

（1）**临床类型** 依疾病行为（B），分为狭窄型（B2）、穿通型（B3）和非狭窄非穿通型（B1）。

（2）**病变部位（L）** 可分为回肠末段（L1）、结肠（L2）、回结肠（L3）和上消化道（L4）。

（3）**严重程度** 根据主要临床表现的程度及并发症计算 CD 活动指数（CDAI），用于疾病活动期与缓解期区分、病情严重程度估计（轻、中、重度）和疗效评定。

三、并发症

肠梗阻最常见，其次是腹腔内脓肿，偶并发急性穿孔或大量便血。可发生癌变。

四、实验室和其他检查

1. 实验室检查 贫血、红细胞沉降率加快、C–反应蛋白升高。粪便隐血试验阳性。血液自身抗体检查参见 UC。

2. 影像学检查 钡剂造影见黏膜皱襞粗乱、纵行性溃疡、假息肉、多发性狭窄或肠壁僵硬、瘘管形成等征象。腹部超声、CT、MRI 可显示腹腔或盆腔脓肿、包块等。

3. 结肠镜检查 病变呈节段性、非对称性分布，见阿弗他溃疡或纵行溃疡、鹅卵石样改变、肠腔狭窄或肠壁僵硬，炎性息肉，病变之间黏膜外观正常。胶囊内镜适用于 CD 早期、无肠腔狭窄患者。

★ 五、诊断与鉴别诊断

对反复发作性右下腹、腹泻、体重下降，特别是伴有肠梗阻、腹块、肠瘘、肛周病变等表现者，临床上应考虑本病。

表 4 - 8 - 2　CD 诊断要点

		临床	影像	内镜	活检	切除标本
1	非连续性或节段性		+	+		+
2	纵行溃疡、鹅卵石样黏膜		+	+		+
3	全壁性炎性反应改变	+（腹块）	+（狭窄）	+（狭窄）		+
4	非干酪性肉芽肿				+	+
5	列沟、瘘管	+	+			+
6	肛门部改变	+			+	+

注：具有上述 1、2、3 者为疑诊；再加上 4、5、6 三者之一可确诊；具备第 4 项者，再加上 1、2、3 三者之二可确诊

须与各种肠道感染性或非感染性炎症疾病及肠道肿瘤相鉴别。急性发作时与阑尾炎；慢性发作时与肠结核及肠道淋巴瘤；病变单纯累及结肠者与溃疡性结肠炎进行鉴别。

1. 肠结核　鉴别要点见本篇第 7 章。

2. 小肠恶性淋巴瘤　原发性小肠恶性淋巴瘤可较长时间内局限在小肠，部分患者肿瘤可呈多灶性分布，此时与克罗恩病鉴别有一定困难。如钡剂造影见一肠段内广泛侵蚀、呈较大的指压痕或充盈缺损，CT 检查肠壁明显增厚、腹腔淋巴结肿大，有利于小肠恶性淋巴瘤诊断。小肠恶性淋巴瘤一般进展较快。双气囊小肠镜下活检或必要时手术探查可获病理确诊。

3. 溃疡性结肠炎　鉴别要点见本章第 1 节。

4. 急性阑尾炎　腹泻少见，常有转移性右下腹痛，压痛限于麦氏点，血常规检查白细胞计数增高更为显著，可资鉴别。

5. 其他　与血吸虫病、阿米巴肠炎、其他感染性肠炎、药物性肠病（如 NSAIDs）、嗜酸性粒细胞性肠炎、缺血性肠炎、放射性肠炎、胶原性结肠炎、各种肠道恶性肿瘤，以及各种原因引起的肠梗阻等鉴别。

六、治疗

治疗原则及药物应用与 UC 相似。

1. 一般治疗　给高营养低渣饮食，适当给予叶酸、维生素 B_{12} 等。重症患者酌用要素饮食或全胃肠外营养，纠正水和电解质平衡紊乱。腹痛、腹泻可酌情使用抗胆碱能药物或止泻药，合并感染者予广谱抗生素。

2. 药物治疗

（1）活动期治疗

1）5 - ASA　SASP 适用于病变局限在结肠的轻度患者，美沙拉嗪适用于轻度回结肠型及轻度结肠型患者。

2）糖皮质激素　对控制病情活动有较好疗效，适用于各型中～重度患者，以及上述对 5 - ASA 无效的中度患者。

3）免疫抑制剂　用于对激素治疗无效或对激素依赖的患者。

4）抗菌药物　某些抗菌药物应用于本病有一定疗效。

5）生物制剂　临床试验证明对传统治疗无效的活动性克罗恩病有效。

（2）缓解期治疗　用 5 - ASA 或糖皮质激素取得缓解者，可用 5 - ASA 维持缓解，剂量与诱导期相同。维持缓解治疗用药时间可至 3 年以上。

3. 手术治疗　主要是针对并发症，包括完全性肠梗阻、瘘管与腹腔脓肿、急性穿孔或大量

出血。应注意，对肠梗阻要区分炎症活动引起的功能性痉挛与纤维狭窄引起的机械梗阻，前者经禁食、积极内科治疗多可缓解而不需手术；对没有合并脓肿形成的瘘管，积极内科保守治疗有时亦可闭合，合并脓肿形成或内科治疗失败的瘘管才是手术指征。术后复发的预防至今仍是难题。一般选用美沙拉嗪；免疫抑制剂在易于复发的高危患者可考虑使用。

七、预后

多数患者反复发作，迁延不愈，其中部分患者在其病程中因出现并发症而手术治疗，预后差。

【同步练习】

1. 溃疡性结肠炎与克罗恩病应如何鉴别？
2. 炎症性肠病的肠外表现有哪些？

【参考答案】

1.

表　溃疡性结肠炎与结肠克罗恩病的鉴别

	溃疡性结肠炎	结肠克罗恩病
症状	脓血便多见	有腹泻，脓血便少见
病变分布	病变连续	呈节段性
直肠受累	绝大多数受累	少见
末端回肠受累	罕见	多见
肠腔狭窄	少见，中心性	多见，偏心性
瘘管、肛周病变、腹部包块	罕见	多见
内镜表现	溃疡浅，黏膜弥漫性充血、水肿、颗粒状，脆性增加	纵行溃疡、鹅卵石样改变，病变间的黏膜正常（非弥漫性）
活检特征	固有膜全层弥漫性炎症、隐窝脓肿、隐窝结构明显异常，杯状细胞减少	多见裂隙状溃疡，非干酪肉芽肿。

2. 包括外周关节炎、结节性红斑、坏疽性脓皮病、巩膜外层炎、前葡萄膜炎、口腔复发性溃疡等。

第9章　结直肠癌

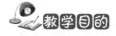教学目的

1. 掌握　大肠癌的临床表现。
2. 熟悉　大肠癌的实验室和其他检查。
3. 了解　大肠癌的病因和发病机制。

结直肠癌即大肠癌，包括结肠癌与直肠癌，是常见的恶性肿瘤。其发病率在世界不同地区差异很大。我国南方，特别是东南沿海明显高于北方。近20多年来，世界上多数国家大肠癌（主要是结肠癌）发病率呈上升趋势。我国大肠癌发病率上升趋势亦十分明显。

一、病因和发病机制

1. 环境因素 高脂肪食谱与食物纤维不足是主要相关因素。

2. 遗传因素 如家族性结肠息肉综合征和家族遗传性非息肉病大肠癌。

3. 高危因素

（1）大肠息肉（腺瘤性息肉） 一般认为大部分大肠癌起源于腺瘤，故将腺瘤性息肉看作是癌前病变。一般腺瘤越大、形态越不规则、绒毛含量越高、上皮异型增生越重，癌变机会越大。

（2）炎症性肠病 溃疡性结肠炎可发生癌变，多见于幼年起病、病变范围广而病程长者。

（3）其他高危因素 包括：大便隐血阳性、一级亲属有结直肠癌病史、本人有癌症史等。有报道胆囊切除术后大肠癌发病率增高，认为与次级胆酸进入大肠增加有关。

二、病理

据资料分析，国人大肠癌发生部位约半数以上位于直肠，1/5 位于乙状结肠，其余依次为盲肠、升结肠、降结肠、横结肠。近年国内外资料均提示右半结肠癌发病率有增高而直肠癌发病率下降。

1. 病理形态 分早期大肠癌和进展期大肠癌，前者是指癌瘤局限于大肠黏膜及黏膜下层，后者指肿瘤已侵入固有肌层。

2. 组织学分类 常见的组织学类型有腺癌、腺鳞癌、梭形细胞癌、鳞状细胞癌，以腺癌最多见。

3. 临床病理分期 临床病理分期法：A 期（癌局限于肠壁），B 期（癌穿透浆膜），C 期（有局部淋巴结转移），D 期（有远处转移）。

4. 转移途径 包括直接蔓延、淋巴转移、血行播散。

★ 三、临床表现

本病男女差别不大，但其中直肠癌男性较多见，年轻结肠癌患者男性多见。我国发病年龄多在 40～60 岁，发病高峰在 50 岁左右，但 30 岁以下的青年大肠癌并不少见。

大肠癌起病隐匿，早期常仅见粪便隐血阳性，随后出现下列临床表现。

1. 排便习惯与粪便性状改变 为最早出现的症状。以血便为突出表现，或有痢疾样脓血便伴里急后重。有时表现为顽固性便秘，或腹泻与便秘交替。

2. 腹痛 多见于右侧大肠癌，表现为右腹钝痛。

3. 腹部肿块 肿块位置取决于癌的部位。

4. 直肠肿块 直肠指检是不可忽视的诊断方法。

5. 全身情况 有贫血、低热，多见于右侧大肠癌。晚期患者有进行性消瘦、恶病质、腹水等。

左、右侧大肠癌临床表现有一定差异。一般右侧大肠癌以全身症状、贫血和腹部包块为主要表现；左侧大肠癌则以便血、腹泻、便秘和肠梗阻等症状为主。并发症见于晚期，主要有肠梗阻、肠出血及癌肿腹腔转移引起的相关并发症。左侧大肠癌有时会以急性完全性肠梗阻为首次就诊原因。

四、实验室和其他检查

1. 粪便检查 粪便隐血是普查筛检或早期诊断的线索。

2. 结肠镜 对大肠癌具确诊价值。通过结肠镜能直接观察大肠的肠壁、肠腔的改变，并确定肿瘤的部位、大小，初步判断浸润范围，取活检可获确诊。结肠镜下黏膜染色技术可显著提高微小病变的发现率。

3. X 线钡剂灌肠 用于对结肠镜检查无法完成者。

4. CT 结肠成像　用于了解大肠癌肠外浸润及转移情况。

5. 其他　CEA 和 CA125、CA19 - 9，对大肠癌手术效果的判断与术后复发的监视有价值。

★ 五、诊断与鉴别诊断

1. 诊断　主要通过肠镜及黏膜活检而确定。对有排便习惯与粪便性状改变等表现者，及早结肠镜检查，是早期诊断的关键。对 40 岁以上具有大肠腺瘤、有家族史，应进行长期随访。

2. 鉴别诊断　与肠阿米巴病、肠结核、阑尾病变、痔、血吸虫病、溃疡性结肠炎、克罗恩病、直肠结肠息肉等鉴别。

六、治疗

治疗的关键在早期发现与早期诊断。

1. 外科治疗　大肠癌的唯一根治方法是癌肿的早期切除。对有广泛癌转移者，如病变肠段已不能切除，则应进行捷径、造瘘等姑息手术。

2. 结肠镜治疗　结肠腺瘤癌变和黏膜内的早期癌可经结肠镜用高频电凝切除。切除后的息肉回收做病理检查，如癌未累及基底部则可认为治疗完成；如累及根部，需追加手术，彻底切除有癌组织的部分。对左半结肠癌形成肠梗阻，可在内镜下安放支架，解除梗阻，缓解症状，有利于手术治疗。

3. 化学药物治疗　大肠癌对化学药物一般不很敏感，是一种辅助疗法。早期癌根治后一般不需化疗。氟尿嘧啶（5 - FU）至今仍是大肠癌化疗的首选药物，常与其他化疗药联合应用。

4. 放射治疗　用于直肠癌，术前放疗可提高手术切除率和降低术后复发率。

七、预后

预后取决于早期诊断与手术根治。

八、预防

避免高脂肪饮食，多进富含纤维的食物，注意保持排便通畅。应积极防治大肠癌的癌前病变。对结肠腺瘤性息肉，特别是家族性多发性肠息肉病，须及早切除病灶。对病程长的溃疡性结肠炎应注意结肠镜随访。

【同步练习】

何谓早期大肠癌？

【参考答案】

是指癌瘤局限于大肠黏膜及黏膜下层。

第 10 章　功能性胃肠病

教学目的

1. 掌握　功能性胃肠病的临床表现及诊断。
2. 熟悉　功能性胃肠病的治疗。
3. 了解　功能性胃肠病的病因。

功能性胃肠病（FGIDs）是一组表现为慢性或反复发作性的胃肠道症状、而无器质性改变的胃肠道功能性疾病，临床表现主要是胃肠道的相关症状，伴有失眠、焦虑等功能性症状。

第1节　功能性消化不良

功能性消化不良（FD）是由胃和十二指肠功能紊乱引起的症状，无器质性疾病的一组临床综合征，主要症状包括上腹痛、呕吐等。FD是临床上最常见的一种功能性胃肠病。欧美的流行病学调查表明，普通人群中有消化不良症状者占19%～41%，我国调查显示，FD占胃肠病专科门诊患者的50%。

★ 一、病因和发病机制

可能与下列因素有关。

（1）胃肠动力障碍　包括胃排空延迟、胃及十二指肠运动协调失常、胃肠运动异常等。

（2）内脏感觉过敏　过敏可能与外周感受器、传入神经、中枢整合等水平的异常有关。

（3）胃底对食物的容受性舒张功能下降。

（4）精神和社会因素。

★ 二、临床表现

（1）主要症状包括餐后早饱感、上腹痛、上腹灼热感、餐后饱胀，同时存在上腹胀、嗳气、食欲不振、恶心、呕吐等。起病多缓慢，病程经年累月，呈持续性或反复发作。不少患者有饮食、精神等诱发因素。

（2）上腹痛为常见症状，常与进食有关，表现为餐后痛，亦有表现为饥饿痛、进食后缓解，亦可无规律性。部分患者表现为上腹灼热感。

（3）餐后饱胀和早饱是另一类常见症状。餐后饱胀是指正常餐量即出现饱胀感。早饱是指有饥饿感但进食后不久即有饱感，致摄入食物明显减少。

（4）不少患者同时伴有失眠、焦虑、抑郁、头痛、注意力不集中等精神症状。

三、诊断与鉴别诊断

（1）诊断标准　①有上腹痛、上腹灼热感、餐后饱胀和早饱症状之1种或多种，呈持续或反复发作的慢性过程。②上述症状排便后不能缓解。③排除可解释症状的器质性疾病。

（2）罗马Ⅲ标准将本病分为2个临床亚型　①上腹痛综合征：上腹痛和（或）上腹灼热感。②餐后不适综合征：餐后饱胀和（或）早饱。两型可有重叠。

（3）诊断程序　应先判断患者有无下列报警症状和体征：45岁以上，近期出现消化不良症状；有消瘦、贫血、呕血、黑粪、吞咽困难、腹部肿块、黄疸等；消化不良症状进行性加重。行彻底检查直至找到病因。对年龄在45岁以下且无"报警症状和体征"者，可选择基本的实验室检查和胃镜检查。

（4）需要鉴别的疾病　食管、胃和十二指肠的器质性疾病；各种肝胆胰疾病；全身性疾病如糖尿病、肾脏病、结缔组织病及精神病等；药物引起的上消化道症状；其他功能性胃肠病和动力障碍性疾病。应注意，不少FD患者常同时有胃食管反流病、肠易激综合征及其他功能性胃肠病并存，临床上称之为症状重叠。

四、治疗

主要是缓解症状、提高患者的生活质量。

1. 一般治疗　建立良好的生活习惯，避免个人生活经历中会诱发症状的食物。注意根据患者不同特点进行心理治疗。

2. 药物治疗 无特效药，主要是经验性治疗。

（1）抑制胃酸分泌药 适用于以上腹痛、上腹灼热感为主要症状的患者，可选择 H_2 受体拮抗剂或质子泵抑制剂。

（2）促胃肠动力药 适用于以餐后饱胀、早饱为主要症状患者。多潘立酮（10mg/次、3次/日）、莫沙必利（5mg/次、3次/日）或依托必利（50mg/次、3次/日）均可选用。对疗效不佳者，抑制胃酸分泌药和促胃肠动力药可换用或合用。

（3）助消化药 消化酶制剂作为辅助用药，改善与进餐相关的症状。

（4）抗抑郁药 上述治疗疗效欠佳而伴随精神症状明显者可试用。常用的有三环类抗抑郁药如阿米替林等，从小剂量开始，注意药物的不良反应。

第2节 肠易激综合征

★肠易激综合征（IBS）是一种以腹痛或腹部不适伴排便习惯改变为特征而无器质性疾病的功能性肠病。本病是最常见的一种功能性肠道疾病，在欧美患病率为 10%～20%，我国为 10% 左右。患者以中青年居多，男女比例约1∶2。

一、病因和发病机制

本病病因和发病机制尚不清楚，目前认为是多种因素、多种发病机制共同作用的结果。包括：①胃肠动力学异常。②内脏感觉异常。③肠道感染治愈后：与其发病与感染的严重性及使用抗生素时间有相关性。④胃肠道激素。⑤精神心理因素。

二、临床表现

起病隐匿，症状反复或慢性迁延，病程可长达数年至数十年，但全身健康状况不受影响。精神、饮食等因素常诱使症状复发或加重。主要的临床表现是腹痛与排便习惯和粪便性状的改变。

1. 腹痛 部位不定，以下腹和左下腹多见。多于排便或排气后缓解。睡眠中痛醒者极少。

2. 腹泻 一般每日 3～5 次左右，带有黏液，但绝无脓血。

3. 便秘 排便困难，粪便干结、量少。多伴腹胀感，可有排便不净感、排便窘迫感。部分患者同时有消化不良和失眠、焦虑、抑郁、头晕、头痛等症状。

三、诊断与鉴别诊断

1. 罗马Ⅲ诊断标准

（1）病程半年以上且近 3 个月来持续存在腹部不适或腹痛，并伴有下列特点中至少 2 项：①症状在排便后改善。②伴随排便次数改变。③伴随粪便性状改变。

（2）以下症状支持 IBS ①排便频率异常（每天排便 >3 次或每周 <3 次）。②粪便性状异常（块状/硬便或稀水样便）。③粪便排出过程异常（费力、急迫感、排便不尽感）。④黏液便。⑤胃肠胀气或腹部膨胀感。

（3）缺乏可解释症状的形态学改变和生化异常。

2. 鉴别诊断 腹痛为主者应与引起腹痛的疾病鉴别。腹泻为主者应与引起腹泻的疾病鉴别，其中要注意与常见的乳糖不耐受症鉴别。以便秘为主者应与引起便秘的疾病鉴别，其中功能性便秘及药物不良反应引起的便秘常见，应注意详细询问病史。

四、治疗

目的消除焦虑，改善症状，提高生活质量。积极寻找并祛除促发因素和对症治疗，强调综合治疗和个体化治疗。

1. 一般治疗 设法发现促发因素予以去除。解除患者顾虑和提高对治疗的信心。避免诱发症状的食物。高纤维食物有助改善便秘。对失眠、焦虑者予镇静药。

2. 对症治疗

（1）胃肠解痉药 抗胆碱药物可作为缓解腹痛的短期对症治疗。匹维溴胺为选择性作用于胃肠道平滑肌的钙拮抗药，对腹痛亦有一定疗效且不良反应少，用法为50mg/次，3次/日。

（2）止泻药 洛哌丁胺或地芬诺酯止泻效果好，适用于腹泻症状较重者。轻症者宜使用吸附止泻药如蒙脱石、药用炭等。

（3）泻药 对便秘型患者酌情使用泻药，宜使用作用温和的轻泻剂以减少不良反应和药物依赖性。常用的有渗透性轻泻剂如聚乙二醇、乳果糖或山梨醇等。

（4）抗抑郁药 对腹痛症状重，上述治疗无效且精神症状明显者可试用。临床研究表明这类药物甚至对不伴有明显精神症状者亦有一定疗效。

（5）肠道微生态制剂 如双歧杆菌、乳酸杆菌、酪酸菌等制剂，可纠正肠道菌群失调，对腹泻、腹胀有一定疗效。

3. 心理和行为疗法 症状严重而顽固，考虑予以心理行为治疗。

【同步练习】
IBS 的诊断标准是什么？

【参考答案】
（1）病程半年以上且近 3 个月来持续存在腹部不适或腹痛，并伴有下列特点中至少 2 项 ①症状在排便后改善。②症状发生伴随排便次数改变。③症状发生伴随粪便性状改变。

（2）以下症状支持 IBS 的诊断 ①排便频率异常（每天排便 >3 次或每周 <3 次）。②粪便性状异常（块状/硬便或稀水样便）。③粪便排出过程异常（费力、急迫感、排便不尽感）。④黏液便。⑤胃肠胀气或腹部膨胀感。

（3）缺乏可解释症状的形态学改变和生化异常。

第 11 章 慢性腹泻和便秘

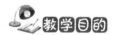教学目的

1. 掌握 慢性腹泻和便秘的发病机制。
2. 熟悉 腹泻便秘的病理生理。
3. 了解 腹泻和便秘的治疗。

第 1 节 慢 性 腹 泻

腹泻指排便次数增多（ >3 次/日），粪便量增加（ >200g/d），粪质稀薄（含水量 >85%）。超过 3 周或反复发作，为慢性腹泻。

★ 一、发病机制

常人每日摄取三餐后，约有 9L 液体进入肠道，其中 2L 来自食物和饮料，其余为消化道分泌液。每日约有 1~2L 液体进入结肠，而结肠每日有吸收 3~5L 水分的能力，因此，每日粪中水分

仅约 100 ~ 200ml。进入结肠的液体超过结肠的吸收能力，或结肠的吸收容量减少时及产生腹泻。主要有以下 4 种类型。

1. 渗透性腹泻　是肠腔内存在大量高渗食物或药物，体液水分大量进入高渗状态的肠腔而致。特点：禁食 48 小时后腹泻停止或显著减轻。渗透性腹泻多由糖类吸收不良引起。

2. 分泌性腹泻　是肠黏膜分泌过多水和电解质或吸收受抑所引起的腹泻。特点：禁食 48 小时后腹泻仍持续存在，大便量仍 >500ml/d。能引起分泌性腹泻的疾病很多，大致分为 5 类：异常的介质；内源或外源性导泻物质；肠道淋巴引流障碍；分泌性直肠或乙状结肠绒毛腺瘤；先天性氯化物腹泻等。

3. 渗出性腹泻　是肠黏膜受到炎症、溃疡等病变的破坏而大量渗出所致。特点：粪便含有渗出液和血。渗出性腹泻可分为感染性和非感染性两类，前者的病原体可是细菌、病毒、寄生虫、真菌等。后者导致黏膜坏死，渗出的疾病可为自身免疫、炎症性肠病、肿瘤、放射线、营养不良等。

4. 动力异常性腹泻　肠蠕动亢进，肠内容物过快地通过肠腔，从而影响消化与吸收，发生腹泻。特点：排便急，不带渗出物和血液，伴有肠鸣音亢进或腹痛。引起肠道运动加速的原因有：药物；肠神经病变；促动力性激素；胃肠手术等。由肠运动加速引起腹泻的常见疾病有：肠易激综合征、甲状腺功能亢进症、糖尿病、胃肠手术、甲状腺髓样癌、类癌综合征等。

二、病因分类

1. 胃疾病　胃癌、萎缩性胃炎、胃切除术后等。

2. 肠道疾病　感染性腹泻、非感染性腹泻及肠道肿瘤。

3. 肝胆胰疾病　慢性肝炎、肝硬化、慢性胰腺炎、肝癌等。

4. 全身性疾病　甲状腺功能亢进症、糖尿病、食物及药物过敏等。

★ 三、诊断

慢性腹泻的原发疾病或病因诊断须从病史、症状、体征、实验室检查中获得依据。

1. 实验室检查

（1）粪便检查　隐血实验、涂片、大便培养细菌等。

（2）血液检查　血常规、血浆蛋白、电解质、血浆叶酸、血气分析和维生素 B_{12} 浓度等。

（3）小肠吸收功能试验　粪脂测定、右旋木糖吸收试验等。

（4）血浆胃肠多肽和介质测定。

2. 辅助检查

（1）超声检查　了解有无肝胆胰疾病。

（2）X 线检查　包括腹部平片、钡餐、钡灌肠、CT 等。

（3）内镜检查　对于消化道的肿瘤、炎症等病变具有重要诊断价值。

四、治疗

1. 病因治疗　感染性腹泻需根据病原体进行治疗。乳糖不耐受症和麦胶性乳糜泻需分别剔除食物中的乳糖或麦胶类成分。高渗性腹泻应停食高渗的食物或药物。胆盐重吸收障碍引起的结肠腹泻可用考来烯胺吸附胆汁酸而止泻。治疗胆汁酸缺乏所致的脂肪泻，可用中链脂肪代替日常食用的长链脂肪。慢性胰腺炎可补充胰酶等。

2. 对症治疗　纠正水和电解质紊乱及酸碱平衡失调，予营养支持。严重的非感染性腹泻可用止泻药。

第2节 便 秘

便秘是指排便困难或费力、排便不畅、粪便干结量少。病变女多于男，随年龄增长而增加。

★一、病因和发病机制

有器质性和功能性便秘之分。便秘时间＞12周为慢性便秘。病因有：功能性肠病、动力障碍性、器质性、炎症性肠病、系统性疾病及药物因素。病因不同，发病机制也有所不同。

1. 结肠肛门疾病 先天性疾病、肠腔狭窄、出口性梗阻、肛管及肛周疾病及肠易激综合征。

2. 肠外疾病 神经与精神疾病、内分泌与代谢病、盆腔病、药源性疾病及肌病。

3. 不良生活习惯 食量过少、蔬菜水果少、饮水少运动少及不良的排便习惯。

4. 社会与心理因素 人际关系紧张、心情长期处于压抑状态、生活规律改变等。

二、临床表现

每周排便少于3次，排便困难，每次排便时间长，排出粪便干结且数量少，排便后有粪便未排净的感觉，伴有下腹痛，食欲减退，头晕、烦躁、焦虑、失眠等症状。

三、诊断与鉴别诊断

凡有排便困难费力，排便次数减少，粪便干结、量少，可以诊断为便秘。要区别器质性便秘和功能性便秘。辅助检查有助于便秘的诊断与鉴别诊断。

1. 内镜检查 结肠镜检查确定是否存在器质性病变。

2. 胃肠道 X 线检查 钡餐造影检查对了解胃肠运动功能有参考价值。

3. 结肠传输试验 判断结肠内容物运行的速度及受阻部位的诊断方法。

4. 排粪造影检查 用于出口性梗阻便秘的诊断。

5. 肛管直肠压力测定 对分辨出口梗阻型便秘的类型提供帮助。

6. 肛门肌电图检查 明确便秘是否为肌源性。

★四、治疗

1. 器质性便秘 主要针对病因治疗，也可临时用泻药缓解症状。

2. 功能性便秘 增加膳食纤维和多饮水，养成定时排便习惯，增加体能运动，避免滥用泻药等。无效用药物治疗：可酌情选用泻药、促动力药、生物反馈疗法等。必要采用结肠次全切除手术和回直肠吻合术。

【同步练习】

1. 腹泻的定义是什么？

2. 便秘的治疗方法有哪些？

【参考答案】

1. 腹泻指排便次数增多（＞3次/日），粪便量增加（＞200g/d），粪质稀薄（含水量＞85%）。腹泻超过3~6周或反复发作，即为慢性腹泻。

2. 不同类型的便秘选择不同的治疗方法。

（1）器质性便秘 主要针对病因治疗。

（2）功能性便秘 ①患者教育；②药物治疗。

第 12 章　脂肪性肝病

1. 掌握　脂肪肝的概念及发病机制。
2. 熟悉　脂肪肝的诊断及治疗。
3. 了解　脂肪肝的分类。

脂肪性肝病是指脂肪（主要是甘油三酯）在肝细胞过度沉积和肝细胞脂肪变性为特征的临床病理综合征。我国脂肪性肝病已经成为危害人类健康的仅次于病毒性肝炎第二大肝病。临床上脂肪性肝病分为非酒精性脂肪性肝病和酒精性脂肪性肝病。

第 1 节　非酒精性脂肪性肝病

非酒精性脂肪性肝病（NAFLD）是指除外酒精和其他明确的肝病因素所致的，以弥漫性肝细胞大泡性脂肪变为主要特征的临床病理综合征，包括单纯性脂肪性肝病及由其演变的脂肪性肝炎、脂肪性肝纤维化和肝硬化。

★ 一、病因和发病机制

肝细胞内脂质特别是甘油三酯沉积是形成 NAFLD 的先决条件之一。与下列几个环节有关：①脂质摄入异常。②线粒体功能障碍，游离脂肪酸在肝细胞线粒体内转化为甘油三酯增多。③肝细胞合成游离脂肪酸和甘油三酯增多。④极低密度脂蛋白（VLDL）合成不足或分泌减少，导致甘油三酯运出肝细胞减少。上述因素造成肝脏脂质代谢的合成、降解和分泌失衡，导致脂质在肝细胞内异常沉积。

二、病理

NAFLD 以大泡性或以大泡性为主的肝细胞脂肪变性为特征。根据肝内脂肪变、炎症和纤维化的程度，NAFLD 分为单纯性脂肪性肝病、脂肪性肝炎、脂肪性肝硬化。

（1）单纯性脂肪性肝病　肝小叶内 >30% 的肝细胞发生脂肪变，以大泡性脂肪变性为主，根据脂肪变性在肝脏累及的范围可将脂肪性肝病分为轻、中、重三型。肝细胞无炎症、坏死。

（2）脂肪性肝炎　腺泡 3 带出现气球样肝细胞，腺泡点灶状坏死，门管区炎症伴（或）门管区周围炎症。

（3）脂肪性肝硬化　肝小叶结构完全毁损，代之以假小叶形成和广泛纤维化，大体为小结节性肝硬化。

★ 三、临床表现

起病隐匿，常无症状。少数患者可有乏力、肝区隐痛或上腹胀痛等症状。严重脂肪性肝炎可出现黄疸、食欲不振、恶心、呕吐等症状。体检：部分患者肝脏肿大。发展至肝硬化失代偿期则其临床表现与其他原因所致肝硬化相似。

四、实验室及其他检查

1. 血清学检查　血清转氨酶和 γ - 谷氨酰转肽酶水平正常或轻、中度升高，以 ALT 升高为主。部分患者血脂等升高。

2. 影像学检查　超声检查是诊断脂肪性肝病重要而实用的手段。CT 平扫肝脏密度普遍降低。

3. 病理学检查　肝穿刺活组织检查仍然是确诊 NAFLD 的主要方法。

★ 五、诊断标准

具备下列第（1）～（5）项和第（6）或第（7）项中任何 1 项者即可诊断为 NAFLD。

（1）无饮酒史或饮酒折合乙醇量男性每周 <140g，女性每周 <70g。

（2）除外病毒性肝炎、药物性肝病、全胃肠外营养等可导致脂肪性肝病的特定疾病。

（3）除原发疾病的临床表现外，有乏力、肝区隐痛、肝脾肿大等非特异性症状及体征。

（4）肥胖、2 型糖尿病、高脂血症等。

（5）血清转氨酶和 γ–GT 水平升高，以 ALT 增高为主。

（6）符合脂肪性肝病的影像学诊断标准。

（7）有典型组织学改变。

★ 六、治疗

1. 病因治疗　减肥和运动是治疗肥胖相关 NAFLD 的最佳措施。

2. 药物治疗　用于治疗 NAFLD 的药物，疗效不肯定。

七、预后

单纯性脂肪性肝病可完全恢复。脂肪性肝炎及早发现、积极治疗多可恢复。发展为肝硬化则其预后与病毒性肝炎肝硬化。

第 2 节　酒精性肝病

酒精性肝病（ALD）是由于长期大量饮酒所致的肝脏疾病。初期表现为脂肪肝，可发展成酒精性肝炎、酒精性肝纤维化和酒精性肝硬化。本病在欧美等国多见，近年我国的发病率也有上升。

★ 一、病因和发病机制

乙醇损害肝脏涉及下列多种机制：①乙醇的中间代谢物乙醛是高度反应活性分子，能与蛋白质结合形成乙醛–蛋白加合物，后者不但对肝细胞有直接损伤作用，而且可以作为新抗原诱导细胞及体液免疫反应，导致肝细胞受免疫反应的攻击。②乙醇代谢的耗氧过程导致小叶中央区缺氧。③乙醇在代谢过程中产生活性氧对肝组织的损害。④乙醇代谢过程消耗辅酶 I（NAD）而使还原辅酶 I（NADH）增加，导致依赖 NAD 的生化反应减弱，依赖 NADH 的生化反应增高，是导致高脂血症和脂肪肝的原因之一。⑤肝脏微循环障碍和低氧血症。

二、病理

主要为大泡性或大泡性为主伴小泡性的混合性肝细胞脂肪变性。依据病变肝组织是否伴有炎症反应和纤维化，分为酒精性脂肪肝、酒精性肝炎、酒精性肝纤维化和酒精性肝硬化。

（1）酒精性脂肪肝　表现为肝细胞脂肪变性。

（2）酒精性肝炎、肝纤维化　肝细胞坏死、中性粒细胞浸润、小叶中央区肝细胞内出现酒精性透明小体、窦周/细胞周纤维化和中央静脉周围纤维化。

（3）酒精性肝硬化　肝小叶结构完全毁损，代之以假小叶形成和广泛纤维化。

★ 三、临床表现

（1）酒精性脂肪肝常无症状或症状轻微。肝脏有不同程度的肿大。

（2）酒精性肝炎临床表现差异较大，与组织学损害程度相关。常发生在近期大量饮酒后，出现全身不适、食欲不振、恶心呕吐、肝区疼痛等症状。

（3）酒精性肝硬化临床表现与其他肝硬化相似。可伴有慢性酒精中毒的表现。

四、实验室及其他检查

1. 实验室检查　酒精性脂肪肝血清 AST、ALT 轻度升高。酒精性肝炎 AST 升高比 ALT 升高明显。γ-GT、TB、PT 等指标也可有不同程度的改变。

2. 影像学检查　同本章第 1 节

3. 病理学检查　是确定酒精性肝病及分期分级的可靠方法。

★ 五、诊断与鉴别诊断

饮酒史是诊断酒精性肝病的必备依据。饮酒史是诊断酒精性肝病的必备依据，应询问饮酒的种类、每日摄入量、持续饮酒时间和饮酒方式等。我国酒精性肝病的诊断标准为：有长期饮酒史，一般超过 5 年，折合酒精量男性≥40g/d，女性≥20g/d；或 2 周内有大量饮酒史，折合酒精量 >80g/d。酒精量换算公式为：酒精量（g）= 饮酒量（ml）×酒精含量（%）×0.8。

酒精性肝病的诊断思路为：①是否存在肝病。②肝病是否与饮酒有关。③是否合并其他肝病。④如确定为酒精性肝病，则其临床病理属哪一阶段；可根据病史、临床表现及实验室及其他检查进行分析。必要时行肝穿刺活组织检查。

应与非酒精性脂肪性肝病、病毒性肝炎、药物性肝损害、自身免疫性肝病等其他肝病及其他原因引起的肝硬化进行鉴别。

★ 六、治疗

1. 戒酒　戒酒是治疗酒精性肝病的关键。

2. 营养支持　给予高热量、高蛋白、低脂饮食，并补充多种维生素。

3. 药物治疗　多烯磷脂酰胆碱、糖皮质激素及 S-腺苷甲硫氨酸等。

4. 肝移植　严重酒精性肝硬化患者可考虑。

七、预后

酒精性脂肪肝预后良好，戒酒后可完全恢复。

【同步练习】

简述酒精性肝病的治疗。

【参考答案】

戒酒、营养支持、药物治疗、肝移植。

第 13 章　自身免疫性肝病

教学目的

1. 掌握　自身免疫性肝病的概念及临床表现。

2. 熟悉　自身免疫性肝病的诊断及治疗。

3. 了解　自身免疫性肝病的鉴别。

自身免疫性肝病主要包括自身免疫性肝炎（AIH）、原发性胆汁性肝硬化（PBC）和原发性硬化性胆管炎（PSC），以及这 3 种疾病中任何两者之间的重叠综合征。

第 1 节　自身免疫性肝炎

AIH 是机体对肝细胞产生自身抗体及自身反应性 T 细胞致肝脏炎症性病变。

一、病因和发病机制

目前认为遗传易感性是主要因素。自身反应性 T 细胞及其抗原提呈细胞是发病的另一必要条件。

★ 二、临床表现

本病女性多见，好发于在 30～40 岁。起病缓慢，可无症状。病变活动时有乏力、腹胀疲劳、瘙痒等。早期肝大。晚期发展为肝硬化。可有持续发热伴急性游走性大关节炎等表现。可重叠其他自身免疫性疾病。

三、实验室检查

1. 肝功能检查　初发时 ALT、AST 升高。ALP 急剧升高常提示可能并发 PBC 或肝癌。

2. 免疫学检查　血清 γ - 球蛋白升高，存在自身抗体。这些抗体包括抗核抗体（ANA）、抗平滑肌抗体（SMA）、抗肝肾微粒体抗体（LKM1）、抗 1 型肝细胞溶质抗原抗体（LC1）、抗可溶性肝抗原抗体（anti - SLA）/抗肝胰抗体（anti - LP）、抗去唾液酸糖蛋白受体抗体（ASGPR）、抗中性粒细胞胞质抗体（pANCA）。

3. 组织学检查　典型组织学改变是肝汇管区大量淋巴细胞和浆细胞浸润。

★ 四、诊断及临床分型

要点：①排除病毒性肝炎、酒精、药物和化学物质的肝毒性作用及遗传性肝脏疾病。②转氨酶显著异常，AST: ALP > 3。③γ - 球蛋白或 IgG > 正常上限 1.5 倍。④血清自身抗体阳性，ANA、SMA 或 LMK1 抗体滴度≥1:80。⑤肝组织学见界面性肝炎及汇管区大量浆细胞浸润。⑥有其他免疫性疾病及糖皮质激素治疗有效有助诊断。

AIH 根据血清免疫学检查分型如下。

1 型：以 ANA 和（或）SMA 阳性为特征，SMA 可能是小儿患者 1 型 AIH 的唯一标志。最常见，大部分为 40 岁以下女性。对免疫抑制剂的治疗效果好。

2 型：特征为抗 LKM1 和（或）抗 LC1 阳性。儿童多见。可快速进展为肝硬化，复发率高，对糖皮质激素的治疗效果较差。

3 型：特征为抗 - SLA 及抗 - LP 阳性。激素治疗反应与 1 型相似。

小部分 AIH 患者自身抗体阴性，可能存在目前尚不能检出的自身抗体，有人称之为 4 型，与慢性隐源性肝病的区别是前者对糖皮质激素治疗有效。

★ 五、治疗

免疫抑制剂治疗的指征：转氨酶≥正常上限 10 倍；转氨酶≥正常上限 5 倍伴 γ - 球蛋白≥正常上限 2 倍；组织学见桥状坏死或多小叶坏死。不符合上述条件者治疗视临床情况而定。

美国肝病研究协会推荐治疗方案为：①单用泼尼松疗法；②用泼尼松和硫唑嘌呤联合疗法。病情缓解是指临床症状消失、血清转氨酶及 γ - 球蛋白基本恢复正常、组织学无明显活动性炎症。大多数 AIH 患者对治疗反应较好，可长期存活。熊去氧胆酸（UDCA）具有免疫调节、保护肝细胞和去除脂溶性胆盐的作用。

六、预后

AIH 的预后差异较大。

第2节　原发性胆汁性肝硬化

PBC 是由自身免疫反应介导的慢性进行性胆汁淤积性肝病。

一、病因和发病机制

细胞免疫和体液免疫均发生异常。PBC 患者一级亲属的患病率明显增加，提示该病可能具有遗传易感性。

★ 二、临床表现

多见于中年女性。起病隐匿、缓慢，初期可无症状。乏力和皮肤瘙痒为本病最常见的首发症状。瘙痒常在黄疸发现前数月至 2 年左右出现。有脂肪泻和脂溶性维生素吸收障碍，出现皮肤粗糙和夜盲症、骨软化和骨质疏松、出血倾向等。多数肝肿大，质硬，表面平滑，压痛不明显。晚期出现门静脉高压症与肝功能衰竭。

三、实验室检查及辅助检查

1. 尿、粪检查　尿胆红素阳性，尿胆原正常或减少。

2. 肝功能试验　TB 中度增高，以 CB 增高为主，血清胆固醇有增高。ALP 与 γ - GT 在黄疸及其他症状出现前多已增高，比正常高出 2 ~ 6 倍。肝转氨酶可以轻度增高；PT 延长。

3. 免疫学检查　血清免疫球蛋白增加，特别是 IgM。95% 以上患者线粒体抗体（AMA）阳性，滴度 >1∶40 有诊断意义。

4. 影像学检查　超声常用于排除肝胆系统的肿瘤和结石，CT 和 MRI 可排除肝外胆道阻塞、肝内淋巴瘤和转移性腺癌。

5. 组织学检查　典型病理表现为：慢性进行性非化脓性、以小胆管破坏为主的胆管炎或肉芽肿性胆管炎，其周围有淋巴细胞、浆细胞和嗜酸粒细胞浸润；肝实质碎屑样坏死、胆汁淤积、纤维化。进展至肝硬化时，肝小叶结构破坏，汇管区的纤维间隔延伸、相互连接，纤维组织向小叶内伸展分割形成假小叶和大小不等的再生结节。

★ 四、诊断与鉴别诊断

（1）中年以上女性、慢性病程，有显著皮肤瘙痒、黄疸、肝大，伴有胆汁淤积性黄疸的生化改变而无肝外胆管阻塞证据时要考虑本病。具备以下 3 条中的 2 项可诊断。①胆汁淤积的生化指标，以 ALP 升高为主。②AMA 阳性。③行肝穿刺组织学检查符合 PBC。

（2）鉴别诊断　与继发性胆汁性肝硬化、原发性硬化性胆管炎等相鉴别。

五、治疗

主要是对症和支持治疗。UDCA 的疗效已得到肯定。无效病例可试用糖皮质激素、硫唑嘌呤、环孢素、秋水仙碱等。

六、预后

PBC 预后差异很大。

【同步练习】

1. 何谓自身免疫性肝炎？

2. 原发性胆汁性肝硬化的诊断是什么？

【参考答案】

1. 自身免疫性肝炎是病因不明的肝脏慢性炎症以高免疫球蛋白血症，循环中有自身抗体为特征和肝组织学见界面性肝炎及汇管区大量浆细胞浸润为特征。女多于男。

2. 中年以上女性，慢性病程，有显著皮肤瘙痒、黄疸、肝大，伴有胆汁淤积性黄疸的生化改变而无肝外胆管阻塞证据时要考虑本病。具备以下 3 条中的 2 项可诊断：①胆汁淤积的生化指标，以 ALP 升高为主；②AMA 阳性；③行肝穿刺组织学检查符合 PBC。

第 14 章　药物性肝病

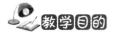 教学目的

1. 掌握　药物性肝病的病因和发病机制。
2. 熟悉　药物性肝病的诊断。
3. 了解　药物性肝病的治疗。

药物性肝病（DILI）指使用 1 种或多种药物后，由药物或其代谢产物引起的肝脏损伤。表现为急性或慢性肝损伤，可发展为肝硬化。

★ 一、病因和发病机制

引起药物性肝病的药物包括抗菌药物、解热镇痛药、抗结核药等。药物性肝病的发病机制主要与药物代谢异常、线粒体损伤，免疫损伤及遗传因素等有关。

★ 二、临床分型

分为急性和慢性两类，以急性药物性肝病多见。

1. 急性药物性肝病　病程 <3 个月，分为以下 3 种类型。

（1）肝细胞损伤型　临床表现类似病毒性肝炎，其诊断标准为 ALT 上升至正常上限 2 倍以上，或 ALT/ALP≥5；常于停药后 1~2 个月恢复正常；组织学特征为肝细胞坏死伴汇管区嗜酸性粒细胞、淋巴细胞浸润。

（2）胆汁淤积型　表现为黄疸和瘙痒，其诊断标准为 ALT >2 倍正常值上限，或 ALT/ALP 比值≤2，组织学特征为毛细胆管型胆汁淤积。

（3）混合型　ALT 和 ALP 均 >2 倍正常值上限，且 ALT/ALP 比值介于 2~5。

2. 慢性药物性肝病　病程 >3 个月，主要包慢性肝炎、脂肪肝、肝纤维化及肝硬化、胆汁淤积、硬化性胆管炎等。

★ 三、实验室及辅助检查

1. 实验室检查

（1）ALT 和 AST　血清 ALT 水平是评价肝细胞损伤的敏感指标；AST 升高反映肝细胞受损更为严重。

（2）胆红素　药物致肝细胞或胆管受损，可引起胆红素升高。

（3）ALP　对干扰胆汁流动的肝内、外因素十分敏感。

（4）γ-GT　当肝内合成亢进或胆汁排出受阻时，血清 γ-GT 升高。

2. 影像学检查　超声对脂肪肝和肝血管病变有一定诊断价值。CT 对于肝硬化、肝占位性病

变的诊断价值优于超声。

3. 肝组织活检 用于排除其他肝胆疾病所造成的肝损伤。

三、诊断与鉴别诊断

1. 诊断 主要根据用药史、停用药物后的恢复情况、再用药时的反应、实验室有肝细胞损伤及胆汁淤积的证据。

2. 鉴别诊断 须与各型病毒性肝炎、非酒精性肝病、自身免疫性肝病等相鉴别。

四、治疗

治疗原则首先是停用和防止再使用导致肝损伤的药物；其次是对已存在肝损伤或肝衰竭患者进行对症支持治疗。常用的护肝药物有：还原性谷胱甘肽、甘草类药物等。

对肝衰竭的重症患者治疗包括：对症支持治疗、清除毒性药物（人工肝治疗）、防治并发症等。

五、预后

多数患者及时停药后预后良好。

【同步练习】

药物性肝炎的治疗原则是什么？

【参考答案】

治疗原则首先是停用和防止再使用导致肝损伤的相关药物，尽可能避免使用药理作用或化学结构相同或相似的药物；其次是对已存在肝损伤或肝衰竭患者进行对症支持治疗。

第15章　肝　硬　化

教学目的

1. 掌握　肝硬化的临床表现、诊断及治疗原则。

2. 熟悉　肝硬化的病因和发病机制。

3. 了解　肝硬化的病理变化。

肝硬化是1种或多种病因引起的、以肝脏弥漫性纤维化、再生结节和假小叶形成为特征的进行性慢性肝病。本病起病隐匿，病程发展慢，晚期以肝功能减退和门静脉高压为主要表现，常出现多种并发症。

★ 一、病因

主要有病毒性肝炎、酒精、胆汁淤积、循环障碍、药物或化学毒物、免疫疾病、寄生虫感染、遗传和代谢性疾病、营养不良等。部分患者病因不明，称隐源性肝硬化。

★ 二、发病机制及病理

各种因素导致肝细胞损伤，发生变性坏死，再生的肝细胞难以恢复正常的肝结构，纤维结缔组织增生，肝纤维化形成，最终发展为肝硬化。肝纤维化的同时，肝内门静脉、肝静脉和肝动脉三者分支之间失去正常关系，并且出现交通吻合支等，是形成门静脉高压的病理基础，也是加重肝细胞的营养障碍、促进肝硬化发展的重要机制。

★ 三、临床表现

病程发展缓慢。分为肝功能代偿期和失代偿期。

（一）代偿期

无症状或症状轻，可有腹部不适、乏力、食欲减退、消化不良等症状。患者营养状况一般，肝肿大、偏硬，脾大。肝功能有轻度异常。

（二）失代偿期

主要有肝功能减退和门静脉高压。

1. 肝功能减退

（1）消化吸收不良　食欲不振、恶心、厌食，腹胀，餐后加重，与胃肠道淤血水肿、消化不良等有关。

（2）营养不良　消瘦、乏力，精神不振，皮肤干枯或水肿。

（3）黄疸　皮肤、巩膜黄染，肝细胞进行性坏死。

（4）出血和贫血　有牙龈、鼻腔出血、皮肤紫癜，女性月经过多等，与肝脏合成凝血因子减少、脾功能亢进等有关。

（5）内分泌失调　①性激素代谢：雌激素增多，雄激素减少，前者与肝脏灭活减少有关，后者与雌激素增多反馈抑制有关。男性可有乳房发育，女性可发生闭经、不孕。蜘蛛痣及肝掌与雌激素增多有关。②肾上腺皮质功能：肝硬化时，肾上腺皮质激素合成减少，肾上腺皮质功能减退。出现皮肤色素沉着、面色黑黄、晦暗无光，为肝病面容。③抗利尿素分泌增加，促进腹水形成。④甲状腺激素：血清总 T_3、游离 T_3 降低。

（6）不规则低热。

（7）低蛋白血症。

2. 门静脉高压　可导致食管胃底静脉曲张出血、腹水、脾大、脾功能亢进、肝肾综合征等。

（1）腹水　为最突出的临床表现。腹水形成的机制：①门静脉高压。②有效血容量不足，肾血流量减少，肾小球排钠、排尿量减少。③低蛋白血症，血浆胶体渗透压降低。④肝脏对醛固酮和抗利尿激素灭能减弱，导致继发性醛固酮增多和抗利尿激素增多，使水、钠潴留，尿量减少。⑤肝淋巴量超过淋巴循环的引流能力。

（2）门－体侧支循环开放　门静脉系统与腔静脉之间交通支开放。主要侧支循环有：①食管和胃底静脉曲张。②腹壁静脉曲张。③痔静脉扩张。④腹膜后吻合支静脉曲张。⑤脾与肾静脉分流。

侧支循环开放不仅可引起消化道出血，还引发一系列病理生理改变，如肝性脑病、肝肾综合征等。

（3）脾功能亢进及脾大　脾大是肝硬化门静脉高压较早出现的体征。

★ 四、并发症

1. 上消化道出血

（1）食管胃底静脉曲张出血　门静脉高压是导致曲张静脉出血的主要原因。

（2）消化性溃疡和急性出血糜烂性胃炎　门静脉高压使胃黏膜静脉回流缓慢，大量代谢产物淤滞于黏膜，引起黏膜糜烂、溃疡。

（3）门脉高压性胃病　胃黏膜下动－静脉交通支开发，胃黏膜毛细血管扩张、淤血。

2. 胆石症　肝硬化患者胆结石发生率高。

3. 感染　门静脉高压时肠黏膜屏障功能降低，通透性增加，肠腔内细菌易进入血液循环；肝硬化患者免疫功能低下，容易发生感染。

（1）**自发性细菌性腹膜炎（SBP）**　是指在无任何邻近组织炎症的情况下发生的腹膜和（或）腹水的细菌性感染。病原菌多为革兰阴性菌。表现为发热、腹痛、腹水增加。

（2）胆道、肺部、肠道和尿路感染。

4. 门静脉血栓形成或海绵样变　因门静脉血流淤积，门静脉主干、肠系膜上下静脉血栓形成，可导致小肠坏死、休克及死亡。门静脉海绵样变，是指肝门部或肝内门静脉分支部分或完全慢性阻塞后，在门静脉周围形成细小迂曲的血管。

5. 电解质和酸碱平衡紊乱　包括低钾、低氯血症与代谢性碱中毒，易诱发肝性脑病。

6. 原发性癌　见本篇第 16 章。

7. 肝肾综合征　表现为少尿、无尿及氮质血症。诊断标准为：①肝硬化合并腹水。②血肌酐浓度 2 周内在急进型 >226μmol/L（25mg/L），缓进型升高 >133μmol/L（15mg/L）。③在应用白蛋白扩张血容量并停用利尿剂至少 2 天后血肌酐不能降至 133μmol/L 以下。④无休克。⑤近期未使用肾毒性药物。⑥排除肾实质疾病。

8. 肝肺综合征　在排除原发性心肺疾病后，具有基础肝病、肺内血管扩张和动脉血氧合功能障碍。表现为肝硬化伴有呼吸困难、发绀和杵状指（趾），预后差。

9. 肝性脑病　详见本篇第 17 章。

★ 五、诊断

确定有无肝硬化、原因、肝功能分级及并发症。

1. 确定有无肝硬化　通常依据如下。

（1）肝功能减退　①临床表现：营养不良、肝病面容、黄疸、出血和贫血、男性乳房发育、女性可发生闭经、不孕，蜘蛛痣及肝掌等。②实验室检查：包括肝功能受损、胆红素代谢障碍、肝脏合成功能降低。

（2）门静脉高压　①临床表现：包括脾大、腹水、腹壁静脉曲张。②实验室：脾功能亢进；腹水为漏出液；合并 SBP 时则为渗出液或中间型。③影像学：超声、CT 等发现腹水、门静脉高压、脾大、门 – 腔侧支开放。④内镜检查：确定有无食管胃底静脉曲张、门脉高压性胃病、消化性溃疡等。

2. 寻找肝硬化的原因以利对因治疗。

3. 肝功能评估　见本篇第 1 章。

六、鉴别诊断

1. 肝肿大　除外血液病、代谢性疾病、慢性肝炎、原发性肝癌等。

2. 腹水的鉴别　除外结核性腹膜炎、缩窄性心包炎、慢性肾小球肾炎、腹腔内肿瘤等。

3. 肝硬化并发症　上消化道出血与消化性溃疡等，肝性脑病与低血糖等，肝肾综合征与慢性肾小球肾炎等鉴别。

七、治疗

本病目前无特效治疗，关键在于早期诊断，针对病因给予相应处理。

（一）保护或改善肝功能

（1）去除或减轻病因　抗 HBV 治疗、抗 HCV 治疗。

（2）禁酒，忌用对肝有损害药物。

（3）支持疗法　纠正水和电解质平衡，适当补充营养，输注白蛋白或血浆。

（4）使用保肝药物，维持肠内营养，以高热量、高蛋白和维生素丰富而易消化的食物为原则。盐和水的摄入视病情调整。有食管静脉曲张者避免进食粗糙、坚硬食物。

(二) 门静脉高压症状及并发症治疗

1. 腹水

（1）限制钠和水的摄入　钠摄入量限制在 500～800mg/d，入水 <1000ml/d。

（2）利尿　常用的利尿剂为螺内酯和呋塞米，主张两药合用，剂量比例 100mg:40mg。

（3）经颈静脉肝内门腔分流术（TIPS）　在肝内的门静脉分支与肝静脉分支间置入特殊金属支架，建立分流通道，以降低门静脉压。

（4）大量排放腹水加输注白蛋白　一般每放腹水 1000ml，输白蛋白 80g。

（5）SBP　选择针对革兰阴性菌兼顾革兰阳性、肝毒性小的抗生素，用药时间不少于 2 周；还要保持大便通畅，维持肠道菌群。

2. 食管胃底静脉曲张破裂出血的治疗和预防

（1）一级预防　主要是针对有食管胃底静脉曲张，但未出血者：①对因治疗。②口服 PPI 或 H_2RA。③普萘洛尔减少内脏高动力循环。④考虑采取内镜下食管曲张静脉套扎术（EVL）治疗。

（2）二级预防　对已有过食管胃底静脉曲张出血的患者。

1）患者在出血期间已行 TIPS，要每 3～6 个月了解分流道是否通畅。

2）患者在出血期间未行 TIPS，预防再次出血的方法有：①TIPS。②在内镜下 EVL，或使用硬化剂注射。③部分脾动脉栓塞。④普萘洛尔及生长抑素类似物治疗。⑤口服 PPI 或 H_2RA。

(三) 其他并发症治疗

1. 胆石症　内科治疗为主。

2. 感染　一旦疑诊，经验性抗感染治疗。培养出致病菌，按药敏试验用药。

3. 门静脉血栓形成　①抗凝治疗。②溶栓治疗。③TIPS 治疗　适用于血栓形成时间较长、出血机化者。

4. 肝硬化低钠血症　轻症通过限水；中、重者，选用血管加压素 V_2 受体拮抗剂。

5. 肝肾综合征　TIPS 有助于减少缓进型转为急进型。及早输注白蛋白、加压血管素、血液透析、人工肝等。

6. 肝肺综合征　吸氧及高压氧治疗。

原发性肝癌及肝性脑病见本篇第 16、17 章。

(四) 手术

有各种断流、分流术和脾切除术等。肝移植是晚期肝硬化的最佳选择。

(五) 患者教育

注意休息、禁酒及对肝有损害的药物，避免着凉，低盐，易消化、产气少的食物为主。

【同步练习】

1. 门静脉高压的临床表现有哪些？

2. 肝硬化腹水的形成机制是什么？

【参考答案】

1. 包括脾大、腹水、腹壁静脉曲张及食道胃底静脉曲张。

2. 主要有：①门静脉高压→腹腔内脏血管床静水压增高→组织液回收减少而漏入腹腔。②有效血容量不足→排钠、排尿减少。③低蛋白血症，血浆胶体渗透压下降，至血管内液体进入组织间隙。④继发性醛固酮增多和抗利尿激素增多，使钠重吸收、水吸收增加。⑤肝淋巴量超过淋巴循环的引流能力。

第 16 章 原发性肝癌

1. 掌握 肝癌的临床表现、诊断及治疗。
2. 熟悉 肝癌的辅助检查。
3. 了解 肝癌的发病机制。

原发性肝癌简称肝癌，是指由肝细胞或肝内胆管上皮细胞发生的恶性肿瘤。原发性肝癌是我国常见恶性肿瘤之一。全世界每年平均约有 25 万人死于肝癌，而我国占其中的 45%。本病多见于中年男性，男女之比为 5:1。

★ 一、病因和发病机制

可能与下列因素有关。

1. 病毒性肝炎 HBV 感染→慢性肝炎→肝硬化→肝癌是主要发病机制。西方国家 HCV 感染常见。

2. 食物及饮水 长期饮酒、进食霉变食物或含亚硝胺食物、食物缺乏微量元素及饮用藻类毒素污染的水源等都与肝癌发生有关。

3. 毒物与寄生虫 亚硝胺类、偶氮芥类、有机氯农药及血吸虫感染等均可导致肝癌。

4. 遗传因素 既与遗传有关，也与家族饮食习惯及生活环境有关。

二、病理

1. 大体病理形态分型

（1）块状型 最多见，呈单个、多个或融合成块，直径≥5cm。>10cm 者称巨块型。

（2）结节型 有大小和数目不等的癌结节，直径不超过 5cm，与周围肝组织的分界不如块状形清楚，常伴有肝硬化。单个癌结节直径 <3cm 或相邻 2 个癌结节直径之和 <3cm 者称为小肝癌。

（3）弥漫型少见，有米粒至黄豆大的癌结节弥漫地分布于整个肝脏，不易与肝硬化区分，患者往往因肝功能衰竭而死亡。

2. 组织病理 肝细胞、胆管细胞性及混合型。

3. 转移途径 包括肝内转移、肝外转移：血行转移、淋巴转移、种植转移等。

★ 三、临床表现

早期缺乏典型症状。临床症状明显者，病情大多已进入中、晚期。

1. 肝区疼痛 是肝癌最常见的症状。半数以上患者有肝区疼痛，多呈持续性胀痛或钝痛，是因癌肿生长过快、肝包膜被牵拉所致。当肝表面的癌结节破裂，可突然剧烈腹痛，从肝区迅速延至全腹，产生急腹症的表现，出血量大时可导致休克。

2. 肝大 进行性增大，质地坚硬，表面凸凹不平。

3. 黄疸 多为阻塞性黄疸，少数为肝细胞性黄疸。

4. 肝硬化征象 在失代偿期肝硬化基础上发病者有基础病的临床表现。

5. 全身表现 有进行性消瘦、发热、食欲不振、乏力和恶病质等。

6. 伴癌综合征 系指肝癌患者由于癌肿本身代谢异常或癌组织对机体影响而引起内分泌或代谢异常的一组症候群；主要表现为自发性低血糖症、红细胞增多症等。

★ 四、并发症

主要有肝性脑病、上消化道出血、肝癌结节破裂出血、继发感染等。

五、实验室和其他辅助检查

1. 肝癌标记物检测

（1）甲胎蛋白（AFP） 是诊断肝细胞癌的特异性标志物。用于原发性肝癌的普查、诊断、判断治疗效果及预测复发。在排除妊娠和生殖腺胚胎瘤的基础上，AFP >400ng/ml 为诊断肝癌的条件之一。AFP逐渐升高不降或 >200μg/L，持续 8 周，要结合影像学及肝功能结果综合分析或动态观察。

（2）其他肝癌标志物 血清岩藻糖苷酶（Afu）等有助于 AFP 阴性的原发性肝癌的诊断与鉴别诊断。

2. 影像学检查

（1）超声 是目前肝癌筛查的首选检查方法。

（2）增强 CT/MRI 具有更高分辨率，兼具定位与定性的诊断价值。

（3）选择性肝动脉造影 是肝癌诊断的重要补充手段。

3. 肝穿刺活体组织检查 是确诊肝癌的最可靠方法。

★ 六、诊断与鉴别诊断

1. 诊断 满足下列 3 项中的 1 项，即可诊断肝癌。

（1）2 种影像学检查均显示有 >2cm 的病灶。

（2）1 项典型的影像学表现，病灶 >2cm，AFP >400ng/ml。

（3）肝脏活检阳性。

有典型临床表现的患者，往往已是晚期。为争取对肝癌的早期诊断、早期治疗，要对高危人群每年行 1~2 次超声及 AFP 检测。

★2. 鉴别诊断 肝癌常需与继发性肝癌、肝硬化、活动性病毒性肝炎、肝脓肿等疾病进行鉴别。

七、治疗

常用的治疗方法有手术切除、肝移植、血管介入、射频消融等。

1. 手术治疗 手术切除仍是目前根治原发性肝癌的最好手段。

2. 局部治疗 包括肝动脉栓塞（TAE）、无水酒精注射疗法（PEI）、射频消融术（RF）等。

3. 肝移植 肝移植是治疗肝癌和肝硬化的有效手段。

4. 药物治疗 HBV 感染者在手术、局部治疗或肝移植后，均要口服抗病毒药物治疗。

八、预后

下述情况预后较好：①瘤体 <5cm，能早期手术；②癌肿包膜完整，尚无癌栓形成；③机体免疫状态良好。

九、预防

积极防治病毒性肝炎，注意食物清洁，预防粮食霉变，改进饮用水质。

【同步练习】

1. 何谓小肝癌？

2. 肝癌的主要并发症是什么？

【参考答案】

1. 单个癌结节直径 <3cm 或相邻 2 个癌结节直径之和 <3cm 者称为小肝癌。

2. 主要有肝性脑病、上消化道出血、肝癌结节破裂出血、继发感染。

第 17 章　肝 性 脑 病

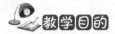教学目的

1. 掌握　肝性脑病的临床表现及诊断。
2. 熟悉　肝性脑病的实验室检查。
3. 了解　肝性脑病的发病机制。

　　肝性脑病（HE）是由严重肝病或门体 - 分流引起的、以代谢紊乱为基础、中枢神经系统功能失调的综合征，临床表现轻者仅有轻微智力减退，严重者出现意识障碍、行为失常和昏迷。

★ 一、病因和发病机制

　　导致 HE 的肝病大部分为肝硬化，其他包括重症肝炎、暴发性肝功能衰竭及妊娠期急性脂肪肝。常见的诱因有消化道出血、大量排钾利尿、放腹水、高蛋白饮食、便秘、尿毒症、麻醉、外科手术、感染等。发病机制主要有以下假说。

　　1. 氨中毒　消化道是氨产生的主要部位。肠道氨来源于：①谷氨酰胺在肠上皮细胞代谢后产生。②肠道细菌对含氮物质（摄入的蛋白质及分泌的尿素）的分解。氨以非离子型氨（NH_3）和离子型氨（NH_4^+）2 种形式存在。

　　氨在肠道的吸收主要以 NH_3 弥散入肠黏膜，当结肠内 pH 值 >6 时，NH_4^+ 转为 NH_3，NH_3 大量弥散入人血；pH 值 <6 时，则 NH_3 从血液转至肠腔，随粪排泄。肝功能衰竭、门体分流时，肠道的氨不经肝脏代谢而直接进入体循环，血氨增高。

　　氨对脑功能的影响：①干扰脑细胞三羧酸循环。②增加脑对中性氨基酸如酪氨酸等的摄取，这些物质对脑功能具抑制作用。③当脑内氨浓度增加，星形胶质细胞合成的谷氨酰胺增加，导致星形胶质细胞、神经元细胞肿胀，这是 HE 时脑水肿发生的重要原因。④氨还可直接干扰神经的电活动。

　　2. 神经递质的变化

　　（1）γ - 氨基丁酸/苯二氮䓬（GABA/BZ）神经递质　大脑神经元表面 GABA 受体与 BZ 受体及巴比妥受体紧密相连，组成 GABA/BZ 复合体，其任何 1 个受体被激活均可促使氯离子内流而使神经传导被抑制。

　　（2）假性神经递质　肝病变时对酪胺和苯乙胺的清除发生障碍，可进入脑组织，在脑内分别形成 β - 羟酪胺和苯乙醇胺，化学结构与正常的神经递质去甲肾上腺素相似，但不能传递神经冲动或作用很弱，因此称为假性神经递质，使神经传导发生障碍。

　　（3）色氨酸　肝病时游离的色氨酸增多，在大脑中代谢生成 5 - 羟色胺（5 - HT）及 5 - 羟吲哚乙酸，二者都是抑制性神经递质，参与肝性脑病的发生。

　　3. 锰离子　具有神经毒性。

二、病理

　　主要是脑水肿。HE 根据病理生理不同分为：①A 型多发生于急性肝衰竭 2 周内，亚急性肝

衰竭时，出现于 2~12 周。②B 型主要与门 – 体分流有关。③C 型发生于慢性肝病、肝硬化的基础上。

★ 三、临床表现

主要表现：性格改变、智力下降、行为失常、意识障碍等，以及运动和反射异常，如扑翼样震颤、肌阵挛、反射亢进和病理反射等。分为以下 5 期。

0 期（潜伏期）：又称轻微肝性脑病，无行为、性格的改变。只在心理测试或智力测试时有轻微异常。

1 期（前驱期）：表现为：焦虑、欣快激动、淡漠、睡眠倒错、健忘等，可有扑翼样震颤。

2 期（昏迷前期）：嗜睡、行为异常、言语不清、书写障碍及定向力障碍。有腱反射亢进、肌张力增高及 Babinski 征阳性等神经体征，有扑翼样震颤，脑电图有特征性改变。

3 期（昏睡期）：昏睡，但可唤醒，醒后能应答，有神志不清或幻觉，各种神经体征持续或加重，有扑翼样震颤，肌张力高，腱反射亢进，锥体束征常阳性，脑电图有异常波形。

4 期（昏迷期）：昏迷，不能唤醒。浅昏迷时，腱反射和肌张力仍亢进；深昏迷时，各种反射消失，肌张力降低。脑电图明显异常。

肝性脑病与其他代谢性脑病相比无特征性。

四、辅助检查

1. 血生化检查

（1）肝功能　见本篇第 1 章。

（2）血氨　多有血氨升高。

2. 电生理检查

（1）脑电图　对 0 期和 1 期肝性脑病的诊断价值较小。

（2）诱发电位　用于轻微肝性脑病的诊断和研究。

（3）临界视觉闪烁频率　可辅助诊断肝性脑病。

3. 心理智能测验　木块图试验、数字连接试验及数字符号试验联合应用，筛选轻微肝性脑病。

4. CT 或 MRI　可发现脑水肿并排除脑血管意外及颅内肿瘤，慢性 HE 有不同程度的脑萎缩。

★ 五、诊断与鉴别诊断

1. 诊断依据

（1）有严重肝病和（或）广泛门体侧支循环形成及肝性脑病的诱因。

（2）出现精神紊乱、昏睡或昏迷，可引出扑翼样震颤。

（3）有肝功能血生化指标明显异常及（或）血氨增高。

（4）脑电图异常。

（5）心理智能测验、诱发电位异常。

（6）CT 或 MRI 排除脑血管意外及颅内肿瘤等疾病。

2. HE 还应与可引起昏迷的其他疾病相鉴别。

六、治疗

治疗原发病，去除诱因、保护肝脏功能、促进氨清除及调节神经递质是主要措施。

1. 去除诱因

（1）慎用镇静药及损伤肝功能的药物。

（2）纠正电解质和酸碱平衡紊乱。

（3）止血和清除肠道积血 乳果糖、乳梨醇或 25% 硫酸镁口服，生理盐水或弱酸液清洁灌肠。

（4）预防和控制感染。

（5）保持大便通畅，注意防治便秘。

2. 营养支持治疗 目的在于促进合成代谢，抑制分解代谢，保持正氮平衡。

★3. 减少肠内氮源性毒物的生成与吸收

（1）清洁肠道。

（2）乳果糖或乳梨醇 降低肠道的 pH 值，使肠道细菌所产的氨减少，促进血液中的氨渗入肠道排出。

（3）口服抗生素 可抑制肠道产尿素酶的细菌，减少氨的生成。

（4）益生菌制剂 可抑制产氨等细菌的生长，对减少氨的生成有一定作用。

★4. 促进体内氨的代谢

（1）L 鸟氨酸 – L – 门冬氨酸 能促进体内的尿素循环而降低血氨，促进脑、肾利用和消耗氨，减轻脑水肿。

（2）鸟氨酸 – α – 酮戊二酸 其降氨机制同上。

（3）其他 谷氨酸钠或钾、精氨酸等药物理论上具降血氨作用。

5. 调节神经递质

（1）GABA/BZ 复合受体拮抗剂 如氟马西尼。

（2）减少或拮抗假神经递质 如支链氨基酸制剂。

6. 基础疾病的治疗

（1）改善肝功能 见本篇第 15 章。

（2）阻断肝外门 – 体分流。

（3）人工肝。

（4）肝移植。

◥ 七、预后

轻微型肝性脑病，通常预后较好。有腹水、黄疸、出血倾向的患者多数肝功能很差，预后也差。暴发性肝功能衰竭所致的肝性脑病预后最差。肝移植的开展已大大改善难治性肝性脑病的预后。

◥ 八、预防

防治各种肝病是基础。

【同步练习】

简述肝性脑病的治疗。

【参考答案】

①去除诱因；②营养支持治疗；③促进体内氨的代谢；④减少肠内氮源性毒物的生成和吸收；⑤调节神经递质，支链氨基酸；⑥基础疾病的治疗。

第18章 胰 腺 炎

第1节　急性胰腺炎

急性胰腺炎（AP）是多种病因导致胰腺组织自身消化所致的水肿、出血及坏死的炎症反应。以急性上腹痛及血淀粉酶增高等为特点。多数患者病情轻，预后良好；少数患者可伴发多器官功能障碍，死亡率高。

★ 一、病因

1. 胆道疾病　胆石症、胆道感染等是急性胰腺炎的主要病因，其中胆石症最为常见。大约70%～80%的胰管与胆总管汇合成共同通道开口于十二指肠壶腹部，一旦结石嵌顿在壶腹部，将会导致胰管流出道不通，胰管内压高。

2. 长期饮酒　促使胰腺液分泌，当胰管流出道不能充分引流大量胰液时，胰液排出受阻，使胰管内压增加，引发腺泡细胞损伤。

3. 胰管阻塞　胰管结石或蛔虫、胰管狭窄、肿瘤等均可引起胰管阻塞，当胰液分泌旺盛时胰管内压增高，使胰腺泡破裂，引起急性胰腺炎。胰腺分裂症时，多因副胰管经狭小的副乳头引流大部分胰液，因其相对狭窄而引流不畅。

4. 十二指肠降段疾病　球后穿透性溃疡、邻近乳头的十二指肠憩室炎可波及胰腺。

5. 手术与创伤　腹腔手术、腹部钝挫伤等可损伤胰腺组织，引起胰腺炎。ERCP检查后，少数可因重复注射造影剂或注射压力过高，发生胰腺炎。

6. 代谢障碍　任何引起高钙血症的原因，如甲状旁腺肿瘤等，均可引起胰管钙化、促进胰蛋白酶原提前激活而促发。高甘油三酯血症，因胰液内脂质沉着或来自胰外脂肪栓塞并发胰腺炎。

7. 某些药物　如噻嗪类利尿药、硫唑嘌呤、糖皮质激素、四环素等可引起急性胰腺炎，多发生在服药最初2个月。

8. 感染及全身炎症反应　继发于急性流行性腮腺炎、传染性单核细胞增多症、柯萨奇病毒等。全身炎症反应时，胰腺有急性损伤。少数病因不明，称之为特发性急性胰腺炎。

★ 二、发病机制

各种原因导致胰管内高压，溶酶体在腺泡细胞内提前激活酶原，大量活化的胰酶消化胰腺自身，损伤腺泡细胞，激活炎症反应，是炎症介质释放，增加血管通透性，导致大量炎性渗出；胰腺微血管障碍使胰腺出血、坏死。炎症过程中参与的众多因素可以正反馈方式相互作用，使炎症逐级扩大，当超过机体的抗炎能力时，炎症向全身扩展，出现多脏器炎性损伤及功能障碍。

三、病理

1. 急性胰腺炎 分为急性水肿型及急性出血坏死型。

2. 重症急性胰腺炎 由于炎症波及全身，可有肾、小肠、肺、肝等炎症病理改变。常伴有胸腹水。

★ 四、临床表现

1. 轻症急性胰腺炎（MAP） 急性腹痛，多在左中上腹，可向腰背部放射。伴有恶心、呕吐，轻度发热。体征：中上腹压痛，肠鸣音减少。

2. 重症急性胰腺炎（SAP） 在上述基础上，腹痛、腹胀逐渐加重。

3. 中度重症急性胰腺炎 介于 MAP 与 SAP 之间。

4. 局部并发症

（1）胰瘘 急性胰腺炎胰管破裂，胰液从胰管漏出 >7 天，即胰瘘。包括胰内漏和胰外漏。

（2）胰腺脓肿 胰腺内、胰周积液或胰腺假性囊肿感染，即为脓肿。

（3）左侧门静脉高压。

表 4 - 18 - 1　重症急性胰腺炎的症状、体征及相应的病理生理改变

症状、体征	病理生理改变
低血压、休克	大量炎症渗出
全腹膨隆，广泛压痛及反跳痛，移动性浊音阳性，肠鸣音减少而弱；少数患者可有 Grey - Turner 征、Cullen 征	肠麻痹、腹膜炎、胰腺出血坏死
呼吸困难	肺间质水肿、ARDS，胸水、严重肠麻痹
少尿、无尿	休克、肾功能不全
黄疸加深	胆总管下端梗阻、肝损伤
上消化道出血	应激性溃疡
意识障碍，精神失常	胰性脑病
体温持续升高或不降	严重炎症反应及感染
猝死	严重心律失常

五、辅助检查

1. 有白细胞增多及中性粒细胞核左移。

2. 血淀粉酶 在起病后 2 ~ 12 小时开始升高，48 小时开始下降，持续 3 ~ 5 天。血清淀粉酶超过正常值 3 倍可确诊为本病。

3. 脂肪酶 在起病后 24 ~ 72 小时开始上升，敏感性、特异性高于血淀粉酶。

4. 生化检查 空腹血糖升高、血钙降低等。

表 4 - 18 - 2　反映 SAP 病理生理变化的实验室检测指标

检测指标	病理生理变化
白细胞↑	炎症或感染
C 反应蛋白 >150mg/L	炎症

检测指标	病理生理变化
血糖（无糖尿病史）>11.2mmol/L	胰岛素释放减少、胰高血糖素增加、胰腺坏死
TB、AST、ALT↑	胆道梗阻、肝损伤
白蛋白↓	大量炎性渗出、肝损伤
BUN 肌酐↑	休克、肾功能不全
血氧分压↓	成人呼吸窘迫综合征
血钙<2mmol/L	钙离子内流入腺泡细胞，胰腺坏死
血甘油三酯↑	是急性胰腺炎的病因及后果
血钠、钾、pH 值异常	肾功能受损、内环境紊乱

5. 影像学检查

（1）腹部平片　可排除其他急腹症。

（2）超声 CT　对急性胰腺炎的诊断与鉴别诊断、评估其严重程度，特别是对鉴别轻和重症胰腺炎，以及附近器官是否累及具有重要价值。

表 4 - 18 - 3　急性胰腺炎的 CT 评分

积分	胰腺炎炎症反应	胰腺坏死	胰腺外并发症
0	胰腺形体正常	无坏死	
2	胰腺+胰周炎性改变	坏死<30%	胸、腹腔积液，脾、门静脉血栓、胃流出道梗阻
4	单个或多个积液区或胰周脂肪坏死	坏死>30%	

注：评分≥4 分为 MSAP 或 SAP

★ 五、诊断

1. 诊断

（1）确定急性胰腺炎　下列 3 条中的 2 条：①急性持续上腹部疼痛；②血清淀粉酶或脂肪酶>正常值上限 3 倍；③急性胰腺炎的典型影像学改变。

（2）确定 MAP、MSAP 及 SAP。

表 4 - 18 - 4　急性胰腺炎的分级诊断

	MAP	MSAP	SAP
脏器衰竭	无	<48 小时内恢复	>48 小时
CT 评分	<4	>4	>4
局部并发症	无	有	有
死亡率（%）	0	1.9	36~50
ICU 监护需要率		21	81
器官支持需要率	0	35	89

（3）寻找病因　尽早解除病因有助于缩短病程。

2. 鉴别诊断　与消化性溃疡、胆石症、急性肠梗阻、心肌梗死等相鉴别。

★◄ 六、治疗

治疗的两大任务：①寻找并祛除病因；②控制炎症。

1. 监护 予细致的监护及时了解病情发展。

2. 器官支持

（1）液体复苏 补充液体及电解质，维持有效血容量。如心功能容许，在 48 小时内补液 200～250ml/h。重症予白蛋白、鲜血等。

（2）呼吸功能支持 予鼻导管、面罩给氧或与正压机械通气。

（3）肠功能维护 胃肠减压、营养支持、保护肠道黏膜屏障。

（4）连续血液净化 清除代谢产物、外源性毒物及部分炎症介质。

3. 减少胰腺分泌

（1）禁食。

（2）抑制胃酸。

（3）使用生长抑素及类似物。

4. 镇痛 对严重腹痛，可肌注哌替啶。

5. 急诊内镜或外科治疗祛除病因 对胆总管结石、急性化脓性胆管炎、胆源性败血症等尽早行 ERCP。

6. 预防和抗感染 预防感染包括：导泻、尽早恢复肠内营养；感染后，使用针对革兰阴性菌的抗生素。

7. 营养支持 对于 MAP 患者，在短期禁食期间静脉补液提供能量；SAP 时，应先予肠外营养。

8. 择期祛除病因。

9. 胰腺局部并发症

（1）胰腺和胰周坏死合并感染 考虑胰腺脓肿，抗生素治疗无效，行腹腔灌洗，仍不能控制，手术引流或坏死组织清除。

（2）腹腔间隔室综合征 急性胰腺炎导致腹部严重膨隆，腹壁高度紧张，伴有心、肺、肾功能不全。多数经抗炎、支持治疗可缓解。

（3）胰腺假性囊肿 视情况选择手术治疗、经皮穿刺引流或内镜治疗。

◄ 七、预后

轻症预后良好。重症病情凶险，预后差。

◄ 八、预防

积极治疗胆道疾病、戒酒及避免暴饮暴食。

第 2 节 慢性胰腺炎

慢性胰腺炎（CP）是各种不同原因所致的胰腺局部、节段性或弥漫性的慢性进展性炎症，导致胰腺组织和（或）胰腺功能不可逆的损害。慢性胰腺炎无规律性地分布于世界各地区，不同地区的发病率相差较大。我国的发病率虽低于西方国家，但呈上升的趋势，多见于中年男性，以 30～60 岁多见，男:女为 1.86:1。

★◄ 一、病因和发病机制

常见病因有饮酒、胆道系统疾病、自身免疫性胰腺炎，急性复发性胰腺炎等。

二、病理

基本病变是胰腺腺泡萎缩，弥漫性纤维化或钙化；腺管有多发性狭窄和囊状扩张，管内有结石、钙化和蛋白栓。自身免疫性胰腺炎组织病理学有淋巴细胞、浆细胞的浸润。

★ 三、临床表现

1. 症状

（1）腹痛　初为间歇性，后为持续性腹痛，为隐痛、钝痛、钻痛，甚至剧痛，多位于中上腹，可放射至后背。取坐位、膝屈曲位时疼痛可有所缓解。

（2）胰腺外分泌功能不全的表现　腹胀、食欲减退、恶心、厌食油腻、乏力、消瘦、腹泻及维生素 A、D、E、K 缺乏等症状。

（3）胰腺内分泌功能不全的表现　半数患者出现糖尿病。

2. 体征　仅有轻度压痛。并发假性囊肿时，可扪及表面光整的包块。

★ 四、诊断

诊断标准：①有典型慢性胰腺炎的症状、体征，有明显胰腺外分泌障碍和典型慢性胰腺炎影像学特征，除外胰腺癌。②有明显的胰腺钙化。③明确的胰腺炎组织学诊断。④EUS 有典型的慢性胰腺炎影像学特征。

1. 影像学检查

（1）X 线腹部平片　部分患者有胰腺区钙化或结石。

（2）腹部超声和超声内镜（EUS）　见胰腺回声增强、钙化斑或结石、胰管狭窄或扩张、假性囊肿等改变。

（3）腹部 CT 及 MRI　可显示胰腺增大或缩小、密度异常、胰腺钙化、胰管不规则扩张或胰腺假性囊肿等改变。

（4）ERCP 及 MRCP　对诊断慢性胰腺炎有重要价值。

2. 胰腺内、外分泌功能测定　血糖测定、糖耐量试验及血浆胰岛素水平可反映胰腺内分泌功能。

3. 免疫学检测　血 IgG4 升高，抗核抗体及类风湿因子可阳性。

五、鉴别诊断

与胰腺癌鉴别，需进行细针穿刺活体组织检查，甚至剖腹手术探查。

★ 六、治疗

目标是去除病因，控制症状，改善胰腺功能，治疗并发症和提高生活质量。

1. 腹痛的治疗　胰酶制剂替代治疗有一定止痛作用；止痛药尽量先用小剂量非成瘾性镇痛药。内镜治疗：ERCP 下行胰管括约肌切开、取石术及支架置入术。

2. 胰腺外分泌功能不全的治疗　可用足量的胰酶制剂替代。

3. 胰腺内分泌功能不全的治疗　合并糖尿病，给予胰岛素治疗。

4. 自身免疫性胰腺炎的治疗　使用糖皮质激素。

5. 外科治疗　适应证有：①内科或内镜不能缓解腹痛。②胰管结石、胰管狭窄伴胰管梗阻。③不能排除胰腺癌者。④发生胆道梗阻、十二指肠梗阻、门静脉高压和胰性腹水等并发症。

七、预后和预防

积极治疗可缓解症状，不易根治。

【同步练习】
1. 急性胰腺炎应与哪些病相鉴别？
2. 慢性胰腺炎的诊断标准是什么？
【参考答案】
1. 急性胰腺炎要与以下疾病鉴别：①消化性溃疡。②胆石症。③急性肠梗阻。④心肌梗死等。
2. 慢性胰腺炎的诊断标准：①有典型慢性胰腺炎的症状、体征，有明显胰腺外分泌障碍和典型影像学特征，除外胰腺癌。②有明显的胰腺钙化。③明确的胰腺炎组织学诊断。④EUS 有典型的慢性胰腺炎影像学特征。

第19章 胰 腺 癌

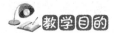教学目的

1. **掌握** 胰腺癌的临床表现及诊断。
2. **熟悉** 胰腺癌的辅助检查及治疗。
3. **了解** 胰腺癌的病因和发病机制。

胰腺癌指胰外分泌腺的恶性肿瘤。

一、病因和发病机制

胰腺癌是多种因素长期共同作用的结果，长期大量吸烟、饮酒、饮咖啡者，糖尿病患者，慢性胰腺炎患者发病率较高。长期接触某些化学物质如联苯胺、烃化物等可能对胰腺有致癌作用。

二、病理

胰腺癌大多为导管细胞癌，少数是腺泡细胞腺癌。胰腺癌发展较快，易发生早期转移。转移的方式有直接蔓延、淋巴转移、血行转移和沿神经鞘转移 4 种。

★ 三、临床表现

1. 症状

（1）腹痛 为首发症状，典型的腹痛为：位于中上腹深处，为持续性进行性加剧的钝痛或钻痛，可有阵发性绞痛，餐后加剧，用解痉止痛药难以奏效；仰卧与脊柱伸展时加剧，俯卧、蹲位可使腹痛减轻。

（2）体重减轻 大部分有迅速而明显的体重减轻。

（3）黄疸 是胰头部癌的突出症状。

（4）其他症状 食欲不振和消化不良、恶心、呕吐与腹胀，脂肪泻多是晚期表现。可出现胰源性糖尿病或原有糖尿病加重。

2. 体征 消瘦，上腹压痛和黄疸。肝、胆肿大。胰腺肿块多见于上腹部。

四、实验室和其他检查

1. 血液、尿、粪检查 血清 TB 升高，以 CB 为主。血清 ALP、γ - GT、LDH 等可增高。重度黄疸时尿胆红素阳性，尿胆原阴性。有吸收不良时粪中可见脂肪滴。

2. 影像学检查

（1）超声 可发现晚期胰腺癌。超声内镜结合腹腔镜，胰腺癌检出率高。

（2）ERCP　显示胰胆管受压以及主胰管充盈缺损、移位等。可同时放置胆道内支架，引流减轻黄疸为手术做准备。

（3）MRCP　是无创性、无须造影剂即可显示胰胆系统的检查手段。

（4）CT　可显示 >2cm 的肿瘤，可见胰腺形态变异、胰管扩张或狭窄、淋巴结或肝转移等。

（5）选择性动脉造影　对显示胰体尾癌可能比 CT 更有效。

（6）EUS　可见胃后壁外有局限性低回声区，凹凸不规整的边缘，内部回声的不均匀；行穿刺活检，胰腺癌检出率将近 100%。

3. 组织病理学和细胞学检查　在 CT、EUS 定位和引导下用细针穿刺做活体组织检查，确诊率高。

★ 五、诊断与鉴别诊断

1. 诊断　本病的早期诊断困难。出现下列表现时应重视。

（1）持续性上腹不适，进餐后加重伴食欲下降。

（2）不能解释的进行性消瘦。

（3）不能解释的糖尿病或糖尿病突然加重。

（4）多发性深静脉血栓或游走性静脉炎。

2. 鉴别诊断　应与慢性胰腺炎、壶腹癌、胆总管癌等相鉴别。

六、治疗

以手术根治为主。

1. 外科治疗　一般手术切除率不高。

2. 内科治疗　晚期或手术前后均可进行化疗、放疗和各种对症支持治疗。加强各种支持疗法。

七、预后

本病预后甚差。

【同步练习】

什么是 Courvoisier 征？

【参考答案】

胰腺癌出现黄疸时，常因胆汁淤积而可扪及囊状、无压痛、表面光滑并可推移的肿大胆囊，称 Courvoisier 征。

第 20 章　消化道出血

教学目的

1. 掌握　上消化道出血的病因、临床表现及治疗。
2. 熟悉　下消化道出血的病因及诊断。
3. 了解　上、下消化道出血的鉴别。

消化道以出血是指从食管到肛门之间的消化道出血。是消化系统的常见病。

★ 一、部位和病因

屈氏韧带为界，其上的消化道出血称为上消化道出血，屈氏韧带至回盲部出血为中消化道出血，回盲部以下的消化道出血称为下消化道出血。

1. 上消化道出血 最常见的病因是 PU、食管胃底静脉曲张破裂、急性糜烂出血性胃炎和胃癌。其他病因有：食管贲门黏膜撕裂、食管癌、食管炎、胃息肉、血管瘤、胆道出血等。

2. 中消化道出血 肠血管畸形、各种小肠肿瘤、缺血性肠病等。

3. 下消化道出血 痔和肛裂是最常见的原因，其他还有肠癌、息肉等。

4. 全身性疾病 血管性疾病、血液病、尿毒症、流行性出血热等。

★ 二、临床表现

1. 呕血与黑粪 是上消化道出血的特征性表现。黑粪呈柏油样，黏稠而发亮。出血部位在幽门以上者常伴有呕血。若出血量较少、速度慢可无呕血。幽门以下出血如出血量大、速度快，可因血反流入胃腔引起呕血。呕血多棕褐色呈咖啡渣样，如出血量大，未经胃酸充分混合，则为鲜红或有血块。

2. 血便和暗红色大便 多为中或下消化道出血的表现。

3. 失血性周围循环衰竭 急性大量失血由于循环血容量迅速减少而导致周围循环衰竭。表现为头晕、心慌、乏力、血压偏低等。严重者呈休克状态。

4. 贫血和血象变化 早期血红蛋白浓度、红细胞计数与血细胞比容可无明显变化。经 3~4 小时以上才出现贫血。

5. 发热 原因可能与周围循环衰竭，导致体温调节中枢的功能障碍等因素有关。

6. 氮质血症 一般于出血后数小时血尿素氮开始上升，3~4 日后降至正常。

★ 三、诊断

1. 确立消化道出血 根据呕血、黑粪和周围循环衰竭的临床表现，呕吐物或黑粪隐血试验呈强阳性，以及实验室证据，可作出上消化道出血的诊断。必须排除消化道以外的出血。

2. 出血程度的估计和周围循环状态的判断

（1）成人每日消化道出血 >5ml 粪便隐血试验出现阳性，每日出血量 50ml 可出现黑粪。一次出血量 <400ml 时，一般不引起全身症状。出血量 >400ml，可出现全身症状。短时间内出血量 >1000ml，可出现周围循环衰竭表现。

（2）急性大出血严重程度的估计最有价值的指标是周围循环衰竭的临床表现。当收缩压 <90mmHg、心率 >120 次/分，伴有面色苍白、四肢湿冷、烦躁不安或神志不清则已进入休克状态，需积极抢救。

3. 出血是否停止的判断 下列情况应考虑活动性出血：①反复呕血，或黑粪次数增多。②周围循环衰竭的表现经充分补液输血而未见明显改善。③血红蛋白浓度、红细胞计数与血细胞比容继续下降。④补液与尿量足够的情况下，血尿素氮持续或再次增高。

4. 判断出血部位和病因

（1）病史和体检 对于建立良好的临床思维至关重要。

（2）内镜

1）胃和肠镜检查 是诊断上、下消化道出血病因的首选检查方法。多主张在出血后 24~48 小时内进行检查，称急诊胃镜和肠镜检查。检查前，需纠正休克、补充血容量、改善贫血及使用止血药物。

2）胶囊内镜 使很多小肠病变得以诊断，是目前小肠出血的一线检查法。

3）影像学 选择性腹腔动脉造影发现造影剂外溢，可明确出血部位，并同时进行介入治疗。超声、CT 有助于了解肝、胆、胰腺疾病。

4）手术探查 对以上检查不能明确、持续大出血危及生命，必须手术探查。

5. 预后估计 高龄患者，伴有严重心、肺、肝功能不全，出血量大、食管胃底静脉曲张伴肝衰竭等预后差。

★ 四、治疗

（一）一般急救措施

吸氧、禁食；严密监测患者生命体征、行心电监护。

（二）补充血容量

立即查血型和配血，尽快建立静脉输液通道补充血容量。输血量视患者周围循环动力学及贫血改善而定。

（三）止血措施

1. 食管、胃底静脉曲张出血

（1）药物　垂体加压素、特利加压素、生长抑素及其拟似物；①垂体加压素：通过对内脏血管的收缩作用，减少门脉血流量，降低门脉压。剂量为 0.2U/min 静脉持续滴注，视治疗反应，可逐渐增加剂量至 0.4U/min。不良反应有腹痛、血压升高、心律失常、心绞痛等。因此，应同时使用硝酸甘油，以减少血管加压素引起的不良反应。②生长抑素及其拟似物：可明显减少门脉及其侧支循环血流量，止血效果肯定。生长抑素用法为首剂 250μg 静脉缓注，继以 250μg/h 持续静脉滴注。本品半衰期极短，滴注过程中不能中断，若中断超过 5 分钟，应重新注射首剂。奥曲肽用量为首剂 100μg 静脉缓注，继以 25~50μg/h 持续静脉滴注。

（2）三腔二囊管压迫止血。

（3）内镜治疗　包括注射液体栓塞胶，或 EVL，能达到止血目的。

（4）TIPS　见本篇第 15 章。

2. 非曲张静脉出血

（1）抑制胃酸分泌　血小板聚集及血浆凝血功能所诱导的止血作用需在 pH 值 >6.0 时才能有效发挥，且新形成的凝血块在 pH 值 <5.0 的胃液中会迅速被消化。因此，抑制胃酸分泌，提高胃内 pH 值具有止血作用。常规用 H_2RA 或 PPI；急性出血应静脉途径给药。

（2）内镜治疗　包括高频电灼、注射疗法或上止血夹等。

（3）介入治疗　选择性肠系膜动脉造影进行栓塞治疗。

（4）手术治疗　内科治疗无效时。

3. 中下消化道出血

（1）炎症及免疫性疾病　糖皮质激素、生长抑素或奥曲肽、5－氨基水杨酸类。

（2）血管畸形　内镜下治疗。

（3）各种病因的动脉性出血　内镜、介入栓塞治疗；生长抑素或奥曲肽。

（4）原因不明反复大量出血　是紧急手术的指征。

（5）肠息肉　在内镜下切除。

（6）痔疮　局部治疗。

【同步练习】

简述上消化道出血是否停止的判断。

【参考答案】

下列情况应考虑活动性出血：①反复呕血，或黑粪次数增多、粪质稀薄，伴有肠鸣音亢进。②周围循环衰竭的表现经充分补液输血而未见明显改善，或虽暂时好转而又恶化。③血红蛋白浓度、红细胞计数与血细胞比容继续下降，网织红细胞计数持续增高。④补液与尿量足够的情况下，血尿素氮持续或再次增高。

第 1 章　总　　论

教学目的

1. 掌握　肾脏疾病常见综合征，肾脏疾病防治原则。
2. 熟悉　肾脏的基本结构及生理功能。
3. 了解　肾脏疾病的检查。

泌尿系统是由肾、输尿管、膀胱、尿道及有关的血管、神经等组成，不仅是人体主要的排泄器官，也是 1 个重要的内分泌器官。

一、肾脏的基本结构

肾脏位于腹膜后脊椎两旁，左右各 1 个，由肾单位、肾小球旁器、肾间质、血管和神经组成。肾单位是肾脏的结构和功能单位，包括肾小体和肾小管两部分，肾小体由肾小球和肾小囊两部分组成，肾小管分为近端小管、细段、远端小管及连接小管四部分。

二、肾的生理功能

1. 肾小球滤过功能　是代谢产物排泄的主要方式。其中含氮类废物、部分有机酸由肾小球滤过排出。

2. 肾小管重吸收和分泌功能　肾小球每日滤过的原尿可达 180L，99% 以上的水和很多物质被肾小管重吸收，还继发于 H^+ 的分泌。

3. 肾脏的内分泌功能　肾脏不仅是激素作用的靶目标，而且它还合成、调节和分泌激素，肾脏分泌的激素可分为血管活性肽和非血管活性激素。前者包括肾素、前列腺素等，后者包括 1α – 羟化酶和红细胞生成素等。

三、肾脏疾病的检查

1. 尿液检查

（1）蛋白尿　每日尿蛋白持续超过 150mg 或尿蛋白/肌酐比率 200mg/g，或尿蛋白定性试验阳性称为蛋白尿。微量白蛋白尿的定义是：24 小时尿白蛋白排泄在 30～300mg。可分为生理性蛋白尿、肾小球性蛋白尿、肾小管性蛋白尿、溢出性蛋白尿 4 类。

（2）血尿　分为肉眼血尿和显微镜下血尿 2 种。

（3）管型尿　尿中管型的出现可因肾小球或肾小管性疾病而导致。

（4）白细胞尿、脓尿和细菌尿　新鲜离心尿液每个高倍镜视野白细胞超过 5 个称为白细胞尿。中段尿标本，如涂片每个高倍镜视野均可见细菌，或培养菌落计数超过 10^5 个/ml 时，称为细菌尿。

2. 肾小球滤过率测定　单位时间内两肾生成原尿的量称为肾小球滤过率。通常以内生肌酐清除率的方法来评估肾小球滤过率。正常值平均在 $100 \pm 10ml/min$ 左右。

3. 影像学检查　包括超声显像、静脉尿路造影、CT、MRI、肾血管造影、放射性核素检查等。

4. 肾活检　为了明确诊断、指导治疗或判断预后，在无肾穿刺禁忌证时可行肾穿刺活检。

★ 四、肾脏疾病常见综合征

1. 肾病综合征　各种原因所致的大量蛋白尿（>3.5g/d），低白蛋白血症（<30g/L），明显水肿和（或）高脂血症的临床综合征。

2. 肾炎综合征　以血尿、蛋白尿、水肿和高血压为特点的综合征。分为急性、急进性和慢性肾炎综合征。

3. 无症状性尿异常　包括无症状性蛋白尿和（或）血尿，不伴有水肿、高血压等明显症状。

4. 急性肾衰竭综合征　血肌酐在 48 小时内绝对值升高≥0.3mg/dl（26.4μmol/L）或较基础值升高≥50% 或尿量 <0.5ml/（kg·h），持续时间 >6 小时，称为急性肾损伤（AKI）。急性肾衰竭是 AKI 的严重阶段，临床主要表现为少尿、无尿、含氮代谢产物在血中潴留、水和电解质及酸碱平衡紊乱等。

5. 慢性肾衰竭综合征　慢性肾脏病（CKD）是指肾脏损伤或肾小球滤过率 <60ml/（min·1.73m²），时间 >3 个月。慢性肾衰竭是慢性肾脏病的严重阶段，主要表现为消化系症状、心血管并发症及贫血、肾性骨病等。

五、肾脏疾病的诊断

包括病因诊断，病理诊断，功能诊断，并发症诊断。

★ 六、肾脏疾病防治原则

1. 一般治疗　包括避免劳累，去除感染等诱因，避免接触肾毒性药物或毒物，健康生活及合理饮食。

2. 针对病因和发病机制的治疗

（1）针对免疫和发病机制的治疗　包括糖皮质激素及免疫抑制剂的合理应用。环磷酰胺和硫唑嘌呤较为常用，一些新型免疫抑制剂，如环孢素、他克莫司、霉酚酸酯等也被用于免疫性肾病的治疗。

（2）针对非免疫和发病机制的治疗　高血压、高血脂、高血糖、高尿酸血症、肥胖、蛋白尿，以及肾内高凝状态、肾素－血管紧张素系统激活等都是肾脏病发生和发展的促进因素，必须积极控制和治疗。

3. 合并症及并发症的治疗　并发症包括感染、心衰、贫血、尿毒症脑病等，必须积极治疗。

4. 肾脏替代治疗

（1）透析治疗　包括腹膜透析、血液透析。

（2）肾移植　成功的肾移植可以使患者恢复正常的肾功能（包括内分泌和代谢功能）。但肾移植后长期需用免疫抑制剂，以防止排斥反应。

5. 中西医结合治疗　大黄、雷公藤总苷、黄芪等制剂。

【同步练习】

1. 肾脏疾病常见综合征有哪些？

2. 肾脏疾病防治原则有哪些？

1. 肾病综合征，肾炎综合征，无症状性尿异常，急性肾衰竭综合征，慢性肾衰竭综合征。

2. 一般治疗；针对病因和发病机制的治疗；合并症及并发症的治疗；肾脏替代治疗（包括腹膜透析、血液透析，肾移植）；中西医结合治疗。

第2章　肾小球疾病概述

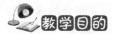教学目的

1. 掌握　肾小球疾病的分类。
2. 熟悉　肾小球疾病的临床表现。
3. 了解　肾小球疾病的发病机制。

肾小球疾病系指一组有相似的临床表现（如血尿、蛋白尿、高血压等）的疾病，可分原发性、继发性和遗传性。

★ 一、原发性肾小球疾病的分类

原发性肾小球疾病可作临床及病理分型。

1. 原发性肾小球疾病的临床分型　分为急性肾小球肾炎、急进性肾小球肾炎、慢性肾小球肾炎、无症状性血尿或（和）蛋白尿（隐匿性肾小球肾炎）、肾病综合征。

2. 原发性肾小球疾病的病理分型　依据世界卫生组织（世界卫生组织）1995年制定的肾小球病病理学分类标准。

（1）轻微性肾小球病变。

（2）局灶性节段性病变　包括局灶性肾小球肾炎。

（3）弥漫性肾小球肾炎。

1）膜性肾病。

2）增生性肾炎：①系膜增生性肾小球肾炎。②毛细血管内增生性肾小球肾炎。③系膜毛细血管性肾小球肾炎。④新月体性和坏死性肾小球肾炎。

3）硬化性肾小球肾炎。

（4）未分类的肾小球肾炎。

二、发病机制

1. 免疫反应

（1）体液免疫　可通过下列方式形成肾小球内免疫复合物（IC）。包括：循环免疫复合物沉积、原位免疫复合物形成、自身抗体。

（2）细胞免疫　肾小球疾病患者循环中存在血管通透性因子。急进性肾小球肾炎早期肾小球内常可发现较多的单核细胞。因此，细胞免疫在肾小球肾炎发病机制中的重要作用得到认可。

2. 炎症反应　始发的免疫反应需引起炎症反应，才能导致肾小球损伤及其临床症状。

（1）炎症细胞　主要包括单核-巨噬细胞、中性粒细胞等。炎症细胞可产生多种炎症介质，造成肾小球炎症病变。

（2）炎症介质　已证实在肾炎发病机制的重要作用。

三、临床表现

1. 蛋白尿　经肾小球滤过的原尿中95%以上的蛋白质被近曲小管重吸收，故正常人尿中因

蛋白含量低，临床上尿常规的定性试验不能测出。当尿蛋白超过150mg/d，尿蛋白定性阳性，称为蛋白尿。

2. 血尿　离心后尿沉渣镜检每高倍视野红细胞超过3个为血尿，1L尿含1ml血即呈现肉眼血尿。可用以下2项检查帮助区分血尿来源：①新鲜尿沉渣相差显微镜检查。变形红细胞血尿为肾小球源性，均一形态正常红细胞尿为非肾小球源性。②尿红细胞容积分布曲线。肾小球源性血尿常呈非对称曲线，其峰值红细胞容积<静脉峰值红细胞容积，非肾小球源性血尿常呈对称性曲线，其峰值红细胞容积>静脉峰值红细胞容积。

3. 水肿　肾性水肿的基本病理生理改变为水钠潴留。肾小球病时水肿可基本分为两大类：①肾病性水肿：主要由于长期、大量蛋白尿造成血浆蛋白过低，血浆胶体渗透压降低，液体从血管内渗入组织间隙，产生水肿。②肾炎性水肿：主要是由于肾小球滤过率下降，导致水钠潴留。肾病性水肿组织间隙蛋白含量低，水肿多从下肢部位开始；而肾炎性水肿（如急性肾小球肾炎）组织间隙蛋白含量高，水肿多从眼睑、颜面部开始。

4. 高血压　肾小球病常伴高血压，慢性肾衰竭患者90%出现高血压。持续存在的高血压会加速肾功能恶化。肾小球病高血压的发生机制：①水钠潴留。②肾素分泌增多。③肾实质损害后肾内降压物质分泌减少。肾小球病所致的高血压多数为容量依赖型，少数为肾素依赖型。但两型高血压常混合存在。

5. 肾功能损害　急进性肾小球肾炎常导致急性肾衰竭，部分急性肾小球肾炎患者可有一过性肾功能损害，慢性肾小球肾炎及蛋白尿控制不好的肾病综合征患者随着病程进展至晚期常发展为慢性肾衰竭。

【同步练习】
原发性肾小球疾病的分类有哪些？

【参考答案】
（1）原发性肾小球疾病的临床分型　①急性肾小球肾炎。②急进性肾小球肾炎。③慢性肾小球肾炎。④无症状性血尿或（和）蛋白尿（隐匿性肾小球肾炎）。⑤肾病综合征。

（2）原发性肾小球疾病的病理分型　①轻微性肾小球病变。②局灶性节段性病变，包括局灶性肾小球肾炎。③弥漫性肾小球肾炎：膜性肾病；增生性肾炎；硬化性肾小球肾炎。④未分类的肾小球肾炎。

第3章　肾小球肾炎

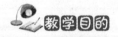 教学目的

1. 掌握　急性肾炎临床表现，治疗原则；急进性肾炎临床分型，慢性肾炎治疗原则。
2. 熟悉　急、慢性肾炎的诊断与鉴别诊断；急进性肾炎临床表现及处理原则。
3. 了解　急进性肾炎鉴别诊断。

第1节　急性肾小球肾炎

急性肾小球肾炎简称急性肾炎（AGN），是以急性肾炎综合征为主要临床表现的一组疾病。其特点为急性起病，患者出现血尿、蛋白尿、水肿和高血压，并可伴有一过性氮质血症。

一、病因和发病机制

本病常因 β-溶血性链球菌"致肾炎菌株"（常见为 A 组 12 型等）感染所致。致病抗原，导致免疫反应后可通过循环免疫复合物沉积于肾小球致病，或种植于肾小球的抗原与循环中的特异抗体相结合形成原位免疫复合物而致病。

二、病理

病变类型为毛细血管内增生性肾小球肾炎。

★ 三、临床表现和实验室检查

潜伏期 1~3 周，有前驱感染症状，起病较急，病情轻重不一，典型者呈急性肾炎综合征表现，重症者可发生急性肾衰竭，大多预后良好。典型者具有以下表现。

1. 尿异常　几乎全部患者均有肾小球源性血尿，约 30% 患者可有肉眼血尿。可伴有轻、中度蛋白尿，少数患者可呈肾病综合征范围的蛋白尿。有颗粒管型和红细胞管型等。

2. 水肿　80% 以上患者均有水肿，表现为晨起眼睑水肿或伴有下肢轻度可凹性水肿，少数严重者可波及全身。

3. 高血压　约 80% 患者出现一过性轻、中度高血压，常与其水钠潴留有关。少数患者可出现严重高血压。

4. 肾功能异常　肾功能可一过性受损，表现为轻度氮质血症，仅有极少数患者可表现为急性肾衰。

5. 充血性心力衰竭　水钠严重潴留和高血压为重要的诱发因素。

6. 免疫学检查异常　起病初期血清 C3 及总补体下降，8 周内渐恢复正常。血清抗链球菌溶血素"O"滴度可升高。

三、诊断与鉴别诊断

（1）链球菌感染后 1~3 周发生血尿、蛋白尿、水肿和高血压，甚至少尿及氮质血症等急性肾炎综合征表现，伴血清 C3 下降，于发病 8 周内逐渐减轻到完全恢复正常者，即可临床诊断为急性肾炎。

（2）应与以急性肾炎综合征起病的肾小球疾病，急进性肾小球肾炎，系统性疾病肾脏受累等相鉴别。

（3）当临床诊断困难时，需考虑进行肾活检。肾活检的指征为：①少尿 1 周以上或进行性尿量减少伴肾功能恶化者。②病程超过 2 个月而无好转趋势者。③急性肾炎综合征伴肾病综合征者。

★ 四、治疗

本病治疗以休息及对症治疗为主。

1. 一般治疗　休息、低盐饮食。氮质血症时以优质动物低蛋白为主，少尿者应限制液体入量。

2. 治疗感染灶　主张病初注射青霉素 10~14 天，反复发作的慢性扁桃体炎，可考虑做扁桃体摘除。

3. 对症治疗　包括利尿消肿、降血压，预防心脑合并症的发生。

4. 透析治疗　少数发生急性肾衰竭而有透析指征时，应及时给予透析治疗以帮助患者渡过急性期。

五、预后

多数患者预后良好，约 6% ~ 18% 病例遗留尿异常和（或）高血压而转为"慢性"。

第 2 节　急进性肾小球肾炎

急进性肾小球肾炎（RPGN）是以急性肾炎综合征、肾功能急剧恶化、多在早期出现少尿性急性肾衰竭为临床特征，病理类型为新月体性肾小球肾炎的一组疾病。

★ 一、病因和分型

由多种原因所致的一组疾病，包括：①原发性急进性肾小球肾炎。②继发于全身性疾病的急进性肾小球肾炎。③在原发性肾小球病的基础上形成广泛新月体，即病理类型转化而来的新月体性肾小球肾炎。

RPGN 根据免疫病理可分为 3 型：①Ⅰ型抗肾小球基底膜型。②Ⅱ型免疫复合物型。③Ⅲ型少免疫复合物型。

二、病理

病理类型为新月体性肾小球肾炎。光镜下通常以广泛（50% 以上）的肾小球囊腔内有大新月体形成（占肾小球囊腔 50% 以上）为主要特征，病变早期为细胞新月体，后期为纤维新月体。另外，Ⅱ型常伴有肾小球内皮细胞和系膜细胞增生，Ⅲ型常可见肾小球节段性纤维素样坏死。免疫病理学检查是分型的主要依据，Ⅰ型 IgG 及 C3 呈光滑线条状沿肾小球毛细血管壁分布；Ⅱ型 IgG 及 C3 呈颗粒状沉积于系膜区及毛细血管壁；Ⅲ型肾小球内无或仅有微量免疫沉积物。电镜下可见Ⅱ型电子致密物在系膜区和内皮下沉积，Ⅰ型和Ⅲ型无电子致密物。

三、临床表现和实验室检查

（1）起病多较急，病情急骤进展。以急性肾炎综合征为主要表现，多在早期出现少尿或无尿，进行性肾功能恶化并发展成尿毒症，患者常伴有中度贫血。Ⅱ型患者约半数可伴肾病综合征，Ⅲ型患者常有不明原因的发热、乏力、关节痛或咯血等系统性血管炎的表现。

（2）免疫学检查异常主要有抗 GBM 抗体阳性（Ⅰ型）、ANCA 阳性（Ⅲ型）。此外，Ⅱ型患者的血循环免疫复合物及冷球蛋白可呈阳性，并可伴血清 C3 降低。

（3）B 型超声等影像学检查常显示双肾增大。

四、诊断与鉴别诊断

1. 诊断　凡急性肾炎综合征伴肾功能急剧恶化，应疑及本病并及时进行肾活检。若病理证实为新月体性肾小球肾炎，根据临床和实验室检查能除外系统性疾病，诊断可成立。

2. 鉴别诊断　原发性急进性肾炎应与下列疾病鉴别。

（1）引起少尿性急性肾衰竭的非肾小球病　①急性肾小管坏死常有明确的肾缺血、肾毒性药物、肾小管堵塞等诱因，临床上肾小管损害为主，一般无急性肾炎综合征表现。②急性过敏性间质性肾炎常有明确的用药史及部分患者有药物过敏反应（低热、皮疹等）、血和尿嗜酸性粒细胞增加等，可资鉴别。③梗阻性肾病患者常突发或急骤出现无尿，B 超、膀胱镜检查或逆行尿路造影可证实尿路梗阻的存在。

（2）引起急进性肾炎综合征的其他肾小球病　①继发性急进性肾炎肺出血－肾炎综合征（Goodpasture 综合征）、系统性红斑狼疮肾炎、过敏性紫癜肾炎均可引起新月体性肾小球肾炎，依据系统受累的临床表现和实验室特异检查，鉴别诊断一般不难。②原发性肾小球病有的病理改变并无新月体形成，但病变较重和（或）持续，临床上可呈现急进性肾炎综合征。临床上鉴别常较为困难，常需做肾活检协助诊断。

五、治疗

1. 强化疗法

（1）强化血浆置换疗法　适用于各型急进性肾炎，但主要适用于Ⅰ型；对于伴有威胁生命的肺出血患者，应首选。

（2）甲泼尼龙冲击伴环磷酰胺治疗　主要适用Ⅱ、Ⅲ型，Ⅰ型疗效较差。

2. 替代治疗　凡急性肾衰竭已达透析指征者应及时透析。对强化治疗无效的晚期病例或肾功能已无法逆转者，则有赖于长期维持透析。肾移植应在病情静止半年（Ⅰ型、Ⅲ型患者血中抗GBM抗体、ANCA需转阴）后进行。

六、预后

影响患者预后的主要因素有：①免疫病理类型：Ⅲ型较好，Ⅰ型差，Ⅱ型居中。②强化治疗是否及时：临床无少尿、血肌酐<530μmol/L，病理尚未显示广泛不可逆病，即开始治疗者预后较好，否则预后差。③老年患者预后相对较差。

本病缓解后的长期转归，以逐渐转为慢性病变并发展为慢性肾衰竭较为常见，故应特别注意采取措施保护残存肾功能，延缓疾病进展和慢性肾衰竭的发生。

第3节　慢性肾小球肾炎

慢性肾小球肾炎，系指蛋白尿、血尿、高血压、水肿为基本临床表现，病情迁延，缓慢进展，可有不同程度的肾功能减退，最终将发展为慢性肾衰竭的一组肾小球病。

一、病因和发病机制

仅有少数慢性肾炎是由急性肾炎发展所致。起始因素多为免疫介导炎症，导致病程慢性化的机制除免疫因素外，非免疫非炎症因素占有重要。

二、病理

慢性肾炎可由多种病理类型引起，常见类型有系膜增生性肾小球肾炎、系膜毛细血管性肾小球肾炎、膜性肾病及局灶节段性肾小球硬化等，病变进展至后期，肾小球硬化，相应肾单位的肾小管萎缩、肾间质纤维化。

三、临床表现和实验室检查

慢性肾炎可发生于任何年龄，但以青中年男性多见，多数起病缓慢、隐袭，临床表现呈多样性，蛋白尿、血尿、高血压、水肿为其基本临床表现，可有不同程度肾功能减退，渐进性发展为慢性肾衰竭。

四、诊断与鉴别诊断

1. 诊断　凡尿化验异常（蛋白尿、血尿、管型尿）、水肿及高血压病史达1年以上，无论有无肾功能损害均应考虑此病，在除外继发性肾小球肾炎及遗传性肾小球肾炎后，临床上可诊断为慢性肾炎。

2. 鉴别诊断　慢性肾炎主要应与下列疾病鉴别。

（1）继发性肾小球疾病　如狼疮肾炎、过敏性紫癜肾炎、糖尿病肾病等，依据相应的系统表现及特异性实验室检查，一般不难鉴别。

（2）Alport 综合征　多在 10 岁之前起病，眼、耳、肾异常，并有性连锁显性遗传。

（3）其他原发性肾小球病　①无症状性血尿和（或）蛋白尿：临床上轻型慢性肾炎应与无症状性血尿和（或）蛋白尿相鉴别，后者主要表现为无症状性血尿和（或）蛋白尿，无水肿、高血压和肾功能减退。②感染后急性肾炎：潜伏期不同，血清 C3 的动态变化有助鉴别，疾病的转归不同，慢性肾炎无自愈倾向。

（4）原发性高血压肾损害　呈血压明显增高的慢性肾炎须与原发性高血压继发肾损害，后者先有较长期高血压，其后再出现肾损害，临床上远曲小管功能损伤多较肾小球功能损伤早，尿改变轻微，常有高血压的其他靶器官并发症。

（5）慢性肾盂肾炎　多有反复发作的泌尿系感染史、并有影像学及肾功能异常，尿沉渣中常有白细胞，尿细菌学检查阳性。

★ 五、治疗

慢性肾炎的治疗应以防止或延缓肾功能进行性恶化、改善或缓解临床症状及防治严重合并症为主要目的，而不以消除尿红细胞或轻微尿蛋白为目标。

1. 积极控制高血压和减少尿蛋白

（1）高血压的治疗目标　力争把血压控制在理想水平：尿蛋白 ≥1g/d，血压应控制在 125/75mmHg 以下；尿蛋白 <1g/d，血压控制可放宽到 130/80mmHg 以下。

（2）选择能延缓肾功能恶化，具有保护肾功能的药物：ACEI 或 ARB。

（3）尿蛋白的治疗目标则为争取减少至 <1g/d。

（4）低盐饮食。

2. 限制食物中蛋白及磷入量　肾功能不全氮质血症患者应限制蛋白及磷的入量，采用优质低蛋白饮食或加用必需氨基酸或 α - 酮酸。

3. 糖皮质激素和细胞毒药物　一般不主张积极应用，但患者肾功能正常或仅轻度受损，肾脏体积正常，病理类型较轻，尿蛋白较多，如无禁忌者可试用，无效者逐步撤去。

4. 避免加重肾脏损害的因素　避免感染、劳累、妊娠及肾毒性药物的使用。

六、预后

最终进展至慢性肾衰竭，进展速度主要取决于病理类型。

第 4 节　无症状性血尿或（和）蛋白尿

无症状性血尿和（或）蛋白尿，既往国内称为隐匿型肾小球肾炎，系指无水肿、高血压及肾功能损害，而仅表现为肾小球源性血尿和（或）蛋白尿的一组肾小球疾病。

本组疾病可由多种病理类型的原发性肾小球病所致，但病理改变多较轻。

对单纯性血尿患者，需做相差显微镜尿红细胞形态检查和（或）尿红细胞容积分布曲线测定，以鉴别血尿来源。确属肾小球源性血尿，又无水肿、高血压及肾功能减退时，即应考虑此病。以反复发作的单纯性血尿为表现者多为 IgA 肾病。诊断本病前还必须小心除外其他肾小球病的可能。

对无症状蛋白尿患者，只有确定为肾小球性蛋白尿，且患者无水肿、高血压及肾功能减退时，才能考虑本病诊断。

尿蛋白定量 <1.0g/d，以白蛋白为主，而无血尿者，称为单纯性蛋白尿，一般预后较好。

本病无须特殊疗法。但应采取以下措施：①对患者应定期监测尿沉渣、尿蛋白、肾功能和血压的变化。②保护肾功能、避免肾损伤的因素。③对反复发作的慢性扁桃体炎与血尿、蛋白尿发作密切相关者，可待急性期过后行扁桃体摘除术。④可用中医药辨证施治。

无症状性血尿或（和）蛋白尿可长期迁征，也可呈间歇性或时而轻微时而稍重，大多数患者的肾功能可长期维持正常。但少数患者疾病转归可表现为自动痊愈或尿蛋白渐多、出现高血压和肾功能减退转成慢性肾炎。

【同步练习】

1. 急性肾炎临床表现有哪些？
2. 慢性肾炎治疗原则有哪些？
3. 急进性肾炎免疫分型有哪几种？

【参考答案】

1. 尿异常（血尿、蛋白尿、红细胞管型），水肿，高血压，肾功能异常（一过性氮质血症），充血性心力衰竭，免疫学检查异常（补体下降，抗链球菌溶血素 O 增高）。

2. 积极控制高血压和减少尿蛋白，限制食物中蛋白及磷入量，应用抗血小板解聚药，糖皮质激素和细胞毒药物，避免加重肾脏损害的因素。

3. 根据免疫病理可分为 3 型：①Ⅰ型抗肾小球基底膜型。②Ⅱ型免疫复合物型。③Ⅲ型少免疫复合物型。

第 4 章　肾病综合征

教学目的

1. 掌握　肾病综合征的诊断、治疗原则、并发症及防治。
2. 熟悉　肾病综合征的病理特点。
3. 了解　肾病综合征的鉴别诊断。

肾病综合征（NS）诊断标准是：①尿蛋白 >3.5g/d。②血浆白蛋白低于 30g/L。③水肿。④血脂升高。其中①、②两项为诊断所必需。

一、病因

NS 可分为原发性及继发性两大类，可由多种不同病理类型的肾小球病所引起。

二、病理生理

1. 大量蛋白尿　当肾小球滤过膜分子屏障及电荷屏障受伤，造成大量蛋白尿。

2. 血浆白蛋白变化　大量白蛋白从尿中丢失，造成低蛋白血症。

3. 水肿　低蛋白血症、血浆胶体渗透压下降是造成水肿的主要原因。

4. 高脂血症　是因肝脏合成脂蛋白增加和脂蛋白分解减少相关。

三、原发性 NS 的病理类型及其临床特征

引起原发性 NS 的肾小球病主要病理类型有微小病变型肾病、系膜增生性肾小球肾炎、系膜毛细血管性肾小球肾炎、膜性肾病及局灶性节段性肾小球硬化。它们的病理及临床特征如下。

1. 微小病变型肾病　微小病变型肾病多见于儿童，典型的临床表现为 NS，仅 15% 左右患者伴有镜下血尿，一般无持续性高血压及肾功能减退。90% 病例对糖皮质激素治疗敏感，复发率高达 60%。

2. 系膜增生性肾小球肾炎　依其增生程度可分为轻、中、重度。免疫病理检查分为 IgA 肾病及非 IgA 系膜增生性肾小球肾炎。呈 NS 者，对糖皮质激素及细胞毒药物的治疗反应与其病理改变轻重相关，轻者疗效好，重者疗效差。

3. 系膜毛细血管性肾小球肾炎　较常见的病理改变为系膜细胞和系膜基质弥漫重度增生，可插入到肾小球基底膜（GBM）和内皮细胞之间，使毛细血管袢呈"双轨征"。本病所致 NS 治疗困难，糖皮质激素及细胞毒药物治疗可能仅对部分儿童病例有效，成人疗效差。病变进展较快，发病 10 年后约有 50% 的病例将进展至慢性肾衰竭。

4. 膜性肾病　光镜下可见肾小球弥漫性病变，早期仅于肾小球基底膜上皮侧见多数排列整齐的嗜复红小颗粒；进而有钉突形成，基底膜逐渐增厚。早期膜性肾病患者经糖皮质激素和细胞毒药物治疗后可达临床缓解。但随疾病逐渐进展，治疗疗效则较差。本病变多呈缓慢进展，10 年肾脏存活率为 80%～90%。

5. 局灶性节段性肾小球硬化

（1）光镜下可见病变呈局灶、节段分布，表现为受累节段的硬化，相应的肾小管萎缩、肾间质纤维化。根据硬化部位及细胞增殖的特点，FSGS 可分为以下 5 种亚型：①经典型；②塌陷型；③顶端型；④细胞型；⑤非特殊型。

（2）多数顶端型 FSGS 糖皮质激素治疗有效，预后良好。塌陷型治疗反应差，进展快，多于 2 年内进入终末期肾衰。其余各型的预后介于两者之间。FSGS 对糖皮质激素治疗效果，50% 患者治疗有效，只是起效较慢，平均缓解期为 4 个月。缓解者预后好，不缓解者 6～10 年超过半数患者进入终末期肾衰。

四、并发症

包括感染，血栓，栓塞并发症，急性肾衰竭，蛋白质及脂肪代谢紊乱。

五、诊断与鉴别诊断

1. 诊断　包括 3 个方面：①确诊 NS。②确认病因。③判定有无并发症。

2. 鉴别诊断　须进行鉴别诊断的继发性 NS 病因主要有系统性红斑狼疮肾炎：该疾病好发于青少年和中年女性，依据多系统受伤的临床表现和免疫学检查可检出多种自身抗体，一般不难明确诊断。同时还须与过敏性紫癜肾炎、乙型肝炎病毒相关性肾炎、糖尿病肾病、肾淀粉样变性、骨髓瘤性肾病相鉴别。

★ 六、治疗

（一）一般治疗

1. 利尿消肿

（1）噻嗪类利尿剂　常用氢氯噻嗪 25mg，每日 3 次口服。长期服用应防止低钾、低钠血症。

（2）潴钾利尿剂　常用氨苯蝶啶 50mg，每日 3 次，或醛固酮拮抗剂螺内酯 20mmg，每日 3 次。长期服用需防止高钾血症，对肾功能不全患者应慎用。

（3）袢利尿剂　常用呋塞米 20～120mg/d，或布美他尼 1～5mg/d，分次口服或静脉注射。在渗透性利尿药物应用后随即给药效果更好。应用袢利尿剂时需谨防低钠血症及低钾、低氯血症性碱中毒发生。

（4）渗透性利尿剂　常用不含钠的右旋糖酐 40（低分子右旋糖酐）或淀粉代血浆（706 代血浆），250～500ml 静脉滴注，隔日 1 次。随后加用袢利尿剂可增强利尿效果。但对少尿（尿量 <400ml/d）患者应慎用此类药物，可导致急性肾衰竭。

（5）提高血浆胶体渗透压　血浆或白蛋白等静脉输注均可提高血浆胶体渗透压，如继而用呋塞米 60～120mg 加于葡萄糖溶液中缓慢静脉滴注，有时能获得良好的利尿效果。对严重低蛋白血症、高度水肿而又少尿（尿量＜400ml/d）的 NS 患者，在必需利尿的情况下方可考虑使用，但也要避免过频过多。

对 NS 患者利尿治疗的原则是不宜过快过猛，以免造成血容量不足、加重血液高黏倾向，诱发血栓、栓塞并发症。

2. 减少尿蛋白　血管紧张素转换酶抑制剂（ACEI）（如贝那普利）或血管紧张素Ⅱ受体拮抗剂（ARB），可通过降低肾小球内压和直接影响肾小球基底膜对大分子的通透性，有不依赖于降低全身血压的减少尿蛋白作用。

3. 降脂治疗　存在高脂血症的肾病综合征患者因发生心血管疾病的风险增高，可以考虑给以降脂治疗。

（二）主要治疗——抑制免疫与炎症反应

1. 糖皮质激素　使用原则和方案一般是：①起始足量；②缓慢减药；③长期维持：最后以最小有效剂量（10mg/d）再维持半年左右。根据患者对糖皮质激素的治疗反应，可将其分为"激素敏感型"、"激素依赖型"和"激素抵抗型"三类。

2. 细胞毒药物　这类药物可用于"激素依赖型"或"激素抵抗型"的患者，常用环磷酰胺。

3. 环孢素能　用于治疗激素及细胞毒药物无效的难治性 NS。

4. 麦考酚吗乙酯（MMF）　选择性抑制 T、B 淋巴细胞增殖及抗体形成达到治疗目的。

（三）中医药治疗

一般主张与激素及细胞毒药物联合应用。

1. 辨证施治方剂。

2. 雷公藤总苷　有降尿蛋白作用。

（四）并发症防治

1. 感染　通常在激素治疗时无须应用抗生素预防感染，一旦发现感染，应及时选用对致病菌敏感、强效且无肾毒性的抗生素积极治疗。

2. 血栓及栓塞并发症　当血浆白蛋白低于 20g/L 时，即应开始预防性抗凝治疗，抗凝同时可辅以抗血小板药。对已发生血栓、栓塞者应尽早给予尿激酶或链激酶全身或局部溶栓，同时配合抗凝治疗，抗凝药一般应持续应用半年以上。

3. 急性肾衰竭　可采取以下措施：①袢利尿剂：对袢利尿剂仍有效者应予以较大剂量。②血液透析：利尿无效，并已达到透析指征者，应给血液透析。③原发病治疗。④碱化尿液。

4. 蛋白质及脂肪代谢紊乱　ACEI 及血管紧张素Ⅱ受体拮抗剂均可减少尿蛋白；中药黄芪可促进肝脏白蛋白合成，减轻高脂血症的作用。降脂药物可选择降胆固醇为主的羟甲戊二酸单酰辅酶 A 还原酶抑制剂。

七、预后

预后的个体差异很大，决定预后因素包括：病理类型、临床因素及并发症的存在有否。

【同步练习】

1. 肾病综合征的诊断标准是什么？

2. 肾病综合征并发症有哪些？

【参考答案】

1. 肾病综合征（NS）诊断标准是：①尿蛋白＞3.5g/d；②血浆白蛋白低于30g/L；③水肿；④血脂升高。其中①、②两项为诊断所必需。

2. 感染，血栓、栓塞并发症，急性肾衰竭，蛋白质及脂肪代谢紊乱。

第 5 章　IgA 肾病

教学目的

1. 掌握　IgA 肾病的治疗。
2. 熟悉　IgA 肾病临床表现及鉴别诊断。
3. 了解　IgA 肾病发病机制及病理。

IgA 肾病指肾小球系膜区以 IgA 或 IgA 沉积为主的原发性肾小球病，是我国最常见的肾小球疾病，并成为终末期肾脏病（ESRD）重要的病因之一。

一、发病机制

IgA 肾病患者血循环中多聚 IgA_1 或 IgA_1IC 与系膜细胞有较高亲和力，两者结合后，诱导系膜细胞分泌炎症因子、活化补体，导致 IgA 肾病病理改变和临床症状。

二、病理

（1）IgA 肾病病理变化多种多样，可涉及增生性肾小球肾炎几乎所有的病理类型，主要病理类型为系膜增生性肾小球肾炎。

（2）免疫荧光以 IgA 为主呈颗粒样或团块样在系膜区或伴毛细血管壁分布，常伴有 C3 沉积。

（3）电镜下可见电子致密物主要沉积于系膜区，有时呈巨大团块样。

三、临床表现

（1）可包括原发性肾小球病的各种临床表现，但几乎所有患者均有血尿，起病前多有感染，感染后（24~72 小时）出现突发性肉眼血尿。然后可转为镜下血尿，少数患者肉眼血尿可反复发作。更常见的另一类患者起病隐匿，主要表现为无症状持续性或间发性镜下血尿，可伴或不伴轻度蛋白尿。IgA 肾病是原发性肾小球病中呈现单纯性血尿的最常见病理类型。

（2）IgA 肾病呈现肾病综合征者，约为 10%~20%。治疗反应及预后与病理改变程度有关。

（3）少数 IgA 肾病患者（<5%）可合并急性肾衰竭（ARF），部分呈弥漫性新月体形成或伴肾小球毛细血管襻坏死者肾功能进行性恶化，并常需透析配合。

（4）IgA 肾病早期高血压并不常见（<5%），随着病程延长高血压发生率增高，部分可呈恶性高血压，并常可引起 ARF。

四、实验室检查

尿沉渣检查常显示尿红细胞增多，变形红细胞为主，提示肾小球源性血尿。尿蛋白可阴性，少数患者呈大量蛋白尿，血 IgA 可升高。

五、诊断与鉴别诊断

本病诊断依靠肾活检标本的免疫病理学检查，即肾小球系膜区或伴毛细血管壁 IgA 为主的免疫球蛋白呈颗粒样或团块样沉积。

六、鉴别诊断

主要与链球菌感染后急性肾小球肾炎鉴别：前者潜伏期长，有自愈倾向。并结合实验室检查可鉴别。还须与薄基底膜肾病、继发性 IgA 沉积为主的肾小球病（过敏性紫癜肾炎、慢性酒精性肝硬化）相鉴别。

★ 七、治疗与预后

1. 单纯性血尿　一般无特殊治疗，避免劳累、预防感冒和避免使用肾毒性药物。对于扁桃体反复感染者应做手术摘除。

2. 蛋白尿　ACEI 或 ARB 治疗，如蛋白尿仍持续 >1g/d 且 GFR >50ml/min 患者，可使用糖皮质激素。

3. 肾病综合征　肾功能正常、病理改变轻微者，单独给予糖皮质激素常可得到缓解、肾功能稳定。肾功能受损、病变活动者则需激素及细胞毒药物联合应用。

4. 急性肾衰竭　细胞性新月体者应予强化治疗（甲泼尼龙冲击治疗、环磷酰胺冲击治疗等），若患者已达到透析指征，应配合透析治疗。

5. 慢性肾小球肾炎　控制高血压及蛋白尿、限制蛋白及磷的摄入、避免肾损药物使用。

【同步练习】

IgA 肾病血尿及蛋白尿应如何治疗？

【参考答案】

单纯性血尿的治疗：一般无特殊治疗，避免劳累、预防感冒和避免使用肾毒性药物。对于扁桃体反复感染者应做手术摘除。蛋白尿的治疗：ACEI 或 ARB 治疗，如蛋白尿仍持续 >1g/d 且 GFR >50ml/min 患者，可使用糖皮质激素。

第6章　继发性肾病

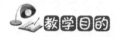 教学目的

1. 掌握　狼疮性肾炎临床表现及治疗原则，狼疮性肾炎肾病病理分型，糖尿病肾病治疗原则。
2. 熟悉　糖尿病肾病病理分型。
3. 了解　狼疮性肾炎及糖尿病肾病发病机制。

第1节　狼疮性肾炎

狼疮性肾炎（LN）是系统性红斑狼疮（SLE）的肾脏损害。肾衰竭是 SLE 患者死亡的常见原因。

一、发病机制

免疫复合物（IC）形成与沉积是引起 SLE 肾脏损害的主要机制。

★ 二、病理

2003 年国际肾脏病学会/肾脏病理学会（ISN/RPS）进行了 LN 的病理分型。

Ⅰ型：系膜轻微病变型狼疮性肾炎。

Ⅱ型：系膜增生性狼疮性肾炎。

Ⅲ型：局灶性狼疮性肾炎。

Ⅲ（A）：活动性病变——局灶增殖性狼疮性肾炎。

Ⅲ（A/C）：活动和慢性化病变并存——局灶增殖伴硬化性狼疮性肾炎。

Ⅲ（C）：慢性非活动性病变伴肾小球瘢痕形成——局灶硬化性狼疮性肾炎。

Ⅳ型：弥漫性狼疮性肾炎。

Ⅳ-S（A）：活动性病变——弥漫节段增殖性狼疮性肾炎。

Ⅳ-G（A）：活动性病变——弥漫球性增殖性狼疮性肾炎。

Ⅳ-S（A/C）：活动和慢性病变并存——弥漫节段增殖伴硬化性狼疮性肾炎。

Ⅳ-G（A/C）：活动和慢性病变并存——弥漫球性增殖伴硬化性狼疮性肾炎。

Ⅳ-S（C）：慢性非活动性病变伴瘢痕形成——弥漫节段硬化性狼疮性肾炎。

Ⅳ-G（C）：慢性非活动性病变伴瘢痕形成——弥漫球性硬化性狼疮性肾炎。

Ⅴ型：膜性狼疮性肾炎。

Ⅵ型：终末期硬化性狼疮性肾炎：指90%以上肾小球球性硬化，无活动性病变。

★ 三、临床表现

SLE 是全身性疾病，在肾脏受累的同时，常常伴有肾外其他脏器的损害，临床表现差异很大，可为无症状蛋白尿和（或）血尿、高血压，也可表现为肾病综合征、急性肾炎综合征或急进性肾炎综合征等，晚期发生尿毒症。主要临床表现包括：蛋白尿、血尿、管型尿、高血压、肾衰竭。

四、实验室和其他检查

不同系统受累出现血常规、肝肾功能、尿液检查及影像学异常，抗核抗体、抗 dsDNA 抗体、抗 ENA 抗体谱等阳性。

五、诊断与鉴别诊断

在确诊为 SLE 的基础上，有肾脏损害表现，如持续蛋白尿或管型，则可确诊为狼疮性肾炎。狼疮性肾炎易误诊为原发性肾小球疾病，根据多系统受伤及免疫学检查加以鉴别。

★ 六、治疗

不同病理类型 LN，免疫损伤性质不同，治疗方法不一，应根据肾活检病变性质选择治疗方案。

1. 轻度肾脏损害　尿蛋白<1g/d，尿沉渣无活动性变化，血压、肾功能正常，病理表现为Ⅰ型或Ⅱ型者，对症治疗。

2. 局灶增生性狼疮性肾炎　无临床和活动的Ⅲ型患者，给予对症、小剂量糖皮质激素、环磷酰胺治疗。如有弥漫性肾损害、大量蛋白尿、活动性尿沉渣和血肌酐高，治疗同弥漫增殖性狼疮性肾炎处理。

3. 膜性狼疮性肾炎（Ⅴ型）　表现为无症状蛋白尿和肾功能稳定者，对症治疗。肾病综合征者则需要使用大剂量糖皮质激素联合免疫抑制剂。

4. 弥漫增殖性（Ⅳ型）和严重局灶增殖性（Ⅲ型）狼疮性肾炎　治疗一般包括诱导阶段及维持阶段：甲基泼尼松龙剂量15mg/（kg·d）静脉滴注，连续3天为1个疗程，必要时可重复1个疗程，一般不超过3个疗程，冲击治疗后，续以泼尼松1.0 mg/（kg·d）口服，8周后逐渐减量，5~10mg维持。对于重型狼疮性肾炎用环磷酰胺冲击治疗，每月0.5~1.0g，总计6个月。

七、预后

狼疮性肾炎治疗后虽能缓解，但易复发。近年来对狼疮性肾炎诊断水平提高及糖皮质激素与免疫抑制剂的合理使用，狼疮性肾炎 10 年存活率明显提高。

第 2 节　糖尿病肾病

糖尿病肾病（DN）是糖尿病最常见的微血管并发症之一。无论是 1 型还是 2 型糖尿病均可发生肾脏损害。

一、发病机制

包括：糖代谢异常、肾脏血流动力学改变、氧化应激、细胞因子的作用、遗传因素。

二、病理

病理上早期主要表现为肾小球系膜区增宽和肾小球毛细血管基底膜增厚。晚期肾小球基底膜弥漫增厚，基质增生，形成典型的 K－W 结节。

三、临床表现与分期

1 型 DN，自然病史比较清楚，分为 4 期。

Ⅰ期：临床无肾病表现，此时肾小球滤过率升高，可有一过性微量蛋白尿。

Ⅱ期：出现持续性微量白蛋白尿，临床无明显自觉症状。

Ⅲ期：已有明显的临床表现，蛋白尿明显增加（尿白蛋白排泄率 >200mg/24h，尿蛋白定量 >500mg/24h），患者可有轻度高血压，GFR 下降，血肌酐正常。

Ⅳ期：出现大量蛋白尿，达肾病综合征程度并出现相关症状；肾功能持续减退直至终末性肾衰竭。高血压明显加重，出现其他微血管病变。

四、诊断与鉴别诊断

1. 诊断　对于 1 型糖尿病患者在发病后 5 年，2 型糖尿病患者在确诊的同时，出现持续的微量白蛋白尿，就应怀疑糖尿病肾病的存在。如病程更长，临床表现为蛋白尿，甚至出现大量蛋白尿或肾病综合征，同时合并有糖尿病的其他并发症，就应考虑糖尿病肾病。

★2. 鉴别诊断　糖尿病患者有下列情况之一者，应考虑糖尿病合并其他慢性肾脏疾病：① 无糖尿病视网膜病变。②GFR 在短期内迅速降低。③短期内蛋白尿急剧增多或表现为肾病综合征。④顽固性高血压。⑤尿沉渣镜检可见红细胞（畸形红细胞尿）。⑥其他系统性疾病的症状和体征；肾穿刺病理检查有助确诊。

★ 五、治疗

主要包括：饮食治疗、控制血糖、控制血压、调脂治疗、并发症治疗、透析和移植。

六、预后

通常预后不佳，影响预后的因素主要有蛋白尿、肾功能、高血压等。

【同步练习】

1. 狼疮性肾炎的病理分型包括哪些？

2. 糖尿病肾病治疗原则有哪些？

【参考答案】

1. Ⅰ型系膜轻微病变型狼疮性肾炎；Ⅱ型系膜增生性狼疮性肾炎；Ⅲ型局灶性狼疮性肾炎；Ⅳ型弥漫性狼疮性肾炎；Ⅴ型膜性狼疮性肾炎；Ⅵ型终末期硬化性狼疮性肾炎。

2. 饮食治疗；控制血糖；控制血压；调脂治疗；并发症治疗；透析和移植。

第7章　间质性肾炎

教学目的

1. 掌握　急性间质性肾炎的常见发病原因、临床表现及治疗；慢性间质性肾炎病因。
2. 熟悉　慢性间质性肾炎临床表现。
3. 了解　急性、慢性间质性肾炎病理。

第1节　急性间质性肾炎

急性间质性肾炎（AIN）又称急性肾小管－间质肾炎，是一组以肾间质炎细胞浸润及肾小管变性为主要病理表现的急性肾脏病。

一、病因及发病机制

能引起 AIN 的药物很多，以抗生素、非甾体抗炎药最常见。药物与机体组织蛋白结合，诱发机体超敏反应，导致肾小管－间质炎症。由非甾体抗炎药引起者，还能同时导致肾小球微小病变病。

二、病理

光镜检查可见肾间质水肿，弥漫性淋巴细胞及单核细胞浸润，散在嗜酸性粒细胞浸润，并偶见肉芽肿。肾小管上皮细胞呈严重空泡及颗粒变性，刷毛缘脱落，管腔扩张，而肾小球及肾血管正常，免疫荧光检查多阴性。

★ 三、临床表现

1. 全身过敏表现　常见药疹、药物热及外周血嗜酸性粒细胞增多，有时还可见关节痛或淋巴结肿大。但是，由非甾体抗炎药引起者全身过敏表现常不明显。

2. 尿化验异常　无菌性白细胞尿、血尿及蛋白尿。非甾体抗炎药引起肾小球微小病变病时，却可出现大量蛋白尿（>3.5g/d）。

3. 肾功能损害　少尿或非少尿性急性肾衰竭，可出现肾性糖尿、低比重及低渗透压尿。

★ 四、诊断

诊断依据：①近期用药史；②药物过敏表现；③尿检异常；④肾小管及小球功能损害。一般认为有上述表现中前2条，再加上后2条中任何1条，即可临床诊断本病。

★ 五、治疗

1. 停用致敏药物　去除过敏原后，多数轻症病例即可自行缓解。

2. 免疫抑制治疗　重症病例宜服用糖皮质激素（如泼尼松每日 30～40mg，病情好转后逐渐减量，共服 2～3 个月），能加快疾病缓解。很少需要并用细胞毒药物。

3. 透析治疗　血肌酐明显升高或合并高血钾、心衰、肺水肿等达血液净化指征者，应及时进行透析治疗。

第2节　慢性间质性肾炎

慢性间质性肾炎（CIN）又称慢性肾小管－间质肾炎，是一组以肾间质纤维化及肾小管萎缩为主要病理表现的慢性肾脏病。

★ 一、病因及发病机制

CIN 病因多种多样，常见病因有：①中药（如含马兜铃酸药物关木通、广防己等）。②西药（如镇痛药、环孢素等）。③重金属（如铅、镉等）。④放射线。⑤其他（如巴尔干肾病）。CIN 的发病机制也非单一性，毒性反应可能为更常见因素，毒物刺激肾小管上皮细胞和（或）肾间质成纤维细胞释放炎症介质及促纤维化物质致成 CIN。

二、病理

肾脏常萎缩。光镜下肾间质呈多灶状或大片状纤维化，伴或不伴淋巴及单核细胞浸润，肾小管萎缩乃至消失，肾小球出现缺血性皱缩或硬化。免疫荧光检查阴性。电镜检查在肾间质中可见大量胶原纤维束。

三、临床表现

多缓慢隐袭进展，常首先出现肾小管功能损害。出现夜尿多、低比重及低渗透压尿、肾性糖尿，乃至 Fanconi 综合征，远端或近端肾小管酸化功能障碍，均可出现肾小管性酸中毒。而后，肾小球功能也受损，早期肌酐清除率下降，随之血清肌酐逐渐升高，直至进入尿毒症。患者仅有轻度蛋白尿，少量红、白细胞及管型。随肾功能转坏，出现肾性贫血及高血压。

四、诊断

据临床表现可高度疑诊，但是确诊仍常需病理检查。

五、治疗

对早期 CIN 病例，应积极去除致病因子。如出现慢性肾功能不全应予非透析保守治疗，以延缓肾损害进展，若已进入尿毒症则应进行肾脏替代治疗。

【同步练习】
1. 急性间质性肾炎临床表现有哪些？
2. 慢性间质性肾炎常见病因有哪些？

【参考答案】
1. 全身过敏表现，尿化验异常（无菌性白细胞尿、血尿及蛋白尿），肾功能损害（少尿或非少尿性急性肾衰竭，可出现肾性糖尿、低比重及低渗透压尿）。
2. ①中药（如含马兜铃酸药物）；②西药（如镇痛药）；③重金属（如铅、镉、砷等）；④放射线；⑤其他（如巴尔干肾病）。

第 8 章　尿路感染

教学目的

1. 掌握　尿路感染的感染途径及易感因素；急性肾盂肾炎临床表现及治疗；慢性肾盂肾炎诊断标准。
2. 熟悉　尿路感染的实验室检查。
3. 了解　急性、慢性肾盂肾炎的病理。

尿路感染是指各种病原微生物引起的尿路感染性疾病。根据感染发生部位可分为上尿路感染和下尿路感染，前者系指肾盂肾炎，后者主要指膀胱炎。

一、病因和发病机制

1. 病原微生物　革兰阴性杆菌为尿路感染最常见致病菌，其中以大肠埃希菌最为常见。约 5%～10% 的尿路感染由革兰阳性细菌引起，主要是粪链球菌和凝固酶阴性的葡萄球菌。大肠埃希菌最常见于无症状性细菌尿、非复杂性尿路感染，或首次发生的尿路感染。医院内感染、复杂性或复发性尿感、尿路器械检查后发生的尿感，则多为粪链球菌、变形杆菌、克雷伯杆菌和铜绿假单胞菌所致。其中变形杆菌常见于伴有尿路结石者，铜绿假单胞菌多见于尿路器械检查后，金黄色葡萄球菌则常见于血源性尿感。

2. 发病机制

★（1）**感染途径**　包括上行感染（最常见）、血行感染、直接感染、淋巴道感染。

（2）**机体的防御机制**　包括：①排尿的冲刷作用。②尿道和膀胱黏膜的抗菌能力。③尿液中高浓度尿素、高渗透压和低 pH 值等。④前列腺分泌物中含有的抗菌成分。⑤感染出现后，白细胞很快进入膀胱上皮组织和尿液中，起清除细菌的作用。⑥输尿管膀胱连接处的活瓣，具有防止尿液、细菌进入输尿管的功能。

★（3）**易感因素**　包括尿路梗阻、膀胱输尿管反流、机体免疫力低下、神经源性膀胱、妊娠、性别和性活动、医源性因素、泌尿系统结构异常、遗传因素。

（4）**细菌的致病力**　细菌进入膀胱后能否引起尿感，与其致病力有很大关系。

二、流行病学

女性尿路感染发病率明显高于男性。未婚女性发病约 1%～3%，已婚女性发病率增高，约 5%。60 岁以上女性尿感发生率高达 10%～12%。成年男性极少发生尿路感染，50 岁以后男性因前列腺肥大的发生率增高，尿感发生率也相应增高，约为 7%。

三、病理解剖

（1）急性膀胱炎的病理变化主要表现为膀胱黏膜血管扩张、充血、上皮细胞肿胀、黏膜下组织充血、水肿及炎症细胞浸润，重者可有点状或片状出血，甚至黏膜溃疡。

（2）急性肾盂肾炎表现为局限或广泛的肾盂肾盏黏膜充血、水肿，表面有脓性分泌物，黏膜下可有细小脓肿。肾小管上皮细胞肿胀、坏死、脱落，肾小管腔中有脓性分泌物。肾间质水肿。

（3）慢性肾盂肾炎双侧肾脏病变常不一致，肾脏体积缩小，表面不光滑，有肾盂肾盏粘连、变形，肾乳头瘢痕形成，肾小管萎缩及肾间质淋巴–单核细胞浸润等慢性炎症表现。

四、临床表现

1. 膀胱炎　表现为尿频、尿急、尿痛、排尿不适、下腹部疼痛等，部分患者迅速出现排尿困难。尿液常混浊，并有异味，约 30% 可出现血尿。致病菌多为大肠埃希菌。

2. 肾盂肾炎

★（1）**急性肾盂肾炎**　①全身症状：发热、寒战、头痛、全身酸痛等。②泌尿系症状：尿频、尿急、尿痛、排尿困难、下腹部疼痛、腰痛等。③体格检查：一侧或两侧肋脊角或输尿管点压痛和（或）肾区叩击痛。

（2）**慢性肾盂肾炎**　程度不同的低热、间歇性尿频、排尿不适、腰部酸痛及肾小管功能受损表现。病情持续可发展为慢性肾衰竭。急性发作时患者症状明显，类似急性肾盂肾炎。

3. 无症状细菌尿　有真性细菌尿，而无尿路感染的症状，致病菌多为大肠埃希菌，可在病程中出现急性尿路感染症状。

4. 导管相关性感染　是指留置导尿管或先前 48 小时内留置导尿管者发生的感染。

五、并发症

尿路感染如能及时治疗，并发症很少；但伴有糖尿病和（或）存在复杂因素的肾盂肾炎未及时治疗或治疗不当可出现肾乳头坏死、肾周围脓肿并发症。

六、实验室和其他检查

1. 尿液检查

（1）常规检查　可有白细胞尿、血尿、蛋白尿。尿沉渣镜检白细胞 >5 个/HP，部分尿感患者有镜下血尿，尿沉渣镜检红细胞数多为 3～10 个/HP，呈均一性红细胞尿，极少数急性膀胱炎患者可出现肉眼血尿；蛋白尿多为阴性至微量。部分肾盂肾炎患者尿中可见白细胞管型。

（2）白细胞排泄率　白细胞计数 $>3 \times 10^5/h$。

（3）细菌学检查

1）涂片细菌检查　清洁中段尿沉渣涂片，革兰染色用油镜或不染色用高倍镜检查，每个视野下可见 1 个或更多细菌，提示尿路感染。

2）细菌培养　中段尿细菌定量培养 $\geq 10^5/ml$，称为真性菌尿，可确诊尿路感染；尿细菌定量培养 $10^4 \sim 10^5/ml$，为可疑阳性，需复查；如 $<10^4/ml$，可能为污染。

尿细菌定量培养。假阳性主要见于：①中段尿收集不规范，标本被污染。②尿标本在室温下存放超过 1 小时才进行接种。③检验技术错误等。假阴性主要原因为：①近 7 天内使用过抗生素。②尿液在膀胱内停留时间不足 6 小时。③收集中段尿时，消毒药混入尿标本内。④饮水过多，尿液被稀释。⑤感染灶排菌呈间歇性等。

（4）亚硝酸盐还原试验　此法诊断尿路感染的敏感性 70% 以上，特异性 90% 以上。该方法可作为尿感的过筛试验。

（5）其他辅助检查　急性肾盂肾炎可出现尿 NAG 升高。慢性肾盂肾炎可表现尿比重和尿渗透压下降，甚至肾性糖尿、肾小管性酸中毒等。

2. 血液检查

（1）血常规　急性肾盂肾炎时血白细胞常升高，中性粒细胞增多，核左移。红细胞沉降率可增快。

（2）肾功能　慢性肾盂肾炎肾功能受损时可出现肾小球滤过率下降，血肌酐升高等。

3. 影像学检查　影像学检查如 B 超、X 线腹平片、静脉肾盂造影、排尿期膀胱输尿管反流造影、逆行性肾盂造影等。

七、诊断

1. 尿路感染的诊断　典型的尿路感染有尿路刺激征、感染中毒症状、腰部不适等，结合尿液改变和尿液细菌学检查，诊断不难。凡是有真性细菌尿者，均可诊断为尿路感染。无症状性细菌尿的诊断主要依靠尿细菌学检查，要求 2 次细菌培养均为同一菌种的真性菌尿。当女性有明显尿频、尿急、尿痛，尿白细胞增多，尿细菌定量培养 $\geq 10^2/ml$，并为常见致病菌时，可拟诊为尿路感染。

2. 尿路感染的定位诊断　真性菌尿的存在表明有尿路感染，但不能判定是上尿路或下尿路感染，需进行定位诊断。

（1）根据临床表现定位　上尿路感染常有发热、寒战等症状，伴明显腰痛，输尿管点和（或）肋脊点压痛、肾区叩击痛等。而下尿路感染，常以膀胱刺激征为突出表现，一般少有发热、腰痛等。

（2）根据实验室检查定位出现下列情况提示上尿路感染　①膀胱冲洗后尿培养阳性。②尿沉渣镜检有白细胞管型，并排除间质性肾炎、狼疮性肾炎等疾病。③尿 NAG 升高、尿 β_2 – MG 升高。④尿渗透压降低。

★（3）慢性肾盂肾炎的诊断　除反复发作尿路感染病史之外，尚需结合影像学及肾脏功能检查。①肾外形凹凸不平，且双肾大小不等。②静脉肾盂造影可见肾盂肾盏变形、缩窄。③持续性肾小管功能损害。具备上述第①、②条的任何 1 项再加第③条可诊断慢性肾盂肾炎。

八、鉴别诊断

1. 尿道综合征　常见于妇女，患者有尿频、尿急、尿痛及排尿不适等尿路刺激症状，但多次检查均无真性细菌尿。

2. 肾结核　本病膀胱刺激症状更为明显，一般抗生素治疗无效，尿沉渣可找到抗酸杆菌，尿培养结核分枝杆菌阳性，而普通细菌培养为阴性。静脉肾盂造影可发现肾实质虫蚀样缺损等表现。部分患者伴有肾外结核，抗结核治疗有效，可资鉴别。

3. 慢性肾小球肾炎　慢性肾盂肾炎当出现肾功能减退、高血压时应与慢性肾小球肾炎相鉴别。后者多为双侧肾脏受累，且肾小球功能受损较肾小管功能受损突出，并常有较明确蛋白尿、血尿和水肿病史；而前者常有尿路刺激征，细菌学检查阳性，影像学检查可表现为双肾不对称性缩小。

九、治疗

（一）一般治疗

急性期注意休息，多饮水，勤排尿。发热者给予易消化、高热量、富含维生素饮食。

（二）抗感染治疗

用药原则：①选用致病菌敏感的抗生素，首选对革兰阴性杆菌有效的抗生素，治疗 3 天症状无改善，应按药敏结果调整用药。②抗生素在尿和肾内的浓度要高。③选用肾毒性小的抗生素。④单一药物治疗失败、严重感染、混合感染、耐药菌株出现时应联合用药。⑤对不同类型的尿路感染给予不同治疗时间。

1. 急性膀胱炎　包括：①单剂量疗法。②短疗程疗法。

★**2. 肾盂肾炎**　首次发生的急性肾盂肾炎的致病菌 80% 为大肠埃希菌，在留取尿细菌检查标本后应立即开始治疗，首选对革兰阴性杆菌有效的药物。72 小时显效者无须换药，否则应按药敏结果更改抗生素。

（1）病情较轻者　可在门诊口服药物治疗，疗程 10 ~ 14 天。

（2）严重感染全身中毒症状明显者　需住院治疗，应静脉给药，2 周疗程。治疗 72 小时无好转，应按药敏结果更换抗生素。

（3）慢性肾盂肾炎治疗的关键是积极寻找并祛除易感因素。急性发作时治疗同急性肾盂肾炎。

3. 再发性尿路感染　包括重新感染和复发。

（1）重新感染　治疗后症状消失，尿菌阴性，但在停药 6 周后再次出现真性细菌尿，菌株与上次不同，称为重新感染。多数病例有尿路感染症状，治疗方法与首次发作相同。对半年内发生 2 次以上者，可用长程低剂量抑菌治疗，即每晚临睡前排尿后服用小剂量抗生素 1 次，每 7 ~ 10 天更换药物 1 次，连用半年。

（2）复发　治疗后症状消失，尿菌阴转后在 6 周内再出现菌尿，菌种与上次相同（菌种相同且为同一血清型），称为复发。应按药敏选择强有力的杀菌性抗生素，疗程不少于 6 周。反复发作者，给予长程低剂量抑菌疗法。

4. 无症状性菌尿是否治疗　下述情况者应予治疗：①妊娠期无症状菌尿。②学龄前儿童。③曾出现有症状感染者。④肾移植、尿路梗阻及其他尿路有复杂情况者。

5. 妊娠期尿路感染 宜选用毒性小的抗菌药物，孕妇的急性膀胱炎治疗时间一般为3~7天。孕妇急性肾盂肾炎应静脉滴注抗生素治疗，疗程为2周。反复发生尿路感染者，可用呋喃妥因行长程低剂量抑菌治疗。

（三）疗效评定

1. 治愈 症状消失，尿菌阴性，疗程结束后2周、6周复查尿菌仍阴性。

2. 治疗失败 治疗后尿菌仍阳性，或治疗后尿菌阴性，但2周或6周复查尿菌转为阳性，且为同一种菌株。

十、预防

（1）坚持多饮水、勤排尿，是最有效的预防方法。

（2）注意会阴部清洁。

（3）尽量避免尿路器械的使用，必须应用时，严格无菌操作。

（4）如必须留置导尿管，前3天给予抗生素可延迟尿路感染的发生。

（5）与性生活有关的尿感，应于性交后立即排尿，并口服1次常用量抗生素。

（6）膀胱－输尿管反流者，要"二次排尿"。

【同步练习】

1. 尿路感染的感染途经及易感因素有哪些？

2. 急性肾盂肾炎的临床表现是什么？

【参考答案】

1. 感染途经：上行感染，血行感染，直接感染，淋巴道感染。易感因素：尿路梗阻，膀胱输尿管反流，机体免疫力低下，神经源性膀胱，妊娠，性别和性活动，医源性因素，泌尿系统结构异常：如肾发育不良、肾盂及输尿管畸形等。

2. 急性肾盂肾炎的临床表现：全身症状：发热、头痛等；泌尿系症状：尿频、尿急、尿痛等；一侧或两侧肋脊角或输尿管点压痛和（或）肾区叩击痛。

第9章 肾小管疾病

教学目的

1. 掌握 肾小管性酸中毒分类及各类的治疗原则。

2. 熟悉 肾小管性酸中毒各类的临床表现。

3. 了解 肾小管性酸中毒及Fanconi综合征的诊断。

第1节 肾小管性酸中毒

肾小管性酸中毒（RTA）是由于各种原因导致肾脏酸化功能障碍而产生的一种临床综合征，分为低血钾型远端肾小管性酸中毒，近端肾小管性酸中毒，及高血钾型远端肾小管性酸中毒。

一、低血钾型远端肾小管性酸中毒

此型RTA最常见，又称为经典型远端RTA或Ⅰ型RTA。

1. 临床表现

（1）高血氯性代谢性酸中毒 尿中可滴定酸及铵离子（NH_4^+）减少，尿液pH值通常<5.5，

血 pH 值下降，血清氯离子（Cl⁻）增高。但是，阴离子间隙（AG）正常，此与其他代谢性酸中毒不同。

（2）低钾血症　管腔内 H⁺减少，从而钾离子（K⁺）替代 H⁺与钠离子（Na⁺）交换，使 K⁺从尿中大量排出，导致低钾血症。重症可引起低钾性麻痹、心律失常及低钾性肾病（呈现多尿及尿浓缩功能障碍）。

（3）钙磷代谢障碍　酸中毒能抑制肾小管对钙的重吸收，并使 1，25 -（OH)₂D₃生成减少，因此患者出现高尿钙、低血钙，进而继发甲状旁腺功能亢进，导致高尿磷、低血磷。

2. 诊断　出现 AG 正常的高血氯性代谢性酸中毒、低钾血症，化验尿中可滴定酸或（和）NH₄⁺减少，尿 pH 值 >5.5，远端 RTA 诊断即成立。

★3. 治疗

（1）纠正酸中毒　应补充碱剂，常用枸橼酸合剂（枸橼酸 100g，枸橼酸钠 100g，加水至 1000ml），亦可服用碳酸氢钠。

（2）补充钾盐　常口服枸橼酸钾。

（3）防治肾结石、肾钙化及骨病　对已发生严重骨病而无肾钙化的患者，可小心应用钙剂及骨化三醇〔1，25 -（OH)₂D₃〕治疗。

二、近端肾小管性酸中毒

此型 RTA 也较常见，又称 Ⅱ 型 RTA。

1. 临床表现　与远端 RTA 比较，它有如下特点：①虽均为 AG 正常的高血氯性代谢性酸中毒，但是化验尿液可滴定酸及 NH₄⁺正常，HCO₃⁻增多。而且，由于尿液仍能在远端肾小管酸化，故尿 pH 值常在 5.5 以下。②低钾血症常较明显。

2. 诊断　出现 AG 正常的高血氯性代谢性酸中毒、低钾血症，化验尿中 HCO₃⁻增多，近端 RTA 诊断即成立。

★3. 治疗　能进行病因治疗者应予治疗。纠正酸中毒及补充钾盐与治疗远端 RTA 相似，但是碳酸氢钠用量要大（6 ~ 12g/d）。重症病例尚可配合服用小剂量氢氯噻嗪，以增强近端肾小管 HCO₃⁻重吸收。

三、高血钾型远端肾小管性酸中毒

此型 RTA 较少见，又称 Ⅳ 型 RTA。

1. 临床表现　本型 RTA 多见于某些轻、中度肾功能不全的肾病患者。临床上本病以 AG 正常的高血氯性代谢性酸中毒及高钾血症为主要特征，其酸中毒及高血钾严重度与肾功能不全严重度不成比例。由于远端肾小管泌 H⁺障碍，故尿 NH₄⁺减少，尿 pH 值 >5.5。

2. 诊断　轻、中度肾功能不全患者出现 AG 正常的高血氯性代谢性酸中毒及高钾血症，化验尿 NH₄⁺减少，诊断即可成立。

★3. 治疗　除病因治疗外，针对此型 RTA 应如下措施：①纠正酸中毒：服用碳酸氢钠。②降低高血钾；③肾上腺盐皮质激素治疗。

第 2 节　Fanconi 综合征

Fanconi 综合征是近端肾小管复合性功能缺陷疾病。

一、临床表现

由于近端肾小管对多种物质重吸收障碍，临床可出现肾性糖尿、全氨基酸尿、磷酸盐尿、尿酸盐尿及碳酸氢盐尿等，并相应出现低磷血症、低尿酸血症及近端肾小管性酸中毒。

二、诊断

具备上述典型表现即可诊断，其中肾性糖尿、全氨基酸尿、磷酸盐尿为基本诊断条件。

三、治疗

除病因治疗外，近端肾小管性酸中毒应予对症治疗，严重低磷血症可补充中性磷酸盐及骨化三醇。

【同步练习】

肾小管性酸中毒的分为哪几种？

【参考答案】

分为近端肾小管性酸中毒、低血钾型远端肾小管性酸中毒及高血钾型远端肾小管性酸中毒。

第 10 章　肾血管疾病

教学目的

1. 掌握　急性肾静脉血栓形成的临床表现。
2. 熟悉　小动脉性肾硬化症的防治。
3. 了解　肾动脉狭窄及肾动脉栓塞和血栓病因、临床表现及诊断。

第 1 节　肾动脉狭窄

一、病因及病理生理

肾动脉狭窄常由动脉粥样硬化及纤维肌性发育不全引起，在我国及亚洲，还可由大动脉炎导致。肾动脉狭窄常引起肾血管性高血压，这是由于肾缺血刺激肾素分泌，体内肾素－血管紧张素－醛固酮系统（RAAS）活化，外周血管收缩，水钠潴留而形成。

二、临床表现

1. 肾血管性高血压　血压正常者出现高血压后即迅速进展，原有高血压的中、老年患者血压近期迅速恶化，舒张压明显升高。此外，约15%的本病患者因血浆醛固酮增多可出现低钾血症。单侧肾动脉狭窄所致肾血管性高血压，若长久不能良好控制，还能引起对侧肾损害。

2. 缺血性肾脏病　可伴或不伴肾血管性高血压。肾脏病变主要表现为肾功能缓慢进行性减退，由于肾小管对缺血敏感，故其功能减退常在先，尔后肾小球功能才受损，尿改变常轻微。后期肾脏体积缩小，且两肾大小常不对称。

三、诊断

诊断肾动脉狭窄主要依靠如下6项检查，前2项检查仅为初筛检查，3～5项检查才为主要诊断手段，尤其肾动脉血管造影常被认作诊断"金指标"。①超声检查。②放射性核素检查。③磁共振。④螺旋CT血管造影。⑤肾动脉血管造影。⑥外周血浆肾素活性检查。

四、治疗

（1）包括经皮球囊扩张血管成形术、安置支架、外科手术治疗、内科药物治疗。

（2）单侧肾动脉狭窄呈高肾素者，现常首选 ACEI 或 ARB，但是必须从小量开始，逐渐加量，以免血压下降过快过低。双侧肾动脉狭窄者应禁服上述药物。为有效控制血压，常需多种降压药物配伍应用。

第2节　肾动脉栓塞和血栓形成

本病较少见，可引起肾缺血及梗死。

一、病因

肾动脉栓塞的栓子主要来源于心脏，但也可来源于心脏外。可在肾动脉病变或血液病变基础上发生，但更常见于动脉壁创伤引起。

二、临床表现

主干或大分支阻塞却常诱发肾梗死，引起患侧剧烈腰痛、脊肋角叩痛、蛋白尿及血尿。约60%患者可因肾缺血肾素释放出现高血压。而双侧肾动脉广泛阻塞时，常致无尿及急性肾衰竭。

三、诊断

可疑病例应做放射性核素肾显影检查，若存在节段性肾灌注缺损（分支阻塞）或肾灌注完全缺如（肾动脉主干完全阻塞），则提示本病。当然，最直接可靠的诊断手段仍为选择性肾动脉造影。

四、治疗

肾动脉栓塞或血栓形成应尽早治疗，包括经皮经腔肾动脉插管局部灌注纤溶酶原激活剂溶栓，全身抗凝，及外科手术取栓等。

第3节　小动脉性肾硬化症

一、良性小动脉性肾硬化症

1. 病因　由长期未控制好的良性高血压引起，高血压持续 5～10 年即可能出现良性小动脉肾硬化症的病理改变，尔后即出现临床表现。

2. 病理　主要侵犯肾小球前小动脉，导致入球小动脉玻璃样变，小叶间动脉及弓状动脉肌内膜增厚，造成动脉管腔狭窄，供血减少，进而继发缺血性肾实质损害，造成肾小球硬化、肾小管萎缩及肾间质纤维化。

3. 临床表现　肾小管对缺血敏感，故临床首先出现肾小管浓缩功能障碍表现，当肾小球缺血病变发生后，尿化验出现异常，肾小球功能渐进受损，并逐渐进展至终末期肾衰竭。与肾损害同时，常伴随出现高血压眼底病变及心、脑并发症。

4. 防治　本病应重在预防，积极治疗高血压是关键。血压一定要控制达标，才可能预防高血压肾损害发生。良性小动脉性肾硬化症发生后，控制高血压仍然是延缓肾损害进展的关键。

二、恶性小动脉性肾硬化症

1. 病因　恶性小动脉性肾硬化症是恶性高血压引起的肾损害。既往恶性高血压几乎都引起肾损害，但是随着诊治手段进展，近年来仅63%~90%恶性高血压患者发生恶性小动脉性肾硬化症。

2. 病理

（1）主要侵犯肾小球前小动脉，可见入球小动脉、小叶间动脉及弓状动脉纤维素样坏死，以及小叶间动脉和弓状动脉高度肌内膜增厚。

（2）肾小球有2种病变：一为缺血性病变，另一为节段坏死增生性病变。恶性高血压的肾实质病变进展十分迅速，很快导致肾小球硬化、肾小管萎缩及肾间质纤维化。

3. 临床表现 恶性高血压的肾脏病变与心、脑病变一样，均十分险恶。患者出现血尿、蛋白尿、管型尿及无菌性白细胞尿，肾功能进行性恶化，常于发病数周至数月后出现少尿，进入终末肾衰竭。

4. 防治 及时控制严重高血压，防止威胁生命的心、脑、肾并发症发生是救治关键。如出现肾衰竭，则应及时进行透析治疗。

第4节　肾静脉血栓形成

★ 一、病因及发病机制

肾静脉血栓常在下列情况下发生：①血液高凝状态。②肾静脉受压，血流淤滞。③肾静脉血管壁受损。临床上以肾病综合征并发肾静脉血栓最常见。

★ 二、临床表现

急性的肾静脉血栓典型临床表现如下：①患侧腰肋痛或腹痛。②尿异常。③肾功能异常，可致急性肾衰竭。④病肾增大。慢性肾静脉血栓有时还可引起肾小管功能异常，呈现肾性糖尿等。

三、诊断

确诊肾静脉血栓必须依靠选择性肾静脉造影检查，若发现静脉腔内充盈缺损或静脉分支不显影即可确诊。

四、治疗

肾静脉血栓确诊后应尽早开始溶栓及抗凝治疗。肾静脉主干大血栓溶栓无效且反复导致肺栓塞时，可考虑手术取栓。

第5节　介入肾脏病学

介入肾脏病学是将介入诊断和治疗手段与肾脏专科知识相结合的一门交叉学科，目前主要应用于肾血管疾病的诊断与治疗、血液透析通路的维护、难治性高血压的介入干预等。介入肾脏病学在其他内科疾病也有广阔的应用前景。

【同步练习】

急性肾静脉血栓形成的临床表现有哪些？

【参考答案】

患侧腰肋痛或腹痛；尿异常；肾功能异常；可致急性肾衰竭；病肾增大。

第 11 章　遗传性肾脏疾病

教学目的

1. 掌握　常染色体显性多囊肾病、Alport 综合征临床表现及治疗。
2. 熟悉　常染色体显性多囊肾病、Alport 综合征诊断。
3. 了解　常染色体显性多囊肾病、Alport 综合征发病机制。

第 1 节　常染色体显性多囊肾病

常染色体显性多囊肾是最常见的遗传性肾脏病，主要表现为双侧肾脏大小不一的囊肿，囊肿进行性增大，最终导致终末性肾衰。

一、发病机制

引起多囊肾病的突变基因主要有 PKD1 和 PKD2 两种。目前认为 ADPKD 患者胚胎期从父母遗传的上述两种基因杂合子突变并不足以引起肾囊肿发生，后天在毒素、感染等环境因素的影响下，部分肾小管细胞又发生体细胞突变，引起多囊蛋白复合体和肾脏纤毛功能障碍时才出现肾囊肿。

★ 二、临床表现

ADPKD 临床表现包括肾脏表现和肾外表现。

1. 肾脏表现

（1）肾囊肿　肾脏皮质、髓质存在多发性液性囊肿，囊肿的大小、数目随病程进展而逐渐增加。

（2）疼痛　背部或季肋部疼痛是患者最常见的早期症状。急性疼痛或疼痛突然加剧常提示囊肿破裂出血，结石或血块引起的尿路梗阻或合并感染。慢性疼痛多为增大的肾脏或囊肿牵拉肾包膜、肾蒂，压迫邻近器官引起。

（3）出血　90% 以上的患者有囊内出血或肉眼血尿，多为自发性。

（4）高血压　最常见的早期表现之一。

（5）肾功能损害　早期肾功能损害常表现为肾脏浓缩功能下降，最终导致慢性肾衰竭。

2. 肾外表现　肾外病变可分为囊性和非囊性两类。囊性病变是指囊肿累及肝、胰、脾、卵巢、蛛网膜等器官，非囊性病变包括心脏瓣膜异常、颅内动脉瘤等。

三、诊断

1. 家族遗传史。

2. 临床诊断标准

（1）主要标准　①影像学检查肾脏许多散在囊肿。②明确家族史。

（2）次要标准　①多囊肝。②肾衰竭。③腹壁疝。④心脏瓣膜病。⑤胰腺囊肿。⑥脑动脉瘤。⑦精囊腺囊肿。⑧眼睑下垂。有 2 项主要标准加 1 项次要标准，或者主要标准①加 3 项次要标准。

3. 影像学检查。

4. 分子遗传学诊断。

★ 四、治疗

目前尚缺乏特异性的干预措施和治疗药物，治疗重点在于治疗并发症，缓解症状，保护肾功能。

1. 一般治疗　限制含咖啡因饮料。合并高血压时限盐，避免应用肾毒性药物，避免剧烈体力活动等。

2. 控制并发症

（1）疼痛　首先针对囊肿出血、感染或结石等病因进行治疗。急性剧烈疼痛可用麻醉性镇痛剂，慢性疼痛一般采取保守治疗，如改变生活习惯、避免剧烈活动等。

（2）囊肿出血和血尿　多为自限性，一般卧床休息，止痛，适当饮水防止血凝块阻塞输尿管等保守治疗效果较好。保守治疗无效的患者经 CT 检查或血管造影后，行选择性肾动脉栓塞术或肾脏切除。

（3）高血压　药物治疗首选血管紧张素转换酶抑制剂（ACEI）、血管紧张素 Ⅱ 受体拮抗剂（ARB）和钙通道阻滞剂（CCB）。

（4）感染　应联合使用水溶性和脂溶性抗生素，疗程 1~2 周。

3. 肾外症状的处理

（1）多囊肝　无症状时不需治疗。症状明显时可行经皮肝囊肿穿刺硬化治疗、腹腔镜下去顶减压术或开放手术去顶减压术甚至肝部分切除或者肝移植。

（2）颅内动脉瘤　对于有动脉瘤家族史的患者应进行 MRI 或血管造影，>10mm 的动脉瘤需要手术治疗。

4. 肾脏替代治疗　当 ADPKD 进展至终末期肾衰竭需采取替代治疗。包括血液透析、腹膜透析、肾移植。

第 2 节　Alport 综合征

Alport 综合征是一种主要表现为血尿、肾功能进行性减退、感音神经性耳聋和眼部异常的遗传性肾小球疾病。

一、遗传方式及发病机制

Alport 综合征是一种遗传异质性疾病。存在 3 种遗传方式：X 连锁显性遗传、常染色体隐性遗传和常染色体显性遗传，其中 X 连锁显性遗传最常见。

二、病理

光镜下表现为局灶节段性肾小球硬化，特征性的病理改变为电镜下可见肾小球基底膜呈极不规则外观，呈现弥漫性增厚或增厚与变薄相间、致密层劈裂、分层、篮网状改变。

三、临床表现

1. 肾脏表现

（1）血尿　为最常见的症状，且大多数为肾小球性血尿。因上呼吸道感染或劳累后出现阵发性肉眼血尿。

（2）蛋白尿 在小儿或疾病早期不出现或极微量，随年龄增长或血尿的持续而逐渐加重，甚至发展至肾病水平。

（3）肾功能异常 X 连锁显性遗传型 Alport 综合征男性患者肾脏预后极差，几乎全部将发展至终末期肾病，常染色体隐性遗传型 Alport 综合征的患者于青春期出现肾衰竭，30 岁前几乎所有患者均出现肾衰竭。常染色体显性遗传型 Alport 综合征的患者临床表现相对轻些。

2. 肾外表现

（1）感音神经性耳聋。

（2）眼部病变 具有诊断意义的眼部病变为前锥形晶状体。

（3）血液系统异常 表现为血小板减少性紫癜。

（4）其他 弥漫性平滑肌瘤、甲状腺病变等。

四、诊断

目前诊断 Alport 综合征主要依据临床表现、家族史、皮肤和肾活检检查进行综合分析。

五、治疗

无特异性治疗方法，采取积极控制高血压、控制蛋白尿、延缓肾功能减退等方法，进展至终末期肾脏病的患者，可进行透析或肾移植治疗。基因治疗用于临床尚需待以时日。

【同步练习】

常染色体显性多囊肾病临床表现有哪些？

【参考答案】

肾脏表现：肾囊肿、出血、高血压、疼痛、肾功能损害。肾外表现：肾外病变可分为囊性和非囊性两类。囊性病变是指囊肿累及肝、胰、脾、卵巢、蛛网膜等器官，非囊性病变包括心脏瓣膜异常、颅内动脉瘤等。

第 12 章 急性肾损伤

教学目的

1. 掌握 急性肾损伤的典型过程、临床表现、诊断及治疗。

2. 熟悉 急性肾损伤的病因及实验室检查。

3. 了解 急性肾损伤的发病机制。

急性肾损伤（AKI）是由多种原因引起的肾功能快速下降而出现的临床综合征。可发生在原来无肾脏病的患者，也可发生在原有慢性肾脏病的基础上。

一、病因和分类

AKI 可分为肾前性、肾性和肾后性三类。

二、发病机制

1. 肾前性 AKI 肾前性 AKI 最常见，是肾灌注减少导致的。原因包括：有效血容量不足，心排量降低，全身血管扩张，肾动脉收缩等。

2. 肾性 AKI 分为小管性、间质性、血管性和小球性。其中以急性肾小管最常见，主要涉及以下方面：①小管因素。②血管因素。③炎症因子的参与。

3. 肾后性 AKI 双侧尿路梗阻或孤立肾患者单侧尿路梗阻时出现。

★ 三、临床表现

典型 ATN 临床病程典型可分为 3 期。

1. 起始期 遭受低血压、缺血、脓毒血症和肾毒素等，但尚未发生明显的肾实质损伤，在此阶段 AKI 是可预防的。但随着肾小管上皮细胞发生明显损伤，GFR 突然下降，则进入维持期。

2. 维持期 又称少尿期。典型的为 7～14 天，但也可短至几天，长至 4～6 周。许多患者可出现少尿（<400ml/d）或者无尿。但也有些患者可没有少尿，尿量在 400ml/d 以上，称为非少尿型 AKI，其病情大多较轻，预后较好。然而，不论尿量是否减少，随着肾功能减退，临床上均可出现尿毒症一系列表现。

（1）AKI 的全身并发症

1）消化系统症状 食欲减退、恶心、呕吐、腹胀、腹泻等，严重者可发生消化道出血。

2）呼吸系统症状 感染、呼吸困难、咳嗽、憋气、胸痛等。

3）循环系统症状 高血压及心力衰竭、肺水肿、心律失常及心肌病变。

4）神经系统症状 出现意识障碍、躁动、谵妄、抽搐、昏迷等尿毒症脑病症状。

5）血液系统症状 可有出血倾向及轻度贫血现象。

（2）水和电解质和酸碱平衡紊乱 ①代谢性酸中毒。②高钾血症。③低钠血症。

3. 恢复期 肾小管细胞再生、修复，肾小管完整性恢复。肾小球滤过率逐渐回复正常或接近正常范围，少尿型患者开始出现利尿，可有多尿表现。

四、实验室检查

1. 血液检查 可有轻度贫血、血肌酐和尿素氮进行性上升，血 pH 值常低于 7.35。HCO_3^- 浓度多低于 20mmol/L。血清钠浓度正常或偏低。血钙降低，血磷升高。

2. 尿液检查 尿蛋白多为（±～＋）；可见肾小管上皮细胞、上皮细胞管型和颗粒管型及少许红、白细胞等；尿比重降低，尿渗透浓度低；尿钠含量增高。

3. 影像学检查 包括超声、CT、MRI 或放射性核素检查。

4. 肾活检 在排除了肾前性及肾后性原因后，没有明确致病原因（肾缺血或肾毒素）的肾性 AKI 都有肾活检指征。活检结果可确定包括急性肾小球肾炎、系统性血管炎、急进性肾炎及急性过敏性间质性肾炎等肾脏疾病。

五、诊断与鉴别诊断

根据原发病因，肾功能急速进行性减退，结合相应临床表现和实验室检查，一般不难作出诊断。

★AKI 诊断标准为：肾功能在 48 小时内突然减退，血肌酐绝对值升高 ≥0.3mg/dl（26.5μmol/L），或 7 天内血肌酐增至 ≥1.5 倍基础值，或尿量 <0.5ml/（kg·h），持续时间 >6 小时。

在鉴别诊断方面，首先应排除 CKD 基础上的 AKI；CKD 可从存在双侧肾缩小、贫血、尿毒症面容、肾性骨病和神经病变等得到提示，其次应除外肾前性和肾后性原因。

ATN 应与肾前性少尿、肾后性尿路梗阻、其他肾性 AKI 相鉴别。

★ 六、治疗

AKI 的治疗包括非透析治疗和透析治疗。

1. 纠正可逆的病因 AKI 治疗首先要纠正可逆的病因，包括处理血容量不足、休克和感染，停用肾毒性药物，解除梗阻等。

2. 维持体液平衡 每日补液量为前一日尿量加 500ml 计算。在容量控制治疗中应用袢利尿剂可增加尿量，有助于清除体内过多的液体。

3. 饮食和营养 补充营养以维持机体的营养状况和正常代谢，有助于损伤细胞的修复和再生，提高存活率。

4. 高钾血症 血钾超过 6.5mmol/L，心电图表现为 QRS 波增宽等明显的变化时，应予以紧急处理，包括：①钙剂。②纠正酸中毒。③50% 葡萄糖溶液 50～100ml 加普通胰岛素 6～12U 缓慢地静脉注射。④口服离子交换树脂。以上措施无效时透析是最有效的治疗。

5. 代谢性酸中毒 HCO_3^- 低于 15mmol/L，可选用 5% 碳酸氢钠 100～250ml 静脉滴注。对于严重酸中毒患者，应立即开始透析。

6. 感染 是常见并发症，也是死亡主要原因之一。应尽早使用抗生素。

7. 肾脏替代治疗

（1）心包炎和严重脑病、高钾血症、严重代谢性酸中毒、容量负荷过重对利尿药治疗无效者都是透析治疗指征。

（2）AKI 的透析治疗可选择腹膜透析（PD）、间歇性血液透析（IHD）或连续性肾脏替代治疗（CRRT）。

8. 多尿的治疗 维持水和电解质及酸碱平衡，控制氮质血症和防止各种并发症。

9. 恢复期的治疗 一般无须特殊处理，定期随访肾功能，避免使用对肾有损害的药物。

七、预后

肾前性及肾后性因素引起的 AKI，如及时治疗大多预后良好，肾性 AKI，预后差异很大，CKD 基础上的 AKI，患者加速进入终末性肾衰。

八、预防

积极治疗原发病，及时发现并去除引起 AKI 的因素。

【同步练习】

1. 急性肾损伤的典型过程包括哪些？

2. AKI 诊断标准是什么？

【参考答案】

1. 起始期，维持期，恢复期。

2. 肾功能在 48 小时内突然减退，血肌酐绝对值升高≥0.3mg/dl（26.5μmol/L），或 7 天内血肌酐增至≥1.5 倍基础值，或尿量 <0.5ml/（kg·h），持续时间 >6 小时。

第 13 章　慢性肾衰竭

教学目的

1. 掌握　慢性肾脏病和慢性肾衰竭定义和分期，进展的危险因素，临床表现，预防与治疗。

2. 熟悉　慢性肾衰竭患病率与病因，诊断与鉴别诊断。

3. 了解　慢性肾衰竭的发病机制。

★ 一、定义、病因和发病机制

1. 慢性肾脏病和慢性肾衰竭定义和分期 各种原因引起的慢性肾脏结构和功能障碍（肾脏

损伤病史 > 3 个月），包括 GFR 正常和不正常的病理损伤、血液或尿液成分异常，以及影像学检查异常，或不明原因的 GFR 下降（GFR < 60ml/min）超过 3 个月，称为慢性肾脏病（CKD）。而广义的慢性肾衰竭（CRF）则是指慢性肾脏病引起的肾小球滤过率（GFR）下降及与此相关的代谢紊乱和临床症状组成的综合征，简称慢性肾衰竭。

表 5 - 13 - 1　美国肾脏病基金会 K/DOQI 慢性肾脏病（CKD）的分期分为 5 期

分期	特征	GFR［ml/（min·1.73m²）］
1	GFR 正常或升高	≥90
2	GFR 轻度降低	60 ~ 89
3a	GFR 轻到中度降低	45 ~ 59
3b	GFR 中到重度降低	30 ~ 44
4	GFR 重度降低	15 ~ 29
5	ESRD	<15 或透析

2. 慢性肾脏病与慢性肾衰的患病率与病因　慢性肾病的患病率有上升趋势。我国慢性肾脏病的患病率已高达 10.8%。慢性肾脏病与慢性肾衰竭的病因主要有糖尿病肾病、高血压肾小动脉硬化、原发性与继发性肾小球肾炎、肾小管间质病变、肾血管病变、遗传性肾病等。在发达国家，糖尿病肾病、高血压肾小动脉硬化已成为慢性肾衰的主要病因。包括中国在内的发展中国家，这两种疾病在 CRF 各种病因中仍位居原发性肾小球肾炎之后。

3. 慢性肾衰进展的危险因素

（1）慢性肾衰渐进性发展的危险因素　包括高血糖、高血压、蛋白尿、低蛋白血症、吸烟等。此外，贫血、高脂血症、高同型半胱氨酸血症、营养不良、老年、尿毒症毒素蓄积等，也可能在 CRF 的病程进展中起一定作用。

★（2）慢性肾衰急性加重的危险因素　主要有：①累及肾脏的疾病复发或加重。②血容量不足。③肾脏局部血供急剧减少。④严重高血压未能控制。⑤肾毒性药物。⑥泌尿道梗阻。⑦严重感染。⑧其他：高钙血症、严重肝功不全等。

4. 慢性肾衰的发病机制

（1）慢性肾衰进展的发生机制　包括：①肾单位高滤过。②肾单位高代谢。③肾组织上皮细胞表型转化的作用。④某些细胞因子 - 生长因子的作用。⑤其他：细胞凋亡，醛固酮过多。

（2）尿毒症症状的发生机制　包括：①肾脏排泄和代谢功能下降，导致水和电解质及酸碱平衡失调。②尿毒症毒素的毒性作用。③肾脏内分泌功能障碍。

★ 二、临床表现与诊断

（一）慢性肾衰竭的主要临床表现

1. 水和电解质代谢紊乱　慢性肾衰时，酸碱平衡失调和各种电解质代谢紊乱相当常见。

（1）代谢性酸中毒　动脉血 HCO_3^- < 15mmol/L，则可有较明显症状，如食欲不振、呕吐、虚弱无力、呼吸深长等。

（2）水钠代谢紊乱　水钠平衡紊乱主要表现为水钠潴留，有时也可表现为低血容量和低钠血症。

（3）钾代谢紊乱　当 GFR 降至 20 ~ 25ml/min 或更低时，肾脏排钾能力逐渐下降，此时易于出现高钾血症。

（4）钙磷代谢紊乱　主要表现为钙缺乏和磷过多。

（5）镁代谢紊乱　当 GFR < 20ml/min 时，由于肾排镁减少，常有轻度高镁血症。

2. 蛋白质、糖类、脂肪和维生素的代谢紊乱　CRF 患者蛋白质代谢紊乱一般表现为蛋白质代谢产物蓄积（氮质血症），也可有血清白蛋白水平下降、血浆和组织必需氨基酸水平下降等。糖代谢异常主要表现为糖耐量减低和低血糖症 2 种情况，慢性肾衰患者中高脂血症相当常见。CRF 患者维生素代谢紊乱相当常见，如血清维生素 A 水平增高、维生素 B_6 及叶酸缺乏等。

3. 心血管系统表现　心血管病变是 CKD 患者的主要并发症之一和最常见的死因。

（1）高血压和左心室肥厚　大部分患者有不同程度的高血压，多是由于水钠潴留、肾素－血管紧张素增高或（及）某些舒张血管的因子不足所致。高血压可引起动脉硬化、左心室肥厚和心力衰竭。

（2）心力衰竭　是尿毒症患者最常见死亡原因。急性左心衰竭时可出现阵发性呼吸困难、不能平卧、肺水肿等症状。

（3）尿毒症性心肌病　代谢废物的潴留和贫血等因素，部分患者可伴有冠状动脉粥样硬化性心脏病。

（4）心包病变　心包积液在 CRF 患者中相当常见，其原因多与尿毒症毒素蓄积、低蛋白血症、心力衰竭等因素有关，少数情况下也可能与感染、出血等因素有关。

（5）血管钙化和动脉粥样硬化。

4. 呼吸系统症状　体液过多或酸中毒时均可出现气短、气促，严重酸中毒可致呼吸深长。体液过多、心功能不全可引起肺水肿或胸腔积液。

5. 胃肠道症状　主要表现有食欲不振、恶心、呕吐、口腔有尿味。消化道出血也较常见。

6. 血液系统表现　主要表现为肾性贫血和出血倾向。

7. 神经肌肉系统症状　早期症状可有疲乏、失眠、注意力不集中等。其后会出现性格改变、抑郁、记忆力减退、判断力降低。尿毒症时常有反应淡漠、谵妄、惊厥、幻觉、昏迷、精神异常等。

8. 内分泌功能紊乱　主要表现有：①肾脏本身内分泌功能紊乱：如 1，25 －（OH）$_2$维生素 D_3、红细胞生成素不足和肾内肾素－血管紧张素Ⅱ过多。②下丘脑－垂体内分泌功能紊乱：如泌乳素、促黑色素激素等水平增高。③外周内分泌腺功能紊乱：继发性甲旁亢腺素水平降低，胰岛素受体障碍、性腺功能减退等。

9. 骨骼病变肾性骨营养不良（即肾性骨病）　相当常见，包括纤维囊性骨炎、骨生成不良、骨软化症及骨质疏松症。

（二）慢性肾衰竭的诊断

慢性肾衰竭诊断并不困难，主要依据病史、肾功能检查及相关临床表现。临床医师应当十分熟悉 CRF 患者的病史特点，仔细询问病史和查体，并及时做必要的实验室检查，以尽早明确诊断，防止 CRF 的误诊。

（三）CRF 的鉴别诊断

（1）CRF 与肾前性氮质血症的鉴别并不困难，在有效血容量补足 48~72 小时后肾前性氮质血症患者肾功能即可恢复，而 CRF 则肾功能难以恢复。

（2）CRF 与急性肾衰的鉴别，多数情况下并不困难，往往根据患者的病史即可作出鉴别诊断。在患者病史欠详时，可借助于影像学检查（如 B 超、CT 等）或肾图检查结果进行分析，如双肾明显缩小或肾图提示慢性病变，则支持 CRF 的诊断。

（3）慢性肾衰有时可发生急性加重或伴发急性肾衰。如慢性肾衰本身已相对较重，或其病程加重过程未能反映急性肾衰演变特点，则称之为"慢性肾衰急性加重"。如果慢性肾衰较轻，而急性肾衰相对突出，且其病程发展符合急性肾衰演变过程，则可称为"慢性肾衰合并急性肾衰"，其处理原则基本上与急性肾衰相同。

★ 三、预防与治疗

1. 早期防治对策和措施

（1）及时、有效地控制高血压　24 小时持续、有效地控制高血压，CKD 患者血压应控制在

130/80mmHg 以下。

（2）ACEI 和 ARB 的独特作用　具有良好降压作用，还有其独特的减少肾小球高滤过、减轻蛋白尿的作用。

（3）严格控制血糖　严格控制血糖，空腹血糖控制在 5.0～7.2mmol/L，糖化血红蛋白 < 7%，可延缓慢性肾脏病进展。

（4）控制蛋白尿　将蛋白尿控制在 <0.5g/24h，或明显减轻微量白蛋白尿，均可改善疾病长期预后。

（5）其他　积极纠正贫血、减少尿毒症毒素蓄积、应用他汀类降脂药、戒烟等。

2. 营养治疗　应用低蛋白、低磷饮食，单用或加用必需氨基酸或 α-酮酸，可能具有减轻肾小球硬化和肾间质纤维化的作用，摄入足量热量。

3. CRF 的药物治疗

（1）纠正酸中毒和水和电解质紊乱　①纠正代谢性中毒。②水钠紊乱的防治。③高钾血症的防治。

（2）高血压的治疗　血管紧张素转化酶抑制剂（ACEI）、血管紧张素 Ⅱ 受体拮抗剂（ARB）、钙通道拮抗剂、袢利尿剂、β 受体阻滞剂、血管扩张剂等均可应用，透析前慢性肾衰患者的血压应 <130/80mmHg，但维持透析患者血压一般不超过 140/90mmHg 即可。

（3）贫血的治疗和 rHuEPO 的应用。

（4）低钙血症、高磷血症和肾性骨病的治疗。

（5）防治感染。

（6）高脂血症的治疗。

（7）口服吸附疗法和导泻疗法。

（8）其他　①糖尿病肾衰竭患者随着 GFR 不断下降，必须相应调整胰岛素用量，一般应逐渐减少。②高尿酸血症通常无须药物治疗，但如有痛风，则予以别嘌醇 0.1g，每日口服 1～2 次。③皮肤瘙痒：口服抗组胺药物，控制高磷血症及强化透析，对部分患者有效。

4. 尿毒症的替代治疗　包括血液透析、腹膜透析、肾移植。

【同步练习】

1. 慢性肾衰急性加重的危险因素主要有哪些？

2. 慢性肾衰的药物治疗有哪些？

【参考答案】

1. 累及肾脏的疾病复发或加重；血容量不足；肾脏局部血供急剧减少；严重高血压未能控制；肾毒性药物；泌尿道梗阻；严重感染；其他：高钙血症、严重肝功不全等。

2. 纠正酸中毒及水和电解质紊乱，贫血的治疗和 rHuEPO 的应用，低钙血症、高磷血症和肾性骨病的治疗，高血压的治疗防治感染，高脂血症的治疗，口服吸附疗法和导泻疗法。

第 14 章　肾脏替代治疗

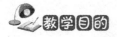教学目的

1. 熟悉　肾脏替代治疗的方法。

2. 了解　血液透析、腹膜透析的原理及适应证。

肾脏替代治疗包括血液透析、腹膜透析和肾移植，临床上需根据患者病情选择合适的肾脏替

代治疗方式。

一、血液透析

1. 原理与装置　血液透析（HD），主要替代对溶质和液体的清除功能，通过半透膜原理，通过溶质交换使患者水和电解质及酸碱达到平衡。主要装置包括血液透析机、透析管路、透析器、透析液及透析水处理系统。

2. 血管通路　包括动静脉内瘘、深静脉导管。其中动静脉内瘘是目前最理想的永久性血管通路（包括自体血管和人造血管内瘘），深静脉导管分为临时导管和长期导管。

3. 应证与治疗

（1）适应证　包括急性肾损伤、慢性肾衰竭、急性药物或毒物中毒、心力衰竭、急性肺水肿、电解质紊乱等。

（2）抗凝治疗　血液透析时需抗凝，常用肝素。

（3）剂量和充分性　血液透析一般每周 3 次，每次 4～6 小时。临床所用的透析充分性是以尿素清除指数（Kt/V）为量化指标。

4. 连续性肾脏替代治疗　连续性肾脏替代治疗（CRRT）是持续、缓慢清除溶质和水分的血液净化技术总称。该透析方式相对普通血透具有如下特点：①对血流动力学影响小；②可持续清除溶质及水分；③同时清除中小分子物质；④可实现床边治疗与急救。

二、腹膜透析

1. 原理与装置　腹膜透析（PD）是利用患者自身腹膜为半透膜的特点，通过向腹腔内灌注透析液，实现血液与透析液之间溶质交换以清除血液内的代谢废物、维持电解质和酸碱平衡，同时清除过多的液体。腹膜透析装置主要由腹透管、连接系统、腹透液组成。

2. 适应证与治疗

（1）适应证　急性肾损伤、慢性肾衰竭，某些中毒性疾病、充血性心衰等，如无条件血透，也可选择腹透。

（2）腹透疗法　模式有持续性非卧床腹膜透析（CAPD）、间歇性腹膜透析（IPD）等。以CAPD 最为常用，剂量为每天 6～10L，白天交换 3～4 次，每次留腹 4～6 小时，夜间交换 1 次，留腹 10～12 小时。

（3）腹膜转运功能评估　常采用腹膜平衡试验（PET）来评估。

三、肾移植

肾移植是将来自供体的肾脏通过手术植入受者体内，从而恢复肾脏功能。

1. 肾移植供、受者评估　肾移植可由尸体供肾或活体供肾，后者的近、远期效果均更好。肾移植适用于各种原因导致的终末期肾病，但需对受者进行全面评估，包括心肺功能、预期寿命、是否有活动性感染等。

2. 免疫抑制治疗　肾移植受体需常规使用免疫抑制剂以抑制排斥反应，免疫抑制治疗包括①预防性用药；②治疗或逆转排斥反应；③诱导治疗。

3. 预后　肾移植受者 1 年存活率95％以上，5 年存活率80％以上，10 年存活率60％以上。

【同步练习】
肾脏替代治疗的方法有哪几种？
【参考答案】
血液透析、腹膜透析、肾移植。

第6篇 血液系统疾病

第一章 总 论

1. 掌握 血液系统疾病的分类。
2. 熟悉 血液系统疾病的诊断。
3. 了解 血液系统疾病的治疗。

一、血液系统结构

1. 造血组织与造血功能 造血组织包括骨髓、胸腺、淋巴结、肝脏、脾脏、胚胎及胎儿的造血组织。不同时期造血部位不同，可分为胚胎期、胎儿期及出生后3个阶段的造血期：即中胚叶造血期、肝造血期及骨髓造血期。卵黄囊是胚胎期最早出现的造血场所。卵黄囊退化后，由肝脾代替其造血。出生后主要造血器官为骨髓，当有需要额外造血时，骨髓以外的器官如肝脾参与造血，即髓外造血。

2. 造血细胞生成与调节 现已公认各种血液细胞及免疫细胞均起源于共同的骨髓造血干细胞（HSC），自我更新与多向分化是 HSC 的两大特征。血细胞的发育共分为5个阶段：初级多能干细胞、次级多能干细胞、定向祖细胞、前体细胞、各系血细胞。血细胞生成也需有正常造血微环境及正、负造血调控因子的存在。造血组织中的非造血细胞成分，包括微血管系统、神经成分、网状细胞、基质及其他结缔组织，统称为造血微环境。

★ 二、血液系统疾病的分类

血液系统疾病指原发（如白血病）或主要累及血液和造血器官的疾病（如缺铁性贫血）。血液系统疾病分为：红细胞疾病、粒细胞疾病、单核细胞和巨噬细胞疾病、淋巴细胞和浆细胞疾病、造血干细胞疾病、脾功能亢进、出血性及血栓性疾病。

三、血液系统疾病的诊断

1. 病史采集 了解每一个患者的症状及其特点。

2. 体格检查 重点注意肝、脾及淋巴结肿大及皮肤黏膜瘀点瘀斑。

3. 实验室检查 包括血常规、网织红细胞计数、骨髓检查及细胞化学染色、出血性疾病检查、溶血性疾病检查、生化及免疫学检查、细胞遗传学检查及分子生物学检查、造血细胞的培养及测试技术、器械检查、组织病理学检查。

四、血液系统疾病的治疗

1. 一般治疗 包括饮食、精神及心理治疗。

2. 去除病因　脱离致病因素。

3. 保持正常的血液成分及功能　补充造血所需营养、刺激造血、脾切除、过继免疫、成分输血及抗生素的使用。

4. 去除异常血液成分和抑制异常功能　化疗、放疗、诱导分化、治疗性血液成分单采、免疫抑制、抗凝及溶栓治疗。

5. 靶向治疗　如酪氨酸激酶抑制剂治疗慢性粒细胞白血病。

6. 造血干细胞移植　通过预处理，去除异常的骨髓造血组织，然后植入健康的 HSC，重建造血与免疫系统，是一种能根治血液系统恶性肿瘤及遗传性疾病等的综合性治疗方法。

五、血液病学的进展及展望

目前血液病的诊断已从形态学发展到分子生物学、基因学的高水平阶段；治疗已从既往化疗进展到诱导分化、靶基因治疗、HSCT 治疗。未来的发展方向是探索新的治疗靶点、生物效应治疗、基因治疗等。

【同步练习】
简述血液系统疾病的分类。

【参考答案】
分为红细胞疾病、粒细胞疾病、单核细胞和巨噬细胞疾病、淋巴细胞和浆细胞疾病、造血干细胞疾病、脾亢、出血性及血栓性疾病。

第2章　贫　血　概　述

教学目的

1. 掌握　贫血的定义及分类。
2. 熟悉　贫血的诊断步骤及贫血的治疗原则。
3. 了解　贫血的病因和发病机制。

贫血是指人体外周血红细胞容量减少，低于正常范围下限，不能运输足够的氧至组织而产生的综合征。我国海平面地区，成年男性 Hb<120g/L，成年女性（非妊娠）Hb<110g/L，孕妇 Hb<100g/L 就有贫血。

★ 一、分类

贫血根据其病因分为：红细胞生成减少性贫血，红细胞破坏过多性贫血，失血性贫血；根据红细胞形态分为（表6-2-1）：大细胞性贫血，正常细胞性贫血，小细胞低色素性贫血；根据贫血严重程度分为：轻度贫血，中度贫血，重度贫血，极重度贫血。

表6-2-1　贫血细胞学分类

类型	MCV（fl）	MCHC（%）	常见疾病
大细胞性	>100	32~35	巨幼细胞性贫血
正细胞性	80~100	32~35	再生障碍性贫血
小细胞低色素性	<80	<32	缺铁性贫血

二、临床表现

（1）神经系统表现头晕、耳鸣、记忆减退、注意力不集中等。

（2）皮肤黏膜表现为皮肤苍白。

（3）呼吸系统表现呼吸加快加深。

（4）循环系统表现为活动后心悸。

（5）消化系统表现为消化不良。

（6）泌尿系统表现为尿胆原尿、含铁血黄素尿。

（7）内分泌系统表现为腺体的功能改变。

（8）生殖系统表现为性激素分泌异常。

（9）免疫系统表现为减低抵御病原微生物感染过程中的调理素作用。

（10）血液系表现为外周血的血细胞量、形态和生化成分异常，骨髓中有核细胞的增生度不同。

三、诊断

1. 血常规 红细胞参数（MCV、MCH 及 MCHC）可对贫血进行红细胞形态分类；网织红细胞计数间接反映骨髓红系增生及代偿情况；外周血涂片可观察红细胞、白细胞、血小板数量或形态改变，有否疟原虫和异常细胞等。

2. 骨髓 骨髓细胞涂片反映骨髓细胞的增生程度、细胞成分、比例和形态变化；骨髓活检反映骨髓造血组织的结构、增生程度、细胞成分和形态变化。

3. 发病机制检查 缺铁性贫血的铁代谢及引起缺铁的原发病检查；巨幼细胞贫血的血清叶酸和维生素 B_{12} 水平测定及导致此类造血原料缺乏的原发病检查；失血性贫血的原发病检查；溶血性贫血可发生游离血红蛋白增高、结合珠蛋白降低、血钾增高、间接胆红素增高等。

四、治疗

1. 对症治疗 目的是减轻重度血细胞减少对患者的致命影响，为对因治疗发挥作用赢得时间。具体内容包括：重度贫血患者、老年或合并心肺功能不全的贫血患者予输血；急性大量失血患者应迅速恢复血容量并输红细胞；对贫血合并的出血、感染、脏器功能不全应施予不同的支持治疗；多次输血并发血色病者应予去铁治疗。

2. 对因治疗 实乃针对贫血发病机制的治疗。如：缺铁性贫血补铁治疗；巨幼细胞贫血补充叶酸或维生素 B_{12}；自身免疫性溶血性贫血采用糖皮质激素或脾切除术；Fanconi 贫血采用造血干细胞移植等。

【同步练习】

简述贫血的临床表现。

【参考答案】

神经系统表现头晕、耳鸣等；皮肤黏膜表现为皮肤苍白；呼吸系统表现呼吸加快加深；循环系统表现为活动后心悸；消化系统表现为消化不良；泌尿系统表现为尿胆原尿、含铁血黄素尿；内分泌系统表现为腺体的功能改变；生殖系统表现为性激素分泌异常；免疫系统表现为减低抵御病原微生物感染过程中的调理素作用；血液系表现为外周血的血细胞量、形态和生化成分异常，骨髓中有核细胞的增生度不同。

第3章　缺铁性贫血

当机体对铁的需求与供给失衡，导致体内贮铁耗尽（ID），继之缺铁性红细胞内生成（IDE），最终导致缺铁性贫血（IDA）。IDA 是铁缺乏症的最终阶段，表现为缺铁引起的小细胞低色素性贫血及其他异常。

一、流行病学

IDA 是最常见的贫血。其发病率在经济不发达地区的婴幼儿、育龄妇女明显增高。

二、铁代谢

人体内铁分两部分：其一为功能状态铁，包括血红蛋白铁、肌红蛋白铁、转铁蛋白铁、乳铁蛋白、酶和辅因子结合的铁；其二为贮存铁，包括铁蛋白和含铁血黄素。铁吸收部位主要在十二指肠及空肠上段，吸收入血的二价铁经铜蓝蛋白氧化成三价铁，与转铁蛋白结合后转运到组织或通过幼红细胞膜转铁蛋白受体胞饮入细胞内，再与转铁蛋白分离并还原成二价铁，参与形成血红蛋白。多余的铁以铁蛋白和含铁血黄素形式贮存于肝、脾、骨髓等器官的单核巨噬细胞系统。功能状态铁包括血红蛋白铁、肌红蛋白铁、转铁蛋白铁，以及乳铁蛋白、酶和辅因子结合的铁；贮存铁，包括铁蛋白和含铁血黄素。

三、病因和发病机制

1. **病因**　需铁量增加而铁摄入不足；铁吸收障碍；铁丢失过多。
2. **发病机制**　缺铁影响铁代谢；缺铁影响造血系统；缺铁影响组织细胞代谢。

四、临床表现

缺铁原发病表现为如消化性溃疡、肿瘤或痔疮导致的黑便、血便或腹部不适；贫血表现为乏力、易倦、头晕、头痛、耳鸣、心悸、气促、纳差等；组织缺铁表现为精神行为异常，毛发干枯等。

★ 五、实验室检查

1. **血象**　呈小细胞低色素性贫血。平均红细胞体积（MCV）低于 80fl，平均红细胞血红蛋白量（MCH）<27pg，平均红细胞血红蛋白浓度（MCHC）<32%。
2. **骨髓象**　增生活跃或明显活跃，以红系增生为主，粒系、巨核系无明显异常。
3. **铁代谢**　血清铁<8.95μmol/L，总铁结合力>64.44μmol/L，转铁蛋白饱和度<15%，血清铁蛋白<12μg/L。
4. **红细胞内卟啉代谢**　FEP>0.9μmol/L（全血），ZPP>0.96μmol/L（全血），FEP/Hb>4.5μg/gHb。
5. **血清转铁蛋白受体测定**　sTfR 浓度>26.5nmol/L。

★ 六、诊断与鉴别诊断

1. 诊断

（1）ID　①血清铁蛋白 $< 12\mu g/L$。②骨髓铁染色显示骨髓小粒可染铁消失，铁粒幼细胞 $<15\%$。（3）血红蛋白及血清铁等指标尚正常。

（2）IDE　①ID 的①＋②。②转铁蛋白饱和度 $<15\%$。③FEP/Hb $>4.5\mu g/gHb$。④血红蛋白尚正常。

（3）IDA　①IDE 的①＋②＋③。②小细胞低色素性贫血：男性 Hb $< 120g/L$，女性 Hb $<110g/L$，孕妇 Hb $<100g/L$。③MCV $<80fl$，MCH $<27pg$，MCHC $<32\%$。

2. 鉴别诊断　应与铁粒幼细胞性贫血、海洋性贫血、慢性病性贫血、转铁蛋白缺乏症相鉴别。

七、治疗

1. 病因治疗　应尽可能地去除导致缺铁的病因。如月经过多引起的 IDA 应调理月经，寄生虫感染者应驱虫治疗等。

2. 补铁治疗　首选口服补铁，口服铁剂后，先是外周血网织红细胞增多，高峰在开始服药后 5～10 天，2 周后血红蛋白浓度上升，一般 2 个月左右恢复正常。铁剂治疗在血红蛋白恢复正常后至少持续 4～6 个月，待铁蛋白正常后停药。

八、预防

重点是婴幼儿、青少年和妇女的营养保健。应添加含铁食物，纠正偏食，定期查、治寄生虫感染等。

九、预后

单纯营养不足者，易恢复正常。继发于其他疾病者，取决于原发病能否根治。

【同步练习】

简述 IDA 的诊断。

【参考答案】

血清铁蛋白 $<12\mu g/L$；骨髓铁染色显示骨髓小粒可染铁消失，铁粒幼细胞 $<15\%$；转铁蛋白饱和度 $<15\%$；FEP/Hb $>4.5\mu g/gHb$；满足小细胞低色素性贫血。

第 4 章　巨幼细胞贫血

教学目的

1. **掌握**　巨幼细胞贫血的诊断及治疗。
2. **熟悉**　巨幼细胞贫血的实验室检查。
3. **了解**　巨幼细胞贫血的发病机制。

叶酸、维生素 B_{12} 缺乏或某些药物影响核苷酸代谢导致细胞核脱氧核糖核酸合成障碍所致的贫血称巨幼细胞贫血（MA）。本病的特点是呈大细胞性贫血，骨髓内出现巨幼红细胞、粒细胞及巨核细胞系列。

一、流行病学

多见于经济不发达地区或者进食新鲜蔬菜、肉类较少的人群。

二、病因和发病机制

1. 叶酸代谢及缺乏的原因 叶酸的主要生理作用是参加体内 DNA 的生物合成，当体内叶酸摄入减少、需要量增加、吸收利用障碍、排出量增加时导致体内叶酸不足。

2. 维生素 B_{12} 代谢及缺乏的原因 维生素 B_{12} 主要生理功能是参与制造骨髓红细胞，防止恶性贫血；防止大脑神经受到破坏，当体内维生素 B_{12} 摄入减少、吸收利用障碍的时候导致体内维生素 B_{12} 不足。

3. 发病机制 叶酸和维生素 B_{12} 缺乏时导致 dTTP 合成和 DNA 合成障碍而致病。

三、临床表现

血液系统表现面色苍白、乏力等，重者全血细胞减少，反复感染和出血；消化系统表现食欲不振、恶心，舌面呈"牛肉样舌"等；神经系统表现和精神症状为对称性远端肢体麻木，易怒、妄想等。

★ 四、实验室检查

血象呈大细胞性贫血，MCV、MCH 均增高，MCHC 正常，网织红细胞计数可正常，重者全血细胞减少；骨髓象红系增生显著，巨幼变、胞体大，核大，呈"核幼浆老"现象；血清维生素 B_{12}、叶酸及红细胞叶酸含量测定为维生素 B_{12} < 74pmol/L，血清叶酸 < 6.8nmol/L，红细胞叶酸 < 227nmol/L；其他如 Schilling 试验阳性。

五、诊断

根据血象和骨髓象，血清维生素 B_{12} 及叶酸水平测定等可作出诊断。

六、鉴别诊断

应与造血系统肿瘤性疾病、有红细胞自身抗体的疾病、合并高黏滞血症的贫血、非造血系统疾病鉴别。

七、治疗

原发病的治疗如用药后继发的 MA，应酌情停药；补充缺乏的营养物质如叶酸缺乏口服叶酸，维生素 B_{12} 缺乏肌内注射维生素 B_{12}。

八、预防

纠正偏食及不良烹调习惯，多补充新鲜蔬菜。

九、预后

病因不同，疗程不一。多数患者预后良好。

【同步练习】

简述巨幼细胞贫血的特殊表现。

【参考答案】

血液系统表现面色苍白、乏力等；消化系统表现食欲不振、恶心，舌面呈"牛肉样舌"等；神经系统表现和精神症状为对称性远端肢体麻木，易怒、妄想等。

第5章 再生障碍性贫血

再生障碍性贫血（AA）简称再障，是一种可能由不同病因和机制引起的骨髓造血功能衰竭症。主要表现为骨髓造血功能低下、全血细胞减少和贫血、出血、感染，免疫抑制治疗有效。根据患者的病情、血象、骨髓象及预后，可分为重型（SAA）和非重型（NSAA）。

一、流行病学

AA 的年发病率在欧美为（4.7～13.7）/100 万人口，日本为（14.7～24.0）/100 万人口，我国为 7.4/100 万人口；可发生于各年龄段，老年人发病率较高；男、女发病率无明显差别。

二、病因和发病机制

本病原因不明确。目前认为与本病有关的因素有造血干祖细胞缺陷（种子）、造血微环境异常（土壤）、免疫异常（虫子）。

三、临床表现

1. SAA 起病急，进展快，病情重，少数可由 NSAA 进展而来。表现为：①贫血：多呈进行性加重。②感染：多数患者有发热，体温在 39℃ 以上，呼吸道感染多见，常合并败血症。③出血。均有不同程度的皮肤、黏膜及内脏出血。

2. NSAA 起病和进展较缓慢，病情较 SAA 轻。表现为：①贫血：慢性过程。②感染：高热比重型少见，相对易控制。③出血：出血倾向较轻，以皮肤及黏膜出血为主、内脏出血少见。

四、实验室检查

1. 血象 SAA 呈重度全血细胞减少：重度正细胞正色素性贫血，网织红细胞百分数多在 0.005 以下，且绝对值 $<15 \times 10^9/L$；白细胞计数多 $<2 \times 10^9/L$，中性粒 $<0.5 \times 10^9/L$，淋巴细胞比例明显增高；血小板计数 $<20 \times 10^9/L$。NSAA 全血细胞减少程度达不到 SAA 的程度。

2. 骨髓象 多部位骨髓增生减低，骨髓小粒无造血细胞，呈空虚状，可见较多脂肪滴。骨髓活检显示造血组织均匀减少，脂肪组织增加。

3. 发病机制检查 CD4$^+$细胞：CD8$^+$细胞比值减低，Th1：Th2 型细胞比值增高，CD8$^+$T 抑制细胞和 $\gamma\delta$TCR$^+$T 细胞比例增高，血清 IL-2、IFN-γ、TNF 水平增高；骨髓细胞染色体核型正常，骨髓铁染色示贮铁增多，中性粒细胞碱性磷酸酶染色强阳性；溶血检查均阴性。

★ 五、诊断与鉴别诊断

1. 诊断

（1）AA 的诊断标准 全血细胞减少；一般无肝、脾肿大；骨髓多部位增生减低，骨髓活检可见造血组织均匀减少；除外引起全血细胞减少的其他疾病；一般抗贫血治疗无效。

（2）AA 分型诊断标准 SAA 网织红细胞绝对值 $<15 \times 10^9/L$，中性粒细胞 $<0.5 \times 10^9/L$，血小板 $<20 \times 10^9/L$，骨髓增生广泛重度减低。NSAA 达不到上述标准。

2. 鉴别诊断 须与阵发性睡眠性血红蛋白尿、骨髓增生异常综合征、自身抗体介导的全血细胞减少、急性白血病、恶性组织细胞病相鉴别。

★ 六、治疗

1. 支持治疗 给予保护措施如预防感染、避免出血等；对症治疗如纠正贫血、控制出血、控制感染、护肝治疗。

2. 针对发病机制的治疗

（1）免疫抑制剂治疗 抗淋巴/胸腺细胞球蛋白（ALG/ATG）主要用于 SAA；环孢素适用于全部 AA，3~5mg/（kg·d）左右，疗程一般长于 1 年；CD3 单克隆抗体、麦考酚吗乙酯、环磷酰胺、甲泼尼龙等治疗 SAA。

（2）促造血治疗 雄激素适用于全部 AA，常用十一酸睾酮（安雄）40~80mg 每日 3 次；促造血生长因子适用于全部 AA，如 G–CSF、GM–CSF、EPO。

（3）造血干细胞移植 对于 40 岁以下、无感染及其他并发症、有合适供体的 SAA 患者，可考虑造血干细胞移植。

七、疗效标准

根据疗效分为基本治愈、缓解、明显进步、无效。

八、预防

加强劳动和生活环境保护，避免接触各类射线、有毒物质等。

九、预后

SAA 发病急、病情重，病死率高；NSAA 多数能缓解甚至治愈。

【同步练习】
简述再障的诊断标准。

【参考答案】
全血细胞减少；一般无肝、脾肿大；骨髓多部位增生减低，骨髓活检可见造血组织均匀减少；除外引起全血细胞减少的其他疾病；一般抗贫血治疗无效。

第 6 章 溶血性贫血

教学目的

1. 掌握 溶血性贫血的临床表现与实验室检查。
2. 熟悉 溶血性贫血的发病机制。
3. 了解 溶血性贫血的临床分类。

第 1 节 概 述

一、定义

溶血是红细胞遭到破坏，寿命缩短的过程。骨髓具有正常造血 6~8 倍的代偿能力，当溶血超过骨髓的代偿能力，引起的贫血即为溶血性贫血（HA）。溶血发生而骨髓能够代偿时，可无贫血，称为溶血状态。

二、HA 的临床分类

1. 红细胞自身异常所致的 HA 包括红细胞膜异常、遗传性红细胞酶缺乏、遗传性珠蛋白生成障碍、血红素异常。

2. 红细胞外部异常 包括免疫性 HA、血管性 HA、生物因素、理化因素。

三、发病机制

1. 红细胞破坏增加 血管内溶血、血管外溶血。

2. 红系代偿增生 外周血网织红比例增加，骨髓增生活跃、红系比例增高。

★ 四、临床表现

急性 HA 多为血管内溶血，起病急骤，临床表现为严重的腰背及四肢酸痛，伴头痛、呕吐、寒战，随后高热、面色苍白和血红蛋白尿、黄疸。严重者出现周围循环衰竭和急性肾衰竭。慢性 HA 多为血管外溶血，临床表现有贫血、黄疸、脾大。长期高胆红素血症可并发胆结石症和肝功能损害；慢性溶血病程中感染可诱发溶血加重，发生溶血危象及再障危象。慢性重度溶血性贫血时，长骨的部分黄髓可变成红髓，骨髓腔扩大，骨皮质变薄，骨骼变形。骨髓外造血可导致肝脾大。

五、实验室检查

包括红细胞破坏增加的检查、红系代偿性增生的检查、针对红细胞自身缺陷和外部异常的检查。

六、诊断与鉴别诊断

1. 诊断 根据 HA 的临床表现，实验室检查有贫血、红细胞破坏过多、骨髓红系代偿增生的证据，可确定 HA 的诊断。

2. 鉴别诊断 须与贫血伴网织红细胞增多、非胆红素尿性黄疸、铁粒幼红细胞性贫血伴轻度网织红细胞增多等疾病相鉴别。

七、治疗

1. 病因治疗 药物性溶血性贫血立即停药、自身免疫性溶血性贫血采用糖皮质激素或脾切除。

2. 对症治疗 输注红细胞，纠正急性肾衰、休克、电解质紊乱，抗血栓形成，补充造血原料等。

第 2 节 遗传性球形红细胞增多症

遗传性球形细胞增多症（HS）是一种红细胞膜异常的遗传性溶血性贫血。

一、病因和发病机制

本病多数为常染色体显性遗传。病理基础为红细胞膜骨架蛋白基因异常导致膜骨架蛋白缺陷，细胞膜脂质丢失，细胞表面积减少。以上原因导致红细胞变形性和柔韧性降低，通过脾脏时容易被破坏而出现血管外溶血。

二、临床表现

反复发生的溶血性贫血，间歇性黄疸和不同程度的脾大。常见的并发症有胆囊结石，少见的并发症有下肢复发性溃疡、慢性红斑性皮炎、痛风、髓外造血性肿块。严重者常因感染诱发各种危象，如溶血危象、再障危象、巨幼细胞贫血危象。

三、诊断

有 HA 的临床表现和血管外溶血的实验室依据，外周血小球形红细胞增多 > 10%，红细胞渗透脆性增加，结合阳性家族史可诊断本病。

四、治疗

脾切除对本病有显著疗效。年龄 > 10 岁，贫血症状影响生活且无手术禁忌可考虑脾切除。贫血严重可输注红细胞。本病预后良好，少数死于溶血危象或脾切除后的并发症。

第 3 节 红细胞葡萄糖 - 6 - 磷酸脱氢酶缺乏症

红细胞葡萄糖 - 6 - 磷酸脱氢酶（G - 6 - PD）缺乏症是指参与红细胞磷酸戊糖旁路代谢的 G - 6 - PD 活性降低和（或）酶性质改变导致的以溶血为主要表现的一种遗传性疾病。

一、发病机制

G - 6 - PD 突变基因位于 X 染色体，呈 X 连锁不完全显性遗传，男多于女。G - 6 - PD 缺乏症患者一旦受到氧化剂的作用，因 G - 6 - PD 的酶活性减低，还原型烟酰胺腺嘌呤二核苷酸磷酸（NADPH）和还原型谷胱甘肽（GSH）等抗氧化损伤物质缺乏，导致高铁血红素和变性珠蛋白包涵体海因小体（Heinz body）生成。含有这种小体的红细胞，极易被脾脏巨噬细胞吞噬发生血管外溶血，也可发生血管内溶血。

二、临床表现

1. 药物性溶血 常见于服用解热镇痛药、抗疟药、硝基呋喃类药物 2 ~ 3 天后急性血管内溶血发作，常为自限性，停药 7 ~ 10 天溶血逐渐停止。

2. 蚕豆病 多见于 10 岁以下儿童，40% 的患者有家族史，一般在食用新鲜蚕豆及其制品后 2 小时至数天突发急性血管内溶血，常为自限性，溶血持续 1 周左右停止。

★ 三、实验室检查

G - 6 - PD 活性筛选试验、红细胞 G - 6 - PD 活性测定、红细胞海因小体生成试验。

四、诊断

筛选试验有 2 项中度异常或 1 项重度异常，或定量测定异常即可诊断本病。

五、治疗

急性溶血者应去除诱因，纠正水和电解质及酸碱失衡、肾功能不全。慢性患者可使用叶酸。输注红细胞及糖皮质激素的使用可以改善病情。

第 4 节 血红蛋白病

血红蛋白病是一组遗传性溶血性贫血。分为珠蛋白肽链合成数量异常（地中海贫血）和异常血红蛋白病两大类。血红蛋白由血红素和珠蛋白组成，正常人出生后有 3 种血红蛋白：血红蛋白 A、血红蛋白 A_2、胎儿血红蛋白。

一、珠蛋白肽链合成数量异常 （地中海贫血）

地中海贫血又叫海洋性贫血，是因某个或多个珠蛋白基因异常引起 1 种或多种珠蛋白合成减少，导致珠蛋白比例失衡而引起 HA，以溶血、无效红细胞生成及不同程度的小细胞低色素性贫血为特征。主要有 α 和 β 地中海贫血两类，分别累及 α 和 β 珠蛋白基因。

1. α 地中海贫血　α 珠蛋白基因缺陷或缺失导致 α 珠蛋白链合成受抑制，称为 α 地中海贫血。根据 α 基因缺失的数目和临床表现分为下列几类。

（1）静止型（1 个 α 基因异常）、标准型（2 个 α 基因异常）α 地中海贫血　静止型为携带者，α/β 链接近正常 1.0，无临床症状；标准型 α/β 链为 0.6，呈小细胞低色素性贫血。以上 2 种类型血红蛋白电泳无异常发现。

（2）HbH 病（3 个 α 基因异常）　α/β 链 0.3 ~ 0.6，贫血轻度到中度，伴肝脾大和黄疸，可见大量 HBH 包涵体，血红蛋白电泳分析 HBH 占 5% ~ 40%。

（3）Hb Bart 胎儿水肿综合征（4 个 α 基因异常）　最严重，α 链绝对缺乏。临床上表现为 HB Bart 胎儿水肿综合征，胎儿苍白，全身水肿伴腹水，肝脾显著增大，多在妊娠 30 ~ 40 周宫内死亡或产后数小时死亡。血红蛋白电泳见 Hb Bart 占 80% ~ 100%。

2. β 地中海贫血　β 珠蛋白基因缺陷导致 β 珠蛋白链合成受抑，称为 β 地中海贫血。正常人从父母各继承 1 个 β 珠蛋白基因，若继承了异常 β 基因，则 β 链合成减少甚至缺失，α 链相对增多，未结合的 α 链自聚成不稳定的 α 聚合体，在红细胞内沉淀形成包涵体，导致无效造血或溶血。分为下列几类。

（1）轻型　可无症状或轻度贫血，偶有轻度脾大。血红蛋白电泳 $HbA_2 > 3.5\%$，HbF 增长或轻度增加（<5%）。

（2）中间型　中度贫血，脾大。可见靶形细胞，红细胞呈小细胞低色素性，HbF 可达 10%。

（3）重型（Cooley 贫血）　患者父母均有地中海贫血，患者出生后半年贫血进行性加重，黄疸、肝脾大、生长发育迟缓，特殊面容。血红蛋白 <60g/L，小细胞低色素性贫血。靶形细胞 10% ~ 35%。骨髓红系增生显著，细胞内外铁增多。血红蛋白电泳 HbF 30% ~ 90%，HbA < 40%。红细胞渗透脆性明显减低。

二、异常血红蛋白病

异常血红蛋白病是一组遗传性珠蛋白链结构异常的血红蛋白病，绝大多数为常染色体显性遗传。表现为珠蛋白链多聚体形成（镰状细胞贫血）、氧亲和力变化、形成不稳定血红蛋白或高铁血红蛋白等，以溶血、发绀、血管阻塞为主要临床表现。

1. 镰状细胞贫血　又称 HbS 病，黑人多见。因 β 珠蛋白链第 6 位谷氨酸被缬氨酸替代所致。镰状细胞脆性高，易发生溶血，在微循环中容易淤滞造成血管阻塞，发生血管阻塞危象。本病治疗主要是对症处理，预防危象的发生，羟基脲能诱导 HbF 合成起到抗镰变作用，在一定程度上能缓解病情。

2. 不稳定血红蛋白病　由于珠蛋白链氨基酸替换或缺失导致血红蛋白空间构象改变，形成不稳定血红蛋白。不稳定珠蛋白在细胞沉淀形成海因小体，使红细胞易在脾脏破坏导致溶血。发热和氧化性药物常可诱发溶血。患者海因小体生成试验、异丙醇试验、热变性试验阳性。本病一般无须特殊治疗，控制感染及避免使用氧化性药物。

3. 血红蛋白 M（HbM）病　由于珠蛋白链氨基酸替代，使血红素铁易氧化成高价铁而致病。患者可有发绀，溶血不明显。实验室检查见高铁血红蛋白增高，一般 <30%。本病不需治疗。

4. 氧亲和力增高的血红蛋白病　由于珠蛋白链氨基酸替代，改变了血红蛋白的立体空间构象，造成其氧亲和力增高，氧解离曲线左移，引起动脉血氧饱和度下降和组织缺氧，可出现代偿性红细胞增多症，测定氧解离曲线可与真性红细胞增多症区别，若出现明显血液淤滞现象应予对症治疗。

5. 其他 HbE 病是由于珠蛋白 β 链第 26 位谷氨酸，我国广东和云南多见，纯合子仅轻度溶血性贫血，呈小细胞低色素性，靶形红细胞 25% ~75% 。

第 5 节　自身免疫性溶血性贫血

自身免疫性溶血性贫血（AIHA）系因免疫调节功能发生异常，产生抗自身红细胞抗体致使红细胞破坏的一种 HA。根据有无病因分为原发性和继发性 AIHA；根据致病抗体最佳活性温度分为温抗体型和冷抗体型 AIHA。

一、温抗体型 AIHA

1. 病因发病机制　约 50% 的温抗体型 AIHA 病因不明，常见的继发性病因有感染、自身免疫性疾病、恶性淋巴增殖性疾病、药物。IgG、C3 等不完全抗体吸附于红细胞表面致使红细胞被单核 - 巨噬细胞系统破坏发生血管外溶血。

2. 临床表现　多为慢性血管外溶血，起病缓慢，主要特征为贫血、黄疸和脾大。当合并免疫性血小板减少时称为 Evans 综合征。

★3. 实验室检查

（1）血象及骨髓象　呈正细胞性贫血，网织红细胞比例增高，溶血危象时可高达 0.50；白细胞及血小板多正常，急性溶血阶段白细胞可增多；外周血可见球形红细胞及幼红细胞；骨髓呈代偿增生，以幼红细胞增生为主，可达 80%。再障危象时全血细胞减少，网织红细胞减低甚至缺如；骨髓增生减低。

（2）抗人球蛋白试验（Coombs 试验）　直接抗人球蛋白试验（DAT）阳性具有诊断意义，间接抗人球蛋白试验（IAT）可为阳性或阴性。

（3）溶血相关的其他实验室检查　与其他类型 HA 鉴别。

4. 诊断　根据溶血的临床表现，DAT 阳性，冷凝集素效价正常，近 4 个月未输血及使用特殊药物，可诊断本病。Coombs 试验阴性者注意与遗传性球形红细胞增多症鉴别。另外，依据能否查到病因诊断为继发性或原发性 AIHA。

★5. 治疗

（1）病因治疗　积极寻找病因，治疗原发病。

（2）控制溶血发作

1）糖皮质激素　首选治疗，常用泼尼松 1 ~1.5mg/（kg·d）口服，急性溶血可静脉滴注甲泼尼龙，激素治疗 3 周无反应视为无效。

2）脾切除　激素无效、维持剂量过大或不能耐受者可做脾切除。

3）其他免疫抑制剂　激素和脾切无效者、有脾切禁忌、激素剂量过大者可使用免疫抑制剂，常用环磷酰胺、硫唑嘌呤等，可与激素同用。

4）其他　大剂量免疫球蛋白、血浆置换等。

（3）输血　贫血严重者可缓慢输注洗涤红细胞。

二、冷抗体型 AIHA

相对少见，约占 AIHA 的 10% ~20%。

1. 冷凝集素综合征（CAS）　常继发于支原体肺炎及传染性单核细胞增多症。遇冷后 IgM 可直接在血循环发生红细胞凝集反应，导致血管内溶血。临床表现为末梢部位发绀，受暖后消失，伴贫血、血红蛋白尿等。血清中可测到高滴度的冷凝集素。

2. 阵发性冷性血红蛋白尿（PCH） 多继发于病毒或梅毒感染。患者遇冷可引起血红蛋白尿，伴发热、腹痛、腰背痛、恶心、呕吐等，反复发作者可有脾大、黄疸、含铁血黄素尿等。其冷热溶血试验（D–L试验）阳性。

3. 治疗 保暖是冷抗体型 AIHA 最重要的治疗措施，输血时血制品应预热到37℃后方可输入。激素疗效不佳，切脾无效，免疫抑制治疗是主要的治疗选择。血浆置换时，需用5%的白蛋白作置换液，以避免血浆中的补体加剧溶血。

第6节 阵发性睡眠性血红蛋白尿症

阵发性睡眠性血红蛋白尿症（PNH）是一种获得性造血干细胞基因突变所致的红细胞膜缺陷性溶血病，是良性克隆性疾病。临床上表现为与睡眠有关、间歇发作的慢性血管内溶血和血红蛋白尿，可伴有全血细胞减少或反复血栓形成。

一、病因和发病机制

由于造血干细胞基因突变导致血细胞膜上糖化磷脂酰肌醇（GPI）锚合成障碍，造成 GPI 锚连蛋白缺失，使得红细胞易被补体破坏发生血管内溶血。

二、临床表现

血红蛋白尿、血细胞减少的表现、血栓形成。

三、实验室检查

1. 血象 贫血多呈正细胞或大细胞性，也可出现小细胞低色素性贫血；网织红细胞增多，粒细胞通常减少，血小板中到重度减少。半数患者呈全血细胞减少。血涂片可见有核红细胞和红细胞碎片。

2. 骨髓象 增生活跃，以红系明显，有时可呈增生低下骨髓象。长期尿铁丢失，铁染色示骨髓内外铁减少。

3. 血管内溶血检查 血红蛋白尿或含铁血黄素尿。

4. 诊断性试验 特异性血清学试验如 Ham 试验是本病经典确诊试验；流式细胞术检测 CD55 和 CD59；流式细胞术检测 FLAER。

★ 四、诊断与鉴别诊断

有 PNH 的临床表现，有血管内溶血的实验室依据，酸溶血、蛇毒因子溶血或尿含铁血黄素试验中2项阳性，或流式细胞术检测 CD55 或 CD59 表达下降 >10% 即可诊断本病。本病须与自身免疫性 HA、MDS、AA 等疾病相鉴别。

五、治疗

1. 支持对症治疗 输血、雄激素、铁剂。

2. 控制溶血发作 糖皮质激素、碳酸氢钠、抗氧化药物、抗补体单克隆抗体。

3. 血栓形成的防治 发生血栓者予抗凝治疗。

4. 异基因造血干细胞移植 目前唯一能治愈本病的方法。

六、预后

本病主要死亡原因是感染、血栓形成和出血，本病可转变成 AA、MDS、AL，预后不良。

【同步练习】

简述溶血性贫血的临床表现。

急性 HA 多为血管内溶血，起病急骤，临床表现为严重的腰背及四肢酸痛，伴头痛、呕吐、寒战，随后高热、面色苍白和血红蛋白尿、黄疸。严重者出现周围循环衰竭和急性肾衰竭。慢性 HA 临床表现有贫血、黄疸、脾大。

第 7 章 白细胞减少和粒细胞缺乏症

教学目的

1. 掌握 白细胞减少和粒细胞缺乏的概念。
2. 熟悉 白细胞减少和粒细胞缺乏的治疗原则。
3. 了解 白细胞减少和粒细胞缺乏的病因及发病机制。

白细胞减少指外周血白细胞数 $<4.0 \times 10^9/L$，中性粒细胞减少指成人外周血中性粒细胞数 $<2.0 \times 10^9/L$、10 岁及以上儿童 $<1.8 \times 10^9/L$、10 岁以下儿童 $<1.5 \times 10^9/L$，当中性粒细胞数 $<0.5 \times 10^9/L$ 称为粒细胞缺乏症。

一、病因和发病机制

当中性粒细胞生成缺陷如生成减少及成熟障碍、破坏或消耗过多如免疫及非免疫因素、分布异常时导致中性粒细胞绝对或相对减少而致病。

二、临床表现

根据中性粒细胞减少程度分为轻度 $\geq 1.0 \times 10^9/L$、中度 $(0.5 \sim 1.0) \times 10^9/L$、重度 $<0.5 \times 10^9/L$。轻度患者一般无特殊症状，中重度患者易出现感染、乏力等非特异症状。

三、实验室检查

1. 常规检查 血常规检查发现白细胞减少，中性粒细胞减少、淋巴细胞百分比增加；骨髓涂片检查因粒细胞减少原因不同骨髓象各异。

2. 特殊检查 中性粒细胞特异性抗体测定、肾上腺素试验等。

四、诊断与鉴别诊断

根据血常规检查的结果即可作出白细胞减少、粒细胞减少和粒细胞缺乏的诊断。诊断本病应注意从病史、家族史、查体、实验室检查等方面鉴别。

★ 五、治疗

1. 病因治疗 有可疑药物或其他致病因素应立即停止接触。

2. 感染防治 轻度者一般无须特殊处理；中度者应注意预防感染，保持卫生，去除慢性感染灶；粒细胞缺乏者极易发生严重感染，应采取无菌隔离措施。对已有感染者应行病原学检查，根据药敏试验针对性用药。

3. 促进粒细胞生成 重组人粒细胞集落刺激因子（G－CSF）和重组人粒细胞－巨噬细胞集落刺激因子（GM－CSF）可缩短粒细胞缺乏病程，促进中性粒细胞增生和释放。

4. 免疫抑制剂 自身免疫性粒细胞减少和免疫机制导致的粒细胞缺乏可用糖皮质激素等免疫抑制剂治疗。

六、预后

轻、中度者若不进展则预后较好，粒细胞缺乏者病死率较高。

【同步练习】

简述白细胞减少和粒细胞缺乏症的治疗原则。

【参考答案】

主要包括病因治疗、感染防治、促进粒细胞生成和免疫抑制剂。

第8章　骨髓增生异常综合征

教学目的

1. 掌握　骨髓增生异常综合征的临床表现及世界卫生组织分型。
2. 熟悉　骨髓增生异常综合征的治疗原则。
3. 了解　骨髓增生异常综合征的实验室检查。

骨髓增生异常综合征（MDS）是一组起源于造血干细胞，以病态造血，高风险向急性白血病转化为特征，表现为难治性一系或多系细胞减少的血液病。

一、病因和发病机制

原发性 MDS 的病因尚不明确，继发性 MDS 见于烷化剂、放射线、有机毒物等密切接触者。

★ 二、分型及临床表现

MDS 的 FAB 分型见表 6 - 8 - 1，世界卫生组织分型见表 6 - 8 - 2。

表 6 - 8 - 1　MDS 的 FAB 分型

FAB 类型	外周血	骨髓
RA	原始细胞 <1%	原始细胞 <5%
RAS	原始细胞 <1%	原始细胞 <5%，环形铁幼粒细胞 >有核红细胞 15%
RAEB	原始细胞 <5%	原始细胞 5% ~20%
RAEB - t	原始细胞 ≥5%	原始细胞 >20% 而 <30%，或幼粒细胞出现 Auer 小体
CMML	原始细胞 <5%，单核细胞绝对值 >1×10^9/L	原始细胞 5% ~20%

表 6 - 8 - 2　MDS 的世界卫生组织分型

分型	外周血	骨髓
RCUD、　RA、RN、RT	一系或两系血细胞减少，原始细胞无或少见（<1%）	一系病态造血：病态造血的细胞占该系 10% 及以上。原始细胞 <5%，环形铁幼粒细胞 <15%
RARS	贫血，无原始细胞	环形铁幼粒细胞 ≥15%，仅红系病态造血，原始细胞 <5%
RCMD	血细胞减少，原始细胞无或少见（<1%），无 Auer 小体，单核细胞 <1×10^9/L	≥两系病态造血的细胞 ≥10%，原始细胞 <5%，无 Auer 小体，±环状铁粒幼细胞 ≥15%

分型	外周血	骨髓
RAEB - 1	血细胞减少，原始细胞 < 5%，无 Auer 小体，单核细胞 < 1 × 10⁹/L	一系或多系病态造血，原始细胞 5% ~ 9%，无 Auer 小体
RAEB - 2	血细胞减少，原始细胞 5% ~ 9%，有或无 Auer 小体，单核细胞 < 1 × 10⁹/L	一系或多系病态造血，原始细胞 10% ~ 19%，有或无 Auer 小体
MDS - U	血细胞减少，原始细胞 ≤ 1%	一系或多系病态细胞 < 10% 同时伴细胞遗传学异常，原始细胞 < 5%
MDS 伴单纯 5q⁻	贫血，血小板正常或升高，原始细胞无或少见（< 1%）	分叶减少的巨核细胞正常或增多，原始细胞 < 5%，细胞遗传学仅见 5q⁻，无 Auer 小体

几乎所有的 MDS 都有贫血的症状，RA 和 RARS 患者多以贫血为主；RAEB 和 RAEB - t 多以全血细胞减少为主，贫血、出血、感染易见，可伴脾大；CMML 以贫血为主，可有感染和出血，脾大常见。

三、实验室检查

1. 血象和骨髓象 多数患者为全血细胞减少。一系减少的少见，多为红细胞减少。骨髓增生度多在活跃以上，1/3 ~ 1/2 达明显活跃以上，少部分呈增生减低。多数 MDS 患者出现两系以上病态造血。

2. 细胞遗传学改变 40% ~ 70% 的 MDS 有克隆性染色体核型异常，多为缺失性改变，以 +8、-5/5q⁻、-7/7q⁻、20q⁻ 最为常见。

3. 病理学检查 正常人原粒和早幼粒细胞沿骨小梁内膜分布，MDS 患者在骨小梁旁区和间区出现 3 ~ 5 个或更多的呈簇状分布的原粒和早幼粒细胞，称为不成熟前体细胞异常定位（AL-IP）。

4. 造血祖细胞体外集落培养 MDS 患者的体外集落培养常出现集落"流产"，形成的集落少或不能形成集落。

四、诊断

MDS 的诊断尚无"金标准"，是 1 个除外性诊断，根据患者血细胞减少和相应的症状，以及病态造血、细胞遗传学异常、病理学改变、体外造血祖细胞集落培养的结果，MDS 的诊断不难确立。须与慢性再障、阵发性睡眠性血红蛋白尿、巨幼细胞性贫血、慢性粒细胞性白血病相鉴别。

★ 五、治疗

1. 支持治疗 严重贫血和有出血症状者可输注红细胞和血小板。粒细胞减少和缺乏者应注意防治感染。长期输血导致铁超负荷者应除铁治疗。

2. 促造血治疗 可使用雄激素如司坦唑醇、11 - 庚酸睾丸酮等；造血生长因子如 G - CSF、红细胞生成素（EPO）等。

3. 诱导分化治疗 可使用全反式维 A 酸和 1，25 - (OH)₂ - D₃，少部分患者血象改善。也有以造血生长因子（如 G - CSF 联合 EPO）作为诱导分化剂使用。

4. 生物反应调节剂 沙利度胺及其衍生物对 5q⁻ 综合征有较好疗效。免疫抑制剂可用于部分低危组 MDS。

5. 去甲基化药物 MDS 抑癌基因启动子存在 DNA 高度甲基化，可以导致基因缄默，去甲基化药物 5 - 氮杂胞苷能够减少患者的输血量，提高生活质量，延迟向 AML 转化，但对总生存率没有影响。

6. 联合化疗 如蒽环类抗生素联合阿糖胞苷，预激化疗部分患者能获一段缓解期。

7. 异基因造血干细胞移植 目前唯一能治愈 MDS 的疗法。

【同步练习】

简述 MDS 的 FAB 分型。

【参考答案】

分为难治性贫血、环形铁幼粒细胞性难治性贫血、难治性贫血伴原始细胞增多、难治性贫血伴原始细胞增多转变型、慢性粒 - 单核细胞性白血病。

第 9 章　白　血　病

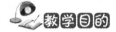教学目的

1. 掌握　AL 的 FAB 分型、临床表现及诊断；CML 的临床表现、分期、诊断及治疗原则。
2. 熟悉　急性白血病的 MICM 分型及治疗原则。
3. 了解　白血病的病因及发病机制。

第 1 节　概　　述

白血病是一类造血干细胞的恶性克隆性疾病，因白血病细胞自我更新增强、增殖失控、分化障碍、凋亡受阻，而停滞在细胞发育的不同阶段。在骨髓和其他造血组织中，白血病细胞大量增生累积，使正常造血受抑制并浸润其他器官和组织。

根据白血病细胞的成熟程度和自然病程，将白血病分为急性和慢性两大类。根据主要受累的细胞系列将 AL 分为急性淋巴细胞白血病（ALL）和急性髓细胞白血病（AML）。

一、发病情况

我国白血病发病率约为 2.76/10 万。在恶性肿瘤所致的死亡率中，白血病居第 6 位（男）和第 8 位（女）；儿童及 35 岁以下成人中，则居第 1 位。

二、病因和发病机制

人类白血病的病因尚不完全清楚。目前认为其发生可能与生物因素、物理因素、化学因素、遗传因素及其他血液病相关。

第 2 节　急性白血病

AL 是造血干细胞的恶性克隆性疾病，发病时骨髓中异常的原始细胞及幼稚细胞（白血病细胞）大量增殖并抑制正常造血，广泛浸润肝、脾、淋巴结等各种脏器。表现为贫血、出血、感染和浸润等征象。

一、分类

目前临床上并行使用的 FAB 分型和世界卫生组织分型。按 FAB 分型分为如下几型。

1. 急性髓细胞白血病（AML） M0：骨髓原始细胞 >30%，无嗜天青颗粒及 Auer 小体，

核仁明显，光镜下 MPO 及苏丹黑 B 阳性细胞 <3%；电镜下 MPO 阳性；CD13 或 CD33 髓系抗原可阳性，淋系抗原通常阴性。血小板抗原阴性。

M1：原粒细胞占骨髓 NEC 的 90% 以上，其中至少 3% 为 MPO 阳性。

M2：原粒细胞占骨髓 NEC 的 30% ~89%，其他粒细胞≥10%，单核细胞 <20%。

M3：骨髓中以颗粒增多的早幼粒细胞为主，此类细胞在 NEC 中≥30%。

M4：骨髓中原始细胞占 NEC 的 30% 以上，各阶段粒细胞≥20%，各阶段单核细胞≥20%。

$M4E_0$：除上述 M4 特征外，嗜酸性粒细胞在 NEC 中≥5%。

M5：骨髓 NEC 中原单核、幼单核≥30%，且原单核、幼单核及单核细胞≥80%。原单核≥80% 为 M5a，<80% 为 M5b。

M6：骨髓中幼红细胞≥50%，NEC 中原始细胞≥30%。

M7：骨髓中原始巨核细胞≥30%，血小板抗原阳性，血小板过氧化物酶阳性。

2. 急性淋巴细胞白血病（ALL）

L1：原始和幼淋巴细胞以小细胞（直径≤12μm）为主。

L2：原始和幼淋巴细胞以大细胞（直径 >12μm）为主。

L3（Burkitt 型）：原始和幼淋巴细胞以大细胞为主，大小较一致，细胞内有明显空泡，胞质嗜碱性，染色深。

二、临床表现

1. 正常骨髓造血功能受抑制表现　主要包括发热、贫血、出血。

2. 白血病细胞增殖浸润的表现

（1）淋巴结和肝脾肿大。

（2）骨骼和关节疼痛，常有胸骨下段局部压痛。

（3）眼部粒细胞肉瘤或绿色瘤。

（4）口腔和皮肤 AL。

（5）中枢神经系统白血病。

（6）睾丸浸润。

★ 三、实验室检查

1. 血象　大多数患者白细胞增多，$10 \times 10^9/L$ 以上者称为白细胞增多性白血病。低者可 < $1.0 \times 10^9/L$，称为白细胞不增多性白血病。血涂片分类检查可见数量不等的原始细胞和幼稚细胞，但白细胞不增多型病例血片上很难找到原始细胞。患者常有不同程度的正常细胞性贫血；血小板减少。

2. 骨髓象　是诊断 AL 的主要依据和必做检查。FAB 协作组提出原始细胞≥骨髓有核细胞（ANC）的 30% 为 AL 的诊断标准，世界卫生组织分型将这一比例下降为≥20%，并提出原始细胞比例 <20% 但伴有 t（15；17）、t（8；21）或者 inv（16）/t（16；16）者也应诊断为 AML。多数 AL 患者骨髓象有核细胞显著增生，以原始细胞为主；少数 AL 骨髓象增生低下，称为低增生性 AL。

3. 细胞化学　主要用于协助形态鉴别各类白血病。包括髓过氧化物酶、糖原染色、非特异性酯酶。

4. 免疫学　造血干/祖细胞表达 CD34 抗原；APL 常 CD13、CD33 和 CD117，不表达 HLA - DR 和 CD34，还可表达 CD9。髓系抗原：MPO、CD13、CD33、CD117、CD65、CD14、CD15、

CD64；T 系抗原：CD2、CD3、CD5、CD8、CD10、CD7、CD1a；B 系抗原：CD10、CD19、CD20、CD24、CD79a、CD22、CyIgM。

5. 染色体和分子生物学 白血病常伴有特异的染色体和基因改变，如 99% M3 有 t（15；17）（q22；q12），该易位使 15 号染色体上的 PML（早幼粒白血病基因）与 17 号染色体上 RARα（维 A 酸受体基因）形成 PML - RARα 融合基因。这是 M_3 发病及用全反式维 A 酸治疗有效的分子基础。

6. 血液生化改变 血清尿酸浓度增高，特别在化疗期间。血清乳酸脱氢酶活性增高。出现 CNSL 时，脑脊液压力升高，白细胞数增加，蛋白质增多，而糖定量减少。涂片中可找到白血病细胞。

四、诊断与鉴别诊断

根据临床表现、血象和骨髓象特点，诊断白血病一般不难。须与以下疾病鉴别：骨髓增生异常综合征；某些感染引起的白细胞异常；巨幼细胞贫血急性粒细胞缺乏症恢复期。

★ 五、治疗

1. 一般治疗

（1）紧急处理高白细胞血症 当血中白细胞 $> 100 \times 10^9/L$ 时就应紧急使用血细胞分离机，单采清除过高的白细胞（M3 一般不推荐），同时给予水化和化疗。

（2）防治感染 白血病患者常伴有粒细胞减少或缺乏，特别在化疗、放疗后粒细胞缺乏将持续相当长时间。G - CSF 可缩短粒细胞缺乏期，用于 ALL，老年、强化疗或伴感染的 AML。

（3）成分输血 严重贫血可吸氧、输浓缩红细胞，维持 $Hb > 80g/L$，但白细胞淤滞时不应马上输注红细胞以免进一步增加血黏度。

（4）防治高尿酸血症肾病 由于白血病细胞大量破坏，特别在化疗时，血清和尿中尿酸浓度增高，积聚在肾小管引起阻塞发生高尿酸血症肾病。因此应鼓励患者多饮水。静脉补液及给予别嘌醇。

（5）维持营养及水和电解质平衡。

2. 抗白血病治疗 第一阶段是诱导缓解治疗，化学治疗是此阶段白血病治疗的主要方法。目标是使患者迅速获得完全缓解（CR）；达到 CR 后进入抗白血病治疗的第二阶段，即缓解后治疗，主要方法为化疗和造血干细胞移植（HSCT）。

（1）ALL 治疗 ①诱导缓解治疗：长春新碱（VCR）和泼尼松（P）组成的 VP 方案是急淋诱导缓解的基本方案。②缓解后治疗：缓解后强化巩固、维持治疗和中枢神经系统白血病（CNSL）防治十分必要。口服 6 - MP 和 MTX 的同时间断给予 VP 方案化疗是目前普遍采用的有效维持治疗方案。另外 Ph⁺ 的 ALL 患者在化疗时可以联用酪氨酸激酶抑制剂甲磺酸伊马替尼进行靶向治疗。

（2）AML 治疗 ①诱导缓解治疗：DA（3 +7）方案；APL 患者采用 ATRA $25 \sim 45mg/（m^2 \cdot d）$ 口服治疗直至缓解。②缓解后治疗：诱导 CR 是 AML 长期 DFS 关键的第一步，但此后若停止治疗，则复发几乎不可避免。

（3）老年 AL 的治疗 >60 岁，由 MDS 转化而来、继发于某些理化因素、耐药、重要器官功能不全、不良核型者，更应强调个体化治疗。

六、预后

急性白血病若不经特殊治疗，平均生存期仅 3 个月左右；对于 ALL，1 ~ 9 岁且白细胞 $< 50 \times 10^9/L$ 预后最好；女性 ALL 预后好于男性；年龄偏大、白细胞计数较高的 AL 预后不良。APL 若

能避免早期死亡则预后良好；ALL 患者有 t（9；22）且白细胞 $>25\times10^9$/L 者预后差。

第 3 节　慢性髓细胞白血病

慢性髓细胞白血病（CML），又称慢粒，是一种发生在多能造血干细胞上的恶性骨髓增生性疾病（获得性造血干细胞恶性克隆性疾病），主要涉及髓系。分为慢性期（CP）、加速期（AP）、最终急变期（BP/BC）。

一、临床表现和实验室检查

1. 慢性期（CP）

（1）血象白细胞数明显增高，常超过 20×10^9/L，可达 100×10^9/L 以上。

（2）中性粒细胞碱性磷酸酶（NAP）活性减低或呈阴性反应。

（3）骨髓增生明显至极度活跃，以粒细胞为主，中性中幼、晚幼及杆状核粒细胞明显增多，原始细胞 <10%。

（4）多数 CML 有 Ph 染色体及 BCR - ABL 融合基因。

（5）血清及尿中尿酸浓度增高，血清乳酸脱氢酶增高。

2. 加速期（AP）　可维持几个月到数年，脾进行性肿大，外周血或骨髓原始细胞 ≥10%，除 Ph 染色体外出现其他染色体异常，骨髓活检显示胶原纤维显著增生。

3. 急变期（BC）　与 AL 类似，外周血原 + 早幼粒 >30%，骨髓原始细胞或原淋 + 幼淋或原单 + 幼单 >20%，原粒 + 早幼粒 >50%，出现髓外原始细胞浸润。

★ 二、诊断与鉴别诊断

根据典型的血象、骨髓象改变，脾肿大，Ph 染色体阳性，BCR - ABL 融合基因阳性即可作出诊断。需鉴别疾病：①其他原因引起的脾大如血吸虫病；②类白血病反应；③骨髓纤维化。

三、治疗

CML 治疗应着重于慢性期早期，避免疾病转化，力争细胞遗传学和分子生物学水平的缓解，一旦进入加速期或急变期则预后很差。

1. 细胞淤滞症紧急处理　白细胞单采术去除过高的白细胞。

2. 分子靶向治疗　甲磺酸伊马替尼（IM），能特异性阻断 ATP 在 abl 激酶上的结合位置，使酪氨酸残基不能磷酸化，从而抑制 BCR - ABL 阳性细胞的增殖。

3. 干扰素 - α（IFN - α）　目前用于不适合酪氨酸激酶抑制剂及做移植者。

4. 其他药物治疗　主要包括羟基脲、阿糖胞苷、高三尖杉酯碱及砷剂等。

5. 异基因造血干细胞移植（Allo - HSCT）　是唯一可治愈 CML 的办法。

四、预后

酪氨酸激酶抑制剂应用以来，CML 的生存期明显延长。影响 CML 的主要预后因素：①初诊时预后风险积分；②治疗方式；③病程演变。

第 4 节　慢性淋巴细胞白血病

慢性淋巴细胞白血病（CLL）是一种单克隆性小淋巴细胞疾病，细胞以正常或高于正常的速率复制增殖，大量积聚在骨髓、血液、淋巴结和其他器官，最终导致正常造血功能衰竭的低度恶性疾病。

一、临床表现

早期症状可能有乏力疲倦，而后出现食欲减退、消瘦、发热、盗汗等症状。60%～80%患者有淋巴结肿大。50%～70%患者有轻至中度脾大，轻度肝大，但胸骨压痛少见。晚期患者骨髓造血功能受损，可出现贫血、血小板减少和粒细胞减少。由于免疫功能减退，常易并发感染。

★ 二、实验室检查

1. 血象　持续淋巴细胞增多。白细胞 $> 10 \times 10^9/L$，淋巴细胞 $>50\%$，绝对值 $\geqslant 5 \times 10^9/L$（持续 3 个月以上）。

2. 骨髓象　有核细胞增生明显活跃或极度活跃，淋巴细胞 $\geqslant 40\%$，以成熟淋巴细胞为主。红系、粒系及巨核系细胞均减少，伴有溶血时，幼红细胞可代偿性增生。

3. 免疫学检查　SmIg 弱阳性（IgM 或 IgM 和 IgD），CD5、CD19、CD23、CD43、CD79α 阳性，CD11c、CD20、CD22 弱阳性，FMC7、CD79β 阴性或弱阳性，CD10、cyclinD1 阴性。患者中 60% 有低 γ 球蛋白血症，20% 抗人球蛋白试验阳性，8% 出现 AIHA。

4. 染色体　80% 的患者有染色体异常。预后较好的染色体核型为单纯 13q⁻（50%）和正常核型；预后较差的染色体核型包括 12 号染色体三体（20%）、11q⁻（20%）和 17p⁻（10%）。

5. 基因突变　50%～60% 的 CLL 发生免疫球蛋白重链可变区（IgVH）基因体细胞突变。

三、诊断与鉴别诊断

结合临床表现，外周血中持续性单克隆性淋巴细胞 $>5 \times 10^9/L$，骨髓中小淋巴细胞 $\geqslant 40\%$，以及根据免疫学表面标志，可以作出诊断和分类。须与下列疾病相鉴别：①病毒感染引起的淋巴细胞增多；②淋巴瘤细胞白血病；③幼淋巴细胞白血病（PLL）；④毛细胞白血病（HCL）。

四、临床分期

分期之目的在于帮助选择治疗方案及估计预后。CLL 常用的分期标准包括 Rai 和 Binet 分期。

五、治疗

早期（Rai - 0～Ⅱ期或 Binet - A 期）患者无须治疗，定期复查即可。出现下列情况说明疾病高度活动，应开始治疗：①体重减少 $\geqslant 10\%$、极度疲劳、发热（38℃）>2 周、盗汗。②进行性脾肿大或脾区疼痛。③淋巴结进行性肿大或直径 >10cm。④进行性淋巴细胞增生，2 个月内增加 >50%，或倍增时间 <6 个月。⑤激素治疗后，自身免疫性贫血或血小板减少反应较差。⑥骨髓进行性衰竭；贫血或血小板减少出现或加重。在疾病进展期（Ⅲ、Ⅳ期或 C 期），却无疾病进展表现者，有时也可"观察和等待"。

1. 化学治疗　主要包括烷化剂、嘌呤类似物、糖皮质激素。

2. 免疫治疗　利妥昔单抗针对 CD20 阳性的单克隆抗体。

3. 化学免疫治疗　FC 联合 rituximab（FCR）治疗初治 CLL，获得 CR 率 70%，总反应率 >90%。

4. HSCT　Allo - HSCT 治疗 CLL，可使部分患者长期存活至治愈。

5. 并发症治疗　因低 γ 球蛋白血症、中性粒细胞缺乏及老龄，CLL 患者极易感染，严重感染常为致死原因，应积极治疗。

六、预后

CLL 是一种异质性疾病，病程长短不一，有的长达 10 余年，有的仅 2～3 年，多死于骨髓衰竭导致严重贫血、出血或感染。CLL 临床尚可发生转化（Richter 综合征），或出现类似幼淋巴细胞白血病血象。

【同步练习】

简述急性白血病的 FAB 分型。

【参考答案】

分为 M0 急性髓细胞白血病微分化型、M1 急性粒细胞白血病未分化型、M2 急性粒细胞白血病部分分化型、M3 急性早幼粒细胞白血病、M4 急性粒 – 单核细胞白血病、M5 急性单核细胞白血病、M6 红白血病、M7 急性巨核细胞白血病。

第 10 章　淋　巴　瘤

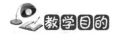教学目的

1. 掌握　淋巴瘤的临床分期、临床表现及诊治原则。

2. 熟悉　淋巴瘤的病理和分型。

3. 了解　淋巴瘤的病因和发病机制、实验室检查等。

淋巴瘤是一组起源于淋巴结和淋巴组织，与免疫应答过程中淋巴细胞增殖分化产生的某种免疫细胞恶变有关的免疫系统恶性肿瘤。按组织病理学改变分为霍奇金淋巴瘤（HL）和非霍奇金淋巴瘤（NHL）。

一般认为感染及免疫因素起重要作用，理化因素及遗传因素也不可忽视，病毒学说亦颇受重视。目前已发现 EB 病毒与 Burkitt 淋巴瘤、HTLV – I 与成人 T 细胞白血病/淋巴瘤、幽门螺杆菌与胃 MALT 淋巴瘤密切相关。

第 1 节　霍奇金淋巴瘤

HL 主要原发于淋巴结，特点是淋巴结进行性肿大，典型的病理特征是 R – S 细胞存在于不同类型反应性炎细胞的特征背景中，并伴有不同程度的纤维化。

一、病理和分型

1. 结节性淋巴细胞为主型霍奇金淋巴瘤（NLPHL）　95% 以上为结节性，镜下以单一小淋巴细胞增生为主，其内散在大瘤细胞（呈爆米花样），免疫表型为大量 CD20$^+$ 细胞。

2. 经典霍奇金淋巴瘤（CHL）　分为结节硬化性、富于淋巴细胞型、混合细胞型、淋巴细胞削减型。

★ 二、临床表现和分期

1. 临床表现　淋巴结肿大，首发症状常为无痛性颈部淋巴结肿大；淋巴结外器官受累，少数可浸润器官组织；全身症状，发热、盗汗、瘙痒及消瘦等；其他如饮酒后疼痛是 HL 的特有症状。

2. 临床分期

Ⅰ期：单个淋巴结区域（Ⅰ）或局灶性单个结外器官（ⅠE）受侵犯。

Ⅱ期：在膈肌同侧的两组或多组淋巴结受侵犯（Ⅱ）或局灶性单个结外器官及其区域淋巴结受侵犯，伴或不伴横膈同侧其他淋巴结区域受侵犯（ⅡE）。

Ⅲ期：横膈上下淋巴结区域同时受侵犯（Ⅲ），可伴局灶性相关结外器官（ⅢE）、脾受侵犯（ⅢS）或两者皆有（ⅢE＋S）。

Ⅳ期：弥漫性单个或多个结外器官受侵犯，伴或不伴相关淋巴结肿大，或孤立性结外器官受侵犯伴远处淋巴结肿大。如肝或骨髓受累，即使局限也属Ⅳ期。

全身症状：①不明原因发热＞38℃；②盗汗；③半年内体重下降＞10%。凡有以上症状者为A组，否之为B组。

三、实验室检查

参照本章第2节，主要包括血液和骨髓 NH 检查、影像学及病理学检查。

四、诊断与鉴别诊断

参照本章第2节。

★ 五、治疗

HL的化疗方案中 ABVD 优于 MOPP；放疗根据病变部位，在膈上采用斗篷式，膈下采用倒 Y 字。

1. 结节性淋巴细胞为主型　ⅠA 期可单纯淋巴结切除等待观察或累及野照射 20～30Gy，Ⅱ期以上同早期霍奇金淋巴瘤治疗。

2. 早期（Ⅰ、Ⅱ期）霍奇金淋巴瘤的治疗　预后良好组 2～4 个疗程 ABVD＋累及野放疗 30～40Gy，预后差组 4～6 个疗程 ABVD＋累及野放疗 30～40Gy。

3. 晚期（Ⅲ、Ⅳ期）霍奇金淋巴瘤的治疗　6～8 个周期 ABVD 化疗，化疗前有大肿块或化疗后有肿瘤残存应做放疗，化疗中进展或早期复发应挽救性高剂量化疗及 HSCT。

4. 复发难治性霍奇金淋巴瘤的治疗　首程放疗后复发可常规化疗；化疗抵抗或不耐受，再分临床Ⅰ、Ⅱ期放疗；常规化疗缓解后复发行二线化疗或高剂量化疗及 HSCT。

第2节　非霍奇金淋巴瘤

NHL 是一组具有不同的组织学特点和起病部位的淋巴瘤，易发生早起远处扩散。世界卫生组织分型方案中较常见的亚型为：弥漫大 B 细胞淋巴瘤、边缘区淋巴瘤、滤泡性淋巴瘤、套细胞淋巴瘤、Burkitt 淋巴瘤/白血病、血管免疫母细胞性 T 细胞淋巴瘤、间变性大细胞淋巴瘤、外周 T 细胞淋巴瘤（非特指型）、蕈样肉芽肿。

一、临床表现

无痛性进行性淋巴结肿大是淋巴瘤的共同表现。NHL 的特点为全身性、多样性、随年龄增长发病增多、对器官浸润较 HL 多见。

二、实验室检查和特殊检查

1. 血液和骨髓检查　NHL 白细胞数多正常，外周血淋巴细胞绝对或相对增多，部分患者骨髓涂片可见淋巴瘤细胞，淋巴瘤细胞白血病时可呈白血病样血象及骨髓象。

2. 化验检查　疾病活动期有红细胞沉降率增速，血清乳酸脱氢酶升高提示预后不良，血清碱性磷酸酶活力或血钙升高提示累及骨骼。B 细胞 NHL 可并发抗人球蛋白试验阳性或阴性的溶血性贫血，少数可出现单株 IgG 或 IgM，中枢神经系统累及时脑脊液中蛋白升高。

3. 影像学检查　浅表淋巴结、纵隔与肺、腹腔及盆腔淋巴结、肝脾、正电子发射计算机体层显像 CT。

4. 病理学检查 浅表淋巴结可直接取出做组织病理学及免疫组化检查，深部淋巴结可在 B 超或 CT 引导下穿刺。

三、诊断与鉴别诊断

1. 诊断 根据组织病理学检查结果，可作出淋巴瘤的诊断，同时应采用单克隆抗体、细胞遗传学、分子生物学确定分型。

2. 分期诊断 参照本章第 1 节，根据淋巴瘤的分布范围进行分期。

3. 鉴别诊断 须与其他淋巴结肿大疾病、发热为主要表现的淋巴瘤、结外淋巴瘤、R - S 细胞等鉴别。

★ 四、治疗

NHL 的放疗效果不如 HL，以化疗为主。

1. 以化疗为主的化、放疗结合的综合治疗

（1）惰性淋巴瘤 B 细胞惰性淋巴瘤包括小淋巴细胞淋巴瘤、淋巴浆细胞淋巴瘤、边缘区淋巴瘤和滤泡性淋巴瘤等。T 细胞惰性淋巴瘤指蕈样肉芽肿 - Sézary 综合征。惰性淋巴瘤发展缓慢，放化疗后 10 年存活率高，Ⅰ、Ⅱ期若有所进展用苯丁酸氮芥或环磷酰胺口服单药治疗，Ⅲ、Ⅳ期联合化疗可用 COP 或 CHOP 方案化疗，进展不能控制者用 FC 方案。

（2）侵袭性淋巴瘤 B 细胞侵袭性淋巴瘤包括原始 B 淋巴细胞淋巴瘤、原始免疫细胞淋巴瘤、套细胞淋巴瘤、弥漫大 B 细胞淋巴瘤和 Burkitt 淋巴瘤等。T 细胞侵袭性淋巴瘤包括原始 T 淋巴细胞淋巴瘤，血管免疫母细胞性 T 细胞淋巴瘤、间变性大细胞淋巴瘤和周围性 T 细胞淋巴瘤等。侵袭性淋巴瘤不论分期，以化疗为主，对残留肿块、局部大肿块或中枢神经累及者可补充放疗。CHOP 方案为标准化疗方案，2 ~ 3 周一疗程，完全缓解后巩固 2 个疗程；R - CHOP 方案今年来证明对弥漫大 B 细胞淋巴瘤能获得更好的疗效；血管免疫母细胞 T 细胞淋巴瘤及 Burkitt 淋巴瘤应采用强烈的化疗方案；全身播散及有白血病倾向或已转化白血病者行 VDLP 方案化疗。

2. 生物治疗 单克隆抗体如利妥昔单抗对 CD20 阳性的 B 细胞淋巴瘤疗效确切；干扰素对蕈样肉芽肿等有部分缓解作用；抗幽门螺杆菌药物改善胃 MALT 的症状。

3. HSCT 部分患者可行大剂量联合化疗后进行 HSCT，取得长期缓解和无病生存。

4. 手术治疗 合并脾亢者可切脾。

五、预后

淋巴瘤的治疗目前已取得巨大进步。部分 HL 及 NHL 已可治愈。

【同步练习】

简述淋巴瘤的临床分期。

【参考答案】

Ⅰ期：单个淋巴结区域（Ⅰ）或局灶性单个结外器官（IE）受侵犯。

Ⅱ期：在膈肌同侧的两组或多组淋巴结受侵犯（Ⅱ）或局灶性单个结外器官及其区域淋巴结受侵犯，伴或不伴横膈同侧其他淋巴结区域受侵犯（ⅡE）。

Ⅲ期：横膈上下淋巴结区域同时受侵犯（Ⅲ），可伴局灶性相关结外器官（ⅢE）、脾受侵犯（ⅢS）或两者皆有（ⅢE+S）。

Ⅳ期：弥漫性单个或多个结外器官受侵犯，伴或不伴相关淋巴结肿大，或孤立性结外器官受侵犯伴远处淋巴结肿大。如肝或骨髓受累，即使局限也属Ⅳ期。

第 11 章　浆细胞疾病

1. 掌握　MM 的临床表现、诊治原则。
2. 熟悉　MM 的临床表现与实验室检查。
3. 了解　浆细胞疾病的概念及意义未明的单克隆免疫球蛋白血症概念。

浆细胞疾病指浆细胞或产生免疫球蛋白的 B 淋巴细胞过度增殖所引起的一组疾病，血清或尿出现过量的单克隆免疫球蛋白（M 蛋白）或其轻链或重链片段为特征。

第 1 节　意义未明的单克隆免疫球蛋白血症

本病是一种良性的单克隆免疫球蛋白病，病因不明，特点是血中出现与多发性骨髓瘤相似的 M 蛋白，但没有其他骨髓瘤相关的表现。实验室检查血清球蛋白轻度增高，骨髓象浆细胞增高，一般 <10%，影像学无骨质破坏。一般无须治疗。须与结缔组织病、淋巴瘤、淀粉样变性等相鉴别。

第 2 节　多发性骨髓瘤

多发性骨髓瘤（MM）是浆细胞恶性增殖性疾病，骨髓中克隆性浆细胞异常增生并分泌 M 蛋白，导致器官或组织损伤。常见的临床表现为骨痛、贫血、肾功能不全、感染和高钙血症等。

一、病因和发病机制

本病本因不明，遗传、环境、化学物质、病毒、慢性炎症及抗原刺激可能与其发病相关。近年来有学者认为 HHV-8、IL-6 与 MM 发病密切相关。

二、临床表现

主要包括骨骼损害、感染、贫血、高钙血症、肾功能损害、高黏滞综合征、出血倾向、淀粉样变性和雷诺现象、髓外浸润。

三、实验室和其他检查

1. 血象　多为正细胞性贫血，血片中红细胞呈缗钱状（呈串状）排列，白细胞总数正常或减少，晚期可见大量浆细胞。血小板计数多正常，有时减少。

2. 骨髓　浆细胞异常增生，并伴有质的改变。骨髓瘤细胞大小形态不一，成堆出现，可见 1~4 个核仁，并可见双核或多核浆细胞。骨髓瘤免疫表型 $CD38^+$、$CD56^+$。

3. 血液生化检查

（1）单株免疫球蛋白血症的检查　蛋白电泳、免疫固定电泳、血清免疫球蛋白定量测定、血清游离轻链检测。

（2）血钙、磷测定　因骨质破坏，出现高钙血症，血磷正常。

（3）血清 β_2 微球蛋白和血清白蛋白　用于评估肿瘤负荷及预后。

（4）C 反应蛋白和血清乳酸脱氢酶　反应疾病的严重程度。

（5）尿和肾功能　90%患者有蛋白尿，血清尿素氮和肌酐可升高。约半数患者尿中出现本周蛋白。

4. 细胞遗传学　染色体异常通常为免疫球蛋白重链区基因的重排，包括 del（13）、del（17）、t（4；14）、t（11；14）及1q21扩增。

5. 影像学检查　主要用于反映骨质破坏程度。为避免急性肾衰竭，应禁止对骨髓瘤患者进行 X 线静脉肾盂造影。

★ 四、诊断标准、 分型、 分期与鉴别诊断

1. 诊断标准

（1）主要标准　骨髓中浆细胞 >30%；活组织检查证实为骨髓瘤；血清中有 M 蛋白 IgG >35g/L，IgA >20g/L 或尿本周蛋白 >1g/24h。

（2）次要标准　骨髓中浆细胞 10% ~30%；血清中有 M 蛋白但未达上述标准；出现溶骨性病变；其他正常的免疫球蛋白低于正常值 50%。

诊断本病至少包括 1 个主要标准和 1 个次要标准，或至少包括前 2 项在内的 3 条次要标准。

2. 分型　根据血清 M 成分特点分为 IgG、IgA、IgD、IgM、IgE 型、轻链型、非分泌型、双克隆或多克隆免疫球蛋白型。IgG 最常见。

3. 分期

Ⅰ期：血清 β_2 微球蛋白 <3.5mg/L，白蛋白 ≥35g/L。

Ⅱ期：介于 Ⅰ 和 Ⅲ 期之间。

Ⅲ期：血清 β_2 微球蛋白 ≥5.5mg/L。

4. 鉴别诊断　须与 MM 以外的其他浆细胞疾病、反应性浆细胞增多症、引起骨痛和骨质破坏的疾病等相鉴别。

★ 五、治疗

1. 治疗原则　无症状或无进展者观察，每 3 个月复查 1 次。有症状者积极治疗。

2. 有症状 MM 患者的治疗

（1）化学治疗　常用的化疗方案有 MPT、VAD、PAD、VADT、DT、DTPAEC 等。来那度胺与地塞米松联用治疗复发/难治性 MM。

（2）干细胞移植　自体干细胞移植能提高缓解率，改善生存期。清髓性异基因干细胞移植常用于治疗复发难治的年轻患者。

（3）骨病的治疗　唑来膦酸钠等二磷酸盐有抑制骨质破坏的作用，放射性核素内照射能控制骨损害、减轻疼痛。

（4）高钙血症　水化、利尿；使用二磷酸盐；糖皮质激素和降钙素。

（5）贫血　促红细胞生成素治疗。

（6）肾功能不全　水化、利尿；肾衰者透析；慎用肾毒性药物；避免静脉造影剂的使用。

（7）高黏滞血症　血浆置换。

（8）感染　使用抗生素；粒细胞缺乏者予 G－CSF。

六、预后

MM 自然病程具有高度异质性，中位生存期 3 ~4 年，有患者可存货 10 年以上。

【同步练习】

简述 MM 的诊断标准。

　　主要标准有骨髓中浆细胞 >30%；活组织检查证实为骨髓瘤；血清中有 M 蛋白 IgG >35g/L，IgA >20g/L 或尿本周蛋白 >1g/24h。次要标准有骨髓中浆细胞 10% ~30%；血清中有 M 蛋白但未达上述标准；出现溶骨性病变；其他正常的免疫球蛋白低于正常值 50%。诊断本病至少包括 1 个主要标准和 1 个次要标准，或至少包括前 2 项在内的 3 条次要标准。

第 12 章　骨髓增生性疾病

教学目的

　　1. 掌握　骨髓增生性疾病的实验室检查、诊断及治疗原则。
　　2. 熟悉　骨髓增生性疾病的临床表现。
　　3. 了解　骨髓增生性疾病的分类及共同特点。

　　骨髓增生性疾病（MPD）指分化相对成熟的一系或多系骨髓细胞不断地克隆性增殖所致的一组肿瘤性疾病，故也称骨髓增殖性肿瘤。典型的 MPD 包括慢性粒细胞白血病、真性红细胞增多症、原发性血小板增多症、原发性骨髓纤维化。随着病情的进展部分可转化为其他疾病或各亚型之间相互转化。

第 1 节　真性红细胞增多症

　　真性红细胞增多症（PV）是一种以克隆性红细胞异常增多为主的慢性骨髓增生性疾病。其外周血红细胞比容增加，血液黏稠度增加，常伴有白细胞、血小板增高、脾大。

一、发病机制
　　本病为克隆性造血干细胞疾病，JAK2/V617F 基因突变与本病密切相关。

二、临床表现
　　患者皮肤和黏膜显著红紫，尤以面颊、唇、舌、耳、鼻尖、颈部和四肢末端（指趾及大小鱼际）为甚。眼结合膜显著充血。后期可合并肝硬化，称为 Mosse 综合征。多有脾大，可发生脾梗死，引起脾周围炎。约半数病例有高血压。Gaisbock 综合征指本症合并高血压而脾不大。

三、实验室检查
　　1. 血液　红细胞计数（6 ~10）×10^{12}/L，血红蛋白 170 ~240g/L，红细胞比容增高至 0.6 ~0.8。由于缺铁，呈小细胞低色素性红细胞增多。网织红细胞计数正常，白细胞、血小板增多，血液粘滞性约为正常的 5 ~8 倍。放射性核素测定血容量增多。

　　2. 骨髓　各系造血细胞都显著增生，脂肪组织减少，粒红比例常下降，巨核细胞增生常较明显。铁染色显示贮存铁减少。

　　3. 血液生化　血尿酸增加，可有高组胺血症和高组胺尿症。血清维生素 B_{12} 及维生素 B_{12} 结合力增加。血清铁降低。血液和尿中 EPO 减少。

四、诊断与鉴别诊断
　　1. 诊断
　　（1）主要指标　①红细胞量 >正常预期值的 25%，或男性 HCT >0.60，女性 HCT >0.56。

②无继发性红细胞增多的原因存在（正常动脉血氧饱和度，无 EPO 水平升高）。③可触及脾大。④造血细胞存在 JAK2/V617F 突变或其他细胞遗传学异常（BCR/ABL 除外）

（2）次要指标　①血小板 $>400 \times 10^9$/L。②中性粒细胞 $>10 \times 10^9$/L，吸烟者 $>12.5 \times 10^9$/L。③影像学证实的脾大。④内生性红细胞集落形成或血清 EPO 偏低。

当存在主要诊断标准①＋②＋任 1 条其他主要诊断标准或主要诊断标准①＋②＋任 2 条次要诊断指标时即可诊断真性红细胞增多症。

2. 鉴别诊断　本病须与继发性红细胞增多症、相对性红细胞增多症相鉴别。

五、治疗

1. 静脉放血　每隔 2～3 天放血 200～400ml，直至血细胞比容在 0.50 以下。应注意：①放血后红细胞及血小板可能会反跳性增高；②反复放血可加重缺铁；③老年及有心血管病者，放血后有诱发血栓形成的可能。

2. 血栓形成的预防　无禁忌可口服阿司匹林 50～100mg/d。

3. 细胞减少性治疗　羟基脲每日 10～20mg/kg，维持白细胞（3.5～5）$\times 10^9$/L；干扰素 300 万 U/m^2，每周 3 次皮下注射。

六、预后

可生存 10～15 年以上，出血及血栓是主要死因，个别可演变为白血病。

第 2 节　原发性血小板增多症

原发性血小板增多症（ET）为造血干细胞克隆性疾病，外周血血小板计数明显增高，骨髓中巨核细胞明显增生，其发病与 JAK2/V617F 基因突变关系密切。

一、临床表现

出血或血栓形成为主要表现，可有疲劳、乏力、脾大。

二、实验室检查

1. 血液　血小板（1000～3000）$\times 10^9$/L，涂片中血小板聚集成堆。聚集试验中血小板对胶原、ADP 及花生四烯酸诱导的聚集反应下降，对肾上腺素的反应消失是本病的特征之一。白细胞增多，中性粒细胞碱性磷酸酶活性增高。如半固体细胞培养有自发性 CFU - Meg 形成，则有利本病的诊断。

2. 骨髓象　各系明显增生，以巨核细胞和血小板增生为主。巨核细胞体积较大，多为成熟型。

三、诊断与鉴别诊断

1. 诊断　①血小板持续 $>450 \times 10^9$/L。②骨髓以成熟的大巨核细胞增生为主。③除外 MDS 与其他骨髓增生性疾病。④JAK2/V617F 基因或其他克隆标记的表达，或除外继发性血小板增多症。

2. 鉴别诊断　本病须与继发性血小板增多症等疾病鉴别。

四、治疗

年龄 <60 岁，无心血管疾病史的低危无症状者无须治疗；年龄 >60 岁或有心血管疾病史的高危患者需积极治疗。

1. 抗血小板，防治血栓并发症　小剂量阿司匹林 50～100mg/d；ADP 受体拮抗剂（氯吡格雷）；阿那格雷。

2. 降低血小板数　血小板 $> 1000 \times 10^9/L$，骨髓抑制药首选羟基脲每日 15mg/kg，可长期间歇服药。其他处理如干扰素及血小板单采术。

五、预后

本病进展缓慢，多年保持良性过程。约 10% 可能转化为其他骨髓增生性疾病。

第3节　原发性骨髓纤维化

原发性骨髓纤维化（PMF）是一种造血干细胞克隆性增殖所致的骨髓增殖性肿瘤。表现为不同程度的血细胞减少和（或）增多，外周血出现幼红、幼粒细胞、泪滴形红细胞，骨髓纤维化和髓外造血，常导致肝脾大。

一、发病机制

本病的发生与 JAK2/V617F 基因突变有关。骨髓造血干细胞异常克隆引起成纤维细胞反应性增生，增生的血细胞异常释放 PDGF 及 TGF－β 刺激骨髓内成纤维细胞分裂和增殖及胶原合成增多，并在骨髓机制中过度聚集形成骨髓纤维化。

二、临床表现

巨脾是本病的特征性表现，常见症状包括贫血和脾大压迫引起的各种症状：乏力、食欲减退、左上腹疼痛。代谢增高所致的低热、盗汗、体重下降等。少数有骨骼痛和出血。严重贫血和出血是晚期表现。

三、实验室和其他检查

1. 血液　正细胞性贫血，常发现泪滴形红细胞。白细胞数增多或正常，可见中幼及晚幼粒细胞，甚至出现少数原粒及早幼粒细胞。中性粒细胞碱性磷酸酶活性增高。血尿酸增高。晚期白细胞和血小板减少。

2. 骨髓　穿刺常呈干抽。早期骨髓有核细胞增生，特别是粒系和巨核细胞，但后期再生低下。骨髓活检显示非均一的胶原纤维增生。

3. 染色体　无 Ph 染色体。

4. 脾穿刺　表现类似骨髓穿刺涂片，尤以巨核细胞增多最为明显。

5. 肝穿刺　有髓外造血象，肝窦中有巨核细胞及幼稚细胞增生。

6. X 线检查　部分患者盆骨、脊柱、长骨近端有骨质硬化征象，骨质密度增高，小梁变粗和模糊，并有不规则骨质疏松透亮区。

四、诊断与鉴别诊断

1. 诊断

（1）主要标准　①骨髓活检可见巨核细胞增生及异性性表现，通常伴随网硬蛋白及胶原纤维化。②Ph 染色体阴性，不符合 PV、CML、MDS 或其他髓系肿瘤表现。③存在 JAK2/V617F 或其他克隆性标记如 MPL、W515K/L，或不存在克隆性标记也不存在继发性骨髓纤维化的疾病。

（2）次要标准　①外周血出现幼红、幼粒细胞。②血清乳酸脱氢酶水平增高。③贫血。④脾大。

2. 鉴别诊断　本病须与各种原因引起的脾大及继发性骨髓纤维组织局部增生等相鉴别。

五、治疗

1. 支持治疗 对贫血及血小板低的患者成分输血。长期红细胞输注应注意铁负荷过重，配合铁螯合剂治疗。

2. 纠正血细胞减少、缩小脾脏和抑制髓外造血 司坦唑醇、EPO、沙利度胺、羟基脲、活性维生素 D_3 等，可改善症状但不能改变自然病程。

3. 脾切除 适用于下列症状者：①脾大引起压迫和（或）脾梗死疼痛难以忍受。②无法控制的溶血。③并发食管静脉曲张破裂出血。但脾切可引起肝脏迅速增大，应慎重。

4. HSCT 是唯一能治愈本病的方法，近年来采用减低剂量预处理（RIC）提高了成功率。

六、预后

确诊后中位生存 5 年，20%患者最后演变为 AL，本病死因多为严重贫血、心衰、出血及反复感染。

【同步练习】
简述原发性血小板增多症的诊断标准。

【参考答案】
①血小板持续 $>450 \times 10^9/L$；②骨髓以成熟的大巨核细胞增生为主；③除外 MDS 与其他骨髓增生性疾病；④JAK2/V617F 基因或其他克隆标记的表达，或除外继发性血小板增多症。

第 13 章　脾功能亢进

教学目的

1. 掌握　脾亢的定义与病因和发病机制。
2. 熟悉　脾亢的临床表现及实验室检查。
3. 了解　脾亢的诊治原则。

脾功能亢进是一种综合征，临床表现为脾大，1 种或多种血细胞减少而骨髓造血细胞相应增生；脾切除后症状缓解。

一、病因

原发性脾亢病因未明，继发性脾亢多于感染性疾病、免疫性疾病、淤血性疾病、血液系统疾病及脾的疾病相关。

二、发病机制

脾亢与脾大有关，当脾大时脾的滤血功能亢进正常或异常的血细胞在脾中破坏增加，使循环血细胞减少可引起骨髓代偿性增生。

三、临床表现

血细胞减少可出现贫血，感染和出血倾向。脾大可产生腹部饱胀感、牵拉感等症状。

四、实验室检查

血细胞减少，但细胞形态正常。骨髓检查呈增生象，可出现成熟障碍，这是因为外周血细胞大量破坏，促使细胞过度释放所致。

①脾大，肋下未触及脾者，脾区超声检查可供临床参考。②红细胞、白细胞或血小板可单一或同时减少。③增生性骨髓象。④脾切除后可以使血细胞数接近或恢复正常。诊断以前 3 条依据最重要。

六、治疗

积极治疗原发病收效不明显可考虑脾切除。脾切除后可能导致继发性血小板增多症及血栓形成等危险，应慎重。脾切除指征：①脾大造成明显压迫症状；②严重溶血性贫血；③血小板减少引起出血；④粒细胞极度减少并有反复感染史。

【同步练习】

简述脾亢的诊断标准。

【参考答案】

①脾大，肋下未触及脾者，脾区超声检查可供临床参考。②红细胞、白细胞或血小板可单一或同时减少。③增生性骨髓象。④脾切除后可以使血细胞数接近或恢复正常。诊断以前 3 条依据最重要。

第 14 章　　出血性疾病概述

教学目的

1. 掌握　出血性疾病的分类。
2. 熟悉　出血性疾病的临床表现、诊断要点及治疗原则。
3. 了解　正常止血、凝血机制。

因止血功能缺陷而引起的以自发性或血管损伤后出血不止为特征的疾病，称为出血性疾病。

一、正常止血机制

1. 血管因素　当血管受损时，局部血管发生收缩，导致管腔变窄、破损伤口缩小或闭合。血管收缩通过神经反射及多种介质调控完成。

2. 血小板因素　血管受损时，血小板通过黏附、聚集及释放反应参与止血过程。

3. 凝血因素　上述血管内皮损伤，启动外源及内源性凝血途径，在 PF3 等的参与下，经过一系列酶解反应形成纤维蛋白血栓。

二、凝血机制

血液凝固是无活性的凝血因子（酶原）被有序地、逐级放大地激活，转变为有蛋白降解活性的凝血因子的系列性酶反应过程。凝血的最终产物是血浆中的纤维蛋白原转变为纤维蛋白。

1. 凝血因子　目前已知直接参与人体凝血过程的凝血因子有 14 个，包括凝血因子 I ~ XIII、激肽释放酶原及高分子量激肽原。

2. 凝血过程　分为 3 个阶段：第一阶段凝血活酶生成；第二阶段凝血酶生成；第三阶段纤维蛋白生成。

三、抗凝与纤维蛋白溶解机制

体内凝血与抗凝、纤维蛋白形成与纤溶维持着动态平衡，以保持血流的通畅。

1. 抗凝系统的组成 由抗凝血酶、蛋白 C 系统、组织因子途径抑制物及肝素组成。

2. 纤维蛋白溶解系统的组成与激活

（1）组成纤溶系统 主要由纤溶酶原及其激活剂、纤溶酶激活剂抑制物等组成。

（2）纤溶系统激活 ①内源性途径：这一激活途径与内源性凝血过程密切相关。②外源性途径：血管内皮及组织受损伤时，t‑PA 或 u‑PA 释入血流，裂解纤溶酶原，使之转变为纤溶酶，导致纤溶系统激活。

作为一种丝氨酸蛋白酶，纤溶酶作用于纤维蛋白（原），使之降解为小分子多肽 A、B、C 及一系列碎片，称之为纤维蛋白（原）降解产物（FDP）。

★ 四、出血性疾病分类

按病因及发病机制，可分为以下几种主要类型。

1. 血管壁异常

（1）先天性或遗传性 ①遗传性出血性毛细血管扩张症；②家族性单纯性紫癜；③先天性结缔组织病（血管及其支持组织异常）。

（2）获得性 ①感染：如败血症；②过敏：如过敏性紫癜；③化学物质及药物；④营养不良；⑤代谢及内分泌障碍；⑥其他：如结缔组织病等。

2. 血小板异常

（1）血小板数量异常 ①血小板减少：血小板破坏过多；血小板消耗过度；血小板分布异常。②血小板增多：原发性出血性血小板增多症。

（2）血小板质量异常 ①遗传性：血小板无力症，巨大血小板综合征，血小板颗粒性疾病。②获得性：由抗血小板药物、感染、尿毒症、异常球蛋白血症等引起。

3. 凝血异常

（1）先天性或遗传性 ①血友病 A、B 及遗传性 FⅪ 缺乏症。②遗传性凝血酶原、FⅤ、FⅦ、FⅩ 缺乏症、遗传性纤维蛋白原缺乏及减少症、遗传性 FⅩⅢ 缺乏及减少症。

（2）获得性 ①肝病性凝血障碍；②维生素 K 缺乏症；③抗因子Ⅷ、Ⅸ抗体形成；④尿毒症性凝血异常等。

4. 抗凝及纤维蛋白溶解异常 主要为获得性疾病：①肝素使用过量；②香豆素类药物过量及敌鼠钠中毒；③免疫相关性抗凝物增多；④蛇咬伤、水蛭咬伤；⑤溶栓药物过量。

5. 复合性止血机制异常

（1）先天性或遗传性血管性血友病（vWD）。

（2）获得性弥散性血管内凝血（DIC）。

★ 五、出血性疾病诊断

（一）病史

主要包括出血特征、出血诱因、基础疾病、家族史及其他饮食、营养状况、职业及环境等。

（二）体格检查

（1）出血体征。

（2）相关疾病体征。

（3）一般体征。

（三）实验室检查

应根据筛选、确诊及特殊试验的顺序进行。

1. 筛选试验

（1）血管异常　出血时间（BT），毛细血管脆性试验。

（2）血小板异常　血小板计数，血块收缩试验，毛细血管脆性试验及 BT。

（3）凝血异常　凝血时间（CT），活化部分凝血活酶时间（APTT），凝血酶原时间（PT），凝血酶原消耗时间（PCT），凝血酶时间（TT）等。

2. 确诊试验

（1）血管异常　毛细血管镜，血 vWF、内皮素 – 1（ET – 1）及 TM 测定等。

（2）血小板异常　血小板数量、形态，平均体积，血小板黏附、聚集功能，PF3 有效性测定，网织血小板、血小板 α 颗粒膜蛋白（P 选择素）、直接血小板抗原（GPⅡb/Ⅲa 和 Ⅰb/Ⅸ）单克隆抗体固相（MAIPA）检测及血栓烷 B2 测定等。

（3）凝血异常

1）凝血第一阶段　测定 FⅫ、Ⅺ、Ⅹ、Ⅸ、Ⅷ、Ⅶ、Ⅴ 及 TF 等抗原及活性。

2）凝血第二阶段　凝血酶原抗原及活性。

3）凝血第三阶段　纤维蛋白原、异常纤维蛋白原、纤维蛋白单体、血（尿）纤维蛋白肽 A（FPA）、FⅩⅢ抗原及活性测定等。

（4）抗凝异常　①AT 抗原及活性或凝血酶 – 抗凝血酶复合物（TAT）测定；②PC、PS 及 TM 测定；③FⅧ：C 抗体测定；④狼疮抗凝物或心磷脂类抗体测定。

（5）纤溶异常　①鱼精蛋白副凝（3P）试验；②血、尿 FDP 测定；③D – 二聚体测定；④纤溶酶原测定；⑤t – PA、纤溶酶原激活物抑制物（PAI）及纤溶酶 – 抗纤溶酶复合物（PIC）等测定。

★ **（四）诊断步骤**

按照先常见病、后少见病及罕见病、先易后难、先普通后特殊的原则，逐层深入进行程序性诊断。①确定是否属出血性疾病范畴。②大致区分是血管、血小板异常，抑或为凝血障碍或其他疾病。③判断是数量异常或质量缺陷。④通过病史、家系调查及某些特殊检查，初步确定为先天性、遗传性或获得性。⑤如为先天或遗传性疾病，应进行基因及其他分子生物学检测，以确定其病因的准确性质及发病机制。

六、血性疾病的防治

1. 病因防治　主要适用于获得性出血性疾病：防治基础疾病；避免接触、使用可加重出血的物质及药物。

2. 止血治疗　止血措施包括：补充血小板和（或）相关凝血因子；应用止血药物；促血小板生成的药物；局部处理。

3. 其他治疗　针对不同的病因可相应采取免疫治疗、血浆置换、手术治疗、中医中药及基因疗法。

【同步练习】

简述出血性疾病的诊断思路。

【参考答案】

按照先常见病、后少见病及罕见病、先易后难、先普通后特殊的原则，逐层深入进行程序性诊断。①确定是否属出血性疾病范畴。②大致区分是血管、血小板异常，抑或为凝血障碍或其他疾病。③判断是数量异常或质量缺陷。④通过病史、家系调查及某些特殊检查，初步确定为先天性、遗传性或获得性。⑤如为先天或遗传性疾病，应进行基因及其他分子生物学检测，以确定其病因的准确性质及发病机制。

第 15 章　紫癜性疾病

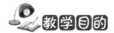教学目的

1. 掌握　各型紫癜的分型及治疗原则。
2. 熟悉　各型紫癜的诊断标准。
3. 了解　各型紫癜的病因及发病机制。

紫癜性疾病约占出血性疾病总数的 1/3，包括血管性紫癜和血小板性紫癜。临床上以皮肤、黏膜出血为主要表现。

第 1 节　过敏性紫癜

过敏性紫癜又称 Schonlein–Henoch 综合征，因机体对某些致敏物质产生变态反应，导致毛细血管脆性及通透性增加，血液外渗，产生紫癜、黏膜及某些器官出血。可同时伴血管神经性水肿、荨麻疹等其他过敏表现。

一、病因

本病致敏因素甚多，主要包括细菌、病毒、其他如寄生虫的感染；食用鱼、虾、蛋等食物；使用抗生素类、解热镇痛类、其他如磺胺类药物；其他因素如花粉、尘埃等。

二、发病机制

目前认为是免疫因素介导的一种全身血管炎症，包括蛋白质及其他大分子致敏原作为抗原、小分子致敏原作为半抗原导致的血管炎症。

★ 三、临床表现

1. 单纯型过敏性紫癜（紫癜型）　为最常见的类型。主要表现为皮肤紫癜，局限于四肢，尤其是下肢及臀部，躯干极少累及，紫癜常成批反复发生、对称分布，可同时伴发皮肤水肿、荨麻疹。经 7~14 日逐渐消退。

2. 腹型过敏性紫癜　除皮肤紫癜外，尚有一系列消化道症状，其中腹痛最为常见，常为阵发性绞痛，多位于脐周、下腹或全腹，发作时可因腹肌紧张及明显压痛、肠鸣音亢进而误诊为外科急腹症。

3. 关节型过敏性紫癜　除皮肤紫癜外，尚有膝、踝等大关节肿胀、疼痛、压痛及功能障碍等表现。经数日而愈，不遗留关节畸形。

4. 肾型过敏性紫癜　过敏性紫癜肾炎的病情最为严重。在皮肤紫癜的基础上出现血尿、蛋白尿等肾损害及肾衰竭等表现。肾损害多发生于紫癜出现后 1 周，3~4 周内恢复，少数病例因反复发作而演变为慢性肾炎或肾病综合征。

5. 混合型过敏性紫癜　皮肤紫癜合并上述 2 种以上临床表现。

6. 其他　少数本病患者还可因病变累及眼部、脑及脑膜血管而出现视神经萎缩、虹膜炎、视网膜出血及水肿，以及中枢神经系统相关症状、体征。

四、实验室检查

尿常规检查肾型或混合型可有血尿、蛋白尿、管型尿；血小板计数、功能及凝血相关检查除 BT 可能延长外，其他均为正常；肾型及合并肾型的混合型紫癜可有肾功能检查异常。

五、诊断与鉴别诊断

1. 诊断要点　①发病前 1~3 周有低热、咽痛、全身乏力或上呼吸道感染史；②典型四肢皮肤紫癜，可伴腹痛、关节肿痛及血尿；③血小板计数、功能及凝血相关检查正常；④排除其他原因所致的血管炎及紫癜。

2. 鉴别诊断　本病须与遗传性出血性毛细血管扩张症、单纯性紫癜、血小板减少性紫癜、风湿性关节炎、肾小球肾炎、系统性红斑狼疮（SLE）、外科急腹症等相鉴别。

六、防治

1. 消除致病因素　防治感染、驱除肠道寄生虫及避免致敏的食物和药物等。

2. 一般治疗　使用抗组胺药及改善血管通透性药物。

3. 糖皮质激素　有抑制抗原抗体反应、减轻炎症渗出、改善血管通透性等作用。

4. 对症治疗　腹痛较重者可予阿托品或山莨菪碱（654-2）口服或皮下注射；关节痛可酌情用止痛药；呕吐严重者可用止吐药；伴呕血、血便者，可用奥美拉唑等治疗。

5. 其他　如上述治疗效果不佳或近期内反复发作者，可酌情使用免疫抑制剂、抗凝疗法及中医中药。

七、病程及预后

本病病程一般在 2 周左右。多数预后良好，少数肾型患者预后较差，可转为慢性肾炎或肾病综合征。

第 2 节　特发性血小板减少性紫癜

特发性血小板减少性紫癜（ITP）是一种复杂的多种机制共同参与的获得性自身免疫性疾病。该病的发生是由于患者对自身血小板抗原的免疫失耐受，产生体液免疫和细胞免疫介导的血小板过度破坏和血小板生成受抑，出现血小板减少，伴或不伴皮肤黏膜出血的临床表现。

一、病因和发病机制

ITP 病因不明，发病机制与体液免疫和细胞免疫介导的血小板过度破坏、体液免疫和细胞免疫介导的巨核细胞数量和质量异常，血小板生成不足等有关。

二、临床表现

成人起病隐匿、出血倾向、乏力、血栓形成倾向、其他如长期月经过多出现贫血等。

★ 三、实验室检查

1. 血小板　①血小板计数减少。②血小板平均体积偏大。③出血时间延长。血小板的功能一般正常。

2. 骨髓象　①骨髓巨核细胞数量增加或正常。②巨核细胞发育成熟障碍，表现为巨核细胞体积变小，胞浆内颗粒减少，幼稚巨核细胞增加。③有血小板形成的巨核细胞显著减少（<30%）。④红系及粒、单核系正常。

3. 血小板动力学　超过 2/3 的患者动力学无明显加速。

4. 血浆血小板生成素（TPO）水平　与正常人无统计学差异。

5. 其他　可有程度不等的正常细胞或小细胞低色素性贫血。少数可发现自身免疫性溶血的证据（Evans 综合征）。

四、诊断与鉴别诊断

1. 诊断要点　①至少 2 次化验血小板计数减少，血细胞形态无异常。②体检脾一般不大。③骨髓巨核细胞增多或正常，有成熟障碍。④排除其他继发性血小板减少症。

2. 鉴别诊断　本病的确诊需排除继发性血小板减少症，如再生障碍性贫血、脾功能亢进、MDS、白血病、SLE、药物性免疫性血小板减少等。本病与过敏性紫癜不难鉴别。

3. 分型与分期

（1）新诊断的 ITP　指确诊后 3 个月以内的 ITP 患者。

（2）持续性 ITP　指确诊后 3 ~ 12 个月血小板持续减少的 ITP 患者。

（3）慢性 ITP　指血小板减少持续超过 12 个月的 ITP 患者。

（4）重症 ITP　指血小板 $< 10 \times 10^9/L$，且就诊时存在需要治疗的出血症状或常规治疗中发生了新的出血症状，需要用其他升高血小板药物治疗或增加现有治疗的药物剂量。

（5）难治性 ITP　指满足以下所有 3 个条件的患者：脾切除后无效或复发；仍然需要治疗以降低出血的危险；除外了其他引起血小板减少症的原因，确诊为 ITP。

★ 五、治疗

1. 一般治疗　出血严重者应注意休息。血小板 $< 20 \times 10^9/L$ 者，应严格卧床，避免外伤。

2. 观察　无明显出血倾向，血小板 $> 30 \times 10^9/L$，无手术、创伤，且不从事增加出血危险的工作或活动者可临床观察暂不予药物治疗。

3. 首次诊断 ITP 的一线治疗

（1）糖皮质激素　一般情况下为首选治疗，常用泼尼松 1mg/（kg·d），分次或顿服，血小板升至正常或接近正常后，1 个月内快速减至最小维持量 5 ~ 10mg/d。

（2）静脉输注丙种球蛋白（IVIg）　适应证：①ITP 急症；②不能耐受糖皮质激素或脾切术前准备；③合并妊娠或分娩前。常用剂量为每天 400mg/kg × 5d。

4. ITP 的二线治疗

（1）脾切除　适应证：①正规糖皮质激素治疗无效，病程迁延 6 个月以上；②糖皮质激素维持量需 >30mg/d；③有糖皮质激素使用禁忌证。禁忌证：①年龄 <2 岁；②妊娠期；③因其他疾病不能耐受手术。

（2）药物治疗　抗 CD20 单克隆抗体、血小板生成药物、长春新碱、环孢素 A，其他如硫唑嘌呤。

5. 急症的处理　适用于：①血小板低于 $20 \times 10^9/L$ 者；②出血严重、广泛者；③疑有或已发生颅内出血者；④近期将实施手术或分娩者。处理措施有血小板输注、静脉输注丙种球蛋白、大剂量甲泼尼龙。

第 3 节　血栓性血小板减少性紫癜

血栓性血小板减少性紫癜（TTP）是一种较少见的弥散性微血管血栓 - 出血综合征。

一、病因和发病机制

多数获得性 TTP 病因不明，少数继发于妊娠、药物、自身免疫性疾病、严重感染、肿瘤、造血干细胞移植等。现已证实 TTP 为血管性血友病因子裂解酶（vWF－cp）缺乏或活性降低导致。

★ 二、临床表现

出血和神经精神症状为该病最常见的表现，此外尚有微血管病性溶血、发热及肾损害。

★ 三、实验室检查

1. 血象 不同程度贫血，网织红细胞升高，破碎红细胞 >2%；血小板 $<50×10^9$/L。

2. 溶血检查 结合珠蛋白降低，血清胆红素升高，LDH 升高，血红蛋白尿等血管内溶血表现。

3. 出凝血检查 出血时间延长。

4. 血管性血友病因子裂解酶活性分析 遗传性 TTP 患者 vWF－cp 活性低于 5%，部分获得性 TTP 患者也可显著降低，同时血浆中可测得该酶的抑制物。

四、诊断与鉴别诊断

1. 诊断要点 临床主要根据特征性的五联征表现作为诊断依据。

2. 鉴别诊断 须与溶血尿毒综合征、DIC、Evans 综合征、SLE、PNH、妊娠高血压综合征等鉴别。

五、治疗

1. 血浆置换和输注新鲜冷冻血浆 诊断明确或高度怀疑本病时，应即刻开始治疗，血浆置换为首选治疗，置换液应选用新鲜血浆或冷冻血浆。

2. 其他疗法 糖皮质激素，大剂量静脉丙种球蛋白，长春新碱，环孢素 A，CTX，抗 CD20 单克隆抗体等对获得性 TTP 可能有效。

六、病程及预后

80% 以上的患者通过血浆置换治疗可以长期存活。

【同步练习】

简述 TTP 的诊断要点。

【参考答案】

①至少 2 次化验血小板计数减少，血细胞形态无异常；②体检脾一般不大；③骨髓巨核细胞增多或正常，有成熟障碍；④排除其他继发性血小板减少症。

第 16 章　凝血障碍性疾病

教学目的

1. 掌握　血友病的实验室检查及治疗原则。
2. 熟悉　血友病的临床表现及分型。
3. 了解　血友病的遗传规律，血管性血友病的实验室检查特点。

凝血障碍性疾病是凝血因子缺乏或功能异常所致的出血性疾病，可分为先天性如血友病、获得性如维生素 K 依赖凝血因子缺乏症等。

第1节 血 友 病

血友病是一组因遗传性凝血活酶生成障碍引起的出血性疾病，包括血发病 A、血友病 B，其中以血友病 A 最为常见。血友病以阳性家族史、幼年发病、自发或轻度外伤后出血不止、血肿形成及关节出血为特征。

一、病因与遗传规律

1. 病因 血友病 A 因 FⅧ基因遗传或突变出现缺陷，人体不能合成足量的 FⅧ导致内源性途径凝血障碍及出血倾向；血友病 B 是由于 FⅨ基因遗传或突变出现缺陷，人体不能合成足量的 FⅨ导致内源性途径凝血障碍及出血倾向。

2. 遗传规律 血友病 A、B 均属 X 连锁隐性遗传性疾病。

二、临床表现

出血、血肿压迫症状及体征。

三、实验室检查

1. 筛选试验 出血时间、凝血酶原时间、血小板计数、血小板聚集功能正常，APTT 延长，但 APTT 不能鉴别血友病的类型。

2. 临床确诊试验 FⅧ活性测定 + FⅧ：Ag 测定或 FⅨ活性测定 + FⅨ：Ag 测定可分别确诊血友病 A 和 B，vWF：Ag 测定可鉴别血管性血友病。

3. 基因诊断试验 主要用于携带者及产前诊断，包括 DNA 印记法、限制性内切酶片段长度多态性等。

★ 四、诊断与鉴别诊断

（一）诊断标准

1. 血友病 A

（1）临床表现 ①男性患者，有或无家族史，有家族史者符合 X 连锁隐性遗传规律。②关节、肌肉、深部组织出血，可呈自发性，或发生于轻度损伤、小型手术后，易引起血肿及关节畸形。

（2）实验室检查 ①出血时间、血小板计数及 PT 正常。②APTT 重型明显延长。③FⅧ：C 水平明显低下。④vWF：Ag 正常。

2. 血友病 B

（1）临床表现 基本同血友病 A，但程度较轻。

（2）实验室检查 ①出血时间、血小板计数及 PT 正常。②APTT 重型延长，轻型可正常。③FⅨ抗原及活性减低或缺乏。

（二）鉴别诊断

主要与血管性血友病鉴别。

五、治疗与预防

1. 一般治疗 对出血患者予止血处理。

2. 替代疗法 目前血友病的治疗仍以替代疗法为主，主要制剂有基因重组的纯化 FⅧ、FⅧ

浓缩制剂、新鲜冰冻血浆、冷沉淀物及凝血酶原复合物等。

3. 其他药物治疗 去氨加压素、抗纤溶药物。

4. 家庭治疗 除有抗 FⅧ：C 抗体、病情不稳定、＜3 岁的患儿外，均可安排家庭治疗。血友病患者及其家属应接受有关疾病的病理、生理、诊断及治疗知识的教育。

5. 外科治疗 对关节受到损害的患者进行固定及理疗甚至关节成型或人工关节置换术。

6. 基因疗法 将 FⅧ、FⅪ 合成的正常基因导入体内纠正基因缺陷，尚待进一步探索及研究。

7. 预防 避免剧烈或易致损伤的活动、运动及工作，减少出血的危险；建立遗传咨询，严格婚前检查，加强产前诊断，是减少血友病发生的重要方法。

第2节 血管性血友病

血管性血友病（vWD）是一种常染色体遗传性疾病，多为显性遗传。

一、病因和发病机制

遗传性 vWD 因 vWF 基因缺陷 vWF 生成减少或功能异常，伴随 FⅧ：C 中度减低，血小板黏附、聚集功能障碍。获得性 vWD 最常见的机制为产生具有抗 vWF 活性的抑制物。

二、临床表现

出血倾向是本病的突出表现，

三、实验室检查

（1）出血筛选检查 结果多正常或仅有 APTT 延长且可被正常血浆纠正。

（2）诊断实验 血浆 vWF：Ag、vWF：RCo 及 FⅧ：C。

（3）vWD 分型诊断实验包括血浆 vWF 多聚体分析、RIPA、vWF：CB、vWF：FⅧB。

四、诊断与分型

1. 诊断要点 ①有或无家族史，有家族史者多数符合常染色体显性遗传规律。②有自发性出血或外伤、手术后出血增多史，并符合 vWD 临床表现特征。③血浆 vWF：Ag＜30% 和（或）vWF：RCoF＜30%，FⅧ：C＜30% 见于 2N 型和 3 型 vWD。④排除血友病、获得性 vWD、血小板型 vWD、遗传性血小板病等。

2. 鉴别诊断 本病根据 vWF：Ag 测定可与血友病鉴别，根据血小板形态可与巨血小板综合征相鉴别。

3. 分型 根据遗传方式、临床表现、实验室检查特别是分子生物学分析，可将 vWD 分为 1 型、2 型、2A 型、2B 型、2M 型、2N 型及 3 型。

五、治疗

主要包括去氨加压素治疗、替代治疗、其他治疗如抗纤溶药物的使用。

【同步练习】

简述血友病的治疗原则。

【参考答案】

治疗原则是以替代治疗为主的综合治疗，需加强自我保护预防出血、尽早有效地处理出血、禁用阿司匹林等干扰血小板药物、家庭治疗、出血严重者提倡预防治疗。

第17章 弥散性血管内凝血

教学目的

1. 掌握 DIC 的概念及诊断标准。
2. 熟悉 DIC 的临床表现及治疗原则。
3. 了解 DIC 的常见病因、发病机制。

弥散性血管内凝血（DIC）是在许多疾病基础上，以微血管体系损伤为病理基础，凝血及纤溶系统被激活，导致全身微血栓形成，凝血因子大量消耗并继发纤溶亢进，引起全身出血及微循环衰竭的临床综合征。

★ 一、病因

主要包括严重感染、恶性肿瘤、病理产科、手术及创伤、严重中毒或免疫反应、其他如恶性高血压等。

二、发病机制

主要包括组织损伤、血管内皮损伤、血小板活化、纤溶系统被激活。

三、病理及病理生理

1. 微血栓形成 微血栓形成是 DIC 的基本和特异性病理变化。其发生部位广泛，多见于肺、肾、脑、肝、心、肾上腺、胃肠道及皮肤、黏膜等部位。主要为纤维蛋白血栓及纤维蛋白－血小板血栓。

2. 凝血功能异常 ①高凝状态；②消耗性低凝状态；③继发性纤溶亢进状态。

3. 微循环障碍 毛细血管微血栓形成、血容量减少、血管舒缩功能失调、心功能受损等因素造成微循环障碍。

四、临床表现

主要包括出血倾向、休克或微循环衰竭、微血管栓塞、微血管病性溶血及原发病临床表现。

★ 五、诊断与鉴别诊断

1. 国内诊断标准

（1）临床表现 存在易引起 DIC 的基础疾病。有下列 2 项以上临床表现：①多发性出血倾向。②不易用原发病解释的微循环衰竭或休克。③多发性微血管栓塞的症状、体征，如皮肤、皮下、黏膜栓塞性坏死及早期出现的肺、肾、脑等脏器功能衰竭。④抗凝治疗有效。

（2）实验检查指标 同时有下列 3 项以上异常：①血小板 $< 100 \times 10^9 / L$ 或进行性下降，肝病、白血病患者血小板 $< 50 \times 10^9 / L$。②血浆纤维蛋白原含量 $< 1.5 g / L$ 或进行性下降，或 $> 4 g / L$，白血病及其他恶性肿瘤 $< 1.8 g / L$，肝病 $< 1.0 g / L$。③3P 试验阳性或血浆 FDP $> 20 mg / L$，肝病、白血病 FDP $> 60 mg / L$，或 D－二聚体水平升高或阳性。④PT 缩短或延长 3 秒以上，肝病、白血病延长 5 秒以上，或 APTT 缩短或延长 10 秒以上。

2. 国际血栓和止血协会（ISTH）标准 用简单易行的检测项目（包括血小板计数，凝血酶原时间，纤维蛋白原浓度，纤维蛋白相关标记物）对 DIC 进行规范和标准的评分。

3. 鉴别诊断 本病须与重症肝炎、血栓性血小板减少性紫癜、原发性纤维蛋白溶解亢进症相鉴别。

★ 八、治疗

1. 治疗基础疾病及消除诱因　是终止 DIC 病理过程的最为关键和根本的治疗措施。如控制感染，治疗肿瘤，产科及外伤等。

2. 抗凝治疗　一般认为，DIC 的抗凝治疗应在处理基础疾病的前提下，与凝血因子补充同步进行，常用的抗凝药物为肝素，使用同时注意血液学检测。

3. 替代治疗　新鲜冷冻血浆等血液制品、血小板悬液、纤维蛋白原、FⅧ及凝血酶原复合物等。

4. 纤溶抑制药物　仅适用于 DIC 的基础病因及诱发因素已经去除或控制，并有明显纤溶亢进的临床及实验室证据。

5. 溶栓疗法　原则上不使用溶栓剂。

6. 其他治疗　糖皮质激素不作常规应用，但下列情况可予以考虑：①基础疾病需糖皮质激素治疗者。②感染 – 中毒休克并 DIC 已经有效抗感染治疗者。③并发肾上腺皮质功能不全者。

【同步练习】

DIC 的临床表现有哪些？

【参考答案】

主要包括出血倾向、休克或微循环衰竭、微血管栓塞、微血管病性溶血及原发病临床表现。

第 18 章　血栓性疾病

教学目的

1. 掌握　血栓形成、血栓栓塞的概念。
2. 熟悉　血栓性疾病的临床表现、诊断要点及治疗原则。
3. 了解　血栓性疾病的病因及发病机制。

血栓形成是指在一定条件下，血液有形成分在血管内（多数为小血管）形成栓子，造成血管部分或完全堵塞、相应部位血供障碍的病理过程。血栓栓塞是血栓由形成部位脱落，在随血流移动的过程中部分或全部堵塞某些血管，引起相应组织和（或）器官缺血、缺氧、坏死（动脉血栓）及淤血、水肿（静脉血栓）的病理过程。以上 2 种病理过程所引起的疾病，临床上称为血栓性疾病。

一、病因和发病机制

本类疾病的病因及发病机制十分复杂，迄今尚未完全阐明，近年研究表明其发生、发展主要与血管壁损伤、血液成分的改变、血液流变学异常有关。

二、临床表现

1. 易栓症　是指存在易发生血栓的遗传性或获得性缺陷。
2. 不同类型血栓形成的临床特点　主要包括静脉血栓、动脉血栓、微血管血栓的各自特点。

三、诊断

本病的诊断要点包括存在血栓形成的高危因素；各种血栓形成及栓塞的症状、体征；影像学检查；血液学检查。

四、治疗

1. 去除血栓形成的诱因，治疗基础疾病　如防治动脉粥样硬化、控制糖尿病及感染等。

2. 抗血栓治疗　根据血栓形成发生的部位和时程，采取不同的治疗措施，如溶栓治疗和介入治疗、静脉血栓治疗原则、动脉血栓治疗原则、手术治疗、易栓症治疗原则等。

3. 对症和一般治疗　包括止痛、纠正器官功能衰竭等。

【同步练习】

简述血栓性疾病的治疗原则。

【参考答案】

主要有去除血栓形成的诱因，治疗基础疾病；抗血栓治疗；对症和一般治疗。

第 19 章　输血和输血反应

教学目的

1. 掌握　输血的不良反应。
2. 熟悉　输血种类、输血程序及输血适应证。
3. 了解　输血规范。

输血是一种治疗方法，广泛用于临床各科，对改善病情、提高疗效、减少死亡意义重大。

一、输血种类

按血源分为自体、异体输血 2 种；按血液成分分为输全血、成分输血 2 种；按输血方式分为加压输血、加氧输血、置换输血、常规输血 4 种。

二、输血程序

完成一次输血治疗，程序上至少包括申请输血、供血、核血、输血、输血后评价。

三、输血适应证

基于不同的治疗目的，输血可作为不同的治疗手段，临床主要用于替代治疗、免疫治疗、置换治疗、移植治疗。

★ 四、输血不良反应

1. 溶血性不良反应　输血中或输血后，输入的红细胞或受血者本身的红细胞被过量破坏，即发生输血相关性溶血。分急、慢性两类。急性指在输血中或输血后数分钟至数小时内发生的溶血，常见于血型不合输血、受血者患溶血性疾病等。慢性常表现为输血数日后出现黄疸、网织红细胞升高等，多见于稀有血型不合、首次输血后致敏产生同种抗体、再次输该供者红细胞后发生同种免疫性溶血。

2. 非溶血性不良反应　主要包括发热、过敏性反应、传播疾病，其他如输血过量引起心衰等。

五、输血规范

应严格执行《中华人民共和国献血法》和卫生部颁布的《医疗机构临床用血管理办法》、

《临床输血技术规范》。

【同步练习】

简述输血的不良反应。

【参考答案】

输血不良反应包括溶血性和非溶血性两类，溶血性不良反应分急、慢性两类。急性指在输血中或输血后数分钟至数小时内发生的溶血，慢性常表现为输血数日后出现黄疸、网织红细胞升高等。非溶血性不良反应包括发热、过敏性反应、传播疾病，其他如输血过量引起心衰等。

第20章　造血干细胞移植

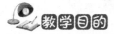教学目的

1. 掌握　HSCT的定义，并发症和主要适应证。
2. 熟悉　HSCT的分类、HLA配型等。
3. 了解　HSCT的供体选择、采集及预处理方案。

造血干细胞移植（HSCT）是指对患者进行全身照射、化疗和免疫抑制预处理后，将正常供体或自体的造血细胞经血管输注给患者，使之重建正常的造血和免疫功能。

一、造血干细胞移植的分类

按HC取自健康供体还是患者本身，HSCT被分为异体HSCT和自体HSCT；按HSC取自骨髓、外周血或脐带血，又分别分为骨髓移植、外周血干细胞移植和脐血移植；按供受者有无血缘关系而分为血缘移植和无血缘移植；按人白细胞抗原（HLA）配型相合的程度，分为HLA相合、部分相合和单倍型相合移植。

二、人白细胞抗原（HLA）配型

HLA基因复合体又叫主要组织相容性复合体，HLA不合移植情况下移植物抗宿主病（GVHD）和宿主抗移植物反应（HVGR）风险显著增加。

三、供体选择

自体HSCT供体是患者自己，应能承受大剂量化放疗，能动员采集到未被肿瘤细胞污染的足量的造血干细胞。异基因HSCT的供体首选HLA相合同胞，次选HLA相合无血缘供体、脐带血干细胞或HLA部分相合的亲缘供体。若有多个HLA相合者，则选择年轻、健康、男性、巨细胞病毒阴性和红细胞血型相合者。

四、造血细胞的采集

主要来源为骨髓、外周血、脐带血。

五、预处理方案

预处理的目的为：①最大限度清除基础疾病；②抑制受体免疫功能以免排斥移植物。预处理主要采用全身照射（TBI）、细胞毒药物和免疫抑制剂。

六、植活证据和成分输血

HLA相合的BMT或PBSCT，植活率高达97%～99%。GVHD的出现是临床植活证据；可根

据供、受者间性别、红细胞血型和 HLA 的不同，分别通过细胞学和分子遗传学（FISH 技术）方法、红细胞及白细胞抗原转化的实验方法取得植活的实验室证据，对于上述三者均相合者，则可采用短串联重复序列（STR）、单核苷酸序列多态性（SNP）结合 PCR 技术分析取证。HSCT 在造血重建前需输成分血支持。

七、并发症

主要包括预处理毒性、感染、肝静脉闭塞病、移植物抗宿主病等。

八、移植后复发

部分患者移植后复发，多发生于移植后 3 年内，复发者治疗较困难，预后也较差。在移植后监测微小残留病水平，对持续较高水平或有增高的高危患者及时调整免疫治疗强度、联合 DLI 等治疗有可能降低复发率。二次移植对少数复发者有效，DLI 对 CML 等复发有效。

九、主要适应证

1. 非恶性病 重型再生障碍性贫血（SAA）、阵发性睡眠性血红蛋白尿尤其是合并 AA 患者、其他先天性造血系统疾病和酶缺乏所致的代谢性疾病。

2. 恶性病 包括造血系统恶性疾病和其他对放化疗敏感的实体肿瘤。

十、生存质量及展望

HSCT 的成功开展使很多患者长期存活，由于我国独生子女家庭增多，因此研究开展无血缘关系移植及有血缘的 HLA 不全相合移植（如单倍型相合移植）意义重大。

【同步练习】
简述 HSCT 的主要并发症。

【参考答案】
主要包括预处理毒性、感染、肝静脉闭塞病、移植物抗宿主病等。

第7篇

内分泌系统和营养代谢性疾病

第1章 总 论

教学目的

1. 掌握 内分泌疾病的分类、诊断和防治原则。营养代谢性疾病的诊断和防治原则。

2. 熟悉 激素的分类和作用机制，内分泌系统的调节。营养代谢性疾病的分类、临床特点。

3. 了解 内分泌的定义，内分泌学的发展过程。营养和代谢的生理、营养代谢性疾病的病因和发病机制。

第1节 内分泌系统疾病

内分泌系统除其固有的内分泌腺（垂体、甲状腺、甲状旁腺、肾上腺、性腺和胰岛）外，尚有分布在心血管、胃肠、肾、脂肪组织、脑（尤其下丘脑）的内分泌组织和细胞。它们所分泌的激素体内的传递方式有：①内分泌：血液传递。②旁分泌：细胞外液局部或邻近传递。③自分泌：分泌的物质直接作用于自身细胞。④胞内分泌：细胞内化学物直接作用于自身细胞。对内分泌学的认识，经历了3个阶段：①腺体内分泌学研究。②组织内分泌学研究。③分子内分泌学研究。

一、激素分类与生化

1. 激素分类

（1）肽类激素 甲状旁腺素、胰岛素、降钙素。

（2）氨基酸类激素 甲状腺素（T_4）和三碘甲腺原氨酸（T_3）。

（3）胺类激素 肾上腺素、去甲肾上腺素、多巴胺、褪黑素。

（4）类固醇激素 糖皮质激素（皮质醇）、盐皮质激素（醛固酮）、雄性激素（脱氢表雄酮、雄烯二酮、睾酮）、1, 25－二羟维生素 D_3 $[1, 25－(OH)_2D_3]$。

2. 激素降解与转换 激素通过血液、淋巴液和细胞外液而转运到靶细胞部位发挥作用，并经肝肾和靶细胞代谢降解而灭活。肽类激素经蛋白酶水解；甲状腺激素经脱碘、脱氨基、解除耦联而降解；而类固醇激素经还原、羟化并转变为与葡萄糖醛酸结合的水溶性物质由胆汁和尿中排出。

3. 激素的作用机制 激素要发挥作用，首先必须转变为具有活性的激素，如 T_4 转变为 T_3，以便与其特异性受体结合。根据激素受体所在部位不同，可将激素作用机制分为两类：①肽类激素、胺类激素、细胞因子、前列腺素作用于细胞膜受体。②类固醇激素、T_3、维生素 D、视黄酸（维 A 酸）作用于细胞核内受体。受体有 2 个主要功能，一是识别微量的激素，二是与激素结合后可将信息在细胞内转变为生物活性作用。

（肽类激素、生物胺、前列腺素）与膜受体结合→G 蛋白耦联→发挥生物效应

（生长因子家族、Insulin，IGFs）与膜受体结合→受体自身磷酸化（酪氨酸激酶）→发挥生物学效应

（甾体类激素）与核受体结合→与 DNA 特异序列结合→功能蛋白转录

二、内分泌系统的调节

1. 神经系统与内分泌系统的相互调节

（1）中枢神经系统通过下丘脑来支配内分泌活动

下丘脑：释放激素/抑制激素 - 腺垂体 - 靶腺。

视上核（AVP）、室旁核（催产素）- 神经轴突 - 神经垂体。

神经冲动→分泌 N 递质→影响神经内分泌细胞。

（2）内分泌对神经系统的影响　CRH、F、T3 可直接作用于中枢系统和交感神经系统。一些内分泌激素（E_2）在神经系统以神经介质的形式影响神经系统的功能。

2. 内分泌系统的反馈调节

（1）下丘脑 - 垂体 - 靶腺轴　下丘脑 - 垂体 - 甲状腺；下丘脑 - 垂体 - 肾上腺；下丘脑 - 垂体 - 性腺。

（2）内分泌腺和体液代谢物质　胰岛素与血糖；甲状旁腺素与血钙；抗利尿激素与血浆渗透压。

3. 免疫系统和内分泌功能

（1）内分泌系统对免疫系统的调节　淋巴细胞膜表面有多种激素受体。糖皮质激素、性激素、前列腺素 E 抑制免疫应答。生长激素、甲状腺激素、胰岛素促进免疫应答。

（2）免疫系统对内分泌功能的影响　内分泌细胞上有免疫细胞因子受体。

IL - 1、IL - 2、IL - 3、IL - 6、胸腺肽：IL - 1 促进 CRH 分泌；IL - 2 增强基因表达，促进 PRL、TSH、ACTH、LH、FSH、GH 释放。

免疫相关性内分泌病：桥本甲状腺炎、Graves 病、1 型糖尿病、Addison 病。

内分泌相关免疫病：自身免疫病多见于女性，提示与性激素有关；用糖皮质激素治疗有效，也提示与激素有关。

三、内分泌系统的疾病

1. 激素产生过多　①内分泌腺肿瘤，如垂体各种肿瘤、甲状腺瘤、甲状旁腺瘤、胰岛素瘤、胰高血糖素瘤、醛固酮瘤、嗜铬细胞瘤、多囊卵巢综合征等。②多内分泌腺瘤 1 型、2A 型、2B 型。③激素受体突变。④异位内分泌综合征：由非内分泌组织肿瘤分泌过多激素或类激素所致。⑤激素代谢异常，如严重肝病患者血中雌激素水平增加。⑥自身免疫：TSH 受体抗体刺激甲状腺功能增强（Graves 病）。⑦医源性内分泌紊乱。

2. 激素产生减少　①内分泌腺破坏：可因自身免疫病、肿瘤、出血、梗死、炎症、坏死、手术切除、放射损伤等。②内分泌腺激素合成缺陷，如生长激素基因缺失或突变。③发生在激素、激素受体、转录因子、酶及离子通路的基因突变均可导致激素缺乏。④内分泌腺以外的疾病。

3. 激素在靶组织抵抗。

四、内分泌疾病诊断原则

完整的内分泌疾病的诊断应包括功能诊断、病理诊断和病因诊断 3 个方面。

1. 功能诊断

（1）临床表现　典型症状和体征对诊断内分泌疾病有重要参考价值，而有些表现与内分泌疾病关系比较密切。

（2）实验室检查及其资料分析

1）代谢紊乱证据　各种激素可以影响不同的物质代谢。

2）激素分泌情况　临床上可由空腹 8 ~ 12 小时后血中激素和 24 小时尿中激素及其代谢产物测定。

3）动态功能测定主要有下列 2 类　①兴奋试验：多适用于分泌功能减退的情况，可估计激素的贮备功能，应用促激素试验探测靶腺的反应。②抑制试验：多适用于分泌功能亢进的情况，观察其正常反馈调节是否消失，有无自主性激素分泌过多，是否有功能性肿瘤存在。

2. 定位诊断　包括病变性质和病变部位的确定，现有多种检查方法可帮助明确微小病变：①影像学检查；②放射性核素检查；③细胞学检查；④静脉导管检查。

3. 病因诊断　包括：①自身抗体检测；②白细胞染色体检查有无畸变、缺失、增多等；③HLA 鉴定。

五、内分泌疾病防治原则

1. 病因治疗　垂体瘤、肾上腺腺瘤、嗜铬细胞瘤、甲状旁腺腺瘤等。

2. 纠正代谢紊乱

（1）腺体功能亢进的治疗　①手术切除。②放射治疗。③药物阻断激素的合成与释放：如 PTU。④药物阻断促激素的合成与释放：如用甲状腺激素抑制 TSH。⑤神经递质激活剂或拮抗剂：如溴隐亭治疗高泌乳素血症。⑥激素拮抗剂：如螺内酯对抗醛固酮。

（2）腺体功能减退的治疗　①缺乏激素的替代治疗，补充生理剂量的激素，终身替代。②内分泌组织的移植，提供身体的需要，如胰腺或胰岛细胞移植。

第 2 节　营养、代谢性疾病

新陈代谢指在生命机体中所进行的众多化学变化的总和，是人体生命活动的基础。新陈代谢包括物质合成代谢和分解代谢 2 个过程。合成代谢是营养物质进入人体内，参与众多化学反应，合成为较大的分子并转化为自身物质，是需要能量的反应过程；分解代谢是体内的糖原、蛋白质和脂肪等大分子物质分解为小分子物质的降解反应，是产生能量的变化过程。中间代谢指营养物质进入机体后在体内合成和分解代谢过程中的一系列化学反应。营养物质不足、过多或比例不当，都能引起营养疾病。中间代谢某一环节出现障碍，则引起代谢疾病。

一、营养和代谢的生理

1. 营养物质的供应和摄取　人类来自外界以食物形式摄入的物质就是营养素。中国营养学会《中国居民膳食营养素参考摄入量 – Chinese – DRIs》对营养素分类如下：①宏量营养素：包括糖类、蛋白质和脂肪。②微量营养素：指矿物质，包括常量元素和微量元素。③维生素：分为脂溶性和水溶性。④其他膳食成分：膳食纤维、水等。食物的营养价值指食物中所含营养素和热能是否能满足人体需要。必需营养物质需要量指正常情况下维持机体正常组织结构与生理功能，并可防止因缺乏而出现相应生理、生化或病理变化所需的最少量。每日所需能量为基础能量消耗、特殊功能活动和体力活动等所消耗能量的总和。生物效价为 80 以上的蛋白质，成人每日每公斤理想体重约需 1g 左右。蛋白质生物效价的顺序依次为：动物制品、豆类、谷类、根类等。脂肪所供应的能量不宜超过总能量的 30%。在供应的脂肪中，饱和脂肪、多价不饱和脂肪与单价不饱和脂肪的比例应为 1∶1∶1，每日胆固醇摄入量宜在 300mg 以下。每日所需总能量除由蛋白质和脂肪所供应外，余下的由糖类供应。

2. 营养物质的消化、吸收、代谢和排泄　食物进入胃肠道在消化液、酶等作用下，转变为单糖、氨基酸、短链和中链脂肪酸、甘油，与水、盐、维生素等一起被吸收入血，中性脂肪和多数长链脂肪酸则经淋巴入血，到达肝和周围组织被利用，合成物质或提供能量。机体自身的物质，亦随时被分解提供能量或合成新的物质。中间代谢所产生的物质，除被机体储存或重新利用外，最后以水、二氧化碳、含氮物质或其他代谢产物的形式，经肺、肾、肠、皮肤黏膜等排出体外。

二、病因和发病机制

1. 营养性疾病

（1）原发性营养失调　摄取营养物质不足、过多或比例不当引起。

（2）继发性营养失调　器质性或功能性疾病所致。①进食障碍；②消化、吸收障碍；③物质合成障碍；④机体对营养需求的改变；⑤排泄失常。

2. 代谢性疾病　指中间代谢某个环节障碍所引起的疾病。

（1）遗传性代谢病（先天性代谢缺陷）　基因突变引起蛋白质结构和功能紊乱，特异酶催化反应消失、降低或（偶然地）升高，导致细胞和器官功能异常。

（2）获得性代谢病　可由环境因素引起，或遗传因素和环境因素相互作用所致。

三、分类

1. 营养性疾病　一般按某一营养物质的不足或过多分类。

（1）蛋白质营养障碍　蛋白质和氨基酸不足；氨基酸过多。

（2）糖类营养障碍　糖类摄取过多易引起肥胖症，摄取不足伴有能量不足时常致消瘦。

（3）脂类营养障碍　脂类摄取过多易引起肥胖症或血脂异常，摄取过少易引起脂溶性维生素缺乏。

（4）维生素营养障碍　各种维生素缺乏症或过多症。

（5）水、盐营养障碍　水、盐不足或过多。

（6）无机元素营养障碍　微量元素不足或过多。

（7）复合营养障碍　多种营养物质障碍的不同组合。

2. 代谢性疾病　一般按中间代谢的主要途径分类。

（1）蛋白质代谢障碍　①继发于器官疾病：如严重肝病时的低白蛋白血症，淀粉样变性的免疫球蛋白代谢障碍。②先天性代谢缺陷：如白化病、血红蛋白病、先天性氨基酸代谢异常等。

（2）糖代谢障碍　①各种原因所致糖尿病、糖耐量减低及低血糖症等。②先天性代谢缺陷：如果糖不耐受症、半乳糖血症、糖原贮积症等。

（3）脂类代谢障碍　主要表现为血脂或脂蛋白异常。可为原发性代谢紊乱或继发于糖尿病、甲状腺功能减退症等。

（4）水和电解质代谢障碍　多为获得性，亦可见于先天性肾上腺皮质增生症等。

（5）无机元素代谢障碍　如铜代谢异常所致肝豆状核变性，铁代谢异常所致含铁血黄素沉着症等。

（6）其他代谢障碍　如嘌呤代谢障碍所致痛风，卟啉代谢障碍所致血卟啉病等。

四、临床特点

（1）营养病多与营养物质的供应情况、饮食习惯、生活条件与环境因素、消化功能、生理或病理附加因素等有关。先天性代谢病常有家族史、环境诱发因素及发病年龄和性别特点等。

（2）营养病和代谢病早期常先有生化、生理改变，逐渐出现病理变化。

（3）营养病和代谢病可引起多个器官、系统病理变化，但以某些器官或系统受累的临床表现较为突出。

（4）长期营养和代谢障碍影响个体的生长、发育、衰老过程，甚至影响下一代。

五、诊断原则

1. 病史 询问症状的发生、发展和相互关系，并从现病史和个人史中了解发病因素、病理特点、每日进食情况等。必要时做详细的家系调查。

2. 体格检查 需注意发育和营养状态、体型和骨骼、神经精神状态、智能、毛发、皮肤、视力和听力、舌、齿、肝、脾及四肢等。

3. 实验室检查

（1）血、尿、粪和各项生化检查及激素、物质代谢的正常或异常产物等。

（2）溶血及凝血检查 主要用于遗传性血液病的鉴别诊断。

（3）代谢试验 如糖耐量试验，氮平衡试验，水、钠、钾、钙、磷平衡试验等。

（4）影像学检查 骨密度测定、CT 和 MRI 等。

（5）组织病理和细胞学检查，以及细胞染色体、酶系检查等。

（6）血氨基酸分析 诊断氨基酸异常所引起的先天性代谢病。

（7）基因诊断 诊断遗传性代谢病。

六、防治原则

1. 病因和诱因的防治 对营养病和以环境因素为主引起的代谢病，多数能进行病因防治。

2. 临床前期和早期防治 早期诊断和采取防治措施可避免不可逆的形态和功能改变，使病情不致恶化，甚至终身不出现症状。

3. 针对发病机制的治疗 包括：①避开和限制环境因素；②替代治疗；③调整治疗。

4. 遗传咨询和生育指导。

【同步练习】

1. 什么是内分泌系统反馈调节。

2. 激素的分类有哪些？请举例说明。

【参考答案】

1. 是内分泌系统的主要调节机制，使下丘脑－垂体－靶腺轴或内分腺与体液物质间通过兴奋、抑制达到相互制约或促进以保持内环境的稳定性。

2. （1）肽类激素 甲状旁腺素、胰岛素、降钙素。

（2）氨基酸类激素 甲状腺素和三碘甲腺原氨酸。

（3）胺类激素 肾上腺素、去甲肾上腺素、多巴胺、褪黑素。

（4）类固醇激素 皮质醇、醛固酮、睾酮、1, 25－二羟维生素 D_3。

第 2 章 垂 体 瘤

📖教学目的

1. 熟悉 垂体瘤的临床表现和诊断、治疗；催乳素瘤的临床表现及诊治原则。

2. 了解 催乳素瘤的药物治疗。

垂体肿瘤相当常见。腺垂体的每一种分泌细胞与其特定的原始干细胞均可发生肿瘤性病变。

一、病理和分类

在手术切除的垂体瘤中以分泌生长激素、催乳素和阿片－黑素－促皮质素原（POMC）腺瘤占绝大多数。所谓无功能垂体瘤不分泌具有生物学活性的激素，但仍可合成和分泌糖蛋白激素的 α 亚单位，血中有过多 α 亚单位可作为肿瘤的标志物。

垂体腺瘤的分类根据：①激素分泌细胞，可为单一激素性或多激素性。②肿瘤大小，可分为微腺瘤（直径 <10mm）、大腺瘤（直径 >10mm）。③有无侵袭周围组织。④免疫组化和电镜特征。垂体瘤发生率依次为 PRL 瘤、无功能瘤、GH 瘤、GH－PRL 瘤、ACTH 瘤、Gn 瘤、多激素腺瘤、TSH 瘤，绝大多数为微腺瘤。转移瘤来自乳腺癌、肺癌和胃肠道恶性肿瘤。

二、病因和发病机制

目前的共识是，单纯下丘脑调控激素作用增强或减弱不能引起垂体激素分泌瘤，垂体发病根本原因是细胞出现克隆基因异常，然而在内、外因素促进下，单克隆基因异常细胞不断增殖，逐渐发展为垂体瘤。

三、临床表现

1. 激素分泌异常表现 可引起激素分泌过多表现，也造成周围腺体功能减退。

2. 病变占位扩张表现 头痛，视力减退，视野缺损，向上引起下丘脑综合征（嗜睡、尿崩及性格改变等），向旁引起海绵窦综合征。如发生垂体瘤内出血，称为垂体卒中，引起剧烈头痛、失眠、血压波动、恶心、呕吐等颅内压增高表现。

四、诊断与鉴别诊断

详细病史询问和仔细的体格检查，包括神经系统、眼底、视力、视野检查，对于垂体瘤的诊断提供重要依据。垂体肿瘤的诊断主要采用影像技术如 CT、MRI，无创伤性，费用低。各种垂体激素及其动态功能试验对诊断与鉴别诊断可提供一定的参考和疗效的判断。最终诊断决定于病理检查。

五、治疗

1. 手术治疗 除催乳素瘤一般首先采用药物治疗外，所有垂体瘤尤其大腺瘤和功能性肿瘤，尤其压迫中枢神经系统和视神经束，药物治疗无效或不能耐受者均宜考虑手术治疗。

2. 药物治疗

（1）溴隐亭 为多巴胺促效剂常为首选。瘤体越小效果越好，但停药后易复发。

（2）奥曲肽用于 GH 瘤和 TSH 瘤。

3. 放射治疗 放疗常作为手术治疗的辅助，随着时间的迁延，腺垂体的功能减退在所难免，依次有 GH、Gn、ACTH、TSH 缺乏。副作用有腺垂体功能减退症、视神经炎和视力减退，以及脑萎缩、认知减退。

附： 催乳素瘤

（一）病因和发病机制

雌激素可促进 PRL 细胞增生及 PRL 合成与分泌，妊娠不仅使原有 PRL 瘤增大，也是 PRL 瘤形成的促发因素之一

★（二）临床表现

（1）PRL 瘤可引起 PRL 分泌过多表现 女性常表现为月经失调、反复自然流产和生殖功能障碍；泌乳。男性常表现为勃起功能障碍、性欲减退及生精减退和男性不育。

（2）PRL 大腺瘤可引起周围组织受压症候群 头痛，视力减退，视野缺损，向上引起下丘脑

综合征（嗜睡、尿崩及性格改变等），向旁引起海绵窦综合征。

（3）垂体本身受压症候群 造成周围腺体功能减退。

★ **（三）诊断与鉴别诊断**

催乳素瘤患者血清 PRL 一般 >200μg/L，若 >300μg/L 则可肯定，但 <200μg/L 时应检查有无药物（酚噻嗪、三环类抗抑郁剂、甲氧氯普胺、α甲基多巴、雌激素等）的作用、原发性甲状腺功能减退症、慢性肾衰竭和下丘脑病变等。应用 CT、MRI 扫描下丘脑垂体区有助于发现微小病变。

（四）治疗

溴隐亭为多巴胺受体激动剂，可减少催乳素分泌，恢复下丘脑 – 垂体促性腺激素的周期性分泌，恢复卵巢对促性腺激素的反应性，消除闭经和不育。溴隐亭可伴肿瘤缩小。卡麦角林亦可用。为解除大腺瘤的压迫症状，宜手术，必要时配合放疗和药物治疗。

【同步练习】

1. 垂体微腺瘤大腺瘤是指什么？

2. 最常见的垂体肿瘤为哪一种？

【参考答案】

1. 垂体微腺瘤是指直径 <10mm 的肿瘤；大腺瘤是直径 >10mm 的肿瘤。

2. PRL 瘤。

第 3 章　巨人症和肢端肥大症

教学目的

1. **熟悉**　巨人症和肢端肥大症的临床表现。

2. **了解**　巨人症和肢端肥大症的诊断标准、治疗措施。

生长激素（GH）分泌过多，在骨骺闭合之前引起巨人症，而在骨骺闭合之后导致肢端肥大症。同一患者可兼有巨人肢端肥大症。

一、病因和发病机制

生长激素（GH）和（或）胰岛素样生长因子 – 1（IGF – 1）分泌过多的原因主要有垂体性和垂体以外的原因。①垂体性：以腺瘤为主。②垂体外性：异位 GH 分泌瘤、GHRH 分泌瘤。

垂体肿瘤发生的机制不明，可由于兴奋性 G 蛋白的 α 亚单位发生点突变所致。肿瘤还可同时分泌其他激素如 PRL、TSH、ACTH 等。肿瘤占位亦可导致腺垂体功能减退症。

二、临床表现

1. 巨人症　常始于幼年，生长较同龄儿童明显高大，持续长高直到性腺发育完全，骨骺闭合，身高可达 2m 或 2m 以上。过多 GH 可拮抗胰岛素作用，导致糖耐量减低或糖尿病。

2. 肢端肥大症

（1）肢端肥大症既有 GH 分泌过多，又可有促性腺激素、TSH、ACTH 分泌不足，使功能亢进与减退相混杂。患者可有软弱、乏力及缺乏活力。

（2）垂体瘤可引起头痛、视物模糊、视野缺损、眼外肌麻痹、复视。大多数可因 GH 分泌过多而引起骨、软骨和软组织生长过度。

（3）患者可伴有 PRL 分泌过多，而表现月经紊乱、溢乳、不育，男性则有性欲减退和阳痿。

◀ 三、诊断

诊断主要根据身高、典型面貌、肢端肥大、内脏增大、内分泌代谢紊乱证据和影像学检查异常。24 小时 GH 水平总值较正常值高出 10～15 倍，GH 分泌脉冲数增加 2～3 倍，基础 GH 水平增加达 16～20 倍（正常值 <5μg/L）；IGF－1（正常值 <2.5ng/ml）升高可反映 24 小时 GH 分泌总体水平，可作为筛选和疾病活动性指标，也可作为本症治疗是否有效的指标。下丘脑垂体区 CT、MRI 对诊断有较大帮助；CT、MRI 不仅适用于颅脑病变而且亦可探查胸腔、腹腔等部位的病变。

◀ 四、治疗

治疗生长激素分泌瘤，一是解决占位性病变所引起的体征和症状；二是将 GH 分泌和 IGF－1 水平转为正常。治疗主要措施有三。

1. 手术治疗 应作为首选，经蝶显微外科操作下，将肿瘤完全切除。蝶鞍内微腺瘤（<10mm）最适宜手术切除，而大腺瘤（>10mm）尤其向鞍上发展或伸向海绵窦者手术治愈率降低。

2. 放射疗法 作为术后残余肿瘤的辅助治疗。放疗的缺点是不能使肿瘤迅速缩小、改善视力和减少 GH 分泌。

3. 药物治疗 ①溴隐亭可；②奥曲肽；③GH 受体拮抗剂培维索孟。

【同步练习】
1. 肢端肥大症治疗是否有效的指标是什么？
2. 肢端肥大症筛选和疾病活动性指标是什么？

【参考答案】
1. IGF－1↑。
2. IGF－1↑。

第4章 腺垂体功能减退症

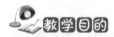教学目的

1. 掌握   腺垂体功能减退症的临床表现与诊断；主要替代治疗方法。
2. 熟悉   腺垂体功能减退症的主要病因；垂体危象的临床表现与治疗。
3. 了解   腺垂体功能减退症的鉴别诊断。

腺垂体功能减退症指腺垂体激素分泌减少，可以是单种激素减少如生长素（GH）缺乏或多种促激素同时缺乏。

◀ 一、病因和发病机制

1. 先天遗传性 腺垂体激素合成障碍可有基因遗传缺陷，临床表现有 Kallmann 综合征，Lawrence－Moon－Biedl 综合征，Prader－Willi 综合征。

2. 垂体瘤　为成人最常见原因，腺瘤可分为功能性和无功能性。

3. 下丘脑病变　如肿瘤、炎症、浸润性病变、肉芽肿等，可直接破坏下丘脑神经内分泌细胞，使释放激素分泌减少。

4. 垂体缺血性坏死　妊娠期腺垂体增生肥大，血供丰富，围生期因某种原因引起大出血、休克、血栓形成，使腺垂体大部缺血坏死和纤维化，临床称为希恩（Sheehan）综合征。

5. 蝶鞍区手术、放疗和创伤　垂体瘤切除可能损伤正常垂体组织，术后放疗更加重垂体损伤。严重头部损伤可引起颅底骨折、损毁垂体柄和垂体门静脉血液供应。

6. 感染和炎症　如巨细胞病毒、艾滋病、结核杆菌、真菌等感染引起的脑炎、脑膜炎、流行性出血热、梅毒或疟疾等，损伤下丘脑和垂体。

7. 糖皮质激素长期治疗　可抑制下丘脑 CRH – 垂体 ACTH，突然停用糖皮质激素后可出现医源性腺垂体功能减退，表现为肾上腺皮质功能减退。

8. 垂体卒中　可见于垂体瘤内突然出血、瘤体突然增大，压迫正常垂体组织和邻近视神经束，呈现急症危象。

9. 其他　自身免疫性垂体炎、空泡蝶鞍、海绵窦处颈内动脉瘤也可压迫垂体引起。

二、临床表现

1. 性腺（卵巢、睾丸）功能减退　女性有产后大出血、休克、昏迷病史，产后无乳、月经不再来潮、性欲减退、不育、阴道分泌物减少、外阴子宫和阴道萎缩、阴道炎、性交痛、毛发脱落，尤以阴毛、腋毛为甚。成年男子性欲减退、阳痿、睾丸松软缩小，胡须稀少，无男性气质、肌力减弱、皮脂分泌减少，骨质疏松。

2. 甲状腺功能减退　其表现与原发性甲状腺功能减退症相似，但通常无甲状腺肿。

3. 肾上腺功能减退　其表现与原发性慢性肾上腺皮质功能减退症相似，所不同的有皮肤色素减退，面色苍白，乳晕色素浅淡。

在全垂体功能减退症基础上，各种应激可诱发垂体功能减退性危象（垂体危象）。临床呈现：①高热型（>40℃）；②低温型（<30℃）；③低血糖型；④低血压、循环虚脱型；⑤水中毒型；⑥混合型。各种类型可伴有相应的症状，突出表现为消化系统、循环系统和神经精神方面的症状，诸如高热、循环衰竭、休克、恶心、呕吐、头痛、神志不清、谵妄、抽搐、昏迷等严重垂危状态。

三、实验室检查

腺垂体功能情况可通过对其所支配的靶腺功能状态来反映。

1. 性腺功能测定　女性有血雌二醇水平降低，没有排卵及基础体温改变，阴道涂片未见雌激素作用的周期性改变；男性见血睾酮水平降低或正常低值，精液检查精子数量减少，形态改变，活动度差，精液量少。

2. 肾上腺皮质功能　24 小时尿 17 – 羟皮质类固醇及游离皮质醇排量减少，血浆皮质醇浓度降低，但节律正常，葡萄糖耐量试验示血糖水平曲线。

3. 甲状腺功能测定　血清总 T_4、游离 T_4 均降低，而总 T_3、游离 T_3 可正常或降低。

4. 腺垂体分泌激素　如 FSH、LH、TSH、ACTH、GH、PRL 均减少，同时测定垂体促激素和靶腺激素水平，可以更好地判断靶腺功能减退为原发性或继发性。

对于腺垂体 – 下丘脑的病变可用 CT、MRI 辨别，对于非颅脑病变也可通过胸部 X 线片、胸腹部 CT、MRI 来检查。肝、骨髓和淋巴结等活检，可用于判断原发性疾病的原因。

四、诊断与鉴别诊断

本病诊断须根据病史、症状、体检，结合实验室资料和影像学发现进行全面的分析，排除其他影响因素和疾病后才能明确。应与下列疾病相鉴别：①多内分泌腺功能减退症；②神经性厌食；③失母爱综合征。

五、治疗

腺垂体功能减退症可由多种原因所引起，治疗应针对病因治疗。

腺垂体功能减退症采用相应靶腺激素替代治疗能取得满意的效果，需要长期、甚至终身维持治疗。应激情况下需要适当增加糖皮质激素剂量。所有替代治疗宜经口服给药，治疗过程中应先补给糖皮质激素，然后再补充甲状腺激素，以防肾上腺危象的发生。

垂体危象处理：首先给予静脉推注50%葡萄糖溶液40~60ml以抢救低血糖，继而补充10%葡萄糖氯化钠溶液，每500~1000ml中加入氢化可的松50~100mg静脉滴注，以解除急性肾上腺功能减退危象。有循环衰竭者按休克原则治疗，有感染败血症者应积极抗感染治疗，有水中毒者主要应加强利尿，可给予泼尼松或氢化可的松。低温与甲状腺功能减退有关，可给予小剂量甲状腺激素，并用保暖毯逐渐加温。禁用或慎用麻醉剂、镇静药、催眠药或降糖药等。

若需要生育者，女性可先用雌激素促进子宫生长，然后周期性雌激素和黄体酮诱导月经，然后可用HM刺激卵泡生长，并肌注HCG诱导排卵；男性可用HCG肌内注射，然后肌内注射HMG75以期精子形成。

【同步练习】

1. Sheehan综合征患者各靶腺功能减退，替代治疗应先补充哪一种激素？

2. 垂体功能减退性危象临床表现有哪几项？

【参考答案】

1. 糖皮质激素。

2. 高热型（>40℃）、低温型（<30℃）、低血糖型、低血压、水中毒型、混合型。

第5章　生长激素缺乏性侏儒症

教学目的

1. 熟悉　生长激素缺乏性侏儒症临床表现及诊断根据。

2. 了解　GH激发试验中GH峰值变化、治疗方法。

生长激素缺乏性侏儒症（GHD）又称垂体性侏儒症，是指在出生后或儿童期起病，因下丘脑-垂体-胰岛素样生长因子（IGF-1）生长轴功能障碍而导致生长缓慢，身材矮小，但比例匀称。按病因可为特发性和继发性两类；按病变部位可分为垂体性和下丘脑性2种；可为单一性GH缺乏，也可伴有腺垂体其他激素缺乏。

一、病因和发病机制

1. 特发性生长激素缺乏性侏儒症　病因不明，可能由于下丘脑-垂体及其IGF轴功能的异常，导致GH分泌不足所引起。1/3者为单纯缺GH，2/3者同时伴垂体其他激素缺乏。

2. 继发性生长激素缺乏性侏儒症　本病可继发于下丘脑-垂体肿瘤，最常见者为颅咽管瘤、神经纤维瘤。

3. 原发性生长激素不敏感综合征　本综合征是由于靶细胞对GH不敏感而引起的一种矮小症，Laron综合征是其典型代表。

★ 二、临床表现

1. 躯体生长迟缓 成年身高一般不超过 130cm，体态一般尚匀称，成年后多仍保持童年体形和外貌。

2. 性器官不发育或第二性征缺乏 患者至青春期，性器官不发育，第二性征缺如。

3. 智力与年龄相称 智力发育一般正常。

4. 骨骼发育不全 X 线摄片可见长骨均短小，骨龄幼稚，骨化中心发育迟缓，骨骺久不融合。

5. Laron 侏儒症 患者有严重 GH 缺乏的临床表现，本病患者对外源性 GH 治疗无反应，目前唯一有效的治疗措施是使用重组人 IGF - 1 替代治疗。

6. 继发性生长激素缺乏性侏儒症 鞍区肿瘤所致者可有局部受压及颅内压增高的表现。

★ 三、诊断与鉴别诊断

1. 生长激素缺乏性侏儒症的主要诊断根据

（1）身材矮小，身高年均增长 <4cm，为同年龄同性别正常人均值 -2SD（标准差）以下，以及性发育缺失等临床特征。

（2）骨龄检查较实际年龄落后 2 年以上。

（3）GH 激发试验 临床上将 GH 激发试验中 GH 峰值变化作为诊断 GHD 的一种主要手段，本病患者经兴奋后 GH 峰值常低于 $5\mu g/L$，而正常人则可超过 $10\mu g/L$。

（4）自主性血清 GH 分泌测定 每隔 20 分钟采血，连续 12～24 小时，计算平均 GH 分泌量、脉冲数及幅度。

（5）测定 IGF - 1 水平 可反应 GH 的分泌状态。

（6）IGFBP3 测定 可反应 GH 的分泌状态。

（7）GHRH 兴奋试验 兴奋后血清 GH 峰值超过 $5\mu g/L$ 者为下丘脑性 GHD，低于 $5\mu g/L$ 者为垂体性 GHD。

2. 鉴别诊断

（1）全身性疾病所致的侏儒症。

（2）青春期延迟。

（3）呆小病。

（4）先天性卵巢发育不全综合征（Turner 综合征）。

四、治疗

1. 人生长激素 重组人 GH（rhGH）治疗剂量一般为每周 0.5～0.7U/kg，分 6～7 次于睡前 30～60 分钟皮下注射效果较好。注射 rhGH 的局部及全身不良反应极少，有报告可引起血清 T_4 降低、TSH 降低。

2. 生长激素释放素（GHRH$_{1-44}$） $24\mu g/kg$ 体重，每晚睡前皮下注射，连续 6 个月，可使生长速度明显增加，疗效与 rhGH 相似，适用于下丘脑性 GH 缺乏症。

3. 胰岛素样生长因子 -1 近年已用于治疗 GH 不敏感综合征。每日皮下注射 2 次，每次 40～80μg，生长速度每年可增加 4cm 以上。不良反应有低血糖等。

4. 同化激素 临床上常用苯丙酸诺龙，一般可在 12 岁后小剂量间歇应用，每周 1 次，每次 10～12.5mg，肌内注射，疗程以 1 年为宜。有时第 1 年内可长高 10cm 左右，但以后生长减慢，最终身材仍矮小。

5. 人绒毛膜促性腺激素 能促使黄体的形成与分泌，或促进睾丸间质细胞分泌睾酮，只适用于年龄已达青春发育期、经上述治疗身高不再增长者，每次 500 ~ 1000U，肌内注射，每周 2 ~ 3 次，每 2 ~ 3 个月为一疗程，间歇 2 ~ 3 个月，可反复应用 1 ~ 2 年。

【同步练习】

1. 胰岛素低血糖兴奋试验可用于下列哪种疾病的诊断？

2. 生长激素缺乏性侏儒症的诊断根据是什么？

【参考答案】

1. GH 缺乏性侏儒症。

2. ①身材矮小；②骨龄检查较实际年龄落后 2 年以上；③GH 激发试验后 GH 峰值常低于 5μg/L；④IGF - 1 水平降低；⑤GHRH 兴奋试验 GH 峰值超过 5μg/L，者为下丘脑性 GHD。

第6章　尿　崩　症

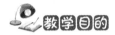

1. **熟悉**　尿崩症的临床表现及诊断、鉴别诊断，禁水 - 加压素试验的方法与结果分析。

2. **了解**　尿崩症的治疗方法。

尿崩症（GI）是指精氨酸加压素（AVP）又称抗利尿激素（ADH）严重缺乏或部分缺乏（称中枢性尿崩症），或肾脏对 AVP 不敏感（肾性尿崩症），致肾小管重吸收水的功能障碍，从而引起多尿、烦渴、多饮与低比重尿和低渗尿为特征的一组综合征。

◀ 一、病因和发病机制

1. **继发性尿崩症**　约 50% 患者为下丘脑神经垂体部位的肿瘤，10% 由头部创伤所致。

2. **特发性尿崩症**　约占 30% 不等，临床找不到任何病因。

3. **遗传性尿崩症**　少数中枢性尿崩症有家族史，呈常染色体显性遗传，由 AVP - 神经垂体素运载蛋白（AVP - NPII）编码区多种多样的基因突变所致。

此外，本症可以是 DIDMOAD 综合征（可表现为尿崩症、糖尿病、视神经萎缩、耳聋，又称为 Wolfram 综合征）的一部分，为常染色体隐性遗传，但极为罕见。

◀ 二、临床表现

尿崩症的主要临床表现为多尿、烦渴与多饮，起病常较急，一般起病日期明确。24 小时尿量可多达 5 ~ 10L，最多不超过 18L。尿比重常在 1.005 以下，尿渗透压常为 50 ~ 200mOsm/L，尿色淡如清水。部分患者症状较轻，24 小时尿量仅为 2.5 ~ 5L，如限制饮水，尿比重可超过 1.010，尿渗透压可超过血浆渗透压，可达 290 ~ 600mOsm/L，称为部分性尿崩症。

◀ 三、诊断与鉴别诊断

1. **典型尿崩症的诊断依据**　①尿量多，一般 4 ~ 10L/d。②低渗尿，尿渗透压 < 血浆渗透压，一般低于 200mOsm/L，尿比重多在 1.005 以下。③禁水试验不能使尿渗透压和尿比重增加，而注射加压素后尿量减少、尿比重增加、尿渗透压较注射前增加 9% 以上。④加压素（AVP）或去氨加压素（DDAVP）治疗有明显效果。

2. **诊断方法如下**

（1）禁水 - 加压素试验　比较禁水前后与使用血管加压素前后的尿渗透压变化。禁水一定时间，当尿浓缩至最大渗透压而不能再上升时，注射加压素。

方法：禁水时间视患者多尿程度而定，一般 6～16 小时不等，禁水期间每 2 小时排尿 1 次，测尿量、尿比重或渗透压，抽血测血浆渗透压，然后皮下注射加压素 5U，注射后 1 小时和 2 小时测尿渗透压。

结果：正常人禁水后尿量明显减少，尿比重超过 1.020，尿渗透压超过 800mOsm/L，不出现明显失水。尿崩症患者禁水后尿量仍多，尿比重一般不超过 1.010，尿渗透压常不超过血浆渗透压。注射加压素后，正常人尿渗透压一般不升高，仅少数人稍升高，但不超过 5%。精神性多饮、多尿者接近或与正常相似。尿崩症患者注射加压素后，尿渗透压进一步升高，较注射前至少增加 9% 以上。肾性尿崩症在禁水后尿液不能浓缩，注射加压素后仍无反应。

（2）血浆精氨酸加压素测定（放射免疫法）　正常人血浆 AVP（随意饮水）为 2.3～7.4pmol/L，禁水后可明显升高。

（3）中枢性尿崩症的病因诊断　应进行蝶鞍摄片、视野检查，必要时做 CT 或 MRI 等检查以明确或除外有无垂体或附近的肿瘤。

3. 鉴别诊断

（1）精神性烦渴　主要表现为烦渴、多饮、多尿、低比重尿，与尿崩症极相似，但 AVP 并不缺乏，上述诊断性试验均在正常范围内。

（2）肾性尿崩症　是一种家族性 X 连锁遗传性疾病，其肾小管对 AVP 不敏感，往往出生后即出现症状，多为男孩，女性只表现为轻症，并有生长发育迟缓。注射加压素后尿量不减少，尿比重不增加，血浆 AVP 浓度正常或升高，易与中枢性尿崩症鉴别。

（3）其他　慢性肾脏疾病，尤其是肾小管疾病、低钾血症、高钙血症等均可影响肾浓缩功能而引起多尿、口渴等症状，但有相应原发疾病的临床特征，且多尿的程度也较轻。

四、治疗

1. 激素替代疗法

（1）去氨加压素（1-脱氨-8-右旋精氨酸加压素，DDAVP）　其抗利尿作用强，而无加压作用，不良反应少，为目前治疗尿崩症的首选药物。由于剂量的个体差异大，用药必须个体化，严防水中毒的发生。

（2）鞣酸加压素注射液　5U/ml，首次 0.1～0.2ml 肌内注射，以后观察逐日尿量，以了解药物奏效程度及作用持续时间，从而调整剂量及间隔时间。慎防用量过大引起水中毒。

（3）垂体后叶素水剂　作用仅能维持 3～6 小时，每日须多次注射，长期应用不便。主要用于脑损伤或手术时出现的尿崩症，每次 5～10U，皮下注射。

2. 其他抗利尿药物

（1）氢氯噻嗪　作用机制可能是由于尿中排钠增加，体内缺钠，肾近曲小管重吸收增加，到达远曲小管原尿减少，因而尿量减少，对肾性尿崩症也有效。

（2）卡马西平　能刺激 AVP 分泌，使尿量减少，其作用不及氯磺丙脲。

（3）氯磺丙脲　刺激 AVP 释放并增强 AVP 对肾小管的作用。服药后可使尿量减少，尿渗透压增高。

3. 病因治疗　继发性尿崩症尽量治疗其原发病。

五、预后

预后取决于基本病因。

【同步练习】

1. 由下丘脑视上核与室旁核分泌什么激素？

2. 男性，17 岁。多尿、烦渴、多饮月余。多次查尿比重 <1.005，禁水试验尿比重不升高，

但加压素试验尿比重、尿渗透压增加。诊断最可能是什么？

【参考答案】

1. 精氨酸加压素。

2. 中枢性尿崩症。

第7章 抗利尿激素分泌失调综合征

教学目的

1. 掌握 抗利尿激素分泌失调综合征的临床表现和实验室检查、诊断与鉴别诊断。
2. 熟悉 抗利尿激素分泌失调综合征的主要诊断依据。
3. 了解 抗利尿激素分泌失调综合征病因和病理生理。

抗利尿激素分泌失调综合征（SIADH）是指内源性抗利尿激素（ADH，即精氨酸加压素 AVP）分泌异常增多或其活性作用超常，从而导致水潴留、尿排钠增多及稀释性低钠血症等临床表现的一组综合征。

一、病因和病理生理

1. 恶性肿瘤 某些肿瘤组织合成并自主性释放 AVP。最多见者为肺燕麦细胞癌，其他肿瘤如胰腺癌、淋巴肉瘤、网状细胞肉瘤、十二指肠癌、霍奇金淋巴瘤、胸腺瘤等也可引起 SIADH。

2. 肺部感染 如肺结核、肺炎、阻塞性肺部疾病等有时也可引起 SIADH，感染的肺组织可异位合成并释放 AVP 样肽类物质，具有 AVP 相似的生物特性。

3. 中枢神经病变 包括脑外伤、炎症、出血、肿瘤、多发性神经根炎、蛛网膜下腔出血等，可影响下丘脑 - 神经垂体功能，从而引起 SIADH。

4. 药物 如氯磺丙脲、长春新碱、环磷酰胺、卡马西平、氯贝丁酯、三环类抗抑郁药、秋水仙碱等可刺激 AVP 释放或加强 AVP 对肾小管的作用，从而产生 SIADH。

★ 二、临床表现和实验室检查

多数患者在限制水分时，可不表现典型症状。但如予以水负荷，则可出现水潴留及低钠血症表现。血浆渗透压常低于 270mOsm/L，而尿渗透压常高于血浆渗透压。血清尿素氮、肌酐、尿酸等浓度常降低。血浆 AVP 相对于血浆渗透压呈不适当的高水平。本症一般无水肿。

★ 三、诊断与鉴别诊断

1. 抗利尿激素分泌失调综合征的主要诊断依据 ①血清钠降低（常低于 130mmol/L）；②尿钠增高常超过 30mmol/L；③血浆渗透压降低（常低于 270mOsm/L）；④尿渗透压超过血浆渗透压；⑤有关原发病或用药史；⑥血浆 AVP 增高对 SIADH 的诊断有重要意义；⑦无水肿，肾功能、肾上腺皮质功能正常。

2. 鉴别诊断

（1）肾失钠所致低钠血症 常有原发疾病及失水表现，血尿素氮常升高。而 SIADH 患者血容量常正常或增高，血尿素氮常降低。

（2）胃肠消化液丧失 常有原发疾病史，且尿钠常低于 30mmol/L。

（3）甲状腺功能减退症 有时也可出现低钠血症，结合甲状腺功能检查不难诊断。

（4）顽固性心力衰竭、晚期肝硬化伴腹水或肾病综合征等 可出现稀释性低钠血症，但这些患者各有相应原发病的特征，且常伴明显水肿、腹水，尿钠常降低。

（5）精神性烦渴　由于饮水过多，也可引起低钠血症与血浆渗透压降低，但尿渗透压明显降低，易与SIADH鉴别。

（6）脑性盐耗综合征（CSWS）　CSWS的主要临床表现为低钠血症、尿钠增高和低血容量；而SIADH是正常血容量或血容量轻度增加，这是与CSWS的主要区别。此外，CSWS对钠和血容量的补充有效，而限水治疗无效，反而使病情恶化。

3. 抗利尿激素分泌失调综合征的病因诊断　首先考虑恶性肿瘤的可能性，特别是肺燕麦细胞癌，有时可先出现SIADH，以后再出现肺癌的X线发现。其次应除外中枢神经系统疾病、肺部感染、药物等因素。

四、治疗

1. 病因治疗　纠正基础疾病。药物引起者需立即停药。

2. 对症治疗　限制水摄入对控制症状十分重要，轻度SIADH患者每天摄入量限制症状即可好转，严重患者可静脉输注3%氯化钠溶液，滴速为每小时1～2ml/kg，使血清钠逐步上升，症状改善。有严重水中毒者，可同时注射呋塞米20～40mg，排出水分，以免心脏负荷过重，但必须纠正因呋塞米引起的低钾或其他电解质的丧失。

3. 抗利尿激素分泌抑制或（和）活性拮抗药物　地美环素可拮抗AVP作用于肾小管上皮细胞受体中腺苷酸环化酶的作用，抑制肾小管重吸收水分。锂盐也可阻碍AVP对肾小管的作用，苯妥英钠可抑制神经垂体加压素的释放，对有些患者有效。

五、预后

SIADH的预后取决于基础疾病。

【同步练习】

1. 抗利尿激素分泌失调综合征的诊断依据有什么？
2. 什么是脑性盐耗综合征？

【参考答案】

1. ①血清钠降低；②尿钠增高；③血浆渗透压降低；④尿渗透压超过血浆渗透压；⑤无水肿，肾功能、肾上腺皮质功能正常。

2. CSWS是在颅内疾病的过程中肾不能保存钠而导致进行性尿钠自尿中大量流失，并带走过多的水分，从而导致低钠血症和细胞外液容量的下降。CSWS的主要临床表现为低钠血症、尿钠增高和低血容量。CSWS对钠和血容量的补充有效。

第8章　甲状腺肿

教学目的

1. **熟悉**　单纯性甲状腺肿的临床表现和治疗。
2. **了解**　单纯性甲状腺肿的诊断与鉴别诊断。

甲状腺肿（goiter）是指良性甲状腺上皮细胞增生形成的甲状腺肿大。单纯性甲状腺肿，也称为非毒性甲状腺肿是指非炎症和非肿瘤原因，不伴有临床甲状腺功能异常的甲状腺肿。如果1个地区儿童中单纯性甲状腺肿的患病率超过10%，称之为地方性甲状腺肿。

一、病因和发病机制

1. 地方性甲状腺肿　地方性甲状腺肿的最常见原因是碘缺乏病（IDD）。多见于山区和远离海洋的地区。

2. 散发性甲状腺肿　散发性甲状腺肿原因复杂。外源性因素包括食物中的碘化物、致甲状腺肿物质和药物等。内源性因素包括儿童先天性甲状腺激素合成障碍。严重者可以出现甲状腺功能减退症。

二、病理

甲状腺呈弥漫性或结节性肿大，重量 60 ~ 1000g 不等，切面可见结节、纤维化、出血和钙化。

三、临床表现

临床上一般无明显症状。甲状腺常呈现轻、中度肿大，表面平滑，质地较软。

四、诊断与鉴别诊断

血清 TT_4、TT_3 正常，TT_4/TT_3 的比值常增高。血清甲状腺球蛋白（Tg）水平增高，增高的程度与甲状腺肿的体积呈正相关。血清 TSH 水平一般正常。

五、防治

1. 地方性甲状腺肿的预防　1996 年起，我国立法推行普遍食盐碘化（USI）防治碘缺乏病。

2. 甲状腺肿的治疗　一般不需要治疗。对甲状腺肿大明显者可以试用左甲状腺素（$L-T_4$），但是治疗效果不显著。对甲状腺肿明显、有压迫症状者应采取手术治疗。

【同步练习】

1. 引起地方性甲状腺肿的最常见原因是什么？
2. 单纯性甲状腺肿甲状腺摄 ^{131}I 率如何？

【参考答案】

1. 碘缺乏。
2. 大多增高，高峰不提前，可被 T_3 抑制。

第 9 章　甲状腺功能亢进症

教学目的

1. 掌握 Graves 病的临床表现、诊断与鉴别诊断、实验室检查和治疗原则。
2. 熟悉 Graves 病的发病机制，甲状腺危象的治疗原则。
3. 了解 甲状腺功能亢进症的分类。

甲状腺毒症是指血循环中甲状腺激素过多，引起以神经、循环、消化等系统兴奋性增高和代谢亢进为主要表现的一组临床综合征。根据甲状腺的功能状态，甲状腺毒症可分类为甲状腺功能亢进类型和非甲状腺功能亢进类型。甲状腺功能亢进（甲亢）是指甲状腺腺体本身产生甲状腺激素过多而引起的甲状腺毒症，其病因主要是弥漫性毒性甲状腺肿（Graves 病）；非甲状腺功能亢进类型包括破坏性甲状腺毒症和服用外源性甲状腺激素。

Graves 病

Graves 病（GD）是甲状腺功能亢进症的最常见病因，临床主要表现为：①甲状腺毒症；②弥漫性甲状腺肿；③眼征；④胫前黏液性水肿。

一、病因和发病机制

目前公认本病的发生与自身免疫有关，属于器官特异性自身免疫病。它与自身免疫甲状腺炎等同属于自身免疫性甲状腺病（AITD）。

1. 遗传 本病有显著的遗传倾向，目前发现它与组织相容性复合体（MHC）基因相关。

2. 自身免疫 GD 患者的血清中存在针对甲状腺细胞 TSH 受体的特异性自身抗体，称为 TSH 受体抗体（TRAb），TRAb 有 2 种类型，即 TSH 受体刺激性抗体（TSAb）和 TSH 受体刺激阻断性抗体（TSBAb）。TSAb 与 TSH 受体结合，激活腺苷酸环化酶信号系统，导致甲状腺细胞增生和甲状腺激素合成、分泌增加。TSBAb 与 TSHR 结合，占据了 TSH 的位置，使 TSH 无法与 TSHR 结合，所以产生抑制效应，甲状腺细胞萎缩，甲状腺激素产生减少。

Graves 眼病（GO）病理基础是在眶后组织浸润的淋巴细胞分泌细胞因子（干扰素 - γ 等）刺激成纤维细胞分泌黏多糖，堆积在眼外肌和眶后组织，导致突眼和眼外肌纤维化。

3. 环境因素 环境因素可能参与了 GD 的发生，如细菌感染、性激素、应激等都对本病的发生和发展有影响。

★ 二、临床表现

1. 甲状腺毒症表现

（1）高代谢综合征 交感神经兴奋性增高和新陈代谢加速，患者常有疲乏无力、怕热多汗、皮肤潮湿、多食善饥、体重显著下降等。

（2）精神神经系统 多言好动、紧张焦虑、焦躁易怒、失眠不安、思想不集中、记忆力减退，手和眼睑震颤。

（3）心血管系统 心悸气短、心动过速、第一心音亢进。收缩压升高、舒张压降低，脉压增大。合并甲状腺毒症心脏病时，出现心动过速、心律失常、心脏增大和心力衰竭。

（4）消化系统 稀便、排便次数增加。重者可以有肝大、肝功能异常，偶有黄疸。

（5）肌肉骨骼系统 主要是甲状腺毒症性周期性瘫痪（TPP），病变主要累及下肢，有低钾血症。少数患者发生甲亢性肌病，肌无力多累及近心端的肩胛和骨盆带肌群。

（6）造血系统 循环血淋巴细胞比例增加，单核细胞增加，但是白细胞总数减低。可以伴发血小板减少性紫癜。

（7）生殖系统 女性月经减少或闭经。男性阳痿，偶有乳腺增生（男性乳腺发育）。

2. 甲状腺肿大 多数患者有程度不等的甲状腺肿大。甲状腺肿为弥漫性、对称性，质地不等，无压痛。甲状腺上下极可触及震颤，闻及血管杂音。

3. 眼征 GD 的眼部表现分为单纯性突眼、浸润性眼征。单纯性突眼包括下述表现：①轻度突眼：突眼度 19 ~ 20mm。②Stellwag 征。③上睑挛缩，睑裂增宽。④vonGraefe 征。⑤Joffroy 征。⑥Mobius 征。

三、特殊的临床表现和类型

1. 甲状腺危象 常见诱因有感染、手术、创伤、精神刺激等。临床表现有：高热、大汗、心动过速（140 次/分以上）、烦躁、焦虑不安、谵妄、恶心、呕吐、腹泻，严重患者可有心衰、休克及昏迷等。

2. 甲状腺毒症性心脏病 甲状腺毒症性心脏病的心力衰竭分为 2 种类型：一类是"高排出量型心力衰竭"；另一类是心脏泵衰竭。

3. 淡漠型甲亢 多见于老年患者，主要表现为明显消瘦、心悸、乏力、震颤、头晕、晕厥、神经质或神志淡漠、腹泻、厌食。可伴有心房颤动和肌病等，70% 患者无甲状腺肿大。

4. T_3 型甲状腺毒症 Graves 病、毒性结节性甲状腺肿和自主高功能性腺瘤都可以发生 T_3 型甲亢。老年人多见。实验室检查 TT_4、FT_4 正常，TT_3、FT3 升高，TSH 减低，^{131}I 摄取率增加。

5. 妊娠期甲状腺功能亢进症 ①妊娠期甲状腺激素结合球蛋白（TBG）增高，引起血清 TT_4 和 TT_3 增高，所以妊娠期甲亢的诊断应依赖血清 FT_4、FT_3 和 TSH。②妊娠一过性甲状腺毒症（GTT）。③新生儿甲状腺功能亢进症。④产后由于免疫抑制的解除，GD 易于发生，称为产后 GD。⑤如果患者甲亢未控制，建议不要怀孕；如果患者为妊娠期间发现甲亢，选择继续妊娠，则选择合适剂量的 ATD 治疗和妊娠中期甲状腺手术治疗。

6. Graves 眼病（GO） 患者自诉眼内异物感、胀痛、畏光、流泪、复视、斜视、视力下降；检查见突眼（眼球凸出度超过正常值上限 4mm），眼睑肿胀，结膜充血水肿，眼球活动受限，严重者眼球固定，眼睑闭合不全、角膜外露而发生角膜溃疡、全眼炎，甚至失明。诊断 GO 应行眶后 CT 或 MRI 检查，可见眼外肌肿胀增粗，同时排除球后占位性病变。判断 GO 活动的评分方法（CAS），即以下 7 项表现各为 1 分：①自发性球后疼痛；②眼球运动时疼痛；③结膜充血；④结膜水肿；⑤肉阜肿胀；⑥眼睑水肿；⑦眼睑红斑。CAS 积分达到 3 分判断为疾病活动。

★ 四、实验室和其他检查

1. 血清总甲状腺素（TT_4） T_4 全部由甲状腺产生，血清 TBG 量和蛋白与激素结合力的变化都会影响测定的结果。妊娠、雌激素、急性病毒性肝炎、先天因素等可引起 TBG 升高，导致 TT_4 增高；雄激素、糖皮质激素、低蛋白血症、先天因素等可以引起 TBG 降低，导致 TT_4 减低。

2. 血清总三碘甲腺原氨酸（TT_3） 本值同样受到 TBG 含量的影响。正常情况下，血清 T_3 与 T_4 的比值 <20。甲亢时 TT_3 增高，T_3 与 T_4 的比值也增加；T_3 型甲状腺毒症时仅有 TT_3 增高。

3. 血清游离甲状腺素（FT_4）、游离三碘甲腺原氨酸（FT_3） 游离甲状腺激素是实现该激素生物效应的主要部分，是诊断临床甲亢的首选指标。

4. 促甲状腺激素（TSH） 血清 TSH 浓度的变化是反映甲状腺功能最敏感的指标，目前已经进入第 3 代和第 4 代测定方法，即敏感 TSH（sTSH）（检测限 0.01mU/L）和超敏 TSH 测定方法（检测限达到 0.005mU/L）。sTSH 成为筛查甲亢的第一线指标，甲亢时的 TSH 通常 <0.1mU/L。sTSH 使得诊断亚临床甲亢成为可能。

5. ^{131}I 摄取率 ^{131}I 摄取率正常值（盖革计数管测定）为 3 小时 5%～25%，24 小时 20%～45%，高峰在 24 小时出现。甲亢时 ^{131}I 摄取率表现为总摄取量增加，摄取高峰前移。甲状腺功能亢进类型的甲状腺毒症 ^{131}I 摄取率增高；非甲状腺功能亢进类型的甲状腺毒症 ^{131}I 摄取率减低。

6. TSH 受体抗体（TRAb） 是鉴别甲亢病因、诊断 GD 的指标之一。新诊断的 GD 患者 75%～96% TRAb 阳性。

7. TSH 受体刺激抗体（TSAb） 是诊断 GD 的重要指标之一。与 TRAb 相比，TSAb 反映了这种抗体不仅与 TSH 受体结合，而且这种抗体产生了对甲状腺细胞的刺激功能。

8. CT 和 MRI 眼部 CT 和 MRI 可以排除其他原因所致的突眼，评估眼外肌受累的情况。

9. 甲状腺放射性核素扫描 对于诊断甲状腺自主高功能腺瘤有意义。肿瘤区浓聚大量核素，肿瘤区外甲状腺组织和对侧甲状腺无核素吸收。

★ 五、诊断

诊断的程序是：①甲状腺毒症的诊断：测定血清 TSH 和甲状腺激素的水平；②确定甲状腺毒

症是否来源于甲状腺功能的亢进；③确定引起甲状腺功能亢进的原因，如 GD、结节性毒性甲状腺肿、甲状腺自主高功能腺瘤等。

1. 甲亢的诊断　①高代谢症状和体征；②甲状腺肿大；③血清 TT_4、FT_4 增高，TSH 减低。具备以上 3 项诊断即可成立。

2. GD 的诊断　①甲亢诊断确立；②甲状腺弥漫性肿大（触诊和 B 超证实）；③眼球突出和其他浸润性眼征；④胫前黏液性水肿；⑤TRAb、TSAb、TPOAb、TgAb 阳性。以上标准中，①、②项为诊断必备条件，③、④、⑤项为诊断辅助条件。

六、鉴别诊断

1. 甲状腺毒症原因的鉴别　主要是甲亢所致的甲状腺毒症与破坏性甲状腺毒症的鉴别。两者均有高代谢表现、甲状腺肿和血清甲状腺激素水平升高，而病史、甲状腺体征和 ^{131}I 摄取率是主要的鉴别手段。

2. 甲亢的原因鉴别　GD、结节性毒性甲状腺肿和甲状腺自主高功能腺瘤分别约占病因的 80%、10% 和 5% 左右。伴浸润性眼征、TRAb 和（或）TSAb 阳性、胫前黏液性水肿等均支持 GD 的诊断。

★ 七、治疗

1. 抗甲状腺药物　ATD 治疗是甲亢的基础治疗，也用于手术和 ^{131}I 治疗前的准备阶段。常用的 ATD 分为硫脲类和咪唑类两类，普遍使用甲巯咪唑（MMI）和丙硫氧嘧啶（PTU）。MMI 半衰期长，血浆半衰期为 4~6 个小时，可以每天单次使用；PTU 血浆半衰期为 60 分钟，具有在外周组织抑制 T_4 转换为 T_3 的独特作用，所以发挥作用较 MMI 迅速，控制甲亢症状快。PTU 与蛋白结合紧密，通过胎盘和进入乳汁的量均少于 MMI，所以在妊娠伴发甲亢时优先选用。

（1）适应证　①病情轻、中度患者。②甲状腺轻、中度肿大。③孕妇、高龄或由于其他严重疾病不适宜手术者。④手术前和 ^{131}I 治疗前的准备。⑤手术后复发且不适宜 ^{131}I 治疗者。

（2）剂量与疗程　①初治期：PTU 300~450mg/d，或 MMI 30~40mg/d，分 3 次口服，持续 6~8 周，每 4 周复查血清甲状腺激素水平 1 次。临床症状缓解后开始减药。②减量期：每 2~4 周减量 1 次，每次减量 PTU 50~100mg/d，或 MMI 5~10mg/d，3~4 个月减至维持量。③维持期：PTU 50~100mg/d，或 MMI 5~10mg/d，维持治疗 1~1.5 年。

（3）药物副作用　①粒细胞减少：ATD 可以引起白细胞减少，严重者可发生粒细胞缺乏症。②皮疹。③中毒性肝病：表现为变态反应性肝炎，转氨酶显著上升，肝脏穿刺可见片状肝细胞坏死，PTU 还可以引起患者转氨酶升高。④血管炎。

2. ^{131}I 治疗

（1）适应证和禁忌证　①甲状腺肿大Ⅱ度以上。②ATD 过敏。③ATD 治疗或者手术治疗后复发。④甲亢合并心脏病。⑤甲亢合并白细胞、血小板减少或全血细胞减少。⑥甲亢合并肝、肾等脏器功能损害。⑦拒绝手术或有手术禁忌证。⑧浸润性突眼。禁忌证：妊娠和哺乳期妇女。

（2）治疗效果和副作用的评价　治疗机制是甲状腺摄取 ^{131}I 后释放出 β 射线，破坏甲状腺组织细胞。现已明确：①此法安全简便，费用低廉，效益高。②没有增加患者甲状腺癌和白血病等癌症的发病率。③没有影响患者的生育能力和遗传缺陷的发生率。④^{131}I 在体内主要蓄积在甲状腺内，对甲状腺以外的脏器不造成急性辐射损伤。

（3）并发症　^{131}I 治疗甲亢后的主要并发症是甲状腺功能减退。甲减是 ^{131}I 治疗甲亢难以避免的结果，选择 ^{131}I 治疗主要是要权衡甲亢与甲减后果的利弊关系。

3. 手术治疗

（1）适应证　①中、重度甲亢，长期服药无效，或停药复发，或不能坚持服药者。②甲状腺肿大显著，有压迫症状。③胸骨后甲状腺肿。④多结节性甲状腺肿伴甲亢。

（2）禁忌证　①伴严重 Graves 眼病。②合并较重心脏、肝、肾疾病，不能耐受手术。③妊娠初 3 个月和第 6 个月以后。

（3）手术方式　通常为甲状腺次全切除术，两侧各留下 2~3g 甲状腺组织。主要并发症是手术损伤导致甲状旁腺功能减退症和喉返神经损伤。

4. 其他治疗

（1）碘剂　减少碘摄入量是甲亢的基础治疗之一，甲亢患者应当食用无碘食盐，忌用含碘药物。复方碘化钠溶液仅在手术前和甲状腺危象时使用。

（2）β 受体阻断药　作用机制是：①阻断甲状腺激素对心脏的兴奋作用。②阻断外周组织 T_4 向 T_3 的转化。

5. 甲状腺危象的治疗　①针对诱因治疗。②抑制甲状腺激素合成：首选 PTU。③抑制甲状腺激素释放：服 PTU-1 小时后再加用复方碘口服溶液。如果对碘剂过敏，可改用碳酸锂。④普萘洛尔。⑤氢化可的松。⑥在上述常规治疗效果不满意时，可选用腹膜透析、血液透析或血浆置换等措施迅速降低血浆甲状腺激素浓度。⑦降温：高热者予物理降温，避免用乙酰水杨酸类药物。⑧其他支持治疗。

6. Graves 眼病的治疗　GO 的治疗首先要区分病情程度。

（1）轻度　治疗以局部和控制甲亢为主。

（2）中度和重度　GO 在上述治疗基础上强化治疗。

1）糖皮质激素　泼尼松 40~80mg/d，分次口服，持续 2~4 周。然后每 2~4 周减量 2.5~10mg/d。糖皮质激素治疗需要持续 3~12 个月。静脉途径给药的治疗效果优于口服给药，常用的方法是甲泼尼龙 500~1000mg 加入生理盐水静脉滴注冲击治疗，隔日 1 次，连用 3 次。

2）放射治疗　适应证与糖皮质激素治疗基本相同，糖尿病和高血压视网膜病变者是禁忌证。

3）眶减压手术　目的是切除眶壁和（或）球后纤维脂肪组织，增加眶容积。

4）控制甲亢　甲亢根治性治疗可以改善 GO 的治疗效果。

7. 妊娠期甲亢的治疗

（1）ATD 治疗　妊娠时尽可能地使用小剂量的 ATD 实现控制甲亢的目的。首选 PTU，初治剂量 300mg/d，维持剂量 50~150mg/d 对胎儿是安全的。

（2）产后 GD　在妊娠的后 6 个月，由于妊娠的免疫抑制作用，ATD 的剂量可以减少。分娩以后，免疫抑制解除，GD 易于复发，ATD 的需要量也增加。

（3）手术治疗　发生在妊娠初期的甲亢，经 PTU 治疗控制甲亢症状后，可选择在妊娠 4~6 个月时做甲状腺次全切除。

（4）哺乳期的 ATD 治疗　PTU 应当首选，一般认为 PTU 300mg/d 对哺乳婴儿是安全的。

【同步练习】

1. 抗甲状腺药物治疗中如症状缓解而甲状腺肿或突眼加重，应如何处理？

2. 试述甲亢危象的处理原则。

【参考答案】

1. 抗甲状腺药酌情减量，加用甲状腺素。

2. ①去除诱因。②抑制甲状腺激素的合成：PTU、MMI。③抑制甲状腺激素的释放：复方碘液、碳酸锂。④β 受体阻滞剂：普萘洛尔。⑤肾上腺糖皮质激素：氢化可的松。⑥降低或清除血浆甲状腺激素：腹透、血透。⑦降温。⑧支持治疗。

第10章 甲状腺功能减退症

甲状腺功能减退症（甲减）是由各种原因导致的低甲状腺激素血症或甲状腺激素抵抗而引起的全身性低代谢综合征，其病理特征是黏多糖在组织和皮肤堆积，表现为黏液性水肿。

一、分类

1. 根据病变发生的部位分类

（1）原发性甲减 由于甲状腺腺体本身病变引起的甲减，90%以上原发性甲减是由自身免疫、甲状腺手术和甲亢^{131}I治疗所致。

（2）中枢性甲减 由下丘脑和垂体病变引起的促甲状腺激素释放激素（TRH），或者促甲状腺激素（TSH）产生和分泌减少所致的甲减，其中由于下丘脑病变引起的甲减称为三发性甲减。

（3）甲状腺激素抵抗综合征 由于甲状腺激素在外周组织实现生物效应障碍引起的综合征。

2. 根据病变的原因分类 药物性甲减、手术后甲减、^{131}I治疗后甲减、特发性甲减、垂体或下丘脑肿瘤手术后甲减等。

3. 根据甲状腺功能减低的程度分类 临床甲减和亚临床甲减。

二、病因

成人甲减的主要病因是：①自身免疫损伤：最常见的原因是自身免疫性甲状腺炎。②甲状腺破坏：包括手术、^{131}I治疗。③碘过量：碘过量可引起具有潜在性甲状腺疾病者发生甲减。④抗甲状腺药物：如锂盐、硫脲类、咪唑类等。

★ 三、临床表现

1. 一般表现 易疲劳、怕冷、体重增加、记忆力减退、反应迟钝、嗜睡、精神抑郁、便秘、月经不调、肌肉痉挛等。体检可见表情淡漠，面色苍白，皮肤干燥发凉、粗糙脱屑，颜面、眼睑和手皮肤水肿，声音嘶哑，毛发稀疏、眉毛外1/3脱落。

2. 肌肉与关节 肌肉乏力，暂时性肌强直、痉挛、疼痛，嚼肌、胸锁乳突肌、股四头肌和手部肌肉可有进行性肌萎缩。腱反射的弛缓期特征性延长，跟腱反射的半弛缓时间明显延长。

3. 心血管系统 心肌收缩力损伤、心动过缓、心排血量下降。ECG显示低电压。

4. 血液系统 贫血。

5. 消化系统 厌食、腹胀、便秘，严重者出现麻痹性肠梗阻或黏液水肿性巨结肠。

6. 内分泌系统 女性常有月经过多或闭经、溢乳。

7. 黏液性水肿昏迷 诱因为严重的全身性疾病、甲状腺激素替代治疗中断、寒冷、手术、麻醉和使用镇静药等。临床表现为嗜睡、低体温（<35℃）、呼吸徐缓、心动过缓、血压下降、四肢肌肉松弛、反射减弱或消失，甚至昏迷、休克、肾功能不全危及生命。

四、实验室诊断

1. 血清甲状腺激素和TSH 血清TSH增高、TT_4、FT_4降低是诊断本病的必备指标。亚临床甲减仅有血清 TSH 增高，但是血清 T_4 或 T_3 正常。

2. 甲状腺自身抗体 血清 TPOAb 和 TgAb 阳性提示甲减是由于自身免疫性甲状腺炎所致。

3. 其他检查 轻、中度贫血，血清总胆固醇增高，心肌酶谱可以升高。

◤ 五、诊断与鉴别诊断

1. 诊断

（1）甲减的症状和体征。

（2）血清 TSH 增高，FT_4 减低，原发性甲减即可以成立。如果 TPOAb 阳性，可考虑甲减的病因为自身免疫甲状腺炎。

（3）血清 TSH 减低或者正常，TT_4、FT_4 减低，考虑中枢性甲减。做 TRH 刺激试验证实。进一步寻找垂体和下丘脑的病变。

2. 鉴别诊断

（1）贫血 应与其他原因的贫血鉴别。

（2）蝶鞍增大 应与垂体瘤鉴别。

（3）心包积液 须与其他原因的心包积液鉴别。

（4）水肿 主要与特发性水肿鉴别。

（5）低 T_3 综合征 指非甲状腺疾病原因引起的伴有低 T_3 的综合征。严重的全身性疾病、创伤和心理疾病等都可导致甲状腺激素水平的改变，它反映了机体内分泌系统对疾病的适应性反应。主要表现在血清 TT_3、FT_3 水平减低，血清 rT_3 增高，血清 T_4、TSH 水平正常。

★ ◤ 六、治疗

1. 左甲状腺素（$L-T_4$）治疗 治疗的目标是将血清 TSH 和甲状腺激素水平恢复到正常范围内，需要终生服药。治疗的剂量取决于患者的病情、年龄、体重和个体差异。T_4 的半衰期是 7 天，所以可以每天早晨服药 1 次。一般从 $25 \sim 50 \mu g/d$ 开始，每 $1 \sim 2$ 周增加 $25 \mu g$，直到达到治疗目标。

2. 亚临床甲减的处理 目前认为在下述情况需要给予 $L-T_4$ 治疗：高胆固醇血症、血清 TSH $>10mU/L$。

3. 黏液水肿性昏迷的治疗 ①补充甲状腺激素。首选 T_3 静脉注射或 $L-T_4$ 静脉注射至患者清醒后改为口服。②保温、供氧、保持呼吸道通畅。③氢化可的松 $200 \sim 300mg/d$ 持续静脉滴注，患者清醒后逐渐减量。④根据需要补液，但是入水量不宜过多。⑤控制感染，治疗原发疾病。

【同步练习】

1. 简述甲减引起贫血的原因。

2. 女性，42 岁。乏力，溢乳，毛发脱落，经期延长 2 年余。体格检查：浮肿，反应迟钝，心率 56 次/分。实验室检查：$FT_3 \downarrow$，TSH $\uparrow$，PRL $\uparrow$。干甲状腺素片治疗后症状改善，PRL 正常。诊断应考虑为何？

【参考答案】

1. 甲减患者往往有贫血，表现为面色苍白，血红蛋白明显降低。引起贫血的机制可能与下列因素有关：①甲状腺激素可以刺激造血功能，当甲状腺激素减少时，造血功能减退。②甲减患者食欲不好，营养物质摄入不足。③体内造血物质利用不充分。④甲减女患者的月经过多，因失血过多致贫血，甲减伴有的贫血，可以在甲减治疗好转后而治愈，但是如果不治疗甲减，单用治疗贫血的药物或增加营养不能纠正贫血。

2. 原发性甲减。

第11章　甲　状　腺　炎

教学目的

1. 熟悉　甲状腺炎的临床表现、鉴别诊断和治疗。
2. 了解　自身免疫甲状腺炎的病因和发病机制。

第1节　亚急性甲状腺炎

亚急性甲状腺炎是一种与病毒感染有关的自限性甲状腺炎，一般不遗留甲状腺功能减退症。

一、病因

本病以 40~50 岁女性最为多见，与病毒感染有关，如流感病毒、柯萨奇病毒、腺病毒和腮腺炎病毒等，可以在患者甲状腺组织发现这些病毒，或在患者血清发现这些病毒抗体。

二、病理

甲状腺轻中度肿大。甲状腺滤泡结构破坏，组织内存在许多巨噬细胞，包括巨细胞，所以又称巨细胞甲状腺炎。

三、临床表现

起病前 1~3 周常有病毒性咽炎、腮腺炎、麻疹或其他病毒感染的症状。甲状腺区发生明显疼痛，可放射至耳部，吞咽时疼痛加重。可有全身不适、食欲减退、肌肉疼痛、发热、心动过速、多汗等。体格检查发现甲状腺轻至中度肿大，有时单侧肿大明显，甲状腺质地较硬，显著触痛，少数患者有颈部淋巴结肿大。

四、实验室检查

实验室结果可以分为 3 期：①甲状腺毒症期：血清 T_3、T_4 升高，TSH 降低，^{131}I 摄取率减低（24 小时 <2%）。血清甲状腺激素水平和甲状腺摄碘能力的"分离现象"。此期红细胞沉降率加快，可 >100mm/h。②甲减期：血清 T_3、T_4 逐渐下降至正常水平以下，TSH 回升至高于正常值，^{131}I 摄取率逐渐恢复。③恢复期：血清 T_3、T_4、TSH 和 ^{131}I 摄取率恢复至正常。

五、诊断

诊断依据：①急性炎症的全身症状；②甲状腺轻、中度肿大，中等硬度，触痛显著；③典型患者实验室检查呈现上述三期表现。

六、治疗

轻型患者仅需应用非甾体抗炎药，中、重型患者可给予泼尼松能明显缓解甲状腺疼痛。针对甲状腺毒症表现可给予普萘洛尔；针对一过性甲减者，可适当给予左甲状腺素替代。

第2节　自身免疫甲状腺炎

自身免疫甲状腺炎（AIT）主要包括五种类型：①桥本甲状腺炎（HT）；②萎缩性甲状腺炎

（AT）；③甲状腺功能正常的甲状腺炎（ET）；④无痛性甲状腺炎；⑤桥本甲亢。

一、病因

HT 是公认的器官特异性自身免疫病，具有一定的遗传倾向，本病的特征是存在高滴度的甲状腺过氧化物酶抗体（TPOAb）和甲状腺球蛋白抗体（TgAb）。碘摄入量是影响本病发生发展的重要环境因素，随碘摄入量增加，本病的发病率显著增加。特别是碘摄入量增加可以促进隐性的患者发展为临床甲减。

二、病理

HT 甲状腺坚硬，肿大。正常的滤泡结构广泛地被浸润的淋巴细胞、浆细胞及其淋巴生发中心代替。病变过程大致分为 3 个阶段：①隐性期；②甲状腺功能减低期；③甲状腺萎缩期。

三、临床表现

本病是最常见的自身免疫性甲状腺病，早期仅表现为 TPOAb 阳性，没有临床症状。病程晚期出现甲状腺功能减退的表现。多数病例以甲状腺肿或甲减症状首次就诊。HT 表现为甲状腺中度肿大，质地坚硬，而萎缩性甲状腺炎（AT）则是甲状腺萎缩。

四、实验室检查

甲状腺功能正常时，TPOAb 和 TgAb 滴度显著增高，是最有意义的诊断指标。发生甲状腺功能损伤时，可出现亚临床甲减和临床甲减。^{131}I 摄取率减低。甲状腺扫描核素分布不均，可见"冷结节"。甲状腺细针穿刺细胞学检查（FNAC）有助于诊断的确立。

五、诊断

凡是弥漫性甲状腺肿大，特别是伴峡部锥体叶肿大，不论甲状腺功能有否改变，都应怀疑HT。如血清 TPOAb 和 TgAb 显著增高，诊断即可成立。AT 患者甲状腺无肿大，但是抗体显著增高，并且伴甲减的表现。

六、其他类型 AIT

1. 无痛性甲状腺炎。

2. 产后甲状腺炎　本病典型病程分为 3 个阶段：①甲状腺毒症期；②甲减期；③恢复期。

七、治疗

本病尚无针对病因的治疗措施。限制碘摄入量在安全范围（尿碘 100～200μg/L）可能有助于阻止甲状腺自身免疫破坏进展。仅有甲状腺肿、无甲减者一般不需要治疗。临床治疗主要针对甲减和甲状腺肿的压迫症状。

【同步练习】

1. 女性，42 岁。甲状腺部位疼痛，放射至下颌、耳部及枕部伴甲状腺毒症。体格检查：左甲状腺肿大，可触及一 1.5cm×1.5cm 结节，质地中等，压痛。诊断考虑亚急性甲状腺炎。哪项检查有助于诊断？

2. 女性，42 岁。甲状腺部位疼痛，并出现结节，红细胞沉降率加速。甲状腺摄^{131}I 率明显降低，经泼尼松治疗后，临床症状迅速消失。诊断考虑什么？

【参考答案】

1. FT$_3$↑，甲状腺摄^{131}I 率明显↓，呈所谓"分离现象"，有助于诊断。

2. 亚急性甲状腺炎。

第12章　甲状腺结节与分化型甲状腺癌

教学目的

1. **熟悉**　甲状腺结节与分化型甲状腺癌的临床表现和实验室检查。
2. **了解**　甲状腺结节的良恶性诊断，分化型甲状腺癌治疗的原则。

第1节　甲状腺结节

甲状腺结节是临床常见病，检查甲状腺结节的目的是排除或发现甲状腺癌。

一、病因

良性甲状腺结节的病因包括：良性腺瘤，局灶性甲状腺炎，多结节性甲状腺肿的突出部分，甲状腺、甲状旁腺和甲状腺舌管囊肿，单叶甲状腺发育不全导致对侧叶增生，手术后或 ^{131}I 治疗后甲状腺残余组织的瘢痕和增生等。

二、临床表现

未触及的结节与可以触及的相同大小的结节具有同等的恶性危险。主要对直径超过 1cm 的结节做检查，因为这样的结节有甲状腺癌的可能。对于直径 <1cm 的结节，如果 B 超有癌性征象、有头颈部放射治疗史和甲状腺癌的家族史时也要进一步检查。

体检集中于甲状腺和颈部淋巴结。与甲状腺癌相关的病史包括：头颈部放射治疗史、骨髓移植的全身放射、一级亲属的甲状腺癌家族史、迅速增长的结节、声音嘶哑、声带麻痹。而同侧颈部淋巴结肿大，结节固定于外周组织则是癌性结节的征象。

三、实验室和其他检查

1. 血清 TSH　如果 TSH 减低，提示结节可能分泌甲状腺激素，有功能的结节恶性的可能性极小，不必再做细胞学的检查。如果血清 TSH 增高，提示存在桥本甲状腺炎伴甲状腺功能减退，需要进一步测定甲状腺自身抗体和甲状腺细针抽吸细胞学检查。

2. 甲状腺 B 超　甲状腺 B 超是确诊甲状腺结节的必要检查。癌性征象包括：结节微钙化、实体结节的低回声和结节内血管增生。一般认为无回声病灶和均质性高回声病灶癌变危险低。

3. 甲状腺核素扫描　根据甲状腺结节摄取核素的多寡，划分为"热结节"、"温结节"和"冷结节"。因为大多数良性结节和甲状腺癌一样吸收核素较少，成为所谓的"冷结节"和"凉结节"，所以诊断价值不大。仅对甲状腺自主高功能腺瘤（热结节）有诊断价值。后者表现为结节区浓聚核素，结节外周和对侧甲状腺无显像。

4. 血清甲状腺球蛋白（Tg）　Tg 在许多甲状腺疾病时升高，诊断甲状腺癌缺乏特异性和敏感性。

5. 血清降钙素　该指标可以在疾病早期诊断甲状腺癌细胞增生和甲状腺髓样癌。

6. 甲状腺细针抽吸细胞学检查（FNAC）　FNAC 有 4 个结果：①恶性结节；②疑似恶性结节，主要是滤泡状甲状腺肿瘤；③良性结节；④标本取材不满意。多结节甲状腺肿与单发结节具有相同恶变的危险性。如果仅对大的结节行 FNAC，往往容易使甲状腺癌漏诊。这时 B 超的检查显得重要，FNAC 要选择具有癌性征象的结节穿刺。

四、诊断

甲状腺结节的诊断主要依靠甲状腺超声。

五、治疗

在轻度碘缺乏地区，甲状腺激素替代治疗，抑制其血清 TSH 低于正常水平可以减小结节的体积。但是在碘充足地区的结果不能证实这个结论。

第2节　分化型甲状腺癌

根据肿瘤分化的程度，甲状腺癌根据组织学可以分类为分化型和未分化型。根据组织学来源，分化型甲状腺癌又可以分类为乳头状甲状腺癌（PTC）和滤泡状甲状腺癌（FTC），另有甲状腺髓样癌（MTC），未分化型甲状腺癌。

一、病理

1. 乳头状甲状腺癌（PTC）　病灶可以在腺内扩散和转移至局部淋巴结。显微镜下可见分化良好的柱状上皮呈乳头状突起，细胞核增大，变淡，含有清晰的核内包涵体。部分病例可有嗜酸性细胞质。40％病例可见同心圆的钙盐沉积，是本癌的诊断特征之一。

2. 滤泡状甲状腺癌（FTC）　病理特征是存在小的滤泡，但是滤泡内没有胶质。显微镜下，有的组织形态正常，有的部位仅见到核分裂，常可以见到侵入血管和附近组织。

二、临床表现

多见于中年女性和儿童。大约有10％的病例（特别在儿童患者）首发体征是颈部淋巴结肿大。临床表现为单一的甲状腺结节，质地坚硬。B超检查结节直径 > 1cm，实体性，可以与外周组织清楚地区分。核素扫描为"冷结节"。

三、诊断

本病术前诊断主要依靠 FANC 确定。同时必须做颈部淋巴结 B 超，检查有否转移，这有助外科医生决定术式。

四、治疗

（1）手术治疗的原则。

（2）术后 ^{131}I 碘治疗。

（3）TSH 抑制治疗。

五、肿瘤复发和转移的监测

【同步练习】

1. 哪一项指标在疾病早期有助诊断甲状腺癌细胞增生和甲状腺髓样癌？

2. 甲状腺癌术前诊断最准确的手段是什么？

【参考答案】

1. 血清降钙素。

2. 甲状腺细针抽吸细胞学检查。

第 13 章　库欣综合征

1. 熟悉　各种类型的 Cushing 综合征临床表现、诊断、鉴别诊断实验室检查。
2. 了解　Cushing 综合征激素分泌异常。

库欣综合征（Cushing 综合征）为各种病因造成肾上腺分泌过多糖皮质激素（主要是皮质醇）所致病症的总称，其中最多见者为垂体促肾上腺皮质激素（ACTH）分泌亢进所引起的临床类型，称为库欣病（Cushing 病）。

Cushing 综合征的病因分类如下。

1. 依赖 ACTH 的 Cushing 综合征　包括：①Cushing 病；②异位 ACTH 综合征。

2. 不依赖 ACTH 的 Cushing 综合征　包括：①肾上腺皮质腺瘤；②肾上腺皮质癌；③不依赖 ACTH 的双侧肾上腺小结节性增生，可伴或不伴 Carney 综合征；④不依赖 ACTH 的双侧肾上腺大结节性增生。

一、临床表现

Cushing 综合征有数种类型：①典型病例：表现为向心性肥胖、满月脸、多血质、紫纹等。②重型：主要特征为体重减轻、高血压、水肿、低血钾性碱中毒。③早期病例：以高血压为主，肥胖，向心性不够显著。④以并发症为主就诊者，如心衰、脑卒中、病理性骨折、精神症状或肺部感染等。⑤周期性或间歇性。

典型病例的表现如下。

（1）向心性肥胖、满月脸、多血质外貌。

（2）全身肌肉及神经系统。肌无力，下蹲后起立困难。常有不同程度的精神、情绪变化，严重者精神变态。

（3）皮肤表现　皮肤薄，微血管脆性增加，轻微损伤即可引起瘀斑。下腹两侧、大腿外侧等处出现紫纹，手、脚、指（趾）甲、肛周常出现真菌感染。

（4）心血管表现　高血压常见，常伴有动脉硬化和肾小球动脉硬化。

（5）对感染抵抗力减弱　肺部感染多见，化脓性细菌感染不容易局限化，可发展成蜂窝织炎、菌血症、感染中毒症。

（6）性功能障碍　女性患者大多出现月经减少、不规则或停经；痤疮常见；明显男性化者少见，如出现，要警惕肾上腺皮质癌。男性患者性欲可减退，阴茎缩小，睾丸变软。

（7）代谢障碍　糖耐量减低，部分患者出现类固醇性糖尿病；低血钾引起肾浓缩功能障碍；病程较久者出现骨质疏松。

★二、各种类型的病因及临床特点

1. Cushing 病　最常见，多见于成人，女性多于男性。垂体病变最多见者为 ACTH 微腺瘤（直径 <10mm），大部分病例在切除微腺瘤后可治愈。ACTH 微腺瘤并非完全自主性，仍可被大剂量外源性糖皮质激素抑制，也可受 CRH（促 ACTH 释放激素）兴奋。双侧肾上腺皮质弥漫性增生，主要是产生糖皮质激素的束状带细胞增生肥大，有时分泌雄激素的网状带细胞亦增生。

2. 异位 ACTH 综合征　临床上可分为 2 型：①缓慢发展型：肿瘤恶性度较低，临床表现及实验室检查类似依赖垂体 ACTH 的 Cushing 病。②迅速进展型：肿瘤恶性度高，发展快，血 ACTH，血、尿皮质醇升高特别明显。

3. 肾上腺皮质腺瘤　多见于成人，男性相对较少见。腺瘤呈圆形或椭圆形，直径大多 3 ~ 4cm，包膜完整。起病较缓慢，病情中等度，多毛及雄激素增多表现少见。

4. 肾上腺皮质癌　病情重，进展快。瘤体积大，肿瘤浸润可穿过包膜，晚期可转移至淋巴结、肝、肺等处。呈现重度 Cushing 综合征表现，伴显著高血压、低血钾。可同时产生雄激素，女性呈多毛、痤疮、阴蒂肥大。可有腹痛、背痛、侧腹痛，体检有时可触及肿块转移至肝者伴肝大。

5. 原发性色素性结节性肾上腺病　表现为不依赖 ACTH 的双侧肾上腺小结节性增生。患者多为儿童或青年，一部分患者的临床表现同一般 Cushing 综合征；另一部分为家族性，呈显性遗传，往往伴面、颈、躯干皮肤及口唇、结膜、巩膜着色斑及蓝痣，还可伴皮肤、乳房、心房黏液瘤，睾丸肿瘤，垂体生长激素瘤等，称为 Carney 综合征。患者血中 ACTH 低或测不到，大剂量地塞米松不能抑制。肾上腺体积正常或轻度增大。含许多结节，小者仅显微镜下可见，大者直径可达 5mm，多为棕色或黑色，也可为黄棕色、蓝黑色。

6. 不依赖 ACTH 的肾上腺大结节性增生　双侧肾上腺增大，含有多个直径在 5mm 以上的良性结节，一般为非色素性。垂体 CT、MRI 检查皆无异常发现。病情进展较腺瘤患者为缓。

★ 三、诊断与鉴别诊断

1. 诊断依据

（1）**临床表现**　有典型症状体征者，从外观即可作出诊断，但早期的及不典型病例，特征性症状不明显或未被重视，而以某一系统症状就医者易于漏诊。

（2）**各型 Cushing 综合征共有的糖皮质激素分泌异常**　皮质醇分泌增多，失去昼夜分泌节律，且不能被小剂量地塞米松抑制。①尿 17 - 羟皮质类固醇（简称 17 - 羟）在 55μmol/24h 以上，尤其是在 70μmol/24h 以上时，诊断意义更大。②尿游离皮质醇多在 304nmol/24h 以上，诊断价值优于尿 17 - 羟。③小剂量地塞米松抑制试验：尿 17 - 羟不能被抑制到对照值的 50% 以下，或游离皮质醇不能抑制在 55nmol/24h 以下；血浆皮质醇不受明显抑制，不低于对照值的 50%。④患者血皮质醇浓度早晨高于正常，晚上不明显低于清晨（表示正常的昼夜节律消失）。

2. 病因诊断　需熟悉掌握上述各型的临床特点，配合影像学检查，血、尿皮质醇增高程度，血 ACTH 水平（增高或仍处于正常范围提示为 ACTH 依赖型，如明显降低则为非 ACTH 依赖型）及动态试验结果往往可作出正确的病因诊断及处理。

3. 鉴别诊断　①肥胖症患者；②酗酒兼有肝损害者；③抑郁症患者。

四、治疗

应根据不同的病因做相应的治疗。

1. Cushing 病

（1）经蝶窦切除垂体微腺瘤，为治疗本病的首选疗法。

（2）如经蝶窦手术未能发现并摘除垂体微腺瘤或某种原因不能做垂体手术，宜做一侧肾上腺全切，另一侧肾上腺大部分或全切除术，术后做激素替代治疗。

（3）对垂体大腺瘤患者，需做开颅手术治疗，尽可能切除肿瘤，在术后辅以放射治疗。

（4）影响神经递质的药物可做辅助治疗，对于催乳素升高者，可试用溴隐亭治疗。

（5）经上述治疗仍未满意奏效者可用阻滞肾上腺皮质激素合成的药物，必要时行双侧肾、上腺切除术，术后激素替代治疗。

2. 肾上腺腺瘤　手术切除可获根治，经腹腔镜切除一侧肿瘤可加速手术后的恢复，术后需较长期使用氢化可的松（每日约 20 ~ 30mg）或可的松（每日约 25.0 ~ 37.5mg）做替代治疗。

3. 肾上腺腺癌　应尽可能早期做手术治疗。

4. 不依赖 ACTH 的小结节性或大结节性双侧肾上腺增生　做双侧肾上腺切除术，术后做激素替代治疗。

5. 异位 ACTH 综合征　应治疗原发性恶性肿瘤，视具体病情做手术、放疗和化疗。

6. 阻滞肾上腺皮质激素合成的药物　①米托坦（双氯苯二氯乙烷，O，P′ – DDD）：可使肾上腺皮质束状带及网状带萎缩、出血、细胞坏死，主要用于肾上腺癌。用药期间为避免肾上腺皮质功能不足，需适当补充糖皮质激素。②美替拉酮（SU4885）：能抑制肾上腺皮质 11β - 羟化酶，从而抑制皮质醇的生物合成。③氨鲁米特：此药能抑制胆固醇转变为孕烯醇酮，故皮质激素的合成受阻，对肾上腺癌不能根治的病例有一定疗效。④酮康唑：可使皮质醇类固醇产生量减少，治疗过程中需观察肝功能。

7. Cushing 综合征患者进行垂体或肾上腺手术前后的处理　一旦切除垂体或肾上腺病变，皮质醇分泌量锐减，有发生急性肾上腺皮质功能不全的危险，故手术前后需要妥善处理。于麻醉前静脉注射氢化可的松 100mg，以后每 6 小时 1 次 100mg，次日起剂量渐减，5 ~ 7 天可视病情改为口服生理维持剂量。

五、预后

癌的疗效取决于是否早期发现及能否完全切除。

【同步练习】

1. Cushing 综合征中最常见哪一类型？

2. 中年男性，皮质醇增多症患者。实验室检查：血浆 ACTH↑，血、尿皮质醇↑，小剂量及大剂量地塞米松抑制试验不能被抑制。病因诊断应考虑？

【参考答案】

1. Cushing 病。

2. 异位 ACTH 综合征。

第 14 章　原发性醛固酮增多症

教学目的

1. 熟悉　原发性醛固酮增多症的诊断、鉴别诊断、实验室检查和治疗方法。

2. 了解　原发性醛固酮增多症的临床表现。

原发性醛固酮增多症（原醛症）是由肾上腺皮质病变致醛固酮分泌增多所致，属于不依赖肾素 - 血管紧张素的盐皮质激素过多症。

一、病因分类

1. 醛固酮瘤　多见，大多为一侧腺瘤。患者血浆醛固酮浓度与血浆 ACTH 的昼夜节律呈平行，而对血浆肾素的变化无明显反应。

2. 特发性醛固酮增多症（特醛症）　双侧肾上腺球状带增生，有时伴结节。

3. 糖皮质激素可治性醛固酮增多症（GRA）　多于青少年期起病，可为家族性，以常染色体显性方式遗传，肾上腺呈大、小结节性增生，其血浆醛固酮浓度与 ACTH 的昼夜节律平行，用生理替代性的糖皮质激素数周后可使醛固酮分泌量、血压、血钾恢复正常。

4. 醛固酮癌 少见，为分泌大量醛固酮的肾上腺皮质癌，往往还分泌糖皮质激素、雄激素。肿瘤体积大，切面常显示出血，坏死。

5. 异位醛固酮分泌性腺瘤或腺癌 少见，可发生于肾内的肾上腺残余或卵巢、睾丸肿瘤。

二、病理生理

过量醛固酮引起潴钠、排钾、细胞外液扩张，血容量增多，血管壁内及血循环钠离子浓度增加，血管对去甲肾上腺素的反应加强等原因引起高血压。细胞外液扩张，引起体内排钠系统的反应，肾近曲小管重吸收钠减少，心钠肽分泌增多，从而使钠代谢达到近于平衡的状态。此种情况称为对盐皮质激素的"脱逸"现象。大量失钾引起一系列神经、肌肉、心脏及肾的功能障碍。细胞内钾离子丢失后，钠、氢离子增加，细胞内 pH 值下降，细胞外液氢离子减少，pH 值上升呈碱血症。碱中毒时细胞外液游离钙减少，加上醛固酮促进尿镁排出，故可出现肢端麻木和手足搐搦。醛固酮还可直接作用于心血管系统，对心脏结构和功能有不良影响。

三、临床表现

原醛症的发展可分为以下阶段：①早期：仅有高血压，无低血钾症状。②高血压，轻度钾缺乏期。③高血压，严重钾缺乏期。主要临床表现如下。

1. 高血压 为最常出现的症状，对常用降血压药效果不及一般原发性高血压，部分患者可呈难治性高血压，出现心血管病变、脑卒中。

2. 神经肌肉功能障碍 ①肌无力及周期性瘫痪。②肢端麻木，手足搐搦。

3. 肾脏表现 ①慢性失钾致肾小管上皮细胞呈空泡变性，浓缩功能减退，伴多尿，尤其夜尿多，继发口渴、多饮。②常易并发尿路感染。③尿蛋白增多。

4. 心脏表现 ①心电图呈低血钾图形。②心律失常。

5. 其他表现 儿童患者有生长发育障碍；可出现糖耐量减低。

★ 四、实验室检查

1. 血、尿生化检查 ①低血钾：一般在 2 ~ 3mmol/L，严重者更低。②高血钠。③碱血症：血 pH 值和 CO_2 结合力为正常高限或略高于正常。④尿钾高：在低血钾条件下（低于 3.5mmol/L），尿钾仍在 25mmol/24h 以上。

2. 尿液检查 ①尿 pH 值为中性或偏碱性。②尿比重较为固定而减低，往往在 1.010 ~ 1.018 之间。③部分患者有蛋白尿。

3. 醛固酮测定 血浆醛固酮浓度及尿醛固酮排出量立位及低钠时升高。原醛症中血浆、尿醛固酮皆增高。原醛症伴严重低血钾者，醛固酮分泌受抑制，血、尿醛固酮增高可不太严重，而在补钾后，醛固酮增多更为明显。

4. 肾素、血管紧张素Ⅱ测定 患者血浆肾素、血管紧张素Ⅱ基础值降低，有时在可测范围之下。经肌内注射呋塞米（0.7mg/kg 体重）并在取立位 2 小时后，正常人血浆肾素、血管紧张素Ⅱ较基础值增加数倍。原醛症患者兴奋值较基础值只有轻微增加或无反应。醛固酮瘤患者肾素、血管紧张素受抑制程度较特发性原醛症更显著。醛固酮高而肾素、血管紧张素Ⅱ低为原醛症的特点，血浆醛固酮（ng/dl）/血浆肾素活性［ng/（ml·h）］比值 >30 提示原醛症可能性，> 50 具有诊断意义。

★ 五、诊断与病因诊断

高血压及低血钾的患者，血浆及尿醛固酮高，而血浆肾素活性、血管紧张素Ⅱ降低，螺内酯能纠正电解质代谢紊乱并降低高血压，则诊断可成立。须进一步明确病因，醛固酮瘤一般较特醛症者为重，低血钾、碱中毒更为明显，血、尿醛固酮更高。

1. 动态试验（主要用于鉴别醛固酮瘤与特醛症） 上午直立位前后血浆醛固酮浓度变化：正常人在隔夜卧床，上午 8 时测血浆醛固酮，继而保持卧位到中午 12 时，血浆醛固酮浓度下降，和血浆 ACTH、皮质醇浓度的下降相一致；如取立位时，则血浆醛固酮上升。特醛症患者在上午 8 时至 12 时取立位时血浆醛固酮上升明显，并超过正常人；醛固酮瘤患者在此条件下，血浆醛固酮不上升，反而下降。

2. 影像学检查 可协助鉴别肾上腺腺瘤与增生，并可确定腺瘤的部位。肿瘤体积特大，直径达 5cm 或更大者，提示肾上腺癌。

（1）肾上腺 B 型超声检查 对直径 >1.3cm 以上的醛固酮瘤可显示出来。

（2）肾上腺 CT 和 MRI 高分辨率的 CT 可检出小至直径为 5mm 的肿瘤。MRI 对醛固酮瘤检出的敏感性较 CT 高，但特异性较 CT 低。

3. 肾上腺静脉血激素测定 肾上腺静脉导管术采双侧肾上腺静脉血测定醛固酮/皮质醇比值，此法有助于确定单侧或双侧肾上腺醛固酮分泌过多。

★ 六、鉴别诊断

（一）非醛固酮所致盐皮质激素过多综合征

患者呈高血压、低血钾性碱中毒，肾素－血管紧张素系统受抑制，但血、尿醛固酮不高，反而降低。按病因可再分为 2 组。

1. 真性盐皮质激素过多综合征 患者因合成肾上腺皮质激素酶系缺陷，导致产生大量具盐皮质激素活性的类固醇（去氧皮质酮 DOC）。

（1）17－羟化酶缺陷 ①性激素（雄激素及雌激素）的合成受阻。②糖皮质激素合成受阻，血、尿皮质醇低，血 17－羟孕酮低，血 ACTH 升高。③盐皮质激素合成途径亢进，伴孕酮、DOC、皮质酮升高。

（2）11β－羟化酶缺陷 ①血、尿皮质醇低，ACTH 高。②雄激素合成被兴奋。③11β－羟化酶阻滞部位前的类固醇：DOC 产生增多，造成盐皮质激素过多综合征。

上述 2 种酶系缺陷皆伴有双侧肾上腺增大，可被误诊为增生型醛固酮增多症。

2. 表象性盐皮质激素过多综合征（AME） 其病因为先天性 11β－羟类固醇脱氢酶（11β－HSD）缺陷。表现为严重高血压，低血钾性碱中毒，多见于儿童和青年人。此病用螺内酯治疗有效，用地塞米松部分患者可奏效。

（二）Liddle 综合征

此为一常染色体显性遗传疾病，患者呈高血压、肾素受抑制，但醛固酮低，并常伴低血钾，用螺内酯无效，表明病因非盐皮质激素过多。

（三）伴高血压、低血钾的继发性醛固酮增多症

1. 分泌肾素的肿瘤 多见于青年人，高血压、低血钾皆甚为严重，血浆肾素活性特高。肿瘤可分为两类：①肾小球旁细胞肿瘤；②Wilm 瘤及卵巢肿瘤。

2. 继发性肾素增高所致继发性醛固酮增多 包括：①高血压病的恶性型。②肾动脉狭窄所致高血压。③一侧肾萎缩。

六、治疗

醛固酮瘤的根治方法为手术切除。特发性增生者手术效果差，应采用药物治疗。

1. 手术治疗 切除醛固酮腺瘤。术前宜用低盐饮食、螺内酯作准备，以纠正低血钾，并减轻高血压。

2. 药物治疗 对于不能手术的肿瘤患者以及特发性增生型患者，用螺内酯治疗。必要时加

用降血压药物。钙拮抗药可使一部分原醛症患者醛固酮产生量减少，血钾和血压恢复正常。对特醛症患者，血管紧张素转换酶抑制剂也可奏效。对 GRA，可用糖皮质激素治疗。

醛固酮癌预后不良，发现时往往已失去手术根治机会，化疗药物如米托坦、氨鲁米特、酮康唑等可暂时减轻醛固酮分泌过多所致的临床症状。

【同步练习】

1. 中年女性，反复发作肌无力及周期性麻痹，伴夜尿多、口渴、多饮。入院检查：Bp 160/100mmHg，血钾 3.0mmol/L，醛固酮高而肾素、血管紧张素 II 低。诊断考虑为什么？

2. 继发性醛固酮增多症的特点是什么？

【参考答案】

1. 原发性醛固酮增多症。

2. 醛固酮、肾素、血管紧张素 II 均高。

第 15 章　原发性慢性肾上腺皮质功能减退症

教学目的

1. **熟悉**　原发性肾上腺皮质功能减退症的临床表现、诊断及治疗原则；肾上腺危象的概念与治疗。

2. **了解**　原发性肾上腺皮质功能减退症的激素检查。

原发性慢性肾上腺皮质功能减退症（又称 Addison 病），由于双侧肾上腺的绝大部分被毁所致。继发性者由下丘脑－垂体病变引起。

一、病因

1. 感染　肾上腺结核为常见病因，常先有或同时有其他部位结核病灶如肺、肾、肠等。

2. 自身免疫性肾上腺炎　大多数患者血中可检出抗肾上腺的自身抗体。近半数患者伴其他器官特异性自身免疫病，称为自身免疫性多内分泌腺体综合征（APS），多见于女性。

3. 其他较少见病因

（1）恶性肿瘤转移、淋巴瘤、白血病浸润、淀粉样变性、双侧肾上腺切除、放射治疗破坏、肾上腺酶系抑制药或细胞毒药物的长期应用、血管栓塞等。

（2）肾上腺脑白质营养不良症为先天性长链脂肪酸代谢异常疾病，累及神经组织与分泌类固醇激素的细胞，致肾上腺皮质及性腺功能低下，同时出现神经损害。

★二、临床表现

最具特征性者为全身皮肤色素加深，暴露处、摩擦处、乳晕、瘢痕等处尤为明显，黏膜色素沉着见于齿龈、舌部、颊黏膜等处。

其他症状包括：①神经、精神系统：乏力，淡漠，疲劳，重者嗜睡、意识模糊。②胃肠道：食欲减退，嗜咸食，胃酸过少，消化不良；有恶心，呕吐，腹泻者，提示病情加重；③心血管系统：血压降低，心脏缩小，心音低钝；可有头晕、眼花、直立性晕厥。④代谢障碍：糖异生作用减弱，肝糖原耗损，可发生低血糖症状。⑤肾：排泄水负荷的能力减弱，在大量饮水后可出现稀释性低钠血症。⑥生殖系统：女性阴毛、腋毛减少或脱落、稀疏，月经失调或闭经；男性常有性功能减退。⑦对感染、外伤等各种应激的抵抗力减弱。⑧如病因为结核且病灶活跃或伴有其他脏器活动性结核者，常有低热、盗汗等症状，体质虚弱，消瘦更严重。

肾上腺危象：常发生于感染、创伤、手术、分娩、过劳、大量出汗、呕吐、腹泻、失水或突然中断肾上腺皮质激素治疗等应激情况下。表现为恶心、呕吐、腹痛或腹泻、严重脱水、血压降低、心率快、脉细弱、精神失常、常有高热、低血糖症、低钠血症，血钾可低可高。如不及时抢救，可发展至休克、昏迷、死亡。

三、实验室检查

1. 血液生化 可有低血钠、高血钾，少数患者可有轻度或中度高血钙。脱水明显时有氮质血症，可有空腹低血糖，糖耐量试验示低平曲线。

2. 血常规检查 常有正细胞正色素性贫血，少数患者合并有恶性贫血。白细胞分类示中性粒细胞减少，淋巴细胞相对增多，嗜酸性粒细胞明显增多。

3. 激素检查

（1）基础血、尿皮质醇、尿 17 – 羟皮质类固醇测定常降低，但也可接近正常。

（2）ACTH 兴奋试验 正常人在兴奋第一天较对照日增加 1 ~ 2 倍，第二天增加 1.5 ~ 2.5 倍。快速法适用于病情较危急，需立即确诊，补充糖皮质激素的患者。

（3）血浆基础 ACTH 测定 明显增高，而继发性肾上腺皮质功能减退者，ACTH 浓度降低。

4. 影像学检查 X 线摄片、CT 或 MRI 检查于结核病患者可示肾上腺增大及钙化阴影。其他感染、出血、转移性病变在 CT 扫描时也示肾上腺增大，而自身免疫病所致者肾上腺不增大。

四、诊断与鉴别诊断

本病须与一些慢性消耗性疾病相鉴别。最具诊断价值者为 ACTH 兴奋试验。

对于急症患者有下列情况应考虑肾上腺危象：所患疾病不太重而出现严重循环虚脱、脱水、休克、衰竭，不明原因的低血糖，难以解释的呕吐，体检时发现色素沉着、白斑病、体毛稀少、生殖器发育差。

★ 五、治疗

1. 基础治疗

（1）糖皮质激素替代治疗 宜模仿激素分泌昼夜节律在清晨睡醒时服全日量的 2/3，下午 4时前服余 1/3。于一般成人，每日剂量开始时约氢化可的松 20 ~ 30mg 或可的松 25 ~ 37.5mg，以后可逐渐减量，约氢化可的松 15 ~ 20mg 或相应量可的松。在有发热等并发症时适当加量。

（2）食盐及盐皮质激素 食盐的摄入量应充分，每日至少 8 ~ 10g，如有大量出汗、腹泻时应酌情加食盐摄入量，大部分患者在服用氢化可的松和充分摄盐下即可获满意效果。有的患者仍感头晕、乏力、血压偏低，则需加用盐皮质激素。

2. 病因治疗 如有活动性结核者，应积极给予抗结核治疗。如病因为自身免疫病者，则应检查是否有其他腺体功能减退，如存在，则需做相应治疗。

3. 肾上腺危象治疗 ①补充液体：典型的危象患者液体损失量约达细胞外液的 1/5，故于初治的第 1、2 日内应迅速补充生理盐水每日 2000 ~ 3000ml。②糖皮质激素。③积极治疗感染及其他诱因。

4. 外科手术或其他应激时治疗 在发生严重应激时，应每天给予氢化可的松总量约 300mg。大多数外科手术应激为时短暂，故可在数日内逐步减量，直到维持量。较轻的短暂应激，每日给予氢化可的松 100mg 即可，以后按情况递减。

【同步练习】

1. Addison 病危象的抢救主要措施有哪些？

2. 成年女性，乏力、虚弱、食欲减退、消瘦2年，伴闭经、阴毛及腋毛脱落，皮肤、黏膜色素沉着。诊断考虑为什么？

【参考答案】

1. ①补充液体：典型的危象患者液体损失量约达细胞外液的1/5，故于初治的第1、2日内应迅速补充生理盐水每日2000~3000ml。②糖皮质激素。③积极治疗感染及其他诱因。

2. Addison病。

第16章　嗜铬细胞瘤

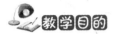

1. 熟悉　嗜铬细胞瘤临床表现和治疗。
2. 了解　嗜铬细胞瘤诊断与鉴别诊断。

嗜铬细胞瘤起源于肾上腺髓质、交感神经节或其他部位的嗜铬组织，这种瘤持续或间断地释放大量儿茶酚胺，引起持续性或阵发性高血压和多个器官功能及代谢紊乱。

一、肿瘤部位及生化特征

嗜铬细胞瘤位于肾上腺者约占80%~90%，大多为一侧性，多发性者较多见于儿童和家族性患者。肾上腺外嗜铬细胞瘤称为副神经节瘤，主要位于腹部，多在腹主动脉旁，其他少见部位为肾门、肾上极、肝门区、肝及下腔静脉之间、近胰头部位、髂窝或近髂窝血管处如卵巢内、膀胱内、直肠后等。

肾上腺髓质的嗜铬细胞瘤可产生去甲肾上腺素和肾上腺素，以前者为主；肾上腺外的嗜铬细胞瘤，除主动脉旁嗜铬体所致者外，只产生去甲肾上腺素，不能合成肾上腺素。

嗜铬细胞瘤可产生多种肽类激素，其中一部分可能引起嗜铬细胞瘤中一些不典型的症状，如面部潮红（舒血管肠肽，P物质），便秘（鸦片肽，生长抑素），腹泻（血管活性肠肽、血清素、胃动素），面色苍白、血管收缩（神经肽Y）及低血压或休克（舒血管肠肽、肾上腺髓质素）等。

★ 二、临床表现

（一）心血管系统表现

1. 高血压　为最主要症状，有阵发性和持续性两型，持续性者亦可有阵发性加剧。

（1）阵发性高血压型　为特征性表现。发作时血压骤升，伴剧烈头痛，面色苍白，大汗淋漓，心动过速，心前区及上腹部紧迫感，可有心前区疼痛、心律失常、焦虑、恐惧感、恶心、呕吐、视物模糊、复视。

（2）持续性高血压型　对高血压患者有以下情况者，要考虑嗜铬细胞瘤的可能性：对常用降压药效果不佳，但对α受体阻断药、钙拮抗药有效；伴交感神经过度兴奋（多汗、心动过速），高代谢（低热、体重降低），头痛，焦虑，烦躁，伴直立性低血压或血压波动大。

2. 低血压、休克　本病可发生低血压，甚至休克；或出现高血压和低血压相交替的表现。

3. 心脏表现　大量儿茶酚胺可引起儿茶酚胺性心肌病，伴心律失常。

（二）代谢紊乱

1. 基础代谢增高　代谢亢进可引起发热、消瘦。

2. 糖代谢紊乱　引起血糖过高，糖耐量减低。

3. 脂代谢紊乱　脂肪分解加速、血游离脂肪酸增高。

4. 电解质代谢紊乱　少数患者可出现低钾血症，也可出现高钙血症。

（三）其他临床表现

1. 消化系统　肠蠕动及张力减弱，可引起便秘，甚至肠扩张。胆石症发生率较高。

2. 腹部肿块　少数患者在左或右侧中上腹部可触及肿块，个别肿块可很大，扪及时应注意有可能诱发高血压。

3. 泌尿系统　病程长、病情重者可发生肾功能减退。膀胱内嗜铬细胞瘤患者排尿时常引起高血压发作，可出现膀胱扩张，无痛性肉眼血尿，膀胱镜检查可作出诊断。

4. 血液系统　周围血中白细胞增多，有时红细胞也可增多。

5. 伴发其他疾病　嗜铬细胞瘤可伴发于一些因基因种系突变而致的遗传性疾病。

三、诊断与鉴别诊断

1. 血、尿儿茶酚胺及其代谢物测定　持续性高血压型患者尿儿茶酚胺及其代谢物香草基杏仁酸（VMA）及甲氧基肾上腺素（MN）和甲氧基去甲肾上腺素（NMN）皆升高。阵发性者平时儿茶酚胺可不明显升高，而在发作后才高于正常。

2. 药理试验　对于阵发性者，如果一直等不到发作，可考虑做胰升糖素激发试验，如为本病患者，血浆儿茶酚胺增加 3 倍以上，血压上升。

3. 影像学检查　应在用 α 受体阻断药控制高血压后进行。可用以下方法：①B 型超声作肾上腺及肾上腺外（如心脏等处）肿瘤定位检查。②CT 扫描：90% 以上的肿瘤可准确定位。③MRI：其优点为不需注射造影剂，可用于孕妇。④放射性核素标记的间碘苄胍（MIBG）可显示儿茶酚胺的肿瘤。⑤利用放射性核素标记的生长抑素类似物奥曲肽做闪烁显像，有助于嗜铬细胞瘤及另一些神经内分泌瘤细胞定位诊断。⑥静脉导管术，在不同部位采血测儿茶酚胺的浓度可大致确定肿瘤的部位。

★ 四、治疗

嗜铬细胞瘤手术切除前采用 α 受体阻断药使血压下降，减轻心脏的负担，并使原来缩减的血管容量扩大。常用的 α 受体阻断药为作用较长（半衰期 36 小时）的酚苄明（氧苯苄胺），不良反应为直立性低血压，鼻黏膜充血。有时由于 α 受体被阻滞后 β 受体活性增强而出现心动过速和心律失常。

选择性的 α₁ 受体阻断药哌唑嗪、多沙唑嗪也可获满意效果，并可避免全部 α 受体阻滞的不良后果，如明显的低血压和心动过速。半衰期较短，可较灵活调节用量。起始用小剂量以避免严重的体位性低血压。

当患者骤发高血压危象时，应积极抢救：立即静脉缓慢推注酚妥拉明，也可舌下含服钙拮抗药硝苯地平 10mg，以降低血压。

在手术治疗前，α 受体阻断药的应用一般不得少于 2 周，并进正常或含盐较多的饮食（心衰者除外），以使原来缩减的血容量恢复正常。术前 β 受体阻断药不必常规应用，如患者有心动过速或心律失常则需采用。在用 β 受体阻断药之前，必须先用 α 受体阻断药使血压下降，如单独用 β 受体阻断药，则由于阻断 β 受体介导的舒血管效应而使血压升高，甚而发生肺水肿，尤其是分泌肾上腺素为主的患者。

恶性嗜铬细胞瘤一般对放疗和化疗不敏感，可用抗肾上腺素药作对症治疗。转移最常见的部位为骨骼、肝、淋巴结、肺，其次为脑、胸膜、肾等。

1. 嗜铬细胞瘤所具有的特征性表现是什么?

2. 男性，24 岁。持续性高血压 3 个月，伴多汗、心动过速、头痛、焦虑、烦躁。对常用降压药无效，α 受体阻滞剂有效。诊断考虑为什么?

【参考答案】

1. 阵发性高血压。

2. 嗜铬细胞瘤。

第 17 章　原发性甲状旁腺功能亢进症

教学目的

1. 熟悉　原发性甲状旁腺功能亢进症的临床表现、诊断与鉴别诊断和主要治疗。

2. 了解　原发性甲状旁腺功能亢进症的病因和病理生理；实验室检查。

甲状旁腺功能亢进症（简称"甲旁亢"）可分为原发性、继发性、三发性 3 种。原发者是由于甲状旁腺本身病变引起的甲状旁腺激素（PTH）合成与分泌过多，通过其对骨与肾的作用，导致血钙增高和血磷降低。主要临床表现为反复发作的肾结石、消化性溃疡、精神改变与广泛的骨吸收。继发性甲旁亢是由于各种原因所致的低血钙，刺激甲状旁腺，使之增生、肥大，分泌过多的 PTH。三发性甲旁亢是在继发性甲旁亢的基础上，由于腺体受到持久和强烈的刺激，部分增生组织转变为腺瘤，自主地分泌过多的 PTH。

一、病因和病理

原发性甲旁亢是由于甲状旁腺腺瘤、增生或腺癌引起 PTH 分泌过多。

1. 腺瘤　约占总数的 85%，绝大多数为单个腺瘤，且多位于下方的甲状旁腺。

2. 增生　约 10% 的病例为甲状旁腺增生，常累及上下 4 个腺体，外形不规则，无包膜，其中主要也是主细胞。

3. 腺癌　甲状旁腺癌较少见。

二、病理生理

由于甲状旁腺大量分泌 PTH，使骨钙溶解释放入血，引起高钙血症；PTH 还可在肾促进 25 - (OH) D$_3$ 转化为活性更高的 1, 25 - (OH)$_2$D$_3$，后者促进肠道钙的吸收，进一步加重高钙血症。同时，肾小管对无机磷再吸收减少，尿磷排出增多，血磷降低。

PTH 抑制肾小管重吸收碳酸氢盐，使尿呈碱性，进一步促使肾结石的形成，同时还可引起高氯血症性酸中毒，后者使游离钙增加，加重高钙血症症状。高浓度钙离子可刺激胃泌素的分泌，胃壁细胞分泌胃酸增加，形成高胃酸性多发性胃及十二指肠溃疡；激活胰腺管内胰蛋白酶原，引起自身消化和胰腺的氧化应激反应，发生急性胰腺炎。

★ 三、临床表现

1. 高钙血症　①中枢神经系统可出现记忆力减退，情绪不稳定，轻度个性改变，抑郁，嗜睡，有时由于症状无特异性，患者可被误诊为神经症。②神经肌肉系统可出现倦怠，四肢无力，以近端肌肉为甚，可出现肌萎缩，常伴有肌电图异常。③消化系统可表现为食欲减退、腹胀、消化不良、便秘、恶心、呕吐。④软组织钙化影响肌腱、软骨等处可引起非特异性关节痛。⑤皮肤钙盐沉积可引起皮肤瘙痒。

2. 骨骼系统 患者早期可出现骨痛，主要位于腰背部、髋部、肋骨与四肢，局部有压痛。后期主要表现为纤维囊性骨炎。部分患者可出现骨囊肿，表现为局部骨质隆起。

3. 泌尿系统 长期高血钙可影响肾小管的浓缩功能，出现多尿、夜尿、口渴等，还可出现肾结石与肾实质钙化，反复发作的肾绞痛与血尿。

4. 其他 甲旁亢患者可有家族史，常为 MEN 的一部分，可与垂体瘤及胰岛细胞瘤同时存在，即 MEN1 型；也可与嗜铬细胞瘤及甲状腺髓样癌同时存在，即 MEN2A 型。

5. 高钙危象 严重病例可出现重度高钙血症，伴明显脱水，威胁生命，应紧急处理。

四、实验室及辅助检查

1. 血 血清总钙多次超过 2.75mmol/L 或血清游离钙超过 1.28mmol/L 应视为疑似病例。血清磷一般均降低。血清碱性磷酸酶常增高，在骨骼病变比较显著的患者尤为明显。血氯常升高，血 HCO_3^- 常降低，可出现代谢性酸中毒。

2. 尿 尿钙常增加，尿磷常增高，尿 cAMP 增加。尿羟脯氨酸常增加，与血清碱性磷酸酶增高一样，均提示骨骼明显受累。

3. 血清 PTH 测定 测定血清 PTH 可直接了解甲状旁腺的功能，是原发性甲状旁腺功能亢进症的主要诊断依据。血 PTH 水平增高结合血清钙值一起分析有利于鉴别原发性和继发性甲旁亢。

4. X 线检查 典型表现为普遍性骨质疏松，弥漫性脱钙；腹部平片示肾或输尿管结石、肾钙化。

5. 骨密度测定和骨超声速率检查 显示骨量丢失和骨强度减低。

★ 五、诊断与鉴别诊断

1. 甲旁亢的定性诊断 如患者有反复发作尿路结石、骨痛，骨骼 X 线摄片有骨膜下皮质吸收、囊肿样变化、多发性骨折或畸形等；实验室检查有高血钙、低血磷、血清碱性磷酸酶增高、尿钙增高，诊断基本上可以确定。为确定本病诊断尚须做血清 PTH 测定，并结合血清钙测定，血清 PTH 增高的同时伴有高钙血症是重要的诊断依据。

2. 甲旁亢的定位诊断 定性诊断确立之后，尚需颈部超声检查、放射性核素检查、颈部和纵隔 CT 扫描等定位诊断。

3. 鉴别诊断

（1）早期仅表现为高钙血症的患者，应与其他引起高钙血症的疾病作鉴别。

（2）恶性肿瘤如肺癌、肾癌等引起高钙血症与低磷血症，原因不明的高血钙必须除外肿瘤的可能性。

（3）其他引起高钙血症的疾病如结节病、维生素 D 过量等其血 PTH 正常或降低，皮质醇抑制试验可鉴别。继发性甲旁亢患者血清 PTH 可明显增高，但血清钙常降低，多见于慢性肾功能不全及维生素 D 缺乏症。长期应用噻嗪类利尿药也可引起轻度高钙血症，但停药后可恢复正常。此外，还应与代谢性骨病如骨质疏松症、骨质软化症、肾性骨营养不良等相鉴别。

★ 六、治疗

1. 手术探查和治疗 手术探查时，如仅 1 个甲状旁腺肿大，提示为单个腺瘤，应切除肿瘤。如 4 个腺体均增大，提示为增生，则应切除 3 个腺体，第四个切除 50%。

2. 无症状性甲旁亢者治疗 如血清钙＜3mmol/L，肾功能正常，可定期随访，如有下列情况则需手术治疗：①有骨吸收病变的 X 线表现或骨密度降低。②活动性尿路结石或肾功能减退。③血清钙水平≥3mmol/L。④iPTH（血清免疫活性 PTH）较正常增高 2 倍以上。⑤严重的精神病、溃疡病、胰腺炎等。

3. 西咪替丁 200mg 口服，每 6 小时 1 次，可阻滞 PTH 的合成和（或）分泌，血钙可降至正常，可试用于有手术禁忌的患者、手术前准备及急性原发性甲状旁腺危象。

4. 处理高钙危象 甲旁亢患者血清钙 >3.75mmol/L 时称高钙危象，应予以紧急处理。①大量滴注生理盐水。②二膦酸盐。③呋塞米。④降钙素。⑤血液透析或腹膜透析降低血钙。⑥糖皮质激素（氢化可的松或地塞米松）静脉滴注或静脉注射。

七、预后

血清钙水平是判断手术是否成功的指标。

【同步练习】

1. 高钙危象的处理有哪些？

2. 女性，48 岁。反复发作尿路结石，骨痛。骨骼 X 线示骨膜下皮质吸收。实验室检查：高钙血症，血清碱性磷酸酶↑，皮质醇抑制试验血清钙不下降。诊断考虑为什么？

【参考答案】

1. 甲旁亢患者血清钙 >3.75mmol/L 时称高钙危象，应予以紧急处理。①大量滴注生理盐水。②二膦酸盐。③呋塞米。④降钙素。⑤血液透析或腹膜透析降低血钙。⑥糖皮质激素（氢化可的松或地塞米松）静脉滴注或静脉注射。

2. 原发性甲状旁腺功能亢进症。

第 18 章　甲状旁腺功能减退症

教学目的

1. 熟悉　甲状旁腺功能减退症的临床表现、诊断、鉴别诊断和治疗。

2. 了解　甲状旁腺功能减退症的实验室检查。

甲状旁腺功能减退症（简称"甲旁减"）是指甲状旁腺素（PTH）分泌过少和（或）效应不足而引起的一组临床综合征。其临床特点是手足搐搦、癫痫样发作、低钙血症和高磷血症。临床常见类型有特发性甲旁减、继发性甲旁减、低血镁性甲旁减，少见类型包括假性甲旁减等。

一、病因及发病机制

1. PTH 生成减少 有继发性和特发性两种原因。前者主要是由于甲状腺或颈部手术误将甲状旁腺切除或损伤所致，也可因甲状旁腺手术或颈部放射治疗而引起。特发性甲旁减的病因尚未明确，可能与自身免疫有关。

2. PTH 分泌受抑制 严重低镁血症可暂时性抑制 PTH 分泌，引起可逆的甲旁减。补充镁后，血清 PTH 立即增加。低镁血症还可影响 PTH 对周围组织的作用。

3. PTH 作用障碍 由于 PTH 受体或受体后缺陷，使 PTH 对其靶器官（骨、肾）组织细胞的作用受阻，从而导致 PTH 抵抗，称为假性甲旁减。

二、病理生理

由于 PTH 缺乏，破骨作用减弱，骨吸收降低；同时因 $1,25-(OH)_2D_3$ 形成减少而肠道钙吸收减少；肾小管钙重吸收降低而尿钙排出增加，从而引起血钙降低。由于肾排磷减少，血清磷增高。低血钙与高血磷是甲旁减的临床生化特征。由于 PTH 缺乏，尿 cAMP 降低，但注射外源性 PTH 后，尿 cAMP 立即上升。

★ 三、临床表现

1. 低钙血症增高神经肌肉应激性　可出现指端或嘴部麻木和刺痛，手足与面部肌肉痉挛，随即出现手足搐搦，典型表现为双侧拇指强烈内收，掌指关节屈曲，指骨间关节伸展，腕、肘关节屈曲，形成鹰爪状。其神经肌肉兴奋性增高主要表现为面神经叩击征（Chvostek 征）阳性，束臂加压试验（Trousseau 征）阳性。

2. 神经、精神表现　有些患者，特别是儿童可出现惊厥或癫痫样全身抽搐，如不伴有手足搐搦，常可误诊为癫痫大发作。手足搐搦发作时也可伴有喉痉挛与喘鸣。少数患者可出现颅内压增高与视乳头水肿。也可伴自主神经功能紊乱，慢性甲旁减患者可出现精神症状，包括烦躁、易激动、抑郁或精神病。

3. 外胚层组织营养变性　白内障在本病者中颇为常见。牙齿发育障碍，牙齿钙化不全，齿釉发育障碍，呈黄点、横纹、小孔等病变。长期甲旁减患者皮肤干燥、脱屑，指甲出现纵嵴，毛发粗而干，易脱落，易患念珠菌感染。

4. 其他　转移性钙化多见于脑基底节，常对称性分布。其他软组织、肌腱、脊柱旁韧带等均可发现钙化。心电图检查可发现 Q - T 间期延长，主要为 ST 段延长，伴异常 T 波。脑电图可出现癫痫样波。

四、实验室检查

多次测定血清钙，若 < 2.2mmol/L 者，存在低血钙。多数患者血清磷增高，部分正常。尿钙、尿磷排出量减少。碱性磷酸酶正常。血 PTH 多数低于正常也可在正常范围，低钙血症时，如血 PTH 在正常范围，仍属甲状旁腺功能减退。

★ 五、诊断与鉴别诊断

本病常有手足搐搦反复发作史。Chvostek 征与 Trousseau 征阳性。实验室检查如有血钙降低（常低于 2mmol/L）、血磷增高（常高于 2mmol/L），且能排除肾功能不全者，诊断基本上可以确定。如血清 PTH 测定结果明显降低或不能测得，或滴注外源性 PTH 后尿磷与尿 cAMP 显著增加，诊断可以肯定。特发性甲旁减尚须与下列疾病鉴别。

1. 假性甲状旁腺功能减退症（PHP）　本病是一种具有以低钙血症和高磷血症为特征的显性或隐性遗传性疾病，典型患者可伴有发育异常、智力发育迟缓、体态矮胖、脸圆，可见掌骨（跖骨）缩短，特别是对称性第 4 与第 5 掌骨缩短。

2. 严重低镁血症（血清镁低于 0.4mmol/L）　患者也可出现低血钙与手足搐搦。血清 PTH 可降低或不能测得。但低镁纠正后，低钙血症迅即恢复，血清 PTH 也随之正常。

3. 其他　如代谢性或呼吸性碱中毒，维生素 D 缺乏，肾功能不全，慢性腹泻、钙吸收不良等，应加以鉴别。

★ 六、治疗

治疗目的是：①控制症状，包括中止手足搐搦发作，使血清钙正常或接近正常。②减少甲旁减并发症的发生。③避免维生素 D 中毒。

1. 急性低钙血症的治疗　当发生手足搐搦、喉痉挛、哮喘、惊厥或癫痫样大发作时，即刻静脉注射 10% 葡萄糖酸钙 10~20ml，注射速度宜缓慢，必要时 4~6 小时后重复注射，每日酌情 1~3 次不等。

2. 间歇期处理

（1）钙剂　每日应长期口服钙剂，服含钙元素 1~1.5g 的药物钙。饮食中注意摄入高钙、低磷食物。

（2）维生素 D 及其衍生物　症状较重患者则须加用维生素 D 制剂，常用剂量为：维生素 D_3 3 万~10 万 U/d；或 $1\alpha-(OH)D_3$ 1~4μg/d；1，25-$(OH)_2D_3$ 0.75~1.5μg/d。

（3）补镁　对伴有低镁血症者，应立即补充镁，如 25% 的硫酸镁 10~20ml 加入 5% 葡萄糖氯化钠溶液 500ml 中静脉滴注，或用 10% 葡萄糖溶液肌内注射，剂量视血镁过低程度而定。

（4）甲状旁腺移植　对药物治疗无效或已发生各种并发症的甲旁减患者可考虑同种异体甲状旁腺移植治疗，但寻找供体困难。

七、预防

在甲状腺及甲状旁腺手术时，避免甲状旁腺损伤或切除过多，以预防继发性甲旁减的发生。

【同步练习】

1. 成年女性，反复发作手足搐搦。Chvostek 征与 Trousseau 征阳性。血钙↓，血磷↑，尿钙、尿磷排量↓，滴注外源性 PTH 后尿磷与尿 cAMP 显著↑。诊断考虑为什么？

2. 成年女性，反复发作手足搐搦，血清 PTH 明显↓，滴注外源性 PTH 后尿磷与尿 cAMP 显著↑，诊断考虑特发性甲状旁腺功能减退症。目前主要采用的治疗是什么？

【参考答案】

1. 特发性甲状旁腺功能减退症。

2. 补充钙剂和维生素 D。

第 19 章　多发性内分泌腺瘤病

教学目的

1. 熟悉　多发性内分泌腺瘤病的分类、临床特点。

2. 了解　多发性内分泌腺瘤病的发病机制。

多发性内分泌腺瘤病（MEN）为一组遗传性多种内分泌组织发生肿瘤综合征的总称，有 2 个或 2 个以上的内分泌腺体病变。MEN 可分为 2 种类型：MEN1 及 MEN2，后者又分为 2 种亚型：MEN2A，MEN2B。

第 1 节　多发性内分泌腺瘤病 1 型

MEN1 为一常染色体显性遗传疾病，又称 Wermer 综合征，可有多种临床表现。

一、甲状旁腺功能亢进症

为 MEN1 中最常见并最早出现的病变，诊断依据同于一般散发性病例。

二、肠胰内分泌瘤

可为功能性或无功能性，包括以下肿瘤：胃泌素瘤（常伴 Zollinger-Ellison 综合征）、胰升糖素瘤、舒血管肠肽瘤及无功能瘤。

三、垂体瘤

大多为催乳素瘤，其次为生长激素瘤、无功能瘤及 ACTH 瘤伴 Cushing 综合征。

四、肾上腺腺瘤及其他病变

包括分泌皮质醇的腺瘤可见于 MEN1。MEN1 中出现的 Cushing 综合征有 3 种可能性：①肾上腺腺瘤；②垂体 ACTH 瘤；③类癌伴异位 ACTH 综合征。以垂体瘤较多见。

五、MEN1 发病机制

MEN1 基因位于第 11 号染色体，11q13 带，编码一含 610 个氨基酸的蛋白质，称为"多发性内分泌腺瘤蛋白"（menin）。根据 MEN1 中 menin 基因缺陷的状况可推测其为一抑瘤基因。menin 基因缺陷的性质多样化，并覆盖整个基因，常产生一截短并失去功能的 menin。

六、MEN1 的治疗

MEN1 中甲状旁腺功能亢进症的治疗为切除 3 个甲状旁腺，另一个切除一半，留下半个甲状旁腺，也有主张作 4 个甲状旁腺全切除，将外表上最接近正常的 1 个腺体的一半移植于一侧习惯上非主要使用的前臂肌肉中。

七、MEN1 的筛查

重要的实验室检查为血离子钙浓度测定，催乳素、胃泌素及空腹血糖测定也有助于诊断。

第 2 节　多发性内分泌腺瘤病 2 型

MEN2 为一常染色体显性遗传疾病，可分为 2 种独立的综合征：MEN2A，又称 Sipple 综合征，以及 MEN2B。MEN2A 的临床表现包括甲状腺髓样癌、嗜铬细胞瘤及甲状旁腺功能亢进症；MEN2B 则包括甲状腺髓样癌、嗜铬细胞瘤及一些身体异常表现，但甲状旁腺功能亢进症少见。

一、甲状腺髓样癌 （MCT）

为 MEN2 中最常见并最早出现的病变，而且是决定病程进展的最重要因素。

二、嗜铬细胞瘤

多位于肾上腺，常为双侧性，恶性者少见。

三、甲状旁腺功能亢进症

MEN2 中的甲旁亢与 MEN1 者一样系由甲状旁腺增生所致，约见于 25% 的 MEN2A 患者，而于 MEN2B 中较少见。MEN2B 患者呈现一些不见于 MEN2A 的临床表现，包括一些部位黏膜神经瘤：舌、唇、眼睑及胃肠道，类 Marfan 综合征体态。

四、MEN2 的发病机制

MEN2 的发病机制系 ret 原癌基因（RET）发生突变所致。RET 为一单链穿膜含酪氨酸激酶的蛋白，在许多起源于神经嵴的细胞（如甲状腺、肾上腺、肠内部神经系等）中表达，在机体的发育上起重要作用。

五、MEN2 的治疗

MEN2 中的甲状腺髓样癌，应做全部甲状腺切除术及中心性淋巴结切除，部分甲状腺切除术将出现疾病复发。手术前应做有关检查以了解是否有嗜铬细胞瘤。

六、MEN2 的筛查

由于 RET 基因突变的部位有限，对患 MEN2 者的家族成员应争取做基因检测，远较以往测定降钙素的筛查方法可靠。

【同步练习】

1. 多发性内分泌腺瘤病 1 型可有多种临床表现，主要有哪些？

2. MEN2 分为 2 种独立的综合征 MEN2A 及 MEN2B，共有的临床表现是什么？

【参考答案】

1. 甲状旁腺功能亢进症、肠胰内分泌瘤（胃泌素瘤、胰升糖素瘤、舒血管肠肽瘤及无功能瘤）、垂体瘤（催乳素瘤）、肾上腺腺瘤。

2. 甲状腺髓样癌和嗜铬细胞瘤。

第 20 章　伴瘤内分泌综合征

教学目的

1. **熟悉**　多发性内分泌腺瘤病的分类、临床特点。

2. **了解**　异位分泌激素的性质和种类。

恶性肿瘤可通过产生激素而导致相应临床表现的出现，称为伴瘤内分泌综合征，又称异位激素综合征，包括起源于非内分泌组织的肿瘤产生了某种激素，或是起源于内分泌腺的肿瘤除产生此内分泌腺正常时分泌的激素外，还释放其他激素。

一、异位分泌激素的性质和种类

异位激素主要为多肽激素，大多数多肽激素可由起源于非内分泌恶性肿瘤产生。与正常多肽激素相比，异位激素常有以下特点：①肿瘤细胞往往合成激素的前体物、片段或亚基，生物活性低。②瘤细胞缺乏激素分泌的调控机制。③垂体糖蛋白激素（FSH，LH，TSH）极少由垂体外肿瘤产生。不过绒毛膜促性腺激素（HCG）可由非滋养层细胞肿瘤产生。胰岛素也未发现由胰腺外肿瘤产生。

二、伴瘤内分泌综合征的发病机制

伴异位激素分泌的肿瘤大多起源于分布在体内多处的 1 个弥散性神经内分泌细胞系统，这些细胞大多由神经嵴外胚层衍化而来，具共同的组织化学及结构上的特征。此类细胞在发生肿瘤时可产生的异位激素包括 ACTH、降钙素、舒血管肠肽、GHRH、CRH 等。另一类肿瘤多起源于鳞状上皮，产生的活性肽主要有甲状旁腺激素相关蛋白（PTHrP）、血管加压素。

三、伴瘤内分泌综合征的诊断

诊断依据为：①肿瘤和内分泌综合征同时存在，而肿瘤又非发生于正常时分泌该激素的内分泌腺。②肿瘤伴血或尿中激素水平异常升高。③激素分泌呈自主性。④排除其他可引起有关综合征的原因。⑤肿瘤经特异性治疗后，激素水平下降。

下列检查有助于伴内分泌综合征肿瘤的诊断：①血中嗜铬粒蛋白 A 测定。②放射性核素标记的奥曲肽闪烁显像术。

四、伴瘤高钙血症

恶性肿瘤可通过3种机制引起高钙血症：①肿瘤异位产生甲状旁腺激素相关蛋白（PTHrP）。②骨化三醇 $[1, 25 - (OH)_2 D_3]$ 的产生增多。③骨转移。

无骨转移而伴高钙血症的肿瘤最多见者为鳞状细胞肺癌、肾腺癌，其次为乳腺癌、子宫颈鳞状细胞癌、卵巢癌、胰腺肿瘤。

五、异位 ACTH 综合征

主要见于燕麦细胞支气管肺癌（约占半数）和不同部位的类癌，另外有胰岛癌、甲状腺髓样癌、嗜铬细胞瘤、神经母细胞瘤、黑色素瘤等，肺腺癌、鳞状细胞癌和肝癌也可引起。

本综合征有2种类型。第一型主要为燕麦细胞肺癌，多见于男性，病情重，进展快。第二型主要是肺、胰、肠类癌，还有嗜铬细胞瘤，病程较长，病情较轻。

六、异位抗利尿激素综合征

常见于肺癌，主要是燕麦细胞癌和未分化小细胞癌，鳞状细胞癌、腺棘皮癌也可引起，较少见于胸腺癌、胰腺癌、膀胱癌、前列腺癌等。治疗包括原发肿瘤的治疗和纠正低钠血症。

七、伴瘤低血糖症

许多胰外肿瘤可伴发低血糖症。最常见的有两类，第一类为低度恶性或良性的结缔组织肿瘤，包括纤维肉瘤、间皮瘤、神经纤维瘤；第二类为原发性肝癌。其他较少见的有肾上腺癌、支气管癌、胆管癌、假黏液瘤等。

八、异位人绒毛膜促性腺激素综合征

产生异位人绒毛膜促性腺激素（HCG）的肿瘤有肺部肿瘤、肝母细胞癌、肾癌、肾上腺皮质癌。具活性的 HCG 在男孩引起性早熟，在成年男性引起男子乳腺发育，在成年女性一般不引起症状，有时可致不规则子宫出血。HCG 可与 TSH 受体呈低亲和力结合，高浓度 HCG 可激活 TSH 受体而引起甲状腺功能亢进症。

九、非垂体肿瘤所致肢端肥大症

垂体以外的肿瘤可因分泌生长激素释放激素（GHRH），极少数为分泌生长激素而引起肢端肥大症。分泌 GHRH 的肿瘤主要为类癌，其次为胰岛细胞瘤，较少见者为嗜铬细胞瘤、副神经节瘤。患者血中 GHRH 升高，生长激素及 IGF - 1 亦升高，生长激素的昼夜节律消失。临床表现与垂体性肢端肥大症无明显区别。

十、非垂体肿瘤产生催乳素

肺癌、肾癌可产生催乳素，于女性引起溢乳及闭经，于男性导致性功能低下及乳房发育。

十一、肿瘤产生肾素引起高血压

肾肿瘤、小细胞肺癌、肺腺癌、肝癌、胰腺癌、卵巢癌可产生肾素。临床上表现为高血压、低血钾、醛固酮分泌增多。可用螺内酯或血管紧张素转换酶抑制剂治疗。

十二、肿瘤所致骨软化症

间充质肿瘤，偶见前列腺癌、肺癌可引起骨软化症伴严重低血磷及肌无力。

【同步练习】

1. 中年男性，皮质醇增多症患者。实验室检查：血浆 ACTH↑，血、尿皮质醇↑，小剂量及大剂量地塞米松抑制试验不能被抑制。病因诊断考虑什么？

2. 伴瘤内分泌综合征的诊断依据是什么？

【参考答案】

1. 异位 ACTH 综合征。

2. ①肿瘤和内分泌综合征同时存在，而肿瘤又非发生于正常时分泌该激素的内分泌腺。②肿瘤伴血或尿中激素水平异常升高。③激素分泌呈自主性。④排除其他可引起有关综合征的原因。⑤肿瘤经特异性治疗后，激素水平下降。

第 21 章　糖　尿　病

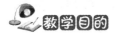教学目的

1. 掌握　糖尿病的分型和诊断标准、临床表现、实验室检查、治疗原则及糖尿病酮症酸中毒的救治原则。

2. 熟悉　常见类型糖尿病的临床特点、常用药物和治疗方案。

3. 了解　糖尿病的病因、发病机制和自然史。

第 1 节　糖　尿　病

糖尿病是一组以慢性血葡萄糖（血糖）水平增高为特征的代谢性疾病，是由于胰岛素分泌和（或）作用缺陷所引起。长期碳水化合物及脂肪、蛋白质代谢紊乱可引起多系统损害，导致眼、肾、神经、心脏、血管等组织器官的慢性进行性病变、功能减退及衰竭；病情严重或应激时可发生急性严重代谢紊乱，如糖尿病酮症酸中毒（DKA）、高血糖高渗状态等。

★ 一、糖尿病分型

目前国际上通用世界卫生组织糖尿病专家委员会提出的病因学分型标准（1999）如下。

1. 1 型糖尿病（T1DM）　β 细胞破坏，常导致胰岛素绝对缺乏。包括：①免疫介导性（1A）：急性型及缓发型。②特发性（1B）：无自身免疫证据。

2. 2 型糖尿病（T2DM）　从以胰岛素抵抗为主伴胰岛素分泌不足到以胰岛素分泌不足为主伴胰岛素抵抗。

3. 其他特殊类型糖尿病　包括：①胰岛 β 细胞功能的基因缺陷。②胰岛素作用的基因缺陷。③胰腺外分泌疾病。④内分泌病。⑤药物或化学品所致糖尿病。⑥感染。⑦不常见的免疫介导糖尿病。⑧其他：可能与糖尿病相关的遗传性综合征。

4. 妊娠期糖尿病（GDM）。

二、病因、发病机制和自然史

（一）T1DM

1. 多基因遗传因素　T1DM 存在多基因遗传系统，有遗传异质性，遗传背景不同的亚型其病因及临床表现不尽相同。

2. 环境因素　①病毒感染。②化学毒性物质和饮食因素。

3. 自身免疫

（1）体液免疫　已发现 90% 新诊断的 T1DM 患者血清中存在胰岛细胞抗体，比较重要的有胰岛细胞胞浆抗体（ICA）、胰岛素自身抗体（IAA）、谷氨酸脱羧酶（GAD）抗体和胰岛抗原 2

（IA - 2）抗体等。

（2）细胞免疫　在 T1DM 的发病机制中，细胞免疫异常更为重要。其间关系错综复杂，现人为将其简单分为 3 个阶段：①免疫系统的激活：指 T 淋巴细胞与胰岛 β 细胞的相互识别、接触及免疫细胞的激活。②免疫细胞释放各种细胞因子。③胰岛 β 细胞损伤的机制：免疫细胞通过各种细胞因子（如 IL - 1β、TNF - α、INF - γ 等）或其他介质单独或协同、直接或间接造成 β 细胞损伤，促进胰岛炎症形成。

4. T1DM 自然史　T1DM 的发生发展经历以下阶段：①个体具有遗传易感性。②启动自身免疫过程。③出现免疫异常，可检测出各种胰岛细胞抗体。④胰岛 β 细胞数目开始减少，仍能维持糖耐量正常。⑤胰岛 β 细胞持续损伤达到一定程度时（通常只残存 10% β 细胞），胰岛素分泌不足，糖耐量降低或出现临床糖尿病，需用胰岛素治疗。⑥最后胰岛 β 细胞几乎完全消失，需依赖胰岛素维持生命。

（二）T2DM

1. 遗传因素与环境因素　T2DM 是由多个基因及环境因素综合引起的复杂病，其遗传特点为：①参与发病的基因很多。②每个基因参与发病的程度不等。③每个基因只是赋予个体某种程度的易感性。④多基因异常的总效应形成遗传易感性。

环境因素包括人口老龄化、现代生活方式、营养过剩、体力活动不足、子宫内环境及应激、化学毒物等。

2. 胰岛素抵抗和 β 细胞功能缺陷

（1）胰岛素抵抗　<u>指胰岛素作用的靶器官对胰岛素作用的敏感性降低</u>。胰岛素降低血糖的主要机制包括抑制肝脏葡萄糖产生（HGP）、刺激内脏组织对葡萄糖的摄取及促进外周组织对葡萄糖的利用。

（2）β 细胞功能缺陷　①胰岛素分泌量的缺陷；②胰岛素分泌模式异常。

3. 胰岛 α 细胞功能异常和胰高血糖素样肽 - 1（GLP - 1）分泌缺陷。

4. T2DM 自然史　T2DM 早期存在胰岛素抵抗而胰岛 β 细胞可代偿性增加胰岛素分泌时，血糖可维持正常；当 β 细胞功能有缺陷、对胰岛素抵抗无法代偿时，才会进展为 IGR 和糖尿病。

★ 三、临床表现

（一）基本临床表现

1. 代谢紊乱症状群　"三多一少"，即多尿、多饮、多食和体重减轻。

2. 并发症和（或）伴发病。

（二）常见类型糖尿病的临床特点

1. T1DM

（1）免疫介导性 T1DM（1A 型）　多数青少年患者起病较急，症状较明显，出现 DKA。某些成年患者，起病缓慢，经历一段或长或短的糖尿病不须胰岛素治疗的阶段，有称为"成人隐匿性自身免疫性糖尿病（LADA）"。尽管起病急缓不一，一般很快进展到糖尿病须用胰岛素控制血糖或维持生命。血浆基础胰岛素水平低于正常，葡萄糖刺激后胰岛素分泌曲线低平。胰岛 β 细胞自身抗体检查可以阳性。

（2）特发性 T1DM（1B 型）　通常急性起病，胰岛 β 细胞功能明显减退甚至衰竭，临床上表现为糖尿病酮症甚至酸中毒，但病程中 β 细胞功能可以好转以至于一段时期无须继续胰岛素治疗。胰岛 β 细胞自身抗体检查阴性。

2. T2DM　常在 40 岁以后起病；多数发病缓慢，症状相对较轻，半数以上无任何症状；不少患者因慢性并发症、伴发病或仅于健康检查时发现。很少自发性发生 DKA。常有家族史。有的早期患者进食后胰岛素分泌高峰延迟，餐后 3 ~ 5 小时血浆胰岛素水平不适当地升高，引起反应性低血糖，可成为这些患者的首发临床表现。

3. 某些特殊类型糖尿病

（1）青年人中的成年发病型糖尿病（MODY） 是一组高度异质性的单基因遗传病。主要临床特征：①有三代或以上家族发病史，且符合常染色体显性遗传规律。②发病年龄 < 25 岁。③无酮症倾向，至少 5 年内不需用胰岛素治疗。

（2）线粒体基因突变糖尿病 最早发现的是线粒体 tRNA 亮氨酸基因 3243 位点发生 A→G 点突变，临床特点为：①母系遗传；②发病早，β 细胞功能逐渐减退，自身抗体阴性；③身材多消瘦（BMI < 24）；④常伴神经性耳聋或其他神经肌肉表现。

4. 妊娠期糖尿病 妊娠过程中初次发现的任何程度的糖耐量异常，均可认为是 GDM。GDM 不包括妊娠前已知的糖尿病患者，后者称为"糖尿病合并妊娠"。GDM 患者中可能存在各种类型糖尿病，因此，应在产后 6 周复查，确认其归属及分型。

四、并发症

（一）急性严重代谢紊乱

指 DKA 和高血糖高渗状态。

（二）感染性并发症

糖尿病患者常发生疖、痈等皮肤化脓性感染，皮肤真菌感染如足癣、体癣也常见。糖尿病合并肺结核的发生率较非糖尿病者高，肾盂肾炎和膀胱炎多见于女性患者。

（三）慢性并发症

1. 微血管病变 微血管是指微小动脉和微小静脉之间、管腔直径在 $100\mu m$ 以下的毛细血管及微血管网。微血管病变是糖尿病的特异性并发症，其典型改变是微循环障碍和微血管基底膜增厚，微血管病变主要表现在视网膜、肾、神经和心肌组织，其中尤以糖尿病肾病和视网膜病为重要。

（1）糖尿病肾病 病理改变有 3 种类型：①结节性肾小球硬化型；②弥漫性肾小球硬化型；③渗出性病变。糖尿病肾损害的发生、发展可分 5 期：①Ⅰ期：为糖尿病初期，肾体积增大，肾小球入球小动脉扩张，肾血浆流量增加，肾小球内压增加，肾小球滤过率（GFR）明显升高。②Ⅱ期：肾小球毛细血管基底膜增厚，尿白蛋白排泄率（UAER）多数正常，可间歇性增高，GFR 轻度增高。③Ⅲ期：早期肾病，出现微量白蛋白尿，即 UAER 持续在 20 ~ 200μg/min（正常 < 10μg/min），GFR 仍高于正常或正常。④Ⅳ期：临床肾病，尿蛋白逐渐增多，UAER > 200μg/min，即尿白蛋白排出量 > 300mg/24h，相当于尿蛋白总量 > 0.5g/24h，GFR 下降，可伴有水肿和高血压，肾功能逐渐减退。⑤Ⅴ期：尿毒症。

（2）糖尿病性视网膜病变 视网膜改变可分为 6 期，分属两大类。Ⅰ期：微血管瘤、小出血点。Ⅱ期：出现硬性渗出。Ⅲ期：出现棉絮状软性渗出。以上Ⅰ ~ Ⅲ期为背景性视网膜病变。Ⅳ期：新生血管形成、玻璃体积血。Ⅴ期：纤维血管增殖、玻璃体机化。Ⅵ期：牵拉性视网膜脱离、失明。以上Ⅳ ~ Ⅵ期为增殖性视网膜病变（PDR）。

（3）其他 心脏微血管病变和心肌代谢紊乱可引起心肌广泛灶性坏死，称为糖尿病心肌病，可诱发心力衰竭、心律失常、心源性休克和猝死。

2. 大血管病变 与非糖尿病患者群相比较，糖尿病患者群中动脉粥样硬化的患病率较高，发病年龄较轻，病情进展较快。动脉粥样硬化主要侵犯主动脉、冠状动脉、脑动脉、肾动脉和肢体外周动脉等，引起冠心病、缺血性或出血性脑血管病、肾动脉硬化、肢体动脉硬化等。

3. 神经系统并发症

（1）中枢神经系统并发症 ①伴随严重 DKA、高血糖高渗状态或低血糖症出现的神志改变。

②缺血性脑卒中。③脑老化加速及老年性痴呆危险性增高等。

（2）周围神经病变　通常为对称性，下肢较上肢严重，病情进展缓慢。先出现肢端感觉异常，后期可有运动神经受累，出现肌力减弱甚至肌萎缩和瘫痪。腱反射早期亢进、后期减弱或消失，音叉震动感减弱或消失。电生理检查可早期发现感觉和运动神经传导速度减慢。

（3）自主神经病变　临床表现为瞳孔改变，排汗异常，胃排空延迟（胃轻瘫）、腹泻、便秘等，直立性低血压、持续心动过速、心搏间距延长等，以及残尿量增加、尿失禁、尿潴留、阳痿等。

4. 糖尿病足　与下肢远端神经异常和不同程度周围血管病变相关的足部溃疡、感染和（或）深层组织破坏。糖尿病足是截肢、致残主要原因。

5. 其他　糖尿病还可引起视网膜黄斑病（水肿）、白内障、青光眼、屈光改变、虹膜睫状体病变等其他眼部并发症。

★ 五、实验室检查

1. 糖代谢异常严重程度或控制程度的检查

（1）尿糖测定　尿糖阳性只是提示血糖值超过肾糖阈（大约10mmol/L），因而尿糖阴性不能排除糖尿病可能。并发肾脏病变时，肾糖阈升高，尿糖阴性。妊娠期肾糖阈降低时，尿糖可阳性。

（2）血糖测定和OGTT　血糖升高是诊断糖尿病的主要依据，诊断糖尿病时必须用静脉血浆测定血糖。当血糖高于正常范围而又未达到诊断糖尿病标准时，须进行OGTT。

（3）糖化血红蛋白（GHbA1）和糖化血浆白蛋白测定　正常人A1C占血红蛋白总量的3%~6%，A1C反映患者近8~12周总的血糖水平。血浆蛋白（主要为白蛋白）同样也可与葡萄糖发生非酶催化的糖化反应而形成果糖胺（FA），正常值为1.7~2.8mmol/L，FA反映患者近2~3周内总的血糖水平。

2. 胰岛β细胞功能检查

（1）胰岛素释放试验　正常人空腹基础血浆胰岛素约为35~145pmol/L（5~20mU/L），口服75g无水葡萄糖（或100g标准面粉制作的馒头）后，血浆胰岛素在30~60分钟上升至高峰，峰值为基础值5~10倍，3~4小时恢复到基础水平。

（2）C肽释放试验　方法同上。基础值不＜400pmol/L，高峰时间同上，峰值为基础值5~6倍。

（3）其他检测β细胞功能的方法　如静脉注射葡萄糖-胰岛素释放试验可了解胰岛素释放第一时相，胰升糖素-C肽刺激试验反映β细胞储备功能等。

3. 并发症检查　根据病情需要选用血脂、肝肾功能等常规检查，急性严重代谢紊乱时的酮体、电解质、酸碱平衡检查，心、肝、肾、脑、眼科及神经系统的各项辅助检查等。

4. 有关病因和发病机制的检查　GAD65抗体、IAA及IA-2抗体的联合检测；胰岛素敏感性检查；基因分析等。

六、诊断与鉴别诊断

1. 诊断线索　①"三多一少"症状。②以糖尿病的并发症或伴发病首诊的患者。③高危人群。

★2. 诊断标准　目前国际上通用世界卫生组织糖尿病专家委员会提出的诊断标准（1999），要点如下。

（1）糖尿病的诊断标准　糖尿病症状加任意时间血浆葡萄糖≥11.1mmol/L，或FPG≥7.0mmol/L，或OGTT 2hPG≥11.1mmol/L。需重复1次确认，诊断才能成立。

（2）对于临床工作，推荐采用葡萄糖氧化酶法测定静脉血浆葡萄糖。

（3）对于无糖尿病症状、仅一次血糖值达到糖尿病诊断标准者，必须在另一天复查核实而确定诊断。

（4）儿童糖尿病诊断标准与成人相同。

3. 鉴别诊断 注意鉴别其他原因所致尿糖阳性。甲状腺功能亢进症、胃－空肠吻合术后。弥漫性肝病患者。急性应激状态时。

4. 分型 最重要的是鉴别 T1DM 和 T2DM。MODY 和线粒体基因突变糖尿病有一定临床特点，但确诊有赖于基因分析。许多内分泌病，还要注意药物和其他特殊类型糖尿病。

5. 并发症和伴发病的诊断 对糖尿病的各种并发症及代谢综合征的其他组分，如经常伴随出现的肥胖、高血压、血脂异常等也须进行相应检查和诊断以便给予治疗。

★ 七、治疗

国际糖尿病联盟（IDF）提出了糖尿病治疗的 5 个要点分别为：医学营养治疗、运动疗法、血糖监测、药物治疗和糖尿病教育。

（一）糖尿病健康教育

是重要的基础治疗措施之一。

（二）医学营养治疗（MNT）

是另一项重要的基础治疗措施，医学营养治疗方案包括如下内容。

1. 计算总热量 首先用简易公式计算理想体重［理想体重（kg）＝身高（cm）－105］，然后根据理想体重和工作性质，计算每日所需总热量。成年人休息状态下每日每公斤理想体重给予热量 105～125.5kJ（25～30kcal），轻体力劳动 125.5～146kJ（30～35kcal），中度体力劳动 146～167kJ（35～40kcal），重体力劳动 167kJ（40kcal）以上。

2. 营养物质含量 糖类约占饮食总热量 50%～60%，蛋白质含量一般不超过总热量 15%，成人每日每公斤理想体重 0.8～1.2g，脂肪约占总热量 30%。

3. 合理分配 可按每日三餐分为 1/5、2/5、2/5 或 1/3、1/3、1/3。

4. 随访 以上仅是原则估算，在治疗过程中随访调整十分重要。

（三）运动治疗

应进行有规律的合适运动，适当运动有利于减轻体重、提高胰岛素敏感性，但如有心、脑血管疾病或严重微血管病变者，亦应按具体情况作妥善安排。

（四）病情监测

定期监测血糖，每 3～6 个月定期复查 A1C，每年 1～2 次全面复查，了解血脂及心、肾、神经和眼底情况，尽早发现有关并发症，给予相应治疗。

（五）高血糖的药物治疗

1. 口服降糖药物

（1）磺脲类（SUs） 第一代 SUs 如甲苯磺丁脲（D860）、氯磺丙脲等已很少应用；第二代 SUs 有格列本脲、格列吡嗪、格列齐特、格列喹酮和格列美脲等。

SUs 的主要作用为刺激胰岛 β 细胞分泌胰岛素，其作用部位是胰岛 β 细胞膜上的 ATP 敏感的钾离子通道（K_{ATP}）。当血糖水平升高时，葡萄糖被胰岛 β 细胞摄取和代谢，产生 ATP，ATP/ADP 比值升高，关闭 K_{ATP}，细胞内钾离子外流减少，细胞膜去极化，激活电压依赖性钙离子通道，钙离子内流及细胞内钙离子浓度增高，刺激含有胰岛素的颗粒外移和胰岛素释放，使血糖下降。SUs 降血糖作用的前提条件是机体尚保存相当数量（30%以上）有功能的胰岛 β 细胞。

适应证：SUs 作为单药治疗主要选择应用于新诊断的 T2DM 非肥胖患者、用饮食和运动治疗血糖控制不理想时。年龄>40 岁、病程<5 年、空腹血糖<10mmol/L 时效果较好。

禁忌证或不适应证：T1DM，有严重并发症或晚期 β 细胞功能很差的 T2DM，儿童糖尿病，孕妇、哺乳期妇女，大手术围手术期，全胰腺切除术后，对 SUs 过敏或有严重不良反应者等。

不良反应：①低血糖反应：最常见而重要。②体重增加。③皮肤过敏反应。④消化系统：上腹不适、食欲减退等。⑤心血管系统：不同 SUs 对不同类型 K_{ATP} 的亲和力不同、选择性结合的特异性不同，某些 SUs 可能对心血管系统带来不利影响。

临床应用：建议从小剂量开始，早餐前半小时一次服用，根据血糖逐渐增加剂量，剂量较大时改为早、晚餐前 2 次服药，直到血糖达到良好控制。不宜同时使用各种 SUs，也不宜与其他胰岛素促分泌剂（如格列奈类）合用。

（2）格列奈类　此类药物也作用在胰岛 β 细胞膜上的 K_{ATP}，但结合位点与 SUs 不同，可改善早相胰岛素分泌。降血糖作用快而短，主要用于控制餐后高血糖。低血糖症发生率低、程度较轻而且限于餐后期间。较适合于 T2DM 早期餐后高血糖阶段或以餐后高血糖为主的老年患者。可单独或与二甲双胍、胰岛素增敏剂等联合使用。禁忌证和不适应证与 SUs 相同。于餐前或进餐时口服。有瑞格列奈和那格列奈两种制剂。

（3）双胍类　目前广泛应用的是二甲双胍。主要作用机制为抑制肝葡萄糖输出，改善外周组织对胰岛素的敏感性、增加对葡萄糖的摄取和利用。近年来认为二甲双胍可能通过激活 – 磷酸腺苷激活的蛋白激酶（AMPK）信号系统而发挥多方面的代谢调节作用。单独用药极少引起低血糖。二甲双胍治疗 T2DM 尚伴有体重减轻、血脂谱改善、纤溶系统活性增加、血小板聚集性降低、动脉壁平滑肌细胞和成纤维细胞生长受抑制等。

适应证：①T2DM：尤其是无明显消瘦的患者及伴血脂异常、高血压或高胰岛素血症的患者，作为一线用药。②T1DM：与胰岛素联合应有可能减少胰岛素用量和血糖波动。

禁忌证或不适应证：①肾、肝、心、肺功能减退及高热患者禁忌，慢性胃肠病、慢性营养不良、消瘦者不宜使用本药。②T1DM 不宜单独使用本药。③T2DM 合并急性严重代谢紊乱、严重感染、外伤、大手术、孕妇和哺乳期妇女等。④对药物过敏或有严重不良反应者。⑤酗酒者。肌酐清除率<60ml/min 时不宜应用本药。

不良反应：①消化道反应；②皮肤过敏反应；③乳酸性酸中毒。

临床应用：儿童不宜服用本药，除非明确为肥胖的 T2DM 及存在胰岛素抵抗。年老患者慎用，药量酌减，并监测肾功能。准备做静脉注射碘造影剂检查的患者应事先暂停服用双胍类药物。

（4）噻唑烷二酮类（TZDs，格列酮类）　主要通过激活过氧化物酶体增殖物激活受体 γ（PPARγ）起作用。明显减轻胰岛素抵抗，主要刺激外周组织的葡萄糖代谢，降低血糖；还可改善血脂谱、提高纤溶系统活性、改善血管内皮细胞功能、使 C 反应蛋白下降等，对心血管系统和肾脏显示出潜在的器官保护作用。TZDs 促进脂肪重新分布、从内脏组织转移至皮下组织，可能与其提高胰岛素敏感性的作用有关。TZDs 可单独或与其他降糖药物合用治疗 T2DM 患者，尤其是肥胖、胰岛素抵抗明显者；不宜用于 T1DM、孕妇、哺乳期妇女和儿童。主要不良反应为水肿、体重增加，有心脏病、心力衰竭倾向或肝病者不用或慎用。单独应用不引起低血糖。现有罗格列酮和吡格列酮 2 种制剂。

（5）α – 葡萄糖苷酶抑制剂（AGI）　AGI 抑制小肠黏膜刷状缘的 α – 葡萄糖苷酶可延迟碳水化合物吸收，降低餐后高血糖。常见不良反应为胃肠反应，单用本药不引起低血糖，但如与 SUs 或胰岛素合用，仍可发生低血糖，且一旦发生，应直接给予葡萄糖口服或静脉注射。不宜用于有胃肠功能紊乱者、孕妇、哺乳期妇女和儿童，对肝、肾功能不全者仍应慎用。现有阿卡波糖和伏格列波糖 2 种制剂。

2. 胰岛素

★ (1) 适应证　①T1DM。②DKA、高血糖高渗状态和乳酸性酸中毒伴高血糖。③各种严重的糖尿病急性或慢性并发症。④手术、妊娠和分娩。⑤T2DM β 细胞功能明显减退者。⑥某些特殊类型糖尿病。

(2) 胰岛素和胰岛素类似物的分类　按作用起效快慢和维持时间，胰岛素制剂可分为短（速）效、中效和长（慢）效三类。根据来源，目前胰岛素制剂有基因重组人胰岛素和猪胰岛素。人胰岛素比动物来源的胰岛素更少引起免疫反应。

胰岛素类似物指氨基酸序列与人胰岛素不同，但仍能与胰岛素受体结合，功能及作用与人胰岛素相似的分子，目前已有速效及长效制剂：①速效胰岛素类似物：赖脯胰岛素、门冬胰岛素。②长效胰岛素类似物：甘精胰岛素、胰岛素 Detemir。

(3) 胰岛素治疗使用和方法　胰岛素治疗应在综合治疗基础上进行。

生理性胰岛素分泌有 2 种模式：持续性基础分泌保持空腹状态下葡萄糖的产生和利用相平衡；进餐后胰岛素分泌迅速增加使进餐后血糖水平维持在一定范围内，预防餐后高血糖发生。胰岛素治疗应力求模拟生理性胰岛素分泌模式。

T1DM：初始剂量约为 0.5 ~ 1.0U/（kg·d），维持昼夜基础胰岛素水平约需全天胰岛素剂量的 40% ~ 50%，剩余部分分别用于每餐前。目前较普遍应用的强化胰岛素治疗方案是餐前多次注射速效胰岛素加睡前注射中效或长效胰岛素。一部分 T1DM 患者在胰岛素治疗后一段时间内病情部分或完全缓解，胰岛素剂量减少或可以完全停用，称为"糖尿病蜜月期"。

T2DM：胰岛素作为补充治疗，通常白天继续服用口服降糖药，睡前注射中效胰岛素或每天注射 1 ~ 2 次长效胰岛素。胰岛素作为替代治疗（一线用药）的适应证为：T2DM 诊断时血糖水平较高，特别是体重明显减轻的患者；口服降糖药治疗反应差伴体重减轻或持续性高血糖的患者；难以分型的消瘦的糖尿病患者。

采用强化胰岛素治疗方案后，早晨空腹血糖仍然较高可能的原因：①夜间胰岛素作用不足。②"黎明现象"：即夜间血糖控制良好，也无低血糖发生，仅于黎明短时间内出现高血糖。③Somogyi 效应：即在夜间曾有低血糖，在睡眠中未被察觉，但导致体内胰岛素拮抗素激素分泌增加，继而发生低血糖后的反跳性高血糖。夜间多次（于 0、2、4、6、8 时）测定血糖，有助于鉴别早晨高血糖的原因。

持续皮下胰岛素输注（CSII，又称胰岛素泵）是一种更为完善的强化胰岛素治疗方法，模拟胰岛素的持续基础分泌和进餐时的脉冲式释放。

(4) 胰岛素的抗药性和不良反应　各种胰岛素制剂因本身来源、结构、成分特点及含有一定量的杂质，故有抗原性和致敏性。临床上只有极少数患者表现为胰岛素抗药性，即在无酮症酸中毒也无拮抗胰岛素因素存在的情况下，每日胰岛素需要量超过 100U 或 200U。

胰岛素的主要不良反应是低血糖反应，胰岛素治疗初期可因钠潴留而发生轻度水肿，部分患者因晶状体屈光改变出现视力模糊。

胰岛素过敏反应通常表现为注射部位瘙痒，继而出现荨麻疹样皮疹，全身性荨麻疹少见。脂肪营养不良为注射部位皮下脂肪萎缩或增生。

3. GLP – 1 受体激动剂和 DPP – Ⅳ 抑制剂　胰升糖素样多肽 – 1（GLP – 1）由肠道 L 细胞分泌，作用机制如下：①刺激胰岛 β 细胞葡萄糖介导的胰岛素分泌。②抑制胰升糖素分泌，减少肝葡萄糖输出。③延缓胃内容物排空。④改善外周组织对胰岛素的敏感性。⑤抑制食欲及摄食。此外，GLP – 1 还可促进胰岛 β 细胞增殖、减少凋亡，增加胰岛 β 细胞数量。GLP – 1 在体内迅速被二肽基肽酶 – Ⅳ（DPP – Ⅳ）降解而失去生物活性，其半衰期不足 2 分钟。采用长作用 GLP – 1 类似物或 DPP – Ⅳ 抑制剂可延长其作用时间。

（六）T2DM 高血糖的管理策略和治疗流程

（七）手术治疗糖尿病

（八）胰腺移植和胰岛细胞移植

治疗对象主要为 T1DM 患者，目前尚局限于伴终末期肾病的 T1DM 患者。

（九）糖尿病慢性并发症的治疗原则

防治策略首先应该是全面控制共同危险因素，包括积极控制高血糖、严格控制血压、纠正脂代谢紊乱、抗血小板治疗（例如阿司匹林）、控制体重、戒烟和改善胰岛素敏感性等并要求达标。糖尿病高血压、血脂紊乱和大血管病变的治疗原则与非糖尿病患者相似，但治疗更为积极，要求更为严格。严格代谢控制可显著推迟糖尿病微血管并发症和周围神经病变的发生与发展。对于糖尿病足，强调注意预防，防止外伤、感染，积极治疗血管病变和末梢神经病变。

（十）糖尿病合并妊娠及 GDM 的管理

因而糖尿病妇女应于接受胰岛素治疗使血糖控制正常后才受孕，医学营养治疗原则与非妊娠患者相同，应选用短效和中效胰岛素，禁用口服降血糖药。主张选择 36～38 周进行引产或剖宫产，产后注意对新生儿低血糖症的预防和处理。

（十一）围术期管理

八、预防

第 2 节　糖尿病酮症酸中毒

糖尿病酮症酸中毒（DKA）为最常见的糖尿病急症。DKA 分为几个阶段：①早期血酮升高称酮血症，尿酮排出增多称酮尿症，统称为酮症。②酮体中 β-羟丁酸和乙酰乙酸为酸性代谢产物，消耗体内储备碱，初期血 pH 值正常，属代偿性酮症酸中毒，晚期血 pH 值下降，为失代偿性酮症酸中毒。③病情进一步发展，出现神志障碍，称糖尿病酮症酸中毒昏迷。

一、诱因

常见诱因有感染、胰岛素治疗中断或不适当减量、饮食不当、各种应激如创伤、手术、妊娠和分娩等，有时无明显诱因。

二、病理生理

1. 酸中毒　β-羟丁酸、乙酰乙酸及蛋白质分解产生的有机酸增加，循环衰竭、肾脏排出酸性代谢产物减少导致酸中毒。

2. 严重失水　严重高血糖、高血酮和各种酸性代谢产物引起渗透压性利尿，大量酮体从肺排出又带走大量水分，厌食、恶心、呕吐使水分入量减少，从而引起细胞外失水；血浆渗透压增加，水从细胞内向细胞外转移引起细胞内失水。

3. 电解质平衡紊乱　渗透性利尿同时使钠、钾、氯、磷酸根等大量丢失，厌食、恶心、呕吐使电解质摄入减少，引起电解质代谢紊乱。

4. 携带氧系统失常　DKA 时红细胞糖化血红蛋白（GHb）增加以及 2，3-二磷酸甘油酸（2，3-DPG）减少，使血红蛋白与氧亲和力增高，血氧离解曲线左移。酸中毒时，血氧离解曲线右移，释放氧增加（Bohr 效应），起代偿作用。若纠正酸中毒过快，失去这一代偿作用，而血 GHb 仍高，2，3-DPG 仍低，可使组织缺氧加重，引起脏器功能紊乱，尤以脑缺氧加重、导致脑水肿最为重要。

5. 周围循环衰竭和肾功能障碍　严重失水，血容量减少和微循环障碍未能及时纠正，可导致低血容量性休克。肾灌注量减少引起少尿或无尿，严重者发生急性肾衰竭。

6. 中枢神经功能障碍 严重酸中毒、失水、缺氧、体循环及微循环障碍可导致脑细胞失水或水肿、中枢神经功能障碍。

三、临床表现

早期"三多一少"症状加重；酸中毒失代偿后，病情迅速恶化，疲乏、食欲减退、恶心呕吐、多尿、口干、头痛、嗜睡，呼吸深快，呼气中有烂苹果味（丙酮）；后期严重失水，尿量减少、眼眶下陷、皮肤黏膜干燥，血压下降、心率加快，四肢厥冷；晚期不同程度意识障碍，反射迟钝、消失，昏迷。少数患者表现为腹痛，酷似急腹症。

四、实验室检查

1. 尿 尿糖强阳性、尿酮阳性，当肾功能严重损害而肾阈增高时尿糖和尿酮可减少或消失。可有蛋白尿和管型尿。

2. 血 血糖一般为 16.7 ~ 33.3mmol/L，有时可达 55.5mmol/L。血酮体升高，血 β - 羟丁酸升高。血实际 HCO_3^- 和标准 HCO_3^- 降低，CO_2 结合力降低，酸中毒失代偿后血 pH 值下降；剩余碱负值增大，阴离子间隙增大，与 HCO_3^- 降低大致相等。血钾初期正常或偏低，尿量减少后可偏高，血钠、血氯降低，血尿素氮和肌酐常偏高。血浆渗透压轻度上升。部分患者可出现血清淀粉酶和脂肪酶升高，也可出现白细胞数及中性粒细胞比例升高。

五、诊断与鉴别诊断

临床上对于原因不明的恶心呕吐、酸中毒、失水、休克、昏迷的患者，尤其是呼吸有酮味（烂苹果味）、血压低而尿量多者，不论有无糖尿病病史，均应想到本病的可能性。鉴别诊断包括：①其他类型糖尿病昏迷：低血糖昏迷、高血糖高渗状态、乳酸性酸中毒。②其他疾病所致昏迷：脑膜炎、尿毒症、脑血管意外等。

六、防治

治疗原则：尽快补液以恢复血容量、纠正失水状态，降低血糖，纠正电解质及酸碱平衡失调，同时积极寻找和消除诱因，防治并发症，降低病死率。

1. 补液 DKA 失水量可达体重 10% 以上，开始时输液速度较快，在 1 ~ 2 小时内输入 0.9% 氯化钠溶液 1000 ~ 2000ml，前 4 小时输入所计算失水量 1/3 的液体，24 小时输液量应包括已失水量和部分继续失水量，一般为 4000 ~ 6000ml，严重失水者可达 6000 ~ 8000ml。当血糖下降至 13.9mmol/L 时改用 5% 葡萄糖溶液，并按每 2 ~ 4g 葡萄糖加入 1U 短效胰岛素。

2. 胰岛素治疗 目前均采用小剂量（短效）胰岛素治疗方案，即每小时给予每公斤体重 0.1U 胰岛素，使血清胰岛素浓度恒定达到 100 ~ 200μU/ml。血糖下降速度一般以每小时约降低 3.9 ~ 6.1mmol/L 为宜，当血糖降至 13.9mmol/L 时开始输入 5% 葡萄糖溶液，并按比例加入胰岛素，病情稳定后过渡到胰岛素常规皮下注射。

3. 纠正电解质及酸碱平衡失调

（1）本症酸中毒主要由酮体中酸性代谢产物引起，经输液和胰岛素治疗后，酮体水平下降，酸中毒可自行纠正，一般不必补碱。补碱指征为血 pH 值 <7.1，HCO_3^- <5mmol/L。应采用等渗碳酸氢钠（1.25% ~ 1.4%）溶液。

（2）DKA 患者有不同程度失钾，治疗前血钾低于正常，立即开始补钾，头 2 ~ 4 小时通过静脉输液每小时补钾约 13 ~ 20mmol/L（相当于氯化钾 1.0 ~ 1.5g）；血钾正常、尿量 >40ml/h，也立即开始补钾；血钾正常、尿量 <30ml/h，暂缓补钾，待尿量增加后再开始补钾；血钾高于正常，暂缓补钾。头 24 小时内可补氯化钾达 6 ~ 8g 或以上，部分稀释后静脉输入、部分口服。

4. 处理诱发病和防治并发症

（1）休克　如休克严重且经快速输液后仍不能纠正，应详细检查并分析原因。

（2）严重感染　不能以有无发热或血象改变来判断，应积极处理。

（3）心力衰竭、心律失常　年老或合并冠状动脉病变，补液过多可导致心力衰竭和肺水肿，应注意预防。血钾过低、过高均可引起严重心律失常，宜用心电图监护，及时治疗。

（4）肾衰竭　是本症主要死亡原因之一，强调注意预防，治疗过程中密切观察尿量变化，及时处理。

（5）脑水肿　如经治疗后，血糖有所下降，酸中毒改善，但昏迷反而加重，或虽然一度清醒，但烦躁、心率快、血压偏高、肌张力增高，应警惕脑水肿的可能。可给予地塞米松、呋塞米。在血浆渗透压下降过程中出现的可给予白蛋白。慎用甘露醇。

（6）胃肠道表现　因酸中毒引起呕吐或伴有急性胃扩张者，可用 1.25% 碳酸氢钠溶液洗胃，清除残留食物，预防吸入性肺炎。

5. 护理　应按时清洁口腔、皮肤，预防压疮和继发性感染。

第3节　高血糖高渗状态

高血糖高渗状态（HHS），以严重高血糖、高血浆渗透压、脱水为特点，无明显酮症酸中毒，患者常有不同程度的意识障碍或昏迷。

诱因为引起血糖增高和脱水的因素：急性感染、外伤、手术、脑血管意外等应激状态，使用糖皮质激素、免疫抑制剂、利尿剂、甘露醇等药物，水摄入不足或失水，透析治疗，静脉高营养疗法等。

本病起病缓慢，最初表现为多尿、多饮，但多食不明显或反而食欲减退，以致常被忽视。渐出现严重脱水和神经精神症状，患者反应迟钝、烦躁或淡漠、嗜睡，逐渐陷入昏迷、抽搐，晚期尿少甚至尿闭。就诊时呈严重脱水、休克，可有神经系统损害的定位体征，与 DKA 相比，失水更为严重、神经精神症状更为突出。

实验室检查：血糖达到或超过 33.3mmol/L，有效血浆渗透压达到或超过 320mOsm/L 可诊断本病。血钠正常或增高。尿酮体阴性或弱阳性，一般无明显酸中毒，借此与 DKA 鉴别，但有时二者可同时存在。

临床上凡遇原因不明的脱水、休克、意识障碍及昏迷均应想到本病可能性，尤其是血压低而尿量多者，不论有无糖尿病史，均应进行有关检查以肯定或排除本病。

治疗原则同 DKA。本症失水可达体重 10%～15%，输液要更为积极小心，24 小时补液量可达 6000～10000ml。目前多主张治疗开始时用等渗溶液如 0.9% 氯化钠溶液，在输入生理盐水后血浆渗透压高于 350mOsm/L，血钠高于 155mmol/L，可考虑输入适量低渗溶液如 0.45% 或 0.6% 氯化钠溶液。视病情可考虑同时给予胃肠道补液。当血糖下降至 16.7mmol/L 时开始输入 5% 葡萄糖溶液并按每 2～4g 葡萄糖加入 1U 胰岛素。胰岛素治疗方法与 DKA 相似，补钾要更及时，一般不补碱。应密切观察从脑细胞脱水转为脑水肿的可能。

【同步练习】

1. 采用胰岛素强化治疗方案后，有时早晨空腹血糖仍然较高可能的原因有哪些？

2. 简述磺脲类口服降糖药（SUs）的作用机制。

【参考答案】

1. 其可能的原因有：①夜间胰岛素作用不足。②"黎明现象"，即夜间血糖控制良好，也无低血糖发生，仅于黎明一段短时间出现高血糖，其机制可能为皮质醇、生长激素等对抗激素增多所致。③ Somogyi 现象，即在夜间曾有低血糖，因在睡眠中未被觉察，继而发生低血糖的反应性高血糖。

2. SUs 与位于胰岛 B 细胞膜上的 SUs 药物受体结合后，关闭 ATP 敏感 K^+ 通道，K^+ 外流减少，细胞膜去极化，开放 Ca^{2+} 通道，Ca^{2+} 内流增加，促进胰岛素释放，其降血糖作用有赖于尚存 30% 以上有功能胰岛 B 细胞组织。此外，SUs 药物可能有胰外降血糖作用（改善胰岛素受体或受体后缺陷，增强靶组织细胞对胰岛素的敏感性）。

第22章 低血糖症

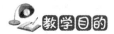教学目的

1. 熟悉 低血糖症的诊断和治疗原则。
2. 了解 常见的低血糖症临床特点、诊断与鉴别诊。

低血糖症是一组多种病因引起的以血浆葡萄糖（血糖）浓度过低，临床上以交感神经兴奋和脑细胞缺糖为主要特点的综合征。一般以血浆葡萄糖浓度低于 2.8mmol/L 作为低血糖症的标准。

◀ 一、病因和临床分类

临床上按低血糖症的发生与进食的关系分为空腹（吸收后）低血糖症和餐后（反应性）低血糖症。空腹低血糖症主要病因是不适当的高胰岛素血症，餐后低血糖症是胰岛素反应性释放过多。临床上反复发生空腹低血糖提示有器质性疾病；餐后引起的反应性低血糖症，多见于功能性疾病。某些器质性疾病（如胰岛素瘤）虽以空腹低血糖为主，但也可有餐后低血糖发作。

◀ 二、病理生理

血糖下降至 2.8～3.0mmol/L 时，胰岛素分泌受抑制，升糖激素分泌增加，出现交感神经兴奋症状。血糖下降至 2.5～2.8mmol/L 时，大脑皮层受抑制，继而波及皮层下中枢包括基底节、下丘脑及自主神经中枢，最后累及延髓，低血糖纠正后，按上述顺序逆向恢复。

◀ 三、临床表现

1. 自主（交感）神经过度兴奋表现 低血糖发作时交感神经和肾上腺髓质释放肾上腺素、去甲肾上腺素和一些肽类物质，表现为出汗、颤抖、心悸、紧张、焦虑、饥饿、流涎、软弱无力、面色苍白、心率加快、四肢冰凉及收缩压轻度升高等。

2. 脑功能障碍的表现 初期表现为精神不集中，思维和语言迟钝，头晕、嗜睡、视物不清、步态不稳，可有幻觉、躁动、易怒、行为怪异等精神症状。皮层下受抑制时可出现躁动不安，甚而强直性惊厥、锥体束征阳性。波及延脑时进入昏迷状态，各种反射消失，如果低血糖持续得不到纠正，常不易逆转甚至死亡。

◀ 四、诊断与鉴别诊断

1. 低血糖症的确立 根据低血糖典型表现（Whipple 三联征）可确定：①低血糖症状。②发作时血糖低于 2.8mmol/L。③供糖后低血糖症状迅速缓解。

2. 评价低血糖症的实验室检查

（1）血浆胰岛素测定 低血糖发作时，应同时测定血浆葡萄糖、胰岛素和 C 肽水平，以证实有无胰岛素和 C 肽不适当分泌过多。

（2）胰岛素释放指数　为血浆胰岛素（mU/L）与同一血标本测定的血糖值（mg/dl）之比。正常人该比值<0.3，多数胰岛素瘤患者>0.4，甚至1.0以上；血糖不低时此值>0.3，无临床意义。

（3）血浆胰岛素原和C肽测定　血糖<3.0mmol/L，C肽>300pmol/L，胰岛素原>20pmol/L，应考虑胰岛素瘤。胰岛素瘤患者血浆胰岛素原比总胰岛素值应>20%，说明胰岛素瘤可分泌较多胰岛素原。

（4）48~72小时饥饿试验　开始前取血标本测血糖、胰岛素、C肽，之后每6小时1次，若血糖≤3.3mmol/L时，应改为每1~2小时1次；血糖<2.8mmol/L且患者出现低血糖症状时结束试验；如已证实存在Whipple三联症，血糖<3.0mmol/L即可结束，但应先取血标本，测定血糖、胰岛素、C肽和β-羟丁酸浓度。

（5）延长（5小时）口服葡萄糖耐量试验　主要用于鉴别2型糖尿病早期出现的餐后晚发性低血糖症。

3. 鉴别诊断　低血糖症的表现以交感神经兴奋症状为主的易于识别，以脑缺糖为主要表现者，可误诊为精神病、神经疾患（癫痫、短暂脑缺血发作）或脑血管意外等。

★ 五、预防和治疗

1. 低血糖的预防。

2. 低血糖的治疗　轻者口服糖水、含糖饮料，或进食糖果、饼干、面包、馒头等即可缓解。重者和疑似低血糖昏迷的患者，应及时测定毛细血管血糖，甚至无须血糖结果，及时给予50%葡萄糖溶液60~100ml静脉注射，继以5%~10%葡萄糖溶液静脉滴注，必要时可加用氢化可的松100mg和（或）胰高糖素0.5~1mg肌内或静脉注射。

附：　常见的低血糖症

1. 胰岛素瘤　胰岛素瘤是器质性低血糖症中最常见原因，其中胰岛β细胞腺瘤约占84%，其次为腺癌，弥漫性胰岛β细胞增生少见。胰岛素瘤可为家族性，可与甲状旁腺瘤和垂体瘤并存（多发性内分泌腺瘤病Ⅰ型）。CT、MRI选择性胰血管造影和超声内镜有助于肿瘤的定位，最好通过术中超声和用手探摸来定位。手术切除肿瘤是本病的根治手段。

2. 胰岛素自身免疫综合征　患者血中有胰岛素自身抗体和反常性低血糖症，且从未用过胰岛素。低血糖发生在餐后3~4小时，其发生与胰岛素抗体免疫复合体解离、释放游离胰岛素过多有关。可见于应用含巯基药物如治疗Graves病的甲巯咪唑及卡托普利、青霉胺等。应用糖皮质激素有效。

3. 反应性低血糖症（非空腹低血糖症）　为餐后早期（2~3小时）和后期（3~5小时）低血糖症，也称为食饵性低血糖症。包括：①胃切除后食饵性低血糖症。②功能性食饵性低血糖症。③胰岛增生伴低血糖症。④进餐后期低血糖症。

4. 药源性低血糖症　随着糖尿病患病率的增加，胰岛素制剂和磺脲类及非磺脲类促胰岛素分泌剂的应用也增多，严格控制高血糖不可避免地出现低血糖。

【同步练习】

1. 低血糖症的诊断标准是什么？

2. 男性，46岁。反复发作低血糖症。检查血胰岛素、胰岛素原、诱发试验、C肽抑制试验，呈自主性胰岛素不适当分泌过多。诊断考虑什么？

【参考答案】

1. 根据低血糖典型表现（Whipple三联征）可确定：①低血糖症状。②发作时血糖低于2.8mmol/L。③供糖后低血糖症状迅速缓解。

2. 胰岛素瘤。

第23章　血脂异常和脂蛋白异常血症

教学目的

1. 熟悉　血脂、脂蛋白和载脂蛋白的构成和代谢，血脂异常和脂蛋白异常的诊断、分类、防治，各类调脂药物的作用机制及选择。
2. 了解　血脂、脂蛋白异常的病因和发病机制。

血脂异常指血浆中脂质量和质的异常。由于脂质不溶或微溶于水，在血浆中必须与蛋白质结合以脂蛋白的形式存在，因此，血脂异常实际上表现为脂蛋白异常血症。

★一、血脂和脂蛋白概述

1. 血脂、脂蛋白和载脂蛋白

（1）血脂是血浆中的中性脂肪（甘油三酯和胆固醇）和类脂（磷脂、糖脂、固醇、类固醇）的总称。

（2）血浆脂蛋白是由蛋白质［载脂蛋白（Apo）］和甘油三酯、胆固醇、磷脂等组成的球形大分子复合物。应用超速离心方法，可将血浆脂蛋白分为五大类：乳糜微粒（CM）、极低密度脂蛋白（VLDL）、中间密度脂蛋白（IDL）、低密度脂蛋白（LDL）和高密度脂蛋白（HDL）。这五类脂蛋白的密度依次增加，而颗粒则依次变小。此外，还有脂蛋白（a）［Lp（a）］。

（3）载脂蛋白是脂蛋白中的蛋白质，已发现有20多种Apo。按载脂蛋白的组成分为ApoA、B、C、D、E。

2. 脂蛋白及其代谢　人体脂蛋白有2条代谢途径：外源性代谢途径指饮食摄入的胆固醇和甘油三酯在小肠中合成CM及其代谢过程；内源性代谢途径是指由肝脏合成的VLDL转变为IDL和LDL，以及LDL被肝脏或其他器官代谢的过程。此外，还有1个胆固醇逆转运途径，即HDL的代谢。

（1）乳糜微粒（CM）　颗粒最大，密度最小，富含甘油三酯，但Apo比例最小。CM的主要功能是把外源性甘油三酯运送到体内肝外组织。一般不致引起动脉粥样硬化，但易诱发急性胰腺炎。

（2）极低密度脂蛋白（VLDL）　颗粒比CM小，密度约为1，也富含甘油三酯，但所含胆固醇、磷脂和Apo比例增大。VLDL的主要功能是把内源性甘油三酯运送到体内肝外组织，也向外周组织间接或直接提供胆固醇。目前多认为VLDL水平升高是冠心病的危险因素。

（3）低密度脂蛋白（LDL）　颗粒比VLDL小，密度比VLDL高，胆固醇所占比例特别大，$ApoB_{100}$占其Apo含量的95%。LDL的主要功能是将胆固醇转运到肝外组织，为导致动脉粥样硬化的重要脂蛋白。

（4）高密度脂蛋白（HDL）　颗粒最小，密度最高，蛋白质和脂肪含量约各占一半，载脂蛋白以ApoAⅠ和ApoAⅡ为主。HDL的生理功能是将外周组织包括动脉壁在内的胆固醇转运到肝脏进行代谢，这一过程称为胆固醇的逆转运，可能是HDL抗动脉粥样硬化作用的主要机制。

3. 血脂及其代谢

（1）胆固醇　食物中的胆固醇（外源性）主要为游离胆固醇，在小肠腔内与磷脂、胆酸结合成微粒，在肠黏膜吸收后与长链脂肪酸结合形成胆固醇酯。大部分胆固醇酯形成CM，少量组成VLDL，经淋巴系统进入体循环。内源性胆固醇在肝和小肠黏膜由乙酸合成而来，碳水化合物、氨基酸、脂肪酸代谢产生的乙酰辅酶A是合成胆固醇的基质。循环中胆固醇的去路包括构成细胞膜，生成类固醇激素、维生素D、胆酸盐，储存于组织等。未被吸收的胆固醇在小肠下段转化为类固醇随粪便排出。

（2）甘油三酯　外源性甘油三酯来自食物，消化、吸收后成为乳糜微粒的主要成分。内源性甘油三酯主要由小肠（利用吸收的脂肪酸）和肝（利用乙酸和脂肪酸）合成，构成脂蛋白（主要是VLDL）后进入血浆。血浆中的甘油三酯在LPL作用下分解为FFA供肌细胞氧化或储存于脂肪组织。脂肪组织中的脂肪又可被脂肪酶水解为FFA和甘油，进入循环后供其他组织利用。

★ 二、分类

1. 表型分类　根据各种脂蛋白升高的程度将脂蛋白异常血症分为5型，本分类法不涉及病因，称为表型分类。临床上也可简单地将血脂异常分为高胆固醇血症、高甘油三酯血症、混合性高脂血症和低高密度脂蛋白胆固醇血症。

2. 按是否继发于全身系统性疾病分类　分为原发性和继发性血脂异常两大类。

3. 基因分类　由基因缺陷所致的血脂异常多具有家族聚集性，有明显的遗传倾向，称为家族性脂蛋白异常血症。原因不明的称为散发性或多基因性脂蛋白异常血症。

三、病因和发病机制

1. 原发性血脂异常　家族性脂蛋白异常血症是由于基因缺陷所致，认为是由多个基因与环境因素综合作用的结果。

2. 继发性血脂异常

（1）全身系统性疾病　如糖尿病、甲状腺功能减退症、库欣综合征、系统性红斑狼疮、骨髓瘤等可引起继发性血脂异常。

（2）药物　如噻嗪类利尿剂、β受体阻滞剂等。

三、临床表现

（1）黄色瘤、早发性角膜环和脂血症眼底改变。

（2）动脉粥样硬化。

四、实验室检查

测定空腹状态下（禁食12～14小时）血浆或血清TC、TG、LDL－C和HDL－C是最常用的实验室检查方法。

★ 五、诊断与鉴别诊断

1. 诊断　血脂检查的重点对象包括：①已有冠心病、脑血管病或周围动脉粥样硬化病者。②有高血压、糖尿病、肥胖、吸烟者。③有冠心病或动脉粥样硬化家族史者。④有皮肤黄色瘤者。⑤有家族性高脂血症者。

2. 诊断标准　根据《中国成人血脂异常防治指南（2007年）》，中国人血清TC的合适范围为<5.18mmol/L，5.18～6.19mmol/L为边缘升高，≥6.22mmol/L为升高。血清LDL－C的合适范围为<3.37mmol/L，3.37～4.12mmol/L为边缘升高，≥4.14mmol/L为升高。血清HDL－C的合适范围为≥1.04mmol/L，≥1.55mmol/L为升高，<1.04mmol/L为减低。TG的合适范围为<1.70mmol/L，1.70～2.25mmol/L为边缘升高，≥2.26mmol/L为升高。

3. 分类诊断　根据前述系统进行表型分类，并鉴别原发性血脂异常和继发性血脂异常。对原发性家族性脂蛋白异常血症可进行基因诊断。

★ 六、治疗

（一）治疗原则

（1）继发性血脂异常应以治疗原发病为主。

（2）治疗措施应是综合性的。

（3）防治目标水平　治疗血脂异常最主要的目的在于防治缺血性心血管疾病。

（二）生活方式干预

1. 医学营养治疗　为治疗血脂异常的基础，需长期坚持。根据患者血脂异常的程度、分型及性别、年龄和劳动强度等制订食谱。

2. 增加有规律的体力活动　控制体重，保持合适的体重指数（BMI）。

3. 其他戒烟　限盐；限制饮酒，禁烈性酒。

（三）药物治疗

1. 常用调脂药物

（1）羟甲基戊二酰辅酶 A（HMG－CoA）还原酶抑制剂（他汀类）竞争性抑制体内胆固醇合成过程中限速酶（HMG－CoA 还原酶）活性，从而阻断胆固醇的生成，继而上调细胞表面的 LDL 受体，加速血浆 LDL 的分解代谢。主要降低血清 TC 和 LDL－C，也在一定程度上降低 TG 和 VLDL，轻度升高 HDL－C 水平。适应证为高胆固醇血症和以胆固醇升高为主的混合性高脂血症。他汀类是目前临床上最重要的，应用最广的降脂药。主要制剂有：洛伐他汀、辛伐他汀、普伐他汀、氟伐他汀、阿托伐他汀、瑞舒伐他汀。儿童、孕妇、哺乳期妇女和准备生育的妇女不宜服用。

（2）苯氧芳酸类（贝特类）　激活过氧化物酶体增殖物激活受体（PPAR）α，刺激 LPL、ApoA－Ⅰ和 ApoA－Ⅱ基因表达，抑制 ApoC－Ⅲ基因表达，增强 LPL 的脂解活性，促进 VLDL 和 TG 分解以及胆固醇的逆向转运。主要降低血清 TG、VLDL－C，也可在一定程度上降低 TC 和 LDL－C，升高 HDL－C。适应证为高甘油三酯血症和以甘油三酯升高为主的混合性高脂血症。主要制剂有非诺贝特和苯扎贝特。禁用于肝肾功能不良者及儿童、孕妇和哺乳期妇女。

（3）烟酸类　能使血清 TG、VLDL－C 降低，TC 和 LDL－C 也降低，HDL－C 轻度升高。适应证为高甘油三酯血症和以甘油三酯升高为主的混合性高脂血症。主要制剂有烟酸、阿昔莫司。

（4）胆酸螯合剂（树脂类）　在肠道内与胆酸不可逆结合，阻碍胆酸的肠肝循环，促使胆酸随粪便排出，阻断其胆固醇的重吸收。通过反馈机制，上调肝细胞膜表面的 LDL 受体，加速血中 LDL 清除，降低 TC 和 LDL－C。适应证为高胆固醇血症和以胆固醇升高为主的混合性高脂血症。主要制剂有考来烯胺（消胆胺）、考来替哌（降胆宁）。

（5）依折麦布　肠道胆固醇吸收抑制剂。可降低血清 LDL－C 水平，适应证为高胆固醇血症和以胆固醇升高为主的混合性高脂血症，单药或与他汀类联合治疗。

（6）普罗布考　通过渗入到脂蛋白颗粒中影响脂蛋白代谢，而产生调脂作用。可降低 TC 和 LDL－C，而 HDL－C 也明显降低。适应证为高胆固醇血症，尤其是纯合子型家族性高胆固醇血症。

（7）n-3 脂肪酸制剂　是海鱼油的主要成分，可降低 TG 和轻度升高 HDL－C，对 TC 和 LDL－C 无影响。适应证为高甘油三酯血症和以甘油三酯升高为主的混合性高脂血症。有出血倾向者禁用。

2. 调脂药物的选择

（1）高胆固醇血症　首选他汀类，如单用他汀药不能使血脂达到治疗目标值可加用依折麦布。

（2）高甘油三酯血症　首选贝特类和烟酸类，也可选用 n－3 脂肪酸制剂。

（3）混合型高脂血症　如以 TC 与 LDL－C 增高为主，首选他汀类；如以 TG 增高为主则选用贝特类；如 TC、LDL－C 与 TG 均显著升高，可考虑联合用药。

（四）其他治疗措施

1. 血浆净化　治疗通过滤过、吸附和沉淀等方法选择性去除血清 LDL。

2. 手术治疗　包括部分回肠末段切除术、门腔静脉分流术和肝脏移植术等。

七、预防和预后

【同步练习】

1. 调节血脂药物的主要种类及作用机制是什么？举出每种的常见药物。

2. 按是否继发于全身系统性疾病高脂血症的临床分类是什么？

【参考答案】

1.（1）羟甲基戊二酸单酰辅酶 A（HMG－CoA）还原酶抑制药（他汀类药）　此类药物通过抑制该酶减少细胞内游离胆固醇，主要适用于高胆固醇血症，对轻、中度高甘油三酯血症也有一定疗效，如洛伐他汀。

（2）苯氧乙酸类（贝特类）　增强脂蛋白脂酶活性，过氧化物酶增殖物激活受体 α（PPARα）。主要适用于高甘油三酯血症或以甘油三酯升高为主的混合型高脂血症，如非诺贝特。

（3）胆酸螯合剂（树脂类）　阻止胆酸或胆固醇从肠道吸收，使其随粪便排出，使肝细胞内游离胆固醇含量减少。仅适用于单纯高胆固醇血症，如考来烯胺。

（4）烟酸类　抑制脂肪组织的分解，减少肝中 VLDL 合成和分泌，降低 TC、TG、LDL－C，如烟酸。

2. 分为原发性和继发性高脂血症（高脂蛋白血症）。原发性者属遗传性脂代谢紊乱疾病，并非少见，部分原发性病因未明；继发性者由一些全身性疾病引起。常见的继发性高脂血症有：①糖尿病；②甲状腺功能紊乱；③肾病；④肥胖症；⑤药物；⑥其他。

第 24 章　肥　胖　症

教学目的

1. 熟悉　肥胖症的诊断标准和防治原则。

2. 了解　肥胖症及代谢综合征的诊断与鉴别诊断。

肥胖症指体内脂肪堆积过多和（或）分布异常、体重增加，是包括遗传和环境因素在内的多种因素相互作用所引起的慢性代谢性疾病。肥胖可作为某些疾病的临床表现之一，称为继发性肥胖症。

一、病因和发病机制

1. 能量平衡和体重调节　体内存在一套精细的监测及调控系统以维持体重稳定，称为"调定点"。由于体重调定点的存在，短期体重增加或减少将自动代偿，体重倾向于恢复到调定点水平。

体重受神经系统和内分泌系统双重调节，中枢神经系统控制饥饿感和食欲、影响能量消耗速率、调节与能量贮存有关激素的分泌，在能量内环境稳定及体重调节中发挥重要作用。下丘脑是控制能量代谢最重要部位，影响下丘脑食欲中枢的信号包括传入神经信号、激素信号及代谢产物等。

体内参与调节摄食行为的活性物质包括：①减少摄食的因子；②增加摄食的因子；③代谢产物如血糖水平等。

2. 肥胖症的病因和发病机制　肥胖症是一组异质性疾病，被认为是包括遗传和环境因素在内的多种因素相互作用的结果。脂肪的积聚总是由于摄入的能量超过消耗的能量，长期持续下去则可能使脂肪逐渐积聚而形成肥胖症。肥胖症有家族聚集倾向，也不能排除共同饮食、活动习惯的影响。环境因素中主要是饮食和体力活动。

遗传和环境因素如何引起脂肪积聚较为普遍接受的是"节俭基因假说"。节俭基因指参与"节俭"的各个基因的基因型组合，它使人类在食物短缺的情况下能有效利用食物能源而生存下来，但在食物供应极为丰富的社会环境下却引起（腹型）肥胖和胰岛素抵抗。

二、病理生理

1. 脂肪细胞和脂肪组织　脂肪细胞是一种高度分化的细胞，可以贮存和释放能量，而且是1个内分泌器官，能分泌数十种脂肪细胞因子、激素或其他调节物。脂肪组织块的增大可由于脂肪细胞数量增多（增生型）、体积增大（肥大型）或同时数量增多、体积增大（增生肥大型）。

2. 脂肪的分布　男性型脂肪主要分布在内脏和上腹部皮下，称为"腹型"或"中心性"肥胖。女性型脂肪主要分布于下腹部、臀部和股部皮下，称为"外周性"肥胖。中心性肥胖者发生代谢综合征的危险性较大，而外周性肥胖者减肥更为困难。

3. "调定点"上调　长期高热量、高脂肪饮食，体重增加后，即使恢复正常饮食，也不能恢复到原先体重。因此，持续维持高体重可引起适应，体重调定点不可逆升高，即调定点上调。

三、临床表现

肥胖症可见于任何年龄，女性较多见。多有进食过多和（或）运动不足病史。常有肥胖家族史。轻度肥胖症多无症状。中重度肥胖症可引起气急、关节痛、肌肉酸痛、体力活动减少及焦虑、忧郁等。临床上肥胖症、血脂异常、脂肪肝、高血压、冠心病、糖耐量异常或糖尿病等疾病常同时发生，并伴有高胰岛素血症，即代谢综合征。

四、诊断与鉴别诊断

1. 诊断　肥胖症的评估包括测量身体肥胖程度、体脂总量和脂肪分布。常用测量方法：①体重指数（BMI）：测量身体肥胖程度，BMI（kg/m^2）＝体重（kg）／［身长（m）］^{2}。BMI是诊断肥胖症最重要的指标。②理想体重（IBW）：可测量身体肥胖程度，IBW（kg）＝身高（cm）－105或IBW（kg）＝［身高（cm）－100］×0.9（男性）或0.85（女性）。③腰围或腰/臀比（WHR）：反映脂肪分布。④CT或MRI：计算皮下脂肪厚度或内脏脂肪量，是评估体内脂肪分布最准确的方法。⑤其他：身体密度测量法、生物电阻抗测定法、双能X线（DEXA）吸收法测定体脂总量等。

★2. 肥胖症的诊断标准　目前国内外尚未统一。以BMI值≥24为超重，≥28为肥胖；男性腰围≥85cm和女性腰围≥80cm为腹型肥胖。代谢综合征中肥胖的标准定义为BMI≥25。应注意肥胖症并非单纯体重增加。

3. 鉴别诊断　主要与继发性肥胖症相鉴别，如有原发病的临床表现和实验室检查特点。对肥胖症的并发症及伴随病也须进行相应检查。

★ 五、治疗

治疗的2个主要环节是减少热量摄取及增加热量消耗。继发性肥胖症应针对病因进行治疗。各种并发症及伴随病应给予相应处理。

1. 行为治疗 采取健康的生活方式，改变饮食和运动习惯，是治疗肥胖症最重要的步骤。

2. 医学营养治疗 控制总进食量，采用低热卡、低脂肪饮食。饮食的合理构成极为重要，须采用混合的平衡饮食，糖类、蛋白质和脂肪提供能量的比例，分别占总热量的60%~65%、15%~20%和25%左右，含有适量优质蛋白质、复杂糖类、足够新鲜蔬菜和水果、适量维生素和微量营养素。

3. 体力活动和体育运动 与医学营养治疗相结合，并长期坚持，可以预防肥胖或使肥胖患者体重减轻。

4. 药物治疗

（1）药物减重的适应证为 ①食欲旺盛，餐前饥饿难忍，每餐进食量较多。②合并高血糖、高血压、血脂异常和脂肪肝。③合并负重关节疼痛。④肥胖引起呼吸困难或有睡眠中阻塞性呼吸暂停综合征。⑤BMI≥24有上述合并症情况，或BMI≥28不论是否有合并症，经过3~6个月单纯控制饮食和增加活动量处理仍不能减重5%者。下列情况不宜应用减重药物：①儿童。②孕妇、乳母。③对该类药物有不良反应者。④正在服用其他选择性血清素再摄取抑制剂。

（2）减重药物主要有以下几类 ①食欲抑制剂：作用于中枢神经系统，主要通过下丘脑调节摄食的神经递质如儿茶酚胺、血清素能通路等发挥作用。②代谢增强剂：β_3肾上腺素受体激动剂可增强生热作用、增加能量消耗。③减少肠道脂肪吸收的药物：主要为脂肪酶抑制剂奥利司他。目前获准临床应用的只有奥利司他和西布曲明，且尚需长期追踪及临床评估。

5. 外科治疗 可选择使用吸脂术、切脂术和各种减少食物吸收的手术，如空肠回肠分流术、胃气囊术、小胃手术或垂直结扎胃成形术等。

六、预防

附： 代谢综合征

代谢综合征（MS）是心血管病的多种代谢危险因素（与代谢异常相关的心血管病危险因素）在个体内集结的状态。MS的中心环节是肥胖和胰岛素抵抗，其主要组成成分为肥胖症尤其是中心性肥胖、2型糖尿病或糖调节受损、血脂异常及高血压，但它所涉及的疾病状态尚包括非酒精性脂肪肝病、高尿酸血症、微量白蛋白尿、血管内皮功能异常、低度炎症反应、血液凝固及纤维蛋白溶解系统活性异常、神经内分泌异常及多囊卵巢综合征等，而且还可能不断有新的疾病状态加入。

（一）病因、发病机制

MS的发生是复杂的遗传与环境因素相互作用的结果。目前一般认为，胰岛素抵抗是MS的中心环节，而肥胖，特别是中心性肥胖，与胰岛素抵抗的发生密切相关。胰岛素抵抗指胰岛素作用的靶器官对外源性或内源性胰岛素作用的敏感性降低。高胰岛素血症是胰岛素抵抗的重要标志。

胰岛素抵抗是MS的基本特征，它通过各种直接或间接的机制与MS其他疾病的发生发展密切相关：①2型糖尿病；②高血压；③脂蛋白代谢异常；④血管内皮细胞功能异常；⑤血液凝溶异常；⑥慢性、低度炎症状态。

（二）临床表现

MS的临床表现即它所包含各个疾病及其并发症、伴发病的临床表现，这些疾病可同时或先后出现在同一患者。

（三）实验室及辅助检查

MS 各个疾病的实验室及辅助检查。

（四）诊断

中华医学会糖尿病学分会（CDS，2004）建议 MS 的诊断标准：具备以下 4 项组成成分中的 3 项或全部者：①超重和（或）肥胖：BMI≥25.0（kg/m²）。②高血糖：FPG≥6.1mmol/L 及（或）2hPG≥7.8mmol/L 及（或）已确诊为糖尿病并治疗者。③高血压：收缩压/舒张压≥140/90mmHg 及（或）已确认为高血压并治疗者。④血脂紊乱：空腹血 TG≥1.7mmol/L 及（或）空腹血 HDL－C<0.9mmol/L（男）或<1.0mmol/L（女）。

2007 年《中国成人血脂异常防治指南》中对 MS 的组分量化指标进行修订如下：①腹部肥胖：腰围男性>90cm，女性>85cm。②血 TG≥1.7mmol/L。③血 HDL－C<1.04mmol/L。④血压≥130/85mmHg。⑤空腹血糖≥6.1mmol/L 或糖负荷后 2 小时血糖≥7.8mmol/L 或有糖尿病史。具有以上 3 项或 3 项以上者可诊断为 MS。

（五）防治原则

MS 的中心环节是胰岛素抵抗，但其 3 个主要环节即肥胖－胰岛素抵抗－心血管病多重代谢危险因素之间错综复杂、互为因果的相互关系，提示防治 MS 应采取综合措施。

首先应倡导健康的生活方式，合理饮食、增加体力活动和体育运动、减轻体重及戒烟是防治 MS 的基础。噻唑烷二酮类药物及二甲双胍可改善胰岛素敏感性，必要时应用减重药物如奥利司他、西布曲明使体重减轻，可使胰岛素敏感性明显增加。糖尿病、血脂异常、高血压等须选用相应药物。

【同步练习】

1. 体重指数（BMI）应如何计算？

2. 中年男性，肥胖症，伴高血压，糖耐量减低，尿皮质醇、17－羟排泄量增高但可被小剂量地塞米松所抑制。诊断可能是什么？

【参考答案】

1. BMI 即体重指数，$BMI = 体重（kg）/［身高（m）］^2$。

2. 单纯性肥胖症。

第 25 章　水和电解质代谢及酸碱平衡失常

教学目的

1. 熟悉　水、钠、钾代谢失常的分类和发病机制及防治原则；酸碱平衡的分类和发病机制及防治原则。

2. 了解　水和电解质代谢及酸碱平衡失常的诊断与鉴别诊断。

正常人体体液及其组分的波动范围很小，以保持体液容量、电解质、渗透压和酸碱度等的相对恒定。

第1节 水、钠代谢失常

水、钠代谢失常是相伴发生的，临床上多分为失水、水过多、低钠血症和高钠血症等数种。

一、失水

失水是指体液丢失所造成的体液容量不足。根据水和电解质（主要是 Na^+）丢失的比例和性质，临床上常将失水分为高渗性失水、等渗性失水和低渗性失水 3 种。

（一）病因

1. 高渗性失水

（1）水摄入不足　①昏迷、创伤、拒食、吞咽困难，沙漠迷路、海难、地震等致淡水供应断绝；②脑外伤、脑卒中等致渴感中枢迟钝或渗透压感受器不敏感。

（2）水丢失过多

1）经肾丢失　①中枢性尿崩症、肾性尿崩症、非溶质性利尿药；②糖尿病酮症酸中毒、非酮症性高渗性昏迷、高钙血症等；③长期鼻饲高蛋白流质等（鼻饲综合征）；④使用高渗葡萄糖溶液、甘露醇、山梨醇、尿素等。

2）肾外丢失　①环境高温、剧烈运动、高热等大量出汗；②烧伤开放性治疗丢失大量低渗液；③哮喘持续状态、过度换气、气管切开等。

3）水向细胞内转移　剧烈运动或惊厥等。

2. 等渗性失水

（1）消化道丢失　呕吐、腹泻、胃肠引流或肠梗阻等致消化液丢失。

（2）皮肤丢失　大面积烧伤、剥脱性皮炎等渗出性皮肤病变。

（3）组织间液贮积　胸、腹腔炎性渗出液的引流，反复大量放胸、腹水等。

3. 低渗性失水

（1）补充水分过多　高渗性或等渗性失水时，补充过多水分。

（2）肾丢失　①过量使用噻嗪类、呋塞米等排钠性利尿药。②肾小管中存在大量不被吸收的溶质（如尿素）。③失盐性肾炎、急性肾衰竭多尿期、肾小管性酸中毒、糖尿病酮症酸中毒。④肾上腺皮质功能减退症。

（二）临床表现

1. 高渗性失水

（1）轻度失水　失水多于失钠，细胞外液容量减少，渗透压升高。当失水量相当于体重的 2%～3% 时，口渴，尿量减少，尿比重增高。

（2）中度失水　当失水量达体重的 4%～6% 时，醛固酮分泌增加和血浆渗透压升高，此时口渴严重，咽下困难，声音嘶哑；心率加快；皮肤干燥、弹性下降；工作效率下降、乏力、头晕、烦躁。

（3）重度失水　当失水量达 7%～14% 时，出现神经系统异常症状如躁狂、谵妄、定向力失常、幻觉、晕厥和脱水热。当失水量超过 15% 时，可出现高渗性昏迷、低血容量性休克、尿闭及急性肾衰竭。

2. 等渗性失水及低渗性失水

（1）轻度失水　当每公斤体重缺钠 8.5mmol（血浆钠 130mmol/L 左右）时，血压可在 100mmHg 以上，患者有疲乏、无力、尿少、口渴、头晕等。尿钠极低或测不出。

（2）中度失水　当每公斤体重丢失钠在 8.5～12.0mmol（血浆钠 120mmol/L 左右）时，血压降至 100mmHg 以下，表现为恶心、呕吐、肌肉挛痛、手足麻木、静脉下陷及直立性低血压。尿钠测不出。

（3）**重度失水** 当每公斤体重丢失钠在 12.0～21.0mmol（血浆钠 110mmol/L 左右）时，血压降至 80mmHg 以下，出现四肢发凉、体温低、脉细弱而快等休克表现，并伴木僵等神经症状，严重者昏迷。

（三）诊断与鉴别诊断

1. 高渗性失水 中、重度失水时，尿量减少；除尿崩症外，尿比重、血红蛋白、平均血细胞比容、血钠（＞145mmol/L）和血浆渗透压均升高（＞310mOsm/L）。依据体重的变化和其他临床表现，可判断失水的程度。

2. 等渗性失水 血钠、血浆渗透压正常；尿量少，尿钠少或正常。

3. 低渗性失水 血钠（＜130mmol/L）和血浆渗透压（＜280mOsm/L）降低，至病情晚期尿少，尿比重低，尿钠减少；血细胞比容、红细胞、血红蛋白、尿素氮均增高，血尿素氮/肌酐（单位均为 mg/dl）比值 ＞20：1（正常 10：1）。

（四）防治

1. 补液总量 应包括已丢失液体量及继续丢失的液体量两部分。

（1）**已丢失量** 有 4 种计算方法：①依据失水程度；②依据体重减少量；③依据血钠浓度：有以下 3 种计算方法，适用于高渗性失水。

丢失量＝正常体液总量－现有体液总量。正常体液总量＝原体重×0.6。现有体液总量＝正常血清钠÷实测血清钠×正常体液总量。

丢失量＝（实测血清钠－正常血清钠）×现体重×0.6÷正常血清钠。

丢失量＝现体重×K×（实测血清钠－正常血清钠）。公式中的系数 K 在男性为 4，在女性为 3。

④依据血细胞比容：适用于估计低渗性失水的失水量。可按下列公式计算：

补液量＝（实测血细胞比容－正常血细胞比容）／正常血细胞比容×体重（kg）×200

注：正常血细胞比容：男性＝0.48，女性＝0.42

（2）**继续丢失量** 是指就诊后发生的继续丢失量，包括生理需要量（约 1500ml/d）及继续发生的病理丢失量（如大量出汗、肺呼出、呕吐等）。

2. 补液种类 一般来说，高渗性失水补液中含钠液体约占 1/3，等渗性失水补液中含钠液体约占 1/2，低渗性失水补液中含钠液体约占 2/3。

（1）**高渗性失水** 补水为主，补钠为辅。经口、鼻饲者可直接补充水分，经静脉者可补充 5% 葡萄糖溶液、5% 葡萄糖氯化钠溶液或 0.9% 氯化钠溶液。适当补充钾及碱性液。

（2）**等渗性失水** 补充等渗溶液为主，首选 0.9% 氯化钠溶液，但长期使用可引起高氯性酸中毒。下述配方更符合生理需要：0.9% 氯化钠溶液 1000ml ＋5% 葡萄糖溶液 500ml ＋5% 碳酸氢钠液 100ml。

（3）**低渗性失水** 补充高渗液为主。宜将上述配方中的 5% 葡萄糖溶液 500ml 换成 10% 葡萄糖溶液 250ml。补钠量可参照下述公式计算：①补钠量＝（125mmol/L－实测血清钠）×0.6×体重（kg）；②补钠量＝（142mmol/L－实测血清钠）×0.2×体重（kg）。0.6×体重（kg）表示机体的体液总量，0.2×体重（kg）表示细胞外液量。

3. 补液方法

（1）**补液途径** 尽量口服或鼻饲，不足部分或中、重度失水者需经静脉补充。

（2）**补液速度** 宜先快后慢。重症者开始 4～8 小时内补充液体总量的 1/3～1/2，其余在 24～28 小时补完。

（3）注意事项　①记录24小时出入水量。②密切监测体重、血压、脉搏、血清电解质和酸碱度。③急需大量快速补液时，宜鼻饲补液，经静脉补充时宜监测中心静脉压（＜120cmH₂O为宜）。④宜在尿量＞30ml/h后补钾。⑤纠正酸碱平衡紊乱。

二、水过多和水中毒

水过多是水在体内过多潴留的一种病理状态。若过多的水进入细胞内，导致细胞内水过多则称为水中毒。水过多和水中毒是稀释性低钠血症的病理表现。

1. 病因和发病机制

（1）抗利尿激素代偿性分泌增多　其特征是毛细血管静水压升高和（或）胶体渗透压下降，总容量过多，有效循环容量减少，体液积聚在组织间隙。常见于右心衰竭、缩窄性心包炎、下腔静脉阻塞、门静脉阻塞、肾病综合征、低蛋白血症、肝硬化等。

（2）抗利尿激素分泌失调综合征（SIADH）　其特征是体液总量明显增多，有效循环血容量和细胞内液增加，血钠低；一般不出现水肿。

（3）肾排泄水障碍　多见于急性肾衰竭少尿期、急性肾小球肾炎等致肾血流量及肾小球滤过率降低，而摄入水分未加限制时。

（4）肾上腺皮质功能减退症　盐皮质激素和糖皮质激素分泌不足使肾小球滤过率降低，在入水量过多时导致水潴留。

（5）渗透阈重建　肾排泄水功能正常，但能兴奋ADH分泌的渗透阈降低（如孕妇）。

（6）抗利尿激素用量过多。

2. 临床表现

（1）急性水过多和水中毒　起病急，精神神经表现突出，如头痛、精神失常、定向力障碍、共济失调、癫痫样发作、嗜睡与躁动交替出现以至昏迷。也可呈头痛、呕吐、血压增高、呼吸抑制、心率缓慢等颅内高压表现。

（2）慢性水过多和水中毒　轻度水过多仅有体重增加，当血浆渗透压低于260mOsm/L（血钠125mmol/L）时，有疲倦、表情淡漠、恶心、食欲减退等表现和皮下组织肿胀；当血浆渗透压降至240～250mOsm/L（血钠115～120mmol/L）时，出现头痛、嗜睡、神志错乱、谵妄等神经精神症状，当血浆渗透压降至230mOsm/L（血钠110mmol/L）时，可发生抽搐或昏迷。

3. 诊断与鉴别诊断　依据病史，结合临床表现及必要的实验室检查，一般可作出诊断，应注意与缺钠性低钠血症鉴别。水过多和水中毒时尿钠一般＞20mmol/L，而缺钠性低钠血症的尿钠常明显减少或消失。

4. 防治

（1）轻症水过多和水中毒　限制进水量，使入水量少于尿量。适当服用依他尼酸（利尿酸）或呋塞米等袢利尿剂。

（2）急重症水过多和水中毒　保护心、脑功能，纠正低渗状态（如利尿脱水）。①高容量综合征：以脱水为主，减轻心脏负荷。首选呋塞米或依他尼酸等袢利尿药。有效循环血容量不足者要补充有效血容量。危急病例可采取血液超滤治疗。用硝普钠、硝酸甘油等保护心脏，减轻其负荷。②低渗血症（特别是已出现精神神经症状者）：应迅速纠正细胞内低渗状态，除限水、利尿外，应使用3%～5%氯化钠溶液，一般剂量为5～10ml/kg，一般以分次补给为宜。同时用利尿剂减少血容量。

三、低钠血症

低钠血症与体内总钠量（可正常、增高或降低）无关，是指血清钠＜135mmol/L的一种病理生理状态。

1. 缺钠性低钠血症 即低渗性失水。体内的总钠量和细胞内钠减少，血清钠浓度降低。

2. 稀释性低钠血症 即水过多，血钠被稀释。总钠量可正常或增加，细胞内液和血清钠浓度降低。

3. 转移性低钠血症 机体缺钠时，钠从细胞外移入细胞内。总体钠正常，细胞内液钠增多，血清钠减少。

4. 特发性低钠血症 多见于恶性肿瘤、肝硬化晚期、营养不良、年老体衰及其他慢性疾病晚期，亦称消耗性低钠血症。

转移性低钠血症少见，临床上主要表现为低钾血症，治疗以去除原发病和纠正低钾血症为主。特发性低钠血症主要是治疗原发病。

严重高脂血症、高蛋白血症等可引起"假性低钠血症"，主要应针对原发病因治疗。

▰ 四、高钠血症

高钠血症是指血清钠 >145mmol/L，机体总钠量可增高、正常或减少。

1. 分类

（1）浓缩性高钠血症 即高渗性失水，最常见。体内总钠减少，而细胞内和血清钠浓度增高。见于单纯性失水或失水 > 失钠时。

（2）潴钠性高钠血症 主要因肾排泄钠减少和（或）钠的入量过多所致，如右心衰竭，肾病综合征，肝硬化腹水，急、慢性肾衰竭，库欣综合征，原发性醛固酮增多症，颅脑外伤和补碱过多等。

2. 临床表现和诊断 潴钠性高钠血症以神经精神症状为主要表现，初期症状不明显，随着病情发展或在急性高钠血症时，主要呈脑细胞失水表现，如神志恍惚、烦躁不安、抽搐、惊厥、癫痫样发作、昏迷乃至死亡。特发性高钠血症的症状一般较轻，常伴血浆渗透压升高。

3. 防治 积极治疗原发病，限制钠的摄入量，防止钠输入过多。

第2节 钾代谢失常

正常血钾浓度为 3.5 ~ 5.5mmol/L；细胞间液为 3.0 ~ 5.0mmol/L。

▰ 一、钾缺乏和低钾血症

低钾血症是指血清钾 <3.5mmol/L 的一种病理生理状态。造成低钾血症的主要原因是体内总钾量丢失，称为钾缺乏症。

（一）病因、分类和发病机制

1. 缺钾性低钾血症 表现为体内总钾量、细胞内钾和血清钾浓度降低。

（1）摄入钾不足 长期禁食、少食，每日钾的摄入量 <3g，并持续 2 周以上。

（2）排出钾过多 主要经胃肠或肾丢失过多的钾。

1）胃肠失钾 见于长期大量的呕吐、腹泻、胃肠引流或造瘘等。

2）肾脏失钾 ①肾脏疾病：急性肾衰竭多尿期、肾小管性酸中毒、失钾性肾病、尿路梗阻解除后利尿、Liddle 综合征。②内分泌疾病：原发性或继发性醛固酮增多症等。③利尿药：如排钾性利尿药、渗透性利尿药。④补钠过多致肾小管 $Na^+ - K^+$ 交换加强，钾排出增多。⑤碱中毒或酸中毒恢复期。⑥某些抗生素，如青霉素、庆大霉素、羧苄西林、多黏菌素 B 等。

3）其他原因所致的失钾 如大面积烧伤、放腹水、腹腔引流、腹膜透析、不适当的血液透析等。

2. 转移性低钾血症 因细胞外钾转移至细胞内引起，表现为体内总钾量正常，细胞内钾增多，血清钾浓度降低。见于：①代谢性或呼吸性碱中毒或酸中毒的恢复期。②使用大量葡萄糖溶液（特别是同时应用胰岛素时）。③周期性瘫痪，如 Graves 病。④急性应激状态，如颅脑外伤等致肾上腺素分泌增多。⑤棉籽油或氯化钡中毒。⑥使用叶酸、维生素 B_{12} 治疗贫血。⑦反复输入冷存洗涤过的红细胞。⑧低温疗法使钾进入细胞内。

3. 稀释性低钾血症 细胞外液水潴留时，血钾浓度相对降低，机体总钾量和细胞内钾正常，见于水过多和水中毒，或过多过快补液而未及时补钾时。

（二）临床表现

1. 缺钾性低钾血症

（1）骨骼肌表现 一般血清钾 < 3.0mmol/L 时，患者感疲乏、软弱、乏力；< 2.5mmol/L 时，全身性肌无力，肢体软瘫，腱反射减弱或消失，甚而膈肌、呼吸肌麻痹，呼吸困难、吞咽困难，严重者可窒息。可伴麻木、疼痛等感觉障碍。

（2）消化系统表现 恶心、呕吐、厌食、腹胀、便秘、肠蠕动减弱或消失、肠麻痹等。

（3）中枢神经系统表现 萎靡不振、反应迟钝、定向力障碍、嗜睡或昏迷。

（4）循环系统表现 早期使心肌应激性增强，心动过速，可有房性、室性期前收缩；严重者呈低钾性心肌病，心肌坏死、纤维化。心电图显示：血钾降至 3.5mmol/L 时，T 波宽而低，Q - T 间期延长，出现 U 波；重者 T 波倒置，ST 段下移，出现多源性期前收缩或室性心动过速；更严重者可因心室扑动、心室颤动、心脏骤停或休克而猝死。

（5）泌尿系统表现 尿浓缩功能下降而出现口渴多饮和夜尿多；进而发生失钾性肾病，出现蛋白尿和管型尿等。

（6）酸碱平衡紊乱表现 代谢性碱中毒、细胞内酸中毒及反常性酸性尿。

2. 转移性低钾血症 常在半夜或凌晨突然起病，主要表现为发作性软瘫或肢体软弱乏力，多数以双下肢为主，少数累及上肢；严重者累及颈部以上部位和膈肌。

3. 稀释性低钾血症 主要见于水过多或水中毒时。

（三）诊断

一般根据病史，结合血清钾测定可作出诊断。特异的心电图表现（如低 T 波、Q - T 间期延长和 U 波）有助于诊断。病因鉴别时，要首先区分是肾性（一般尿钾多 > 20mmol/L）或肾外性失钾；并对可能病因做相应的检查。

（四）防治

1. 补钾量

（1）轻度缺钾 血清钾 3.0 ~ 3.5mmol/L，可补充钾 100mmol（相当于氯化钾 8.0g）。

（2）中度缺钾 血清钾 2.5 ~ 3.0mmol/L，可补充钾 300mmol（相当于氯化钾 24g）。

（3）重度缺钾 血清钾 2.0 ~ 2.5mmol/L 水平，可补充钾 500mmol（相当于氯化钾 40g）。但一般每日补钾以不超过 200mmol（15g 氯化钾）为宜。

2. 补钾种类 最好是饮食补钾，肉、青菜、水果、豆类含钾量高。药物补钾：①氯化钾：含钾 13 ~ 14mmol/g，最常用。②枸橼酸钾。③醋酸钾：枸橼酸钾和醋酸钾适用于伴高氯血症者的治疗。④谷氨酸钾：适用于肝衰竭伴低钾血症者。⑤L - 门冬氨酸钾镁溶液：门冬氨酸和镁有助于钾进入细胞内。

3. 补钾方法

（1）途径 轻者鼓励进富含钾的食物。口服补钾以氯化钾为首选；严重病例需静脉滴注补钾。

（2）速度 一般静脉补钾的速度以 20 ~ 40mmol/h 为宜，不能超过 50 ~ 60mmol/h。

（3）浓度 如以常规静脉滴注法补钾，静脉注射液体以含钾 20 ~ 40mmol/L 或氯化钾 1.5 ~

3.0g/L 为宜。

4. 注意事项 ①补钾时必须检查肾功能和尿量，每日尿量＞700ml，每小时＞30ml 则补钾安全。②低钾血症时将氯化钾加入生理盐水中静脉滴注。③对每小时输注较高浓度钾溶液的患者，应该进行持续心脏监护和每小时测定血钾。④特别注意输注中和输注后的严密观察。⑤难治性低钾血症需注意纠正碱中毒和低镁血症。⑥补钾后可加重原有的低钙血症而出现手足搐搦，应及时补给钙剂。

二、高钾血症

高钾血症是指血清钾浓度＞5.5mmol/L 的一种病理生理状态，此时的体内钾总量可增多（钾过多）、正常或缺乏。

（一）病因和发病机制

1. 钾过多性高钾血症

（1）肾排钾减少　主要见于肾小球滤过率下降和肾小管排钾减少。

（2）摄入钾过多　在少尿基础上，常因饮食钾过多、服用含钾丰富的药物、静脉补钾过多过快或输入较大量库存血等引起。

2. 转移性高钾血症

（1）组织破坏　细胞内钾进入细胞外液，如重度溶血性贫血，大面积烧伤、创伤，肿瘤接受大剂量化疗，血液透析，横纹肌溶解症等。

（2）细胞膜转运功能障碍　①代谢性酸中毒。②严重失水、休克致组织缺氧。③剧烈运动、癫痫持续状态、破伤风等。④高钾性周期性瘫痪。⑤使用琥珀胆碱、精氨酸等药物。

3. 浓缩性高钾血症　重度失水、失血、休克等致有效循环血容量减少，血液浓缩而钾浓度相对升高，多同时伴有肾前性少尿及排钾减少；休克、酸中毒、缺氧等使钾从细胞内进入细胞外液。

（二）临床表现

主要表现为心肌收缩功能降低，心音低钝，可使心脏停搏于舒张期；出现心率减慢、室性期前收缩、房室传导阻滞、心室颤动及心跳停搏。心电图是诊断高钾血症程度的重要参考指标：血清钾＞6mmol/L 时，出现基底窄而高尖的 T 波；7～9mmol/L 时，P－R 间期延长，P 波消失，QRS 波群变宽，R 波渐低，S 波渐深，ST 段与 T 波融合；＞9mmol/L 时，出现正弦波，QRS 波群延长，T 波高尖；进而心室颤动、蠕动。血压早期升高，晚期降低，出现血管收缩等类缺血症：皮肤苍白、湿冷、麻木、酸痛等。

（三）诊断与鉴别诊断

有导致血钾增高和（或）肾排钾减少的基础疾病，血清钾＞5.5mmol/L 即可确诊。临床表现仅供诊断的参考，心电图所见可作为诊断、病情判定和疗效观察的重要指标。确定高钾血症诊断后，还需寻找和确定导致高钾血症的原发疾病。

（四）防治

高钾血症对机体的主要威胁是心脏抑制，治疗原则是迅速降低血钾水平，保护心脏。

1. 对抗钾的心脏抑制作用

（1）乳酸钠或碳酸氢钠液　作用机制：①造成药物性碱血症，促使钾进入细胞内。②钠拮抗钾的心脏抑制作用。③增加远端小管中钠含量和 Na^+－K^+ 交换，增加尿钾排出量。④Na^+ 增加血浆渗透压，扩容，起到稀释性降低血钾作用。⑤Na^+ 有抗迷走神经作用，可提高心率。方法：急重症时，立即用 11.2% 乳酸钠液 60～100ml（或 4%～5% 碳酸氢钠 100～200ml）静脉滴注，一般数分钟起作用。注射中应注意防止诱发肺水肿。

（2）钙剂　可对抗钾的心肌毒性。常用 10% 葡萄糖酸钙 10 ~ 20ml 加等量 25% 葡萄糖溶液，缓慢静脉注射，一般数分钟起作用，但需多次应用。有心力衰竭者不宜同时使用洋地黄。

（3）高渗盐水　常用 3% ~ 5% 氯化钠溶液 100 ~ 200ml 静脉滴注，效果迅速，但可增加循环血容量，应注意监护心肺功能。

（4）葡萄糖和胰岛素　使血清钾转移至细胞内。一般用 25% ~ 50% 葡萄糖溶液，按每 4g 葡萄糖给予 1IU 普通胰岛素持续静脉滴注。

（5）选择性 β_2 受体激动剂　可促进钾转入细胞内，如沙丁胺醇等。

2. 促进排钾

（1）经肾排钾　可给予高钠饮食或静脉输入高钠溶液；应用呋塞米、氢氯噻嗪等排钾性利尿药，但肾衰竭时效果不佳。

（2）经肠排钾　在肠道，阳离子交换树脂与钾交换，可清除体内钾。常用聚磺苯乙烯（聚苯乙烯磺酸钠交换树脂）10 ~ 20g，一日口服 2 ~ 3 次；或 40g 加入 25% 山梨醇液 100 ~ 200ml 中保留灌肠。

（3）透析疗法　适用于肾衰竭伴急重症高钾血症者，以血液透析为最佳。

3. 减少钾的来源　①停止高钾饮食或含钾药物。②供给高糖高脂饮食或采用静脉营养。③清除体内积血或坏死组织。④避免应用库存血。⑤控制感染，减少细胞分解。

第 3 节　酸碱平衡失常

一、代谢性酸中毒

见第 5 篇第 13 章。

二、代谢性碱中毒

（一）病因和发病机制

1. 近端肾小管碳酸氢盐最大吸收阈增大

（1）容量不足性碱中毒　呕吐、幽门梗阻、胃引流等造成碱血症；血容量不足，肾重吸收钠和 HCO_3^- 增加，出现反常性酸性尿，血 HCO_3^- 和 pH 值升高，导致容量不足性碱中毒。

（2）缺钾性碱中毒　缺钾时，H^+ 转入细胞内，产生缺钾性代谢性碱中毒，多同时伴有 Cl^- 缺乏。

（3）低氯性碱中毒　①胃液丢失造成一过性碱血症。②排钾性利尿药使排 Cl^- 多于排 Na^+。③原发性醛固酮增多症致低氯性碱中毒。上述情况经补氯后可纠正碱中毒，故称为"对氯有反应性碱中毒"。

（4）高碳酸血症性碱中毒　慢性呼吸性酸中毒因肾重吸收 HCO_3^- 增加而致碱中毒。

2. 肾碳酸氢盐产生增加

（1）使用排钾保钠类利尿药　使远端肾小管中钠盐增加。另外，利尿药还可造成血容量减少，低钾血症和低氯血症。

（2）盐皮质激素增加　盐皮质激素过多促进肾小管 Na^+ 的重吸收，泌 H^+、泌 K^+ 增加可导致代谢性碱中毒。

（3）Liddle 综合征　造成潴钠、排钾，导致肾性代谢性碱中毒。

3. 有机酸的代谢转化缓慢　是一过性代谢性碱中毒的重要原因。常见于糖尿病酮症酸中毒胰岛素治疗后，血液透析造成醋酸大量摄入等。

（二）代偿机制

体内碱性物质增多，缓冲系统即刻将强碱转化为弱碱，使 HCO_3^- 消耗，而 H_2CO_3 增加；抑制呼吸中枢，肺通气减弱，二氧化碳潴留，HCO_3^- 代偿性增加，肾碳酸酐酶活力减弱而 H^+ 形成和排泌减少，$NaHCO_3$ 重吸收也减少，使 HCO_3^-/H_2CO_3 代偿性恢复到 20:1，pH 值正常。

（三）临床表现

轻者被原发病掩盖。严重者呼吸浅慢，神经肌肉兴奋性增高，常有面部及四肢肌肉抽动、手足搐搦，口周及手足麻木。血红蛋白对氧的亲和力增加，致组织缺氧，出现头晕、躁动、谵妄乃至昏迷。

（四）诊断与鉴别诊断

积极寻找和区别导致 H^+ 丢失或碱潴留的原发病因，确诊依赖于实验室检查。HCO_3^-、AB、SB、BB、BE 增加；如能除外呼吸因素的影响，CO_2CP 升高有助于诊断。失代偿期 pH 值 >7.45，H^+ 浓度 <35nmol/L；缺钾性碱中毒者的血清钾降低，尿呈酸性；低氯性者的血清氯降低，尿 Cl^- >10mmol/L。

（五）防治

避免碱摄入过多，应用排钾性利尿药或罹患盐皮质激素增多性疾病时注意补钾，积极处理原发病。轻、中度者以治疗原发病为主，严重者亦应首选生理盐水。其他药物有：①氯化铵；②稀盐酸；③盐酸精氨酸；④乙酰唑胺。

三、呼吸性酸中毒

见第 2 篇第 15 章。

四、呼吸性碱中毒

（一）病因和发病机制

原发因素为过度换气。CO_2 的排除速度超过生成速度，导致 CO_2 减少，$PaCO_2$ 下降。

1. 中枢性换气过度

（1）非低氧因素所致　①癔症等换气过度综合征。②脑部外伤或疾病。③药物中毒。④体温过高、环境高温。⑤内源性毒性代谢产物。

（2）低氧因素所致　①高空、高原、潜水、剧烈运动等缺氧。②阻塞性肺疾病。③供血不足。

2. 外周性换气过度　①呼吸机管理不当。②胸廓或腹部手术后，因疼痛而不敢深呼气。③胸外伤、肋骨骨折。④呼吸道阻塞突然解除。⑤妊娠或使用黄体酮等药物也可致换气过度。

（二）代偿机制

CO_2 减少，呼吸浅而慢，使 CO_2 潴留，H_2CO_3 升高而代偿；当持续较久时，肾排 H^+ 减少，HCO_3^- 排出增多，HCO_3^-/H_2CO_3 在低水平达到平衡（代偿性呼碱）。

（三）临床表现

主要表现为换气过度和呼吸加快。碱中毒可刺激神经肌肉兴奋性增高，急性轻者可有口唇、四肢发麻、刺痛，肌肉颤动；重者有眩晕、晕厥、视力模糊、抽搐；可伴有胸闷、胸痛、口干、腹胀等；在碱性环境中，氧合血红蛋白解离降低，组织缺氧，表现为脑电图和肝功能异常。

（四）诊断与鉴别诊断

确诊依赖于实验室检查：①$PaCO_2$ 降低，除外代谢因素影响的 CO_2 结合力降低，AB > SB。②失代偿期 pH 值升高。

（五）防治

主要是病因治疗，如心理疏导解除癔症患者的顾虑，合理给养，加强呼吸机的管理，积极治疗原发病等。用纸袋罩于口鼻外使患者吸回呼出的 CO_2 有一定作用；采取短暂强迫闭气法，含 5% CO_2 的氧气吸入法；乙酰唑胺每日 500mg 口服有利于排除 HCO_3^-。对持续时间较长的患者，可试用 β 肾上腺素能受体拮抗剂减慢呼吸。急危重患者在有严格监视、抢救条件情况下，可用镇静药物阻断自主呼吸，然后气管插管进行辅助呼吸，以减慢呼吸速率和减少潮气量，但需对血 pH 值和 $PaCO_2$ 进行密切监测。

第4节　水和电解质代谢及酸碱平衡失常的诊断与防治注意事项

（1）应详细分析病史、体征和实验室检查结果等，做到正确诊断，早期防治。

（2）水和电解质代谢及酸碱平衡失常的性质与类型往往变化迅速，故应严密观察病情变化，分清缓急、主次、轻重，给予恰当而及时的处理，随时调整方案。

（3）严密监视心、肺、肾、循环功能和体重的变化。定期检查 K^+、Na^+、Cl^-、CO_2 CP、BUN、肌酐、pH 值和动脉血气分析。详细记录出入水量。

【同步练习】

1. 简述低钾血症心电图表现。
2. 简述对抗钾的心脏抑制作用方法。

【参考答案】

1. 血钾降至 3.5mmol/L 时，T 波宽而低，Q - T 间期延长，出现 U 波；重者 T 波倒置，ST 段下移，出现多源性期前收缩或室性心动过速；更严重者可因心室扑动、心室颤动、心脏骤停或休克而猝死。

2. 乳酸钠或碳酸氢钠液、钙剂、高渗盐水（常用 3% ~5% 氯化钠溶液）、葡萄糖和胰岛素、选择性 $β_2$ 受体激动剂（沙丁胺醇）等。

第 26 章　高尿酸血症

教学目的

1. 掌握　高尿酸血症的实验室检查、诊断与鉴别诊断、治疗。
2. 熟悉　高尿酸血症的临床表现。
3. 了解　高尿酸血症的病因和发病机制。

高尿酸血症与痛风是嘌呤代谢障碍引起的代谢性疾病，但痛风发病有明显的异质性，除高尿酸血症外可表现为急性关节炎、痛风石、慢性关节炎、关节畸形、慢性间质性肾炎和尿酸性尿路结石。高尿酸血症患者只有出现上述临床表现时，才称之为痛风。临床上分为原发性和继发性两大类。

一、病因和发病机制

1. 高尿酸血症的形成　人体中尿酸 80% 来源于内源性嘌呤代谢，而来源于富含嘌呤或核酸蛋白食物仅占 20%。血清尿酸在 37℃ 的饱和浓度约为 420μmol/L（7mg/dl），高于此值即为高尿酸血症。

（1）尿酸排泄减少　尿酸排泄障碍是引起高尿酸血症的重要因素，80%～90% 的高尿酸血症具有尿酸排泄障碍，且以肾小管分泌减少最为重要。

（2）尿酸生成增多　主要由酶的缺陷所致，酶缺陷的部位：①磷酸核糖焦磷酸（PRPP）合成酶活性增高。②磷酸核糖焦磷酸酰基转移酶（PRPPAT）的浓度或活性增高。③次黄嘌呤－鸟嘌呤磷酸核糖转移酶（HGPRT）部分缺乏。④黄嘌呤氧化酶（XO）活性增加。⑤其他。前 3 种酶缺陷证实可引起痛风，且为 X 伴性连锁遗传。

2. 急性痛风性关节炎。

3. 尿酸性肾结石。

4. 急性尿酸性肾病。

二、临床表现

1. 无症状期　仅有波动性或持续性高尿酸血症，从血尿酸增高至症状出现的时间可长达数年至数十年，有些可终身不出现症状。

2. 急性痛风性关节炎期。

3. 慢性痛风性关节炎期。

4. 肾脏病变

（1）痛风性肾病　早期仅有间歇性蛋白尿，随着病情的发展而呈持续性，伴有肾浓缩功能受损时夜尿增多，晚期可发生肾功能不全，表现水肿、高血压、血尿素氮和肌酐升高。

（2）尿酸性肾石病　约 10%～25% 的痛风患者肾有尿酸结石，呈泥沙样，常无症状，结石较大者可发生肾绞痛、血尿。

5. 眼部病变。

三、实验室及其他检查

1. 血尿酸测定　正常男性为 150～380μmol/L（2.5～6.4mg/dl），女性为 100～300μmol/L（1.6～5.0mg/dl），更年期后接近男性。

2. 尿尿酸测定　限制嘌呤饮食 5 天后，每日尿酸排出量超过 3.57mmol（600mg），可认为尿酸生成增多。

3. 滑囊液或痛风石内容物检查　偏振光显微镜下可见针形尿酸盐结晶。

4. X 线检查　急性关节炎期可见非特征性软组织肿胀；慢性期或反复发作后可见软骨缘破坏，关节面不规则，特征性改变为穿凿样、虫蚀样圆形或弧形的骨质透亮缺损。

5. 电子计算机 X 线体层显像（CT）与磁共振显像（MRI）检查　CT 扫描受累部位可见不均匀的斑点状高密度痛风石影像；MRI 的 T1 和 T2 加权图像呈斑点状低信号。

四、诊断与鉴别诊断

1. 诊断　男性和绝经后女性血尿酸 >420μmol/L、绝经前女性 >350μmol/L 可诊断为高尿酸血症。中老年男性如出现特征性关节炎表现、尿路结石或肾绞痛发作，伴有高尿酸血症应考虑痛风。关节液穿刺或痛风石活检证实为尿酸盐结晶可做出诊断。X 线检查、CT 或 MRI 扫描对明确诊断具有一定的价值。急性关节炎期诊断有困难者，秋水仙碱试验性治疗有诊断意义。

2. 鉴别诊断

（1）继发性高尿酸血症或痛风　具有以下特点：①儿童、青少年、女性和老年人更多见。②高尿酸血症程度较重。③40% 的患者 24 小时尿尿酸排出增多。④肾脏受累多见，痛风肾、尿酸结石发生率较高，甚至发生急性肾衰竭。⑤痛风性关节炎症状往往较轻或不典型。⑥有明确的相关用药史。

（2）关节炎 ①类风湿关节炎。②化脓性关节炎与创伤性关节炎。③假性痛风。

（3）肾石病 高尿酸血症或不典型痛风可以肾结石为最先表现，纯尿酸结石能被 X 线透过而不显影，所以对尿路平片阴性而 B 超阳性的肾结石患者应常规检查血尿酸并分析结石的性质。

五、预防和治疗

1. 一般治疗 控制饮食总热量；限制饮酒和高嘌呤食物；每天饮水 2000ml 以上；慎用抑制尿酸排泄的药物如噻嗪类利尿药等；避免诱发因素和积极治疗相关疾病等。

2. 高尿酸血症的治疗

（1）排尿酸药 抑制近端肾小管对尿酸盐的重吸收，从而增加尿酸的排泄，降低尿酸水平，适合肾功能良好者；当内生肌酐清除率 <30ml/min 时无效；已有尿酸盐结石形成，或每日尿排出尿酸盐 >3.57mmol（600mg）时不宜使用；用药期间应多饮水，并服碳酸氢钠 3~6g/d；剂量应从小剂量开始逐步递增。常用药物有苯溴马隆和丙磺舒。

（2）抑制尿酸生成药物 别嘌醇通过抑制黄嘌呤氧化酶，使尿酸的生成减少，适用于尿酸生成过多或不适合使用排尿酸药物者。

（3）碱性药物 碳酸氢钠可碱化尿液，使尿酸不易在尿中积聚形成结晶，成人口服 3~6g/d，长期大量服用可致代谢性碱中毒，并且因钠负荷过高引起水肿。

3. 急性痛风性关节炎期的治疗 绝对卧床，抬高患肢，避免负重，迅速给秋水仙碱，越早用药疗效越好。

（1）秋水仙碱 治疗急性痛风性关节炎的特效药物，通过抑制中性粒细胞、单核细胞释放白三烯 B_4、糖蛋白化学趋化因子、白细胞介素 -1 等炎症因子，同时抑制炎症细胞的变形和趋化，从而缓解炎症。不良反应为恶心、呕吐、厌食、腹胀和水样腹泻，还可以引起白细胞减少、血小板减少等骨髓抑制表现及脱发等。

（2）非甾体抗炎药 通过抑制花生四烯酸代谢中的环氧化酶活性，进而抑制前列腺素的合成而达到消炎镇痛。活动性消化性溃疡、消化道出血为禁忌证。常用药物有吲哚美辛、双氯芬酸、布洛芬、罗非昔布。

（3）糖皮质激素 上述药物治疗无效或不能使用秋水仙碱和非甾体抗炎药时，可考虑使用糖皮质激素或 ACTH 短程治疗。该类药物的特点是起效快、缓解率高，但停药后容易出现症状"反跳"。

4. 发作间歇期和慢性期的处理 治疗目的是维持血尿酸正常水平，较大痛风石或经皮溃破者可手术剔除。

5. 其他 高尿酸血症和痛风常与代谢综合征伴发，应积极行降压、降脂、减重及改善胰岛素抵抗等综合治疗。

五、预后

高尿酸血症与痛风是一种终身性疾病，无肾功能损害及关节畸形者，经有效治疗可维持正常的生活和工作。急性关节炎和关节畸形会严重影响患者生活质量，若有肾功能损害预后不良。

【同步练习】
1. 中年男性，午夜突发左踝关节剧痛而惊醒，考虑痛风可能。哪项具有特征性诊断价值？
2. 简述高尿酸血症的治疗原则。

【参考答案】
1. 秋水仙碱诊断性治疗。

2. （1）排尿酸药 抑制近端肾小管对尿酸盐的重吸收，从而增加尿酸的排泄，降低尿酸水平，适合肾功能良好者；用药期间应多饮水，并服碳酸氢钠 3～6g/d；剂量应从小剂量开始逐步递增，常用药物有苯溴马隆和丙磺舒。

（2）抑制尿酸生成药物 别嘌醇通过抑制黄嘌呤氧化酶，使尿酸的生成减少，适用于尿酸生成过多或不适合使用排尿酸药物者。

（3）碱性药物 碳酸氢钠可碱化尿液，使尿酸不易在尿中积聚形成结晶，成人口服 3～6g/d，长期大量服用可致代谢性碱中毒，并且因钠负荷过高引起水肿。

第8篇

风湿性疾病

第1章 总 论

教学目的

1. **掌握** 糖皮质激素的副作用。
2. **熟悉** 风湿性疾病实验室特异性检查的临床意义。
3. **了解** 风湿性疾病的分类、病理。

一、概述

风湿性疾病是泛指影响骨、关节及其周围软组织的一组疾病，如肌肉、滑囊、肌腱、筋膜、神经等的一组疾病。其病因可以是感染性、免疫性、代谢性、退行性、肿瘤性等。

二、风湿性疾病的范畴和分类

风湿性疾病分为十大类近200种疾病，包括弥漫性结缔组织病（CTD）、脊柱关节病、退行性变、与代谢和内分泌相关的风湿病等。

三、病理

风湿病的病理改变有炎症性反应及非炎症性病变，不同的疾病其病变出现在不同靶组织（受损最突出的部位）。炎症性反应除痛风性关节炎是因尿酸盐结晶所导致外，其余的大部分因免疫反应引起，血管病变是风湿病的另一常见的共同病理改变，亦以血管壁的炎症为主，造成血管壁的增厚、管腔狭窄使局部组织器官缺血，弥漫性结缔组织病的广泛损害和临床表现与此有关。

四、病史采集和体格检查

风湿病正确的诊断有赖于正确的病史采集和全身包括关节及脊柱的体格检查及相应的辅助检查。体格检查除一般内科体格检查外，必须做肌肉、关节、脊柱的检查，包括肌力、关节肿痛及压痛部位、程度、关节畸形，关节脊柱功能等。

五、实验室检查

（一）一般性检查

三大常规、肝肾功能等检查是必需的，而肝肾功能又可为用药后可能出现的损害和比较打下基础。

★（二）特异性检查

包括关节液、血清自身抗体和补体水平。

1. 关节镜和关节液的检查 关节镜是通过直视来观察关节腔表层结构的变化，目前多应用于膝关节。本检查对关节病的诊治和研究均有一定作用，在某些情况下，直视下可以鉴别关节病的性质，活检的组织标本病理检查对疾病的诊断也有重要作用。抽取关节液的检查主要是鉴别炎症性或非炎症性的关节病变及导致炎症性反应的可能原因，非炎症性关节液的白细胞总数往往 < $2000 \times 10^6/L$，中性粒细胞不高，而炎症性关节液的白细胞总数高达 $20000 \times 10^6/L$ 以上，中性粒细胞达 70% 以上，化脓性关节液不仅外观呈脓性且白细胞数更高。

2. 自身抗体的检测　自身抗体的检测对风湿病的诊断与鉴别诊断，尤其是 CTD 的早期诊断至为重要。

（1）抗核抗体（ANAs）　ANAs 阳性的患者要考虑结缔组织病的可能性。正常老年人或其他非结缔组织病患者，血清中可能存在低滴度的 ANAs，诊断特异性不高。因此，绝不能只满足于 ANAs 阳性，而应对阳性标本进行稀释度测定。另外，ANAs 是一个抗核谱，对 ANAs 阳性患者，除了检测其滴度外，还应分清是哪一类 ANAs，不同成分的 ANAs 有其不同的临床意义，具有不同的诊断特异性。

（2）类风湿因子（RF）　见于 RA、pSS 等多种 CTD，但亦见于急、慢性感染如肝炎等，以及约 5% 的正常人群。因此 RF 的特异性较差，对 RA 诊断有局限性。

（3）抗中性粒细胞胞浆抗体（ANCA）　对血管炎病尤其是肉芽肿性多血管炎的诊断和活动性判定有帮助，中性粒细胞胞浆内含有多种抗原成分，其中以丝氨酸蛋白酶 – 3（PR3）和髓过氧化物酶（MPO）与血管炎病相关密切。

（4）抗磷脂抗体　抗磷脂抗体包括抗心磷脂抗体、狼疮抗凝物、梅毒血清试验反应假阳性等。本抗体与血小板减少、动静脉血栓、习惯性自发性流产有关。

（5）抗角蛋白抗体谱　是一组不同于 RF 而对 RA 有较高特异性的自身抗体。抗核周因子（APF）、抗角蛋白（AKA）均可出现在 RA 的早期，以人工合成的 CCP 所测到的抗 CCP 抗体在 RA 有较 AKA 更好的敏感性和特异性。

自身抗体对 CTD 的早期诊断极有价值，但敏感性、特异性有一定范围，而且检测的技术也可引起假阳性或假阴性结果，因此临床的判断仍是诊断的基础。

3. 补体测定　血清总补体（CH50）、C3 和 C4 有助于对 SLE 和血管炎的诊断、活动性和治疗后疗效反应的判定。CH50 的降低提示免疫反应引起的或遗传性个别补体成分缺乏或低下，在 SLE 时 CH50 的降低往往伴有 C3 或 C4 的低下。除 SLE 外，其他 CTD 出现补体水平降低者少。

4. 病理活组织检查　病理对诊断有决定性意义，并有指导治疗的作用。如唇腺炎对 SS、肾组织对狼疮肾炎、血管炎不同病理表现对应各种血管炎病等。

六、影像学

影像学在风湿病学中是一个重要的辅助检测手段，有助于各种关节炎和脊柱病的诊断、鉴别诊断、疾病严重性分期、药物疗效的判断等。包括 X 线平片、电子计算机体层显像（CT）、磁共振显像（MRI）、血管造影等。

七、治疗

治疗措施包括教育、物理治疗、矫形、锻炼、药物、手术等，药物治疗主要包括非甾体抗炎药、糖皮质激素、改变病情抗风湿药。另有些辅助治疗可应用于某些病况。

★1. 非甾体抗炎药（NSAIDs）　各类 NSAIDs 的镇痛抗炎机制相同，即抑制组织细胞产生环氧化酶（COX），减少 COX 介导产生的炎症介质——前列腺素。COX 被发现有 2 种同工酶，即 COX – 1 和 COX – 2。在生理情况下，COX – 1 和 COX – 2 可以同时表达于人体肾、脑、卵巢等组织。COX – 1 主要表达于胃黏膜，血小板仅有 COX – 1。COX – 2 产生的前列腺素主要见于炎症部位，导致该组织的炎症性反应，产生肿、痛、热。因 NSAIDs 兼有抑制 COX – 1 和 COX – 2 的作用，抑制 COX – 2 达到抗炎镇痛的疗效，抑制 COX – 1 后出现胃肠道不良反应，严重者甚至出现溃疡、出血、穿孔。肾的 COX－1 受抑制后出现水肿、电解质紊乱、血压升高，严重者出现可逆性肾功能不全，因高度选择性 COX－2 抑制剂对 COX－1 产生的血栓素无抑制作用，故可能有血栓形成的不良反应，在临床上对老年患者应十分慎重。

★**2. 糖皮质激素（简称激素）**　激素有很强而快速的抗炎作用，通过受体发挥作用，其受体一个是位于中枢神经，以调节本激素的昼夜活性规律，另一是位于体内各种细胞，具有抗炎和调节代谢的作用。激素有较多的不良反应，尤其对长期服用者。不良反应有感染、高血压、高血糖、骨质疏松、撤药反跳、股骨头无菌性坏死、肥胖、精神兴奋、消化性溃疡等，临床应用时须掌握适应证和药物剂量，同时监测其不良反应。

3. 改变病情抗风湿药（DMARD）　指可以防止和延缓 RA 关节骨结构破坏的药物，是一组有不同化学结构的药物，其特点是起效慢，停药后作用的消失亦慢，故曾被称为慢作用抗风湿药。

4. 生物制剂　如 TNF－α、IL－1 的拮抗剂和抗 CD20 单克隆抗体等生物制剂，有特异性"靶"拮抗作用，起效迅速，可以阻断免疫反应中某个环节而起效，是未来用于治疗风湿性疾病的重要发展方向之一。

5. 辅助性治疗　静脉免疫球蛋白、血浆置换、血浆免疫吸附等，有一定疗效。

除上述药物外，必须重视风湿病患者及其家属的有关教育，解除他们的心理障碍，进行康复训练等。

【同步练习】
老年患者为什么要慎重使用高度选择性 COX－2 抑制剂？
【参考答案】
易形成血栓。

第 2 章　风　湿　热

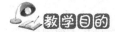教学目的

1. **掌握**　风湿热典型临床表现。
2. **熟悉**　风湿热的诊断。
3. **了解**　风湿热的病因、治疗。

风湿热是一种 A 组乙型溶血性链球菌感染后反复发作的全身结缔组织炎症，主要累及心脏、关节、皮肤和皮下组织，临床表现以关节炎、心脏炎为主，可伴有发热、皮疹、皮下小结、舞蹈病等，反复发作可致风湿性心脏病。本病 3 岁以下少见，好发年龄为 5～15 岁儿童和青少年，以冬春寒冷、阴雨季节多发。

★◀ 一、临床表现

（一）症状与体征

1. 前驱症状　发病前 1～6 周常有咽喉炎或扁桃体炎等上呼吸道感染表现，如发热、咽痛、颌下淋巴结肿大等。轻、中度不规则发热较常见，脉率加快，往往与体温不成比例。

2. 典型表现

（1）关节炎　最常见，为游走性多关节炎，以膝、踝等大关节为主，局部可有红、肿、热、

疼痛和压痛，多在2周内消退，一般不留畸形。

（2）心脏炎　窦性心动过速是早期表现，心率与体温升高不成比例，侵犯二尖瓣炎时心尖部吹风样全收缩期杂音，主动脉瓣关闭不全时心底部有舒张期吹风样杂音，严重的有充血性心力衰竭。

（3）环形红斑　骤起，数小时或1~2天消退，在躯干和四肢近端多见。

（4）皮下小结　为稍硬、无痛性小结节，常位于关节伸侧的皮下组织，常伴有心脏炎，是病情活动表现。

（5）舞蹈病　多见于4~7岁儿童，为全身或部分肌肉的无目的不自主快速运动，如伸舌歪嘴，挤眉弄眼、细微动作不协调等，兴奋或注意力集中时加剧，入睡后即消失。

（6）其他　多汗、腹痛、瘀斑等。

★ **（二）实验室检查**

1. 链球菌感染指标　感染2周左右血清抗链球菌溶血素O（ASO）滴度开始上升，滴度超过1:400为阳性，患儿ASO阳性率75%。抗脱氧核糖核酸酶B（Anti–DNaseB）阳性率80%。但链球菌感染指标只能证实近期有链球菌感染。

2. 急性炎症反应与免疫学指标检查　红细胞沉降率增快、C反应蛋白升高等，抗A组链球菌壁多糖抗体阳性率为70%~80%，外周血淋巴细胞促凝血活性试验阳性率为80%以上，这两者有较高的敏感性和特异性。

（三）心电图及影像学检查

对风湿性心脏炎意义较大。

★ **二、诊断**

多依据Jones诊断标准，在确定链球菌感染证据的前提下，有2项主要表现或1项主要表现伴2项次要表现即可作出诊断，其中：链球菌感染证据有：①咽拭培养阳性或快速链球菌抗原试验阳性；②抗链球菌抗体效价升高。主要表现包括：①心脏炎；②多关节炎；③舞蹈病；④环形红斑；⑤皮下小结。次要表现有：①发热；②关节痛；③红细胞沉降率增高、CRP阳性；④心电图P–R间期延长。

但在有链球菌感染证据的前提下，存在以下3项之一者不必严格执行该标准：①舞蹈病者；②隐匿性心脏炎；③以往已确诊为风湿热，提示风湿热复发。

三、治疗

1. 一般治疗　注意保暖防潮，有心脏病者应卧床休息，总卧床不少于4周，急性关节炎者应卧床休息至红细胞沉降率、体温正常后方可活动。

2. 抗生素的应用　目的是消除咽部链球菌感染，避免风湿热反复发作，青霉素仍为首选，如青霉素过敏，可该用头孢菌素类或红霉素族抗生素。

3. 抗风湿治疗　首选非甾体抗炎药、发生心脏炎者可考虑激素的使用，常用泼尼松，应根据病情决定剂量、疗程等。

4. 并发症和合并症的治疗　在风湿热反复发作患者中，应注意肺部感染、心功能不全等并发症和合并症的防治。

四、预防和预后

包括一般性预防、风湿热发作的一级、二级预防。有严重心脏受累者预后不良。

【同步练习】

风湿热典型有哪些临床表现？

第3章 类风湿关节炎

教学目的

1. 掌握 类风湿关节炎的关节临床表现、自身抗体的临床意义。
2. 熟悉 类风湿关节炎的诊断、治疗原则。
3. 了解 类风湿关节炎的病因、病理和关节外临床表现。

类风湿关节炎（RA）是以侵蚀性、对称性多关节炎为主要临床表现的慢性、系统性自身免疫性疾病。临床可有不同亚型（subsets），表现为病程、轻重、预后、结局都会有差异。但本病是慢性、进行性、侵蚀性疾病，如未适当治疗，病情逐渐加重发展。本病是造成人类丧失劳动力和致残的主要原因之一。我国 RA 的患病率为 0.32% ~ 0.36% 左右。

一、病因和发病机制

RA 发病是遗传易感因素、环境因素及免疫系统失调等各种因素综合作用的结果。

二、病理

RA 的基本病理改变是滑膜炎，急性期滑膜表现为渗出性和细胞浸润性。滑膜下层小血管扩张，内皮细胞肿胀、细胞间隙增大，间质有水肿和中性粒细胞浸润。病变进入慢性期，滑膜变得肥厚，形成许多绒毛样突起，突向关节腔内或侵入到软骨和软骨下的骨质，滑膜下层有大量淋巴细胞，呈弥漫状分布或聚集成结节状。血管炎可发生在类风湿关节炎患者关节外的任何组织，它累及中、小动脉和（或）静脉，管壁有淋巴细胞浸润、纤维素沉着，内膜有增生，导致血管腔的狭窄或堵塞。

三、临床表现

RA 发生于任何年龄，80% 发病于 35 ~ 50 岁，女性患者约 3 倍于男性。RA 的临床表现多样，从主要的关节症状到关节外多系统受累的表现。RA 多以缓慢而隐匿的方式起病，在出现明显关节症状前可有数周的低热，少数患者可有高热、乏力、全身不适、体重下降等症状，以后逐渐出现典型关节症状。少数则有较急剧的起病，在数天内出现多个关节症状。

★（一）关节

1. 晨僵 早晨起床后病变关节感觉僵硬，称"晨僵"，持续时间至少 1 小时者意义较大。晨僵出现在 95% 以上的 RA 患者。晨僵持续时间和关节炎症的程度呈正比，它常被作为观察本病活动指标之一。其他病因的关节炎也可出现晨僵，但不如本病明显和持久。

2. 痛与压痛 往往是最早的症状，最常出现的部位为腕、掌指关节、近端指间关节，其次是足趾、膝、踝、肘、肩等关节。多呈对称性、持续性，但时轻时重，疼痛的关节往往伴有压痛，受累关节的皮肤出现褐色色素沉着。

3. 关节肿 因关节腔内积液或关节周围软组织炎症引起，病程较长者可因滑膜慢性炎症后的肥厚而引起肿胀。凡受累的关节均可肿胀，常见的部位为腕、掌指关节、近端指间关节、膝等关节，亦多呈对称性。

4. 关节畸形 见于较晚期患者，最为常见有手指向尺侧偏斜、"天鹅颈"样及"纽扣花样"表现。

5. 关节功能障碍 关节肿痛和结构破坏都引起关节的活动障碍。美国风湿病学会将因本病而影响了生活的程度分为 4 级：Ⅰ 级：能照常进行日常生活和各项工作；Ⅱ 级：可进行一般的日常生活和某种职业工作，但参与其他项目活动受限；Ⅲ 级：可进行一般的日常生活，但参与某种职业工作或其他项目活动受限；Ⅳ 级：日常生活的自理和参与工作的能力均受限。

（二）关节外表现

1. 类风湿结节 多位于关节隆凸部及受压部位的皮下，如前臂伸面、肘鹰嘴突附近、枕、跟腱等处。其大小不一，结节直径由数毫米至数厘米、质硬、无压痛、对称性分布。此外，几乎所有脏器如心、肺、眼等均可累及。其存在提示本病的活动。

2. 类风湿血管炎 RF 阳性的患者血管炎较阴性者多见。RA 患者的系统性血管炎少见，体格检查能观察到的有指甲下或指端出现的小血管炎，其表现和滑膜炎的活动性无直接相关性，少数引起局部组织的缺血性坏死。眼受累多为巩膜炎，严重者因巩膜软化而影响视力。

3. 肺 很常见，男性多于女性。

（1）肺间质病变 是最常见的肺病变，肺功能和肺影像学检查异常，特别是高分辨 CT 有助早期诊断。

（2）结节样改变 为肺内的类风湿结节表现。肺内出现单个或多个结节，结节有时可液化，咳出后形成空洞。

（3）Caplan 综合征 尘肺患者合并 RA 时易出现大量肺结节，称之为 Caplan 综合征。

（4）胸膜炎 见于约 10% 的患者。为单侧或双侧性的少量胸腔积液，偶为大量胸腔积液。胸水呈渗出性，糖含量很低。

（5）肺动脉高压 一部分是肺内动脉病变所致，另一部分为肺间质病变引起。

4. 心脏受累 心包炎最常见，多见于 RF 阳性、有类风湿结节的患者。

5. 胃肠道 有上腹不适、胃痛、纳差、甚至黑粪，多与服用抗风湿药物，尤其是非甾体抗炎药有关。

6. 肾 包括轻微膜性肾病、肾小球肾炎、肾内小血管炎及肾脏的淀粉样变等。

7. 神经系统 神经受压是 RA 患者出现神经系统病变的常见原因，受压的周围神经病变与相应关节的滑膜炎的严重程度相关。

8. 血液系统 患者的贫血程度通常和病情活动度相关，尤其是和关节的炎症程度相关。RA 患者的贫血一般是正细胞正色素性贫血。

Felty 综合征是指 RA 患者伴有脾大、中性粒细胞减少，有的甚至有贫血和血小板减少。

9. 干燥综合征 随着病程的延长，干燥综合征的患病率逐渐增多。口干、眼干是此综合征的表现，但部分患者症状不明显，必须通过各项检查证实有干燥性角、结膜炎和口干燥征。

四、实验室和其他辅助检查

1. 血象 有轻至中度贫血。活动期患者血小板可增高。

2. 炎性标志物 红细胞沉降率和 C 反应蛋白（CRP）常升高，并且和疾病的活动度相关。

3. 自身抗体 检测自身抗体有利于 RA 与其他炎性关节炎如银屑病关节炎、反应性关节炎和退行性关节炎的鉴别。RA 新的抗体不断被发现，其中有些抗体诊断的特异性较 RF 明显提高，且可在疾病早期出现，如抗环瓜氨酸肽（CCP）抗体、抗核周因子（APF）抗体、抗角蛋白抗体（AKA）及抗 Sa 抗体等。

★（1）类风湿因子 类风湿因子可分为 IgM、IgG 和 IgA 型 RF。在常规临床工作中主要检测 IgM 型 RF，它见于约 70% 的患者血清，其滴度一般与本病的活动性和严重性呈比例。但 RF 并非 RA 的特异性抗体，甚至在 5% 的正常人也可以出现低滴度的 RF。

（2）抗角蛋白抗体谱　有抗核周因子（APF）抗体、抗角蛋白抗体（AKA）、抗聚角蛋白微丝蛋白抗体（AFA）和抗环瓜氨酸肽（CCP）抗体。抗CCP抗体对RA的诊断特异性高，这些抗体有助于RA的早期诊断，尤其是血清RF阴性、临床症状不典型的患者。

4. 关节滑液　白细胞明显增多，达（2000~75000）×10^6/L，且中性粒细胞占优势，其黏度差，含葡萄糖量低（低于血糖）。

5. 关节影像学检查

（1）X线平片　对RA诊断、关节病变分期、病变演变的监测均很重要。早期可见关节周围软组织肿胀影、关节端骨质疏松（Ⅰ期）；进而关节间隙变窄（Ⅱ期）；关节面出现虫蚀样改变（Ⅲ期）；晚期可见关节半脱位和关节破坏后的纤维性和骨性强直（Ⅳ期）。

（2）关节X线数码成像、CT及MRI，它们对诊断早期RA有帮助。

五、诊断与鉴别诊断

★目前RA的诊断仍普遍沿用ACR 1987年修订的分类标准：①关节内或周围晨僵持续至少1小时。②至少同时有3个关节区软组织肿或积液。③腕、掌指、近端指间关节区中，至少1个关节区肿胀。④对称性关节炎。⑤有类风湿结节。⑥血清RF阳性（所用方法正常人群中不超过5%阳性）。⑦X线片改变（至少有骨质疏松和关节间隙狭窄）。符合以上7项中4项者可诊断为RA（①~④项病程至少持续6周）。

对上述分类标准容易遗漏的一些早期或不典型的患者，可参照2010年新的RA分类标准和评分系统（表8-3-1）。

表8-3-1　2010年ACR/EULAR新的RA分类标准

项目	评分
受累关节情况（0~5分）	
1个中大关节	0
2~10个中大关节	1
1~3个小关节	2
4~10个小关节	3
超过10个小关节	5
血清学（0~3分）	
RF或抗CCP抗体均阴性	0
RF或抗CCP抗体至少1项低滴度阳性	2
RF或抗CCP抗体至少1项高滴度阳性	3
滑膜炎持续时间（0~1分）	
<6周	0
>6周	1
急性时相反应物（0~1分）	
CRP或ESR均正常	0
CRP或ESR增高	1

注：总分大于6分可诊断类风湿关节炎

RA须与以下等疾病进行鉴别。

1. 骨关节炎　为退行性骨关节病，本病多见于50岁以上者。主要累及膝、脊柱等负重关节。

通常无游走性疼痛，大多数患者红细胞沉降率正常，RF 阴性或低滴度阳性。X 线示关节间隙狭窄、关节边缘呈唇样增生或骨疣形成。

2. 强直性脊柱炎 主要侵犯脊柱，当周围关节受累，特别是以膝、踝、髋关节为首发症状者，须与 RA 相鉴别。AS 多见于青壮年男性，外周关节受累以非对称性的下肢大关节炎为主，极少累及手关节，骶髂关节炎具典型的 X 线改变。可有家族史，90% 以上患者 HLA – B$_{27}$ 阳性。血清 RF 阴性。

3. 银屑病关节炎 本病多发生于皮肤银屑病后若干年，其中 30% ~ 50% 的患者表现为对称性多关节炎，与 RA 极为相似。其不同点为本病累及远端指关节处更明显，且表现为该关节的附着端炎和手指炎。同时可有骶髂关节炎和脊柱炎，血清 RF 多阴性。

六、治疗

减轻关节症状、延缓病情进展、防止和减少关节的破坏、保护关节功能、最大限度地提高患者的生活质量，是目前的治疗目标。早期诊断和早期治疗是极为重要的。

治疗措施包括：一般性治疗、药物治疗、外科手术治疗，其中以药物治疗最为重要。

1. 一般性治疗 卧床休息只适宜于急性期、发热以及内脏受累的患者。

2. 药物治疗

（1）非甾体抗炎药（NSAIDs） 具镇痛消肿作用，是改善关节炎症状的常用药，但不能控制病情，必须与改变病情抗风湿药同服。常用 NSAIDs 有塞来昔布、美洛昔康、双氯芬酸、吲哚美辛等。无论选择何种 NSAIDs，剂量都应个体化；老年人宜选用半衰期短的 NSAIDs 药物，对有溃疡病史的，宜口服用选择性 COX – 2 抑制剂以减少胃肠道的不良反应。

（2）改变病情抗风湿药 该类药物较 NSAIDs 发挥作用慢，临床症状的明显改善大约需 1 ~ 6 个月，有改善和延缓病情进展的作用。RA 诊断明确都应使用 DMARD，药物的选择和应用的方案要根据患者的病情活动性、严重性和进展而定。一般首选甲氨蝶呤（MTX），并将它作为联合治疗的基本药物。受累关节超过 20 个，起病 2 年内就出现关节骨破坏，RF 滴度持续很高，有关节外症状者应尽早采用 DMARD 联合治疗方案。常用者如下。①MTX：每周剂量为 7.5 ~ 25mg。②柳氮磺吡啶：剂量为每日 2 ~ 3g。③来氟米特：10 ~ 20mg，每日 1 次。④羟氯喹：每日 0.2 ~ 0.4g，分 2 次服。

（3）糖皮质激素 在关节炎急性发作可给予短效激素，一般应不超过泼尼松每日 10mg，有系统症状如伴有心、肺、眼和神经系统等器官受累的重症患者，可予泼尼松每日量为 30 ~ 40mg，症状控制后递减，以每日 10mg 或低于 10mg 维持。长期使用糖皮质激素造成的依赖性导致停药困难，并可出现许多不良反应。关节腔注射激素有利于减轻关节炎症状，改善关节功能。但 1 年内不宜超过 3 次。过多的关节腔穿刺除了并发感染外，还可发生类固醇晶体性关节炎。

（4）植物药制剂 雷公藤多苷、青藤碱、白芍总苷等。

（5）生物制剂治疗 有抗炎及防止骨破坏的作用，最常用的为 TNF – α 拮抗剂，为增加疗效和减少不良反应，本类生物制剂宜与 MTX 联合应用。其主要的副作用包括注射部位局部的皮疹、感染（尤其是结核感染），长期使用淋巴系统肿瘤患病率增加。

3. 外科手术治疗 包括关节置换和滑膜切除手术，必须同时应用 DMARD。

七、预后

主要死亡原因有：感染、血管炎、肺间质纤维化等。

【同步练习】

1. 类风湿关节炎最易受累的关节是哪些？

2. 简述类风湿关节炎晨僵的特点。

【参考答案】

1. 腕、掌指、近端指间关节。

2. 时间长，>1 小时。

第 4 章　系统性红斑狼疮

教学目的

1. **掌握**　系统性红斑狼疮典型临床表现。

2. **熟悉**　系统性红斑狼疮自身抗体临床意义、治疗原则。

3. **了解**　系统性红斑狼疮病因、发病机制、预后。

系统性红斑狼疮（SLE）是一种表现有多系统损害的慢性系统性自身免疫病，其血清具有以抗核抗体为代表的多种自身抗体。本病在我国的患病率为（30.13～70.41）/10 万，以女性多见，尤其是 20～40 岁的育龄女性。本病病程以病情缓解和急性发作交替为特点，有内脏（肾、中枢神经）损害者预后较差。

一、病因

1. 遗传　SLE 是多基因相关疾病，患者第一代亲属中患 SLE 者 8 倍于无 SLE 患者家庭，单卵双胞胎患 SLE 者 5～10 倍于异卵双胞胎的 SLE 发病率。

2. 环境因素　阳光紫外线、药物、化学试剂、微生物病原体等也可诱发疾病。

3. 雌激素　女性患者明显高于男性，在更年期前阶段为 9:1，儿童及老人为（1～3）:1。

二、发病机制及免疫异常

外来抗原（如病原体、药物等）引起人体 B 细胞活化，B 细胞将抗原呈递给 T 细胞，使之活化，在 T 细胞活化刺激下，B 细胞得以产生大量不同类型的自身抗体，造成大量组织损伤。

三、病理

主要病理改变为炎症反应和血管异常，它可以出现在身体任何器官。中小血管因免疫复合物沉积或抗体直接侵袭而出现管壁的炎症和坏死，继发的血栓使管腔变窄，导致局部组织缺血和功能障碍。受损器官的特征性改变是：①苏木紫小体（细胞核受抗体作用变性为嗜酸性团块）。②"洋葱皮样病变"，即小动脉周围有显著向心性纤维增生，明显表现于脾中央动脉，以及心瓣膜的结缔组织反复发生纤维蛋白样变性，而形成赘生物。如做免疫荧光及电镜检查，几乎都可发现肾病变。

四、临床表现

1. 全身症状　约 90% 的患者在病程中出现各种热型的发热，尤以低、中度热为常见，发热应除外感染因素。尤其是在免疫抑制剂治疗中出现的发热。此外尚可有疲倦、乏力、体重下降等。

★2. 皮肤与黏膜　80% 患者在病程中出现皮疹，包括颊部呈蝶形分布的红斑、盘状红斑、指掌部和甲周红斑、指端缺血、面部及躯干皮疹，以鼻梁和双颊蝶形红斑最具特征性。SLE 皮疹多无明显瘙痒，明显瘙痒者提示过敏，免疫抑制剂治疗后的瘙痒性皮疹应注意真菌感染。接受激素和免疫抑制剂治疗的 SLE 患者，若不明原因出现局部皮肤灼痛，有可能是带状疱疹的前兆。在免疫抑制和（或）抗生素治疗后的口腔糜烂，应注意口腔真菌感染。

★3. 浆膜炎　半数以上患者在急性发作期出现多发性浆膜炎，包括双侧中小量胸腔积液、心包积液。

★4. 肌肉骨骼　关节痛常见，其特点为可复的非侵蚀性关节炎，可有半脱位，可以维持正常关节功能，关节 X 线片多无关节骨破坏。可以出现肌痛和肌无力，5% ~ 10% 出现肌炎。有小部分患者在病程中出现股骨头坏死。

★5. 肾　几乎所有患者的肾组织都有病理变化。

6. 心血管　患者常出现心包炎、心肌损害、心力衰竭、疣状心内膜炎、冠状动脉受累，甚至出现急性心肌梗死。疣状心内膜炎（Libman – Sack 心内膜炎），病理表现为瓣膜赘生物，与感染性心内膜炎不同，其常见于二尖瓣后叶的心室侧，且并不引起心脏杂音性质的改变。通常疣状心内膜炎不引起临床症状，但可以脱落引起栓塞，或并发感染性心内膜炎。

7. 肺　患者可发生狼疮肺炎、肺间质性病变、弥漫性肺泡出血（DAH）、肺动脉高压等。狼疮肺炎表现为发热、干咳、气促，肺 X 线可见片状浸润阴影，多见于双下肺，有时与肺部继发感染很难鉴别。SLE 所引起的肺间质性病变主要是急性和亚急性期的磨玻璃样改变和慢性期的纤维化，表现为活动后气促、干咳、低氧血症，肺功能检查常显示弥散功能下降。约 2% 患者合并弥漫性肺泡出血（DAH），病情凶险，病死率高达 50% 以上。临床主要表现为咳嗽、咯血、低氧血症、呼吸困难，胸片显示弥漫肺浸润，血红蛋白下降及血细胞比容减低常是较特征性表现。对于临床症状不典型、鉴别诊断有困难的患者，在肺泡灌洗液或肺活检标本的肺泡腔中发现大量充满含铁血黄素的巨噬细胞，或者肺泡灌洗液呈血性，而无脓液或其他病原学证据，对于 DAH 的诊断具有重要意义。10% ~ 20% SLE 存在肺动脉高压，其发病机制包括肺血管炎、雷诺现象、肺血栓栓塞和广泛肺间质病变。

8. 神经系统　又称神经精神狼疮，腰椎穿刺检查等有助于诊断。腰椎穿刺检查一部分颅内压升高，脑脊液蛋白量增高，白细胞数增高，少数病例葡萄糖量减少。磁共振检查对 NPSLE 诊断有帮助。

9. 消化系统　约 30% 患者有食欲减退、腹痛、呕吐、腹泻或腹水等，其中部分患者以上述症状为首发，若不警惕，易于误诊。约 40% 患者血清转氨酶升高，肝不一定肿大，一般不出现黄疸。少数可并发急腹症，如胰腺炎、肠坏死、肠梗阻，这些往往与 SLE 活动性相关。消化系统症状与肠壁和肠系膜的血管炎有关。有消化道症状者需首先除外继发的各种常见感染、药物不良反应等病因。

★10. 血液系统　血红蛋白下降、白细胞和（或）血小板减少常见。约 20% 患者有无痛性轻或中度淋巴结肿大，以颈部和腋下为多见。淋巴结病理往往表现为淋巴组织反应性增生，少数为坏死性淋巴结炎。约 15% 患者有脾大。

11. 抗磷脂抗体综合征（APS）　临床表现为动脉和（或）静脉血栓形成，习惯性自发性流产，血小板减少，患者血清不止一次出现抗磷脂抗体。SLE 患者血清可以出现抗磷脂抗体不一定是 APS。

12. 干燥综合征　有约 30% 的 SLE 有继发性干燥综合征。

13. 眼　约 15% 患者有眼底变化，其原因是视网膜血管炎。另外，血管炎可累及视神经。

五、实验室和其他辅助检查

（一）一般检查

血、尿常规的异常代表血液系统和肾受损。红细胞沉降率增快表示疾病控制尚不满意。

（二）自身抗体

患者血清中可以查到多种自身抗体，它们的临床意义是 SLE 诊断的标记、疾病活动性的指标及可能出现的临床亚型。常见而且有用的自身抗体依次为抗核抗体谱、抗磷脂抗体和抗组织细胞抗体。

1. 抗核抗体谱　出现在 SLE 的有抗核抗体（ANA）、抗双链 DNA（dsDNA）抗体、抗 ENA（可提取核抗原）抗体。

★（1）ANA　见于几乎所有的 SLE 患者，特异性低。它的阳性不能作为 SLE 与其他结缔组织病的鉴别。

★（2）抗 dsDNA 抗体　诊断 SLE 的标记抗体之一，多出现在 SLE 的活动期，抗 dsDNA 抗体的含量与疾病活动性密切相关。

（3）抗 ENA 抗体谱　是一组临床意义不相同的抗体。

★1）抗 Sm 抗体　诊断 SLE 的标记抗体之一。特异性 99%，但敏感性仅 25%。有助于早期和不典型患者的诊断或回顾性诊断，它与病情活动性不相关。

2）抗 RNP 抗体　对 SLE 诊断特异性不高，往往与 SLE 的雷诺现象和肌炎相关。

3）抗 SSA（Ro）抗体　有抗 SSA（Ro）抗体的母亲所产婴儿易患新生儿红斑狼疮综合征。

4）抗 SSB（La）抗体　特异性更高，但阳性率低于抗 SSA（Ro）抗体。

5）抗 rRNP 抗体　血清中出现本抗体代表 SLE 的活动，往往提示有 NP－SLE 或其他重要内脏的损害。

2. 抗磷脂抗体　包括抗心磷脂抗体、狼疮抗凝物、梅毒血清试验假阳性等对自身不同磷脂成分的自身抗体。结合其特异的临床表现可诊断是否合并有继发性 APS。

3. 抗组织细胞抗体　抗红细胞膜抗体、抗血小板相关抗体、抗神经元抗体等。

★**（三）补体**

目前常用的有总补体（CH50）、C3 和 C4 的检测。补体低下，尤其是 C3 低下常提示有 SLE 活动。C4 低下除表示 SLE 活动性外，尚可能是 SLE 易感性（C4 缺乏）的表现。

（四）肾活检病理

对狼疮肾炎的诊断、治疗和预后估计均有价值。如肾组织示慢性病变为主，而活动性病变少者，则对免疫抑制治疗反应差；反之，治疗反应较好。

（五）X 线及影像学检查

头颅 MRI、高分辨 CT、超声心动图等有利于早期诊断。

六、诊断

目前普遍采用美国风湿病学会 1997 年推荐的 SLE 分类标准。该分类标准的 11 项中，符合 4 项或 4 项以上者，在除外感染、肿瘤和其他结缔组织病后，可诊断 SLE。需强调指出的是，患者病情的初始或许不具备分类标准中的 4 条，随着病情的进展方出现其他项目的表现。11 条分类标准中，免疫学异常和高滴度抗核抗体更具有诊断意义。一旦患者免疫学异常，即使临床诊断不够条件，也应密切随访，以便尽早作出诊断和及时治疗。

七、病情的判断

★根据以下三方面来判定。

1. 疾病的活动性　有多种标准做这方面的评估。较为简明实用的为 SLEDAI，较为简明实用的为 SLEDAI，内容如下：抽搐（8 分）、精神异常（8 分）、脑器质性症状（8 分）、视觉异常（8 分）、脑神经受累（8 分）、狼疮性头痛（8 分）、脑血管意外（8 分）、血管炎（8 分）、关节炎（4 分）、肌炎（4 分）、管型尿（4 分）、血尿（4 分）、蛋白尿（4 分）、脓尿（4 分）、新出现皮疹（2分）、脱发（2分）、发热（1分）、血小板减少（1分）、白细胞减少（1分）。根据患者前10天内是否出现上述症状而定分，凡总分在10分或10分以上者考虑疾病活动。

2. 病情的严重性 依据于受累器官的部位和程度。狼疮危象是指急性的危及生命的重症SLE，包括急进性狼疮性肾炎、严重的中枢神经系统损害、严重的溶血性贫血、血小板减少性紫癜、粒细胞缺乏症、严重心脏损害、严重狼疮性肺炎、严重狼疮性肝炎和严重的血管炎。

3. 并发症 有肺部或其他部位感染、高血压、糖尿病等则往往使病情加重。

八、治疗

★治疗要个体化，糖皮质激素加免疫抑制剂是主要的治疗方案。

1. 一般治疗 ①进行心理治疗使患者对疾病树立乐观情绪。②急性活动期要卧床休息，病情稳定的慢性患者可适当工作，但注意勿过劳。③及早发现和治疗感染。④避免使用可能诱发狼疮的药物，如避孕药等。⑤避免强阳光暴晒和紫外线照射。⑥缓解期才可作防疫注射，但尽可能不用活疫苗。

2. 对症治疗 如高血压、高血脂、骨质疏松等的治疗。

3. 药物治疗

（1）糖皮质激素 一般选用泼尼松或甲泼尼龙，只有鞘内注射时用地塞米松。诱导缓解期，泼尼松每日0.5~1mg/kg，病情稳定后缓慢减量，维持治疗的激素剂量尽量小于10mg（泼尼松量）。激素冲击疗法：用于急性暴发性危重SLE。长期使用激素会出现以下不良反应，如向心性肥胖、血糖升高、高血压、诱发感染、股骨头无菌性坏死和骨质疏松等，应予以密切监测。

（2）免疫抑制剂 常用的是环磷酰胺（CTX）或硫唑嘌呤。加用免疫抑制剂有利于更好地控制SLE活动，减少SLE复发，以及减少激素的需要量。

1）环磷酰胺 CTX有胃肠道反应、脱发、肝损害等不良反应，尤其是血白细胞减少，应定期作检查，当血白细胞$<3×10^9$/L时，暂停使用。

2）硫唑嘌呤 每日1~2mg/kg。

3）环孢素 每日5mg/kg，分2次口服。

4）吗替麦考酚酯 剂量为每日1~2g/kg，分2次口服。

5）羟氯喹 0.2g，每日2次。

6）雷公藤总苷 每次20mg，每日3次。

（3）其他药物治疗 静脉注射大剂量免疫球蛋白（IVIG）、血浆置换、人造血干细胞移植等。

（4）合并抗磷脂抗体综合征的治疗 华法林抗血小板药抗凝治疗。

九、SLE与妊娠

没有中枢神经系统、肾脏或其他脏器严重损害，病情处于缓解期达半年以上者，泼尼松每日10mg以下者，一般能安全地妊娠，并分娩出正常婴儿。非缓解期的SLE患者容易出现流产、早产和死胎，发生率约30%，故应避孕。妊娠前3个月至妊娠期应用环磷酰胺、甲氨蝶呤均可能影响胎儿的生长发育，故必须停用以上药物至少3个月方能妊娠。但羟氯喹和硫唑嘌呤对妊娠影响相对较小，尤其是羟氯喹可全程使用。

十、预后

随着早期诊断的手段增多和治疗SLE水平的提高，SLE预后已明显改善。急性期患者的死亡原因主要是SLE的多脏器严重损害和感染，慢性肾功能不全和药物（尤其是长期使用大剂量激素）的不良反应，冠状动脉粥样硬化性心脏病等，是SLE远期死亡的主要原因。

1. 系统性红斑狼疮血液系统常见的临床表现有哪些？
2. 系统性红斑狼疮关节炎的特点是什么？

1. 血红蛋白下降、白细胞和（或）血小板减少常见。
2. 非侵蚀性。

第5章　脊柱关节炎

教学目的

1. 掌握　强直性脊柱炎典型临床表现。
2. 熟悉　脊柱关节炎临床特点。
3. 了解　强直性脊柱炎的治疗。

脊柱关节炎（SpA）是指一组以累及脊柱、外周关节及关节周围组织为主要表现的慢性疾病的总称。本组疾病以强直性脊柱炎（AS）为原型，还包括反应性关节炎（ReA）、银屑病关节炎（PsA）、炎症性肠病关节炎（IBDA）、幼年型脊柱关节炎（JSpA）及未分化脊柱关节炎（uSpA）等。★其临床特点为：①血清 RF 阴性。②常累中轴关节及伴或不伴脊柱炎的骶髂关节炎。③非对称性外周关节炎。④附着点病变。⑤不同程度的家族聚集倾向。⑥与 HLA－B$_{27}$ 呈不同程度的相关。⑦临床表现常相互重叠。

第1节　强直性脊柱炎

强直性脊柱炎（AS）多见于青少年，是以中轴关节慢性炎症为主。典型病例 X 线片表现骶髂关节明显破坏，后期脊柱呈"竹节样"变化。

一、流行病学

我国患病率0.25%左右。约90%患者 HLA－B$_{27}$ 阳性，与 HLA－B$_{27}$ 强相关。

二、病因和发病机制

本病是一组多基因遗传病。除与 MHC Ⅰ 类基因 HLA－B$_{27}$ 高度相关外，可能还和 HLA 区域内及 HLA 区域外的其他基因，以及某些基因多态性相关。环境因素中，泌尿生殖道沙眼衣原体等感染激发了机体的炎症应答和免疫应答，造成组织损伤而引起疾病。

三、病理

★骶髂关节是本病最早累及的部位。病理表现为滑膜炎，软骨变性、破坏，软骨下骨板破坏，血管翳形成及炎症细胞浸润等。

复发性附着点炎为本病基本病变。复发性、非特异性炎症主要见于滑膜及关节囊、韧带或肌腱骨附着点。

四、临床表现

起病大多缓慢而隐匿。男性多见，且较女性严重。发病年龄多在 10～40 岁，以 20～30 岁为高峰。16 岁以前发病者称幼年型 AS，45 ~ 50 岁以后发病者称晚起病 AS，临床表现常不典型。

★1. 症状

（1）早期症状为下腰背痛伴晨僵，症状在静止、休息时反而加重，活动后可以减轻。最典型表现为炎性腰背痛。其他附着点炎及足跟、足掌等部位疼痛多见。部分患者以下肢非对称性大关节痛如髋、膝、踝关节炎症常为首发症状。

（2）关节外症状包括眼葡萄膜炎、结膜炎、肺上叶纤维化、升主动脉根和主动脉瓣病变及心传导系统失常等。神经、肌肉症状如下肢麻木、感觉异常及肌肉萎缩等也不少见，晚期病例常伴严重骨质疏松，易发生骨折。

2. 体征　常见体征为骶髂关节压痛，脊柱前屈、后伸、侧弯和转动受限，胸廓活动度减低，枕墙距 >0 等。

五、实验室和影像学检查

1. 实验室检查　RF 阴性，活动期可有红细胞沉降率、C 反应蛋白、免疫球蛋白（尤其是 IgA）升高。90% 左右患者 HLA – B_{27} 阳性。

2. 影像学检查　放射学骶髂关节炎是诊断的关键。

（1）常规 X 线片　骨盆正位像、腰椎正侧位像。

（2）骶髂关节 CT、MRI 检查有利于早期诊断。

六、诊断

常用 1984 年的修订纽约分类标准。内容包括如下内容。

（1）临床标准　①腰痛、晨僵 3 个月以上，活动改善，休息无改善。②腰椎额状面和矢状面活动受限。③胸廓活动度低于相应年龄、性别正常人。

（2）放射学标准（骶髂关节炎分级同纽约标准）　双侧≥Ⅱ级或单侧Ⅲ ~ Ⅳ级骶髂关节炎。骶髂关节 X 线表现分级 0 级为正常；Ⅰ级为可疑；Ⅱ级为轻度异常，可见局限性侵蚀、硬化，但关节间隙正常；Ⅲ级为明显异常，存在侵蚀、硬化、关节间隙增宽或狭窄、部分强直等 1 项或 1 项以上改变；Ⅳ级为严重异常，表现为完全性关节强直。

（3）诊断　①肯定 AS：符合放射学标准和 1 项（及 1 项以上）临床标准者。②可能 AS：符合 3 项临床标准，或符合放射学标准而不伴任何临床标准者。

七、鉴别诊断

慢性腰痛、僵硬、不适是十分常见的临床症状，各个年龄均可发生，多种原因，如外伤、脊柱侧凸、骨折、感染、骨质疏松、肿瘤等，皆可以引起，应注意鉴别。对青壮年来说，外伤性腰痛和椎间盘病较为多见。外伤性腰痛有明确的外伤史，休息有利缓解症状，活动则使症状加重，不难鉴别。有时腰椎间盘病和本病临床上不容易鉴别，腰椎 CT 可肯定或除外之。早期，尤以外周关节炎为首发症状者应与 RA 鉴别，可行 RF、HLA – B_{27}、有关影像学检查。

八、治疗

1. 非药物治疗　坚持脊柱、胸廓、髋关节活动、锻炼；注意立、坐、卧正确姿势；睡硬板床、低枕。

2. 药物治疗

（1）非甾体抗炎药　为治疗关节疼痛和晨僵的一线药。用法可参照类风湿关节炎，上述治疗疗效不好、有禁忌证或不耐受者，可考虑对乙酰氨基酚和阿片类镇痛药。

（2）改变病情抗风湿药　柳氮磺吡啶一般认为对轻型病例尤其外周关节受累为主者有效。甲氨蝶呤、雷公藤总苷、来氟米特、硫唑嘌呤、环磷酰胺等疗效有待肯定。

（3）肿瘤坏死因子（TNF-α）拮抗剂治疗　对于持续高疾病活动度患者，应该予以 TNF-α 拮抗剂治疗。

（4）糖皮质激素　眼急性葡萄膜炎、关节炎症可局部使用。

（5）其他　沙利度胺、帕米膦酸钠等。

3. 外科治疗　主要用于髋关节僵直和脊柱严重畸形的晚期患者的矫形。

九、预后

本病一般不危及生命，但可致残，影响患者正常生活和工作。

第 2 节　其他脊柱关节炎

一、脊柱关节炎的分类和诊断

脊柱关节炎的分类标准（ESSG 标准）如下：炎症性脊柱痛或下肢的非对称性滑膜炎至少 3 个月、年龄不超过 45 岁的患者，加下列 1 项或多项：阳性家族史，银屑病，炎症性肠病，发生关节炎前 1 个月内有尿道炎、宫颈炎或急性腹泻史，交替臀区痛，附着点炎，骶髂关节炎则可诊断。

新的脊柱关节炎分类，分为中轴型和外周型脊柱关节炎两类。可参照 2011 年国际脊柱关节炎专家评估协会（ASAS）提出的新的分类标准。

二、脊柱关节炎的治疗

患者教育是争取良好预后的关键，非甾体抗炎药为治疗关节疼痛和晨僵的一线药，对外周关节受累者首选柳氮磺吡啶，对于持续高疾病活动度患者，应该予以 TNF-α 拮抗剂治疗，但使用前至少经 2 种非甾体抗炎药足量治疗 4 周。

【同步练习】

强直性脊柱炎最典型临床表现是什么？

【参考答案】

炎性腰背痛。

第 6 章　干燥综合征

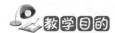

1. 掌握　干燥综合征临床表现。
2. 熟悉　干燥综合征诊断。
3. 了解　干燥综合征病因、治疗。

干燥综合征（SS）是一种以侵犯泪腺、唾液腺等外分泌腺体，具有高度淋巴细胞浸润和特异性自身抗体为特征的弥漫性结缔组织病。临床上主要表现为干燥性角、结膜炎，口腔干燥症，还可累及其他重要内脏器官如肺、肝、胰腺、肾脏及血液系统、神经系统等，出现复杂的临床表现。本病分为原发性和继发性两类。

一、流行病学

SS 可发生于任何年龄，包括儿童和青少年，多发于女性，好发年龄在 30 ~ 60 岁，男女比为 1：（9 ~ 10），成年女性患病率为 0.5% ~ 1%。

二、病因和发病机制

病因是多因素相互作用的结果，例如感染因素、遗传背景、内分泌因素都可能参与本病的发生和延续。

三、病理

本病主要累及由柱状上皮细胞构成的外分泌腺体。以唾液腺和泪腺的病变为代表，表现为腺体间质有大量淋巴细胞浸润、腺体导管管腔扩张和狭窄等，小唾液腺的上皮细胞则有破坏和萎缩，功能受到严重损害。血管受损也是本病的 1 个基本病变。

★ 四、临床表现

（一）局部表现

1. 口干燥症

（1）口干　70% ~ 80% 患者诉有口干，严重者讲话时需频频饮水，进食固体食物时必须伴以流质送下。

（2）猖獗性龋齿　为牙齿逐渐变黑，继而小片脱落，最终只留残根，是本病的特征之一。

（3）腮腺炎　50% 患者表现有间歇性腮腺肿痛，累及单侧或双侧，10 天左右可自行消退，少数持续性肿大。对部分腮腺持续性肿大者，应警惕有恶性淋巴瘤的可能。

（4）舌　舌面干、裂。

2. 干燥性角结膜炎　眼干涩、异物感、少泪等症状。

（二）系统表现

1. 皮肤　特征性表现为紫癜样皮疹，多见于下肢，为米粒大小边界清楚的红丘疹，压之不褪色，分批出现，每批持续时间约为 10 天，可自行消退而遗有褐色色素沉着。

2. 关节痛　关节痛呈一过性，关节破坏非本病特点。约 5% 的患者有肌炎表现。

3. 肾　表现为因肾小管性酸中毒而引起的周期性低血钾性肌肉麻痹。严重者出现肾钙化、肾结石、肾性尿崩症及肾性软骨病。

4. 肺　主要病理改变为肺间质性病变。部分出现弥漫性肺间质纤维化，少数患者可因呼吸衰竭死亡。

5. 消化系统　部分患者并发免疫性肝病，以原发性胆汁性肝硬化多见。

6. 神经系统　以周围神经损害为多见，不论是中枢或周围神经损害均与血管炎有关。

7. 血液系统　本病可出现白细胞减少或（和）血小板减少，严重者可有出血现象。本病出现淋巴瘤显著高于正常人群，持续腮腺肿大、紫癜、白细胞减少、冷球蛋白血症及低 C4 水平提示发展为淋巴瘤。

五、实验室及其他检查

1. 血、尿常规及其他常规检查　20% 患者出现贫血，多为正细胞正色素型，16% 出现白细胞减低，13% 出现血小板减少，60% ~ 70% 患者红细胞沉降率增快，只有 6% 患者 C 反应蛋白增高。

2. 自身抗体　抗 SSA 及抗 SSB 抗体对本病诊断有意义，前者对本病的诊断敏感性高，后者则诊断特异性较强。

3. 高球蛋白血症　90% 以上的患者有高免疫球蛋白血症，其特点是多克隆性，少数患者出现巨球蛋白血症或单克隆性高免疫球蛋白血症，需警惕淋巴瘤的可能。

4. 其他检查 泪腺功能检测、涎腺功能检测、唇腺活检等。

六、诊断与鉴别诊断

★pSS诊断有赖于口干燥症及干燥性角结膜炎的检测、抗SSA和（或）抗SSB抗体、唇腺的灶性淋巴细胞浸润。后2项检查特异性较强。

由于起病多缓慢，表现多样，易误诊为RA、SLE和糖尿病性或药物性口干，因此本病须与之相鉴别。

七、治疗

主要是替代和对症治疗，防治本病系统损害。

1. 改善口干、眼干 减轻口干极为困难，应停止吸烟、饮酒及避免服用引起口干的药物如阿托品等，保持口腔清洁，勤漱口，减少龋齿和口腔继发感染的可能。人工泪液、唾液等，可减轻局部症状。

2. 系统性治疗 对于出现腺外表现，如关节炎、肺间质改变、肝肾脏及神经等系统改变的患者，应予糖皮质激素、免疫抑制剂等药物积极治疗。

3. 其他对症处理 纠正急性低钾血症以静脉补钾为主，平稳后改口服钾盐片。

4. 生物制剂 抗CD20单克隆抗体可能有效。

八、预后

病变仅局限于唾液腺、泪腺、皮肤黏膜外分泌腺体者预后良好。内脏损害中出现进行性肺纤维化、中枢神经病变、肾功能不全、恶性淋巴瘤者预后较差。

【同步练习】
干燥综合征口腔受累有哪些临床表现？
【参考答案】
①口干；②猖獗龋；③腮腺炎；④舌干裂。

第7章 原发性血管炎

教学目的

1. 掌握 巨细胞动脉炎典型临床表现、贝赫切特病的基本症状。
2. 熟悉 大动脉炎、ANCA相关性血管炎典型临床表现。
3. 了解 血管炎的分类和治疗。

第1节 概 论

血管炎病指因血管壁炎症和坏死而导致多系统损害的一组自身免疫病，分为原发性和继发性。原发性血管炎是指不合并有另一种已明确的疾病的系统性血管炎，继发性血管炎是指血管炎继发于另一确诊的疾病：感染、肿瘤、弥漫性结缔组织病如系统性红斑狼疮、干燥综合征、类风湿关节炎等。

一、分类

1993 年 Chapel Hill 会议主要根据受累血管的大小对系统性血管炎进行了命名和分类。

二、病因和发病机制

1. 病因 有遗传基础、潜在免疫异常的易感者，通过环境中的微生物、毒素等促发血管炎的发生，不同的血管炎病有不同的遗传基础并与环境中不同微生物相关。

2. 发病机制 涉及细胞免疫和体液免疫，中性粒细胞、巨噬细胞、内皮细胞、淋巴细胞以及它们各自分泌的细胞因子都参与了血管炎的发病过程。

（1）抗中性粒细胞胞浆抗体（ANCA） 是与血管炎病相关的自身抗体。其中 PR3 和 MPO 是主要的靶抗原。ANCA 除是诊断小血管炎的标记外，尚参与了血管炎的发病。

（2）抗内皮细胞抗体（AECA） AECA 出现在多种血管炎病，如大动脉炎、川崎病、显微镜下多血管炎，它通过补体途径或抗体介导的细胞毒反应，导致内皮细胞持续或进一步地损伤。

（3）免疫复合物 免疫复合物并非导致组织损伤的直接原因，而是始动因素。相关的抗原抗体免疫复合物在血管壁的沉积引起炎症反应，如冷球蛋白血症、过敏性紫癜等。

三、病理

血管炎的基本病理改变是：①炎细胞浸润。②动脉瘤和血管的扩张。③血管腔狭窄，其病变常呈节段性。

四、诊断

1. 临床表现 血管炎病的临床表现复杂多样且无特异性，常多脏器受累。不同的血管炎可以有相同器官的受累，如肉芽肿性多血管炎、显微镜下多血管炎、嗜酸性肉芽肿性多血管炎都可因累及肾小球而出现蛋白尿、血尿、肾功能不全，但它们各自的肾外系统的症状有特征性差异，如 WG 的肺表现为迁移性浸润和薄壁空洞，变应性肉芽肿血管炎则为哮鸣音。

2. 特殊检查

★（1）ANCA 的测定 c-ANCA 与嗜酸性肉芽肿性多血管炎相关，pANCA 与显微镜下多血管炎、肉芽肿性多血管炎相关。嗜酸性肉芽肿性多血管炎、显微镜下多血管炎、肉芽肿性多血管炎统称为 ANCA 相关性血管炎。ANCA 阳性者进一步测定 PR3 抗体和 MPO 抗体有助于小血管炎的诊断与鉴别诊断。

★（2）AECA 的测定 AECA 滴度的消长与疾病活动性相关；在川崎病中，AECA 可作为标记抗体。

（3）病理受累组织的活检 是血管炎得以确诊的金标准。

（4）血管造影 对大、中血管病变者有极大帮助。除诊断外尚是了解病变范围最确切可靠的方法。

（5）血管彩色多普勒 这是一种非创伤性检查，宜于检查较浅表血管管腔的狭窄和管壁状况。

（6）CT、MRI 对诊断血管炎可以提供很好的帮助。

五、治疗原则

血管炎的治疗原则是早期诊断、早期治疗。糖皮质激素是血管炎病的基础治疗，其剂量及用法因血管炎病变部位而异。凡有肾、肺、心脏及其他重要内脏受累者，除糖皮质激素外，还应及早加用免疫抑制剂。免疫抑制剂中最常用的为环磷酰胺。

六、预后

血管炎病的预后与受累血管大小、种类、部位有关。重要器官的小动脉或微动脉受累者预后差。

第2节 大动脉炎

大动脉炎（TA）是指累及主动脉及其主要分支的慢性非特异性炎症引起的不同部位动脉狭窄或闭塞，出现相应部位缺血表现，少数也可引起动脉扩张或动脉瘤。

本病好发于亚洲、中东地区，多见于 30 岁以内年轻女性。本病病因多认为与遗传因素、内分泌异常、感染后机体发生免疫功能紊乱及细胞因子的炎症反应有关。

一、病理

基本病变呈急性渗出、慢性非特异性炎症和肉芽肿表现。主要累及弹力动脉，如主动脉。

二、临床表现

起病时根据受累动脉的不同，血管狭窄或闭塞后出现相应的组织或器官缺血症状。临床常见类型如下。

1. 头臂动脉型（主动脉弓综合征） 颈动脉和椎动脉狭窄引起头部不同程度缺血，表现为头晕、眩晕、头痛、视物昏花、咀嚼无力等，患者可反复晕厥、抽搐、失语、偏瘫。体格检查可发现颈动脉、桡动脉、肱动脉搏动减弱或消失，颈部、锁骨上、下窝可闻及血管杂音。患侧上肢动脉血压低于健侧 10mmHg 以上。

2. 胸腹主动脉型 由于下肢缺血出现双下肢无力、发凉、酸痛、易疲劳和间歇性跛行等。肾动脉开口处狭窄，因肾缺血而出现高血压、头痛、头晕。体格检查可于背部、腹部闻及血管杂音，下肢血压＜上肢血压。

3. 广泛型 具有上述 2 种类型的表现与相应体征。

4. 肺动脉型 上述三型约 50% 病例可同时合并肺动脉受累，临床可见心悸、气短，肺动脉瓣区可闻及杂音和第二音亢进，晚期可并发肺动脉高压。

5. 其他 累及冠状动脉开口处，可出现心绞痛，甚至心肌梗死。

三、辅助检查

1. 实验室检查 红细胞沉降率快，C 反应蛋白增高，白细胞计数增高，球蛋白增高等，但特异性差。血清 AECA 诊断有一定帮助。

2. 胸部 X 线检查 可见轻度左心室扩大，升主动脉扩张、膨隆，降主动脉内收、不光滑等。

3. 眼底检查 眼底变化最多见。如视网膜脉络膜炎，视网膜、玻璃体积血，视神经乳头周围动静脉花冠状吻合，是较特征性改变。

4. 超声彩色多普勒 可探及主动脉及其主要分支狭窄、闭塞或瘤样扩张及血流速度改变等。

5. 特殊检查 动脉造影、数字减影血管造影（DSA）、多排螺旋 CT、磁共振血管造影（MRA）等检查以确定血管病变部位与程度。

四、诊断

★1990 年美国风湿病学会（ACR）关于大动脉炎分类标准如下：①发病年龄≤40 岁。②肢体间歇性跛行。③一侧或双侧肱动脉搏动减弱。④双上肢收缩压差＞10mmHg。⑤一侧或双侧锁骨下动脉或腹主动脉区闻及血管杂音。⑥动脉造影异常。符合上述 6 条中 3 条者可诊断本病，同时需除外先天性主动脉狭窄、肾动脉纤维肌性结构不良、动脉粥样硬化、血栓闭塞性脉管炎、贝赫切特病、结节性多动脉炎及胸廓出口综合征。

五、治疗

对活动期患者用泼尼松（龙），对糖皮质激素疗效不佳者可与免疫抑制剂合用，常用环磷酰胺，其次还可选用硫唑嘌呤、甲氨蝶呤等。

六、预后

本病只要不累及重要脏器供血，多数患者预后良好，常见死亡原因为脑出血。

第3节　巨细胞动脉炎

★巨细胞动脉炎（GCA）又称颞动脉炎，是一种病因未明的中动脉与大动脉血管炎，常累及一个或多个颈动脉分支，尤其是颞动脉，典型表现呈颞侧头痛、间歇性下颌运动障碍和视力障碍三联征。本病多见于老年人，女性发病明显高于男性，GCA多合并风湿性多肌痛（PMR），PMR也易发展成GCA，是西方老年人最常见的血管炎。

一、病理

GCA病理改变为肉芽肿性动脉炎，于中层与内膜交界处可见巨细胞，病变血管可见血栓形成，致使血管腔狭窄闭合。

二、临床表现

70%患者表现为特异性头痛，一侧或双侧颞部头痛，头皮触痛，颞浅动脉增粗变硬，呈结节状，30%患者有头颈动脉缺血症状，表现为视力障碍、甚至失明，颞颌部间歇性运动障碍。40%~60%患者伴有PMR。PMR临床表现为颈部、肩胛带、骨盆带肌肉酸痛和晨僵，但肌压痛及肌力减弱不显著，肌活检、肌酶谱、肌电图均正常，有别于多发性肌炎。

三、实验室检查

红细胞沉降率明显增快，C反应蛋白、血清IgG和补体水平升高。

四、诊断

ACR 1990年GCA分类诊断标准为：①发病年龄≥50岁。②新近出现的头痛。③颞动脉有压痛，搏动减弱（非因动脉粥样硬化）。④红细胞沉降率≥50mm/h。⑤颞动脉活检示血管炎，表现以单个核细胞为主的浸润或肉芽肿性炎症，并且常有多核巨细胞。具备3条即可诊断GCA。

五、治疗与预后

糖皮质激素反应十分敏感，有激素抵抗者可合并应用免疫抑制剂。

第4节　结节性多动脉炎

结节性多动脉炎（PAN）是一种累及中、小动脉的坏死性血管炎。以皮肤、关节、外周神经、胃肠道和肾受累最为常见。

一、病理

一般表现为中、小动脉的局灶性全层坏死性血管炎，病变好发于血管分叉处。

二、临床表现

临床表现多种多样，有的只表现为轻微的局限性病变，多数表现严重的全身多器官受损，并迅速恶化，甚至死亡。

1. 全身症状 可有发热、疲劳不适，食欲减退，体重下降等。

2. 系统症状

（1）皮肤 可有血管性紫癜、结节红斑样皮肤结节、网状青斑、远端指（趾）缺血或坏死及雷诺现象等。

（2）关节肌肉 有关节炎或关节痛、肌痛和间歇性跛行。

（3）神经系统 以外周神经受累为主，偶有脑组织血管炎。外周神经炎表现为多发性单神经炎和多神经炎。根据受累的神经部位不同而出现不同症状，如肢体感觉异常、腕下垂、足下垂等。

（4）肾 常表现为较严重的高血压及轻到中度的氮质血症。可出现轻中度的蛋白尿和血尿，肾血管的病变可导致肾的多发性梗死，一般无肾小球肾炎表现。

（5）胃肠道 腹痛、腹泻、恶心、呕吐、肠梗死和穿孔、胃肠道出血、肝功能异常等。

（6）心脏 可有心脏扩大、心律失常、心绞痛，甚至可发生心肌梗死、心力衰竭。

（7）肺部 肺部很少受累。

（8）生殖系统 尸检发现80%的男性患者有附睾和睾丸受累，临床表现睾丸疼痛和硬结肿胀。

三、辅助检查

1. 实验室检查 白细胞轻度升高、红细胞沉降率增快、C反应蛋白增高、部分病例HBsAg阳性等。

2. 血管造影 常见有微小动脉瘤形成和节段性狭窄。

3. 病理。

四、诊断

诊断依据1990年ACR分类标准。在10项中有3项阳性者即可诊断为PAN，但应排除其他结缔组织病并发的血管炎。

五、治疗

糖皮质激素为治疗本病首选药物，对糖皮质激素抵抗者或重症病例应联合使用环磷酰胺治疗。

六、预后

PAN预后取决于是否有内脏和中枢神经系统的受累及病变严重程度。

第5节 显微镜下多血管炎

显微镜下多血管炎（MPA）是一种主要累及小血管（小动脉、微小静脉、微小动脉和毛细血管）的系统性血管炎，常见受累器官为肾脏与肺，无或很少有免疫复合物沉积于血管壁。

一、病理

MPA主要表现为局灶性坏死性的全层血管炎。在肾的病变主要表现为坏死性新月体肾小球肾炎，这是其特征性改变之一，因无免疫复合物沉积而不同于系统性红斑狼疮的肾病变。另一特征是肺毛细血管炎。

二、临床表现

本病平均发病年龄为 50 岁，约 78% 患者有肾受累，约 50% 患者肺受累，有 57.6% 患者神经系统。

三、实验室检查

84.6% 的患者 ANCA 阳性，大部分为 p – ANCA 阳性。

★ 四、诊断

对不明原因发热或肺脏受累、肾脏受累的中老年患者应考虑 MPA 的诊断，应尽早进行 ANCA 检查及肾组织活检，有利于早期诊断。

五、治疗与预后

一般应首选糖皮质激素及环磷酰胺的联合治疗。

第6节 嗜酸性肉芽肿性多血管炎

★嗜酸性肉芽肿性多血管炎（EGPA）是以过敏性哮喘、嗜酸性粒细胞增多、发热和全身性肉芽肿血管炎为特征的疾病，其病理学特点是坏死性血管炎，组织中有嗜酸性粒细胞浸润和结缔组织肉芽肿形成。

一、临床表现

平均发病年龄为 44 岁，较特异症状为呼吸道过敏反应（如过敏性鼻炎、鼻窦炎、支气管哮喘等）；其次为血管炎表现，如皮肤瘀斑、紫癜或溃疡；周围神经病变如单神经或多神经病变。

二、实验室检查

大部分患者均有外周血嗜酸性粒细胞增多，约 2/3 患者 ANCA 阳性，且多为 p – ANCA。病变组织活检多见坏死性微小肉芽肿，常伴有嗜酸性粒细胞浸润。

★ 三、诊断

1990 年 ACR EGPA 分类标准为：①哮喘。②外周血白细胞分类嗜酸性粒细胞增多，>10%。③单发或多发性神经病变。④游走性或一过性肺浸润。⑤鼻窦病变。⑥血管外嗜酸性粒细胞浸润。凡具备上述 4 条或 4 条以上者可诊断。

四、治疗与预后

治疗首选糖皮质激素。病情较重者可联合使用糖皮质激素和免疫抑制剂如环磷酰胺、硫唑嘌呤等。EGPA 主要死于充血性心力衰竭和心肌梗死。哮喘发作频繁及全身血管炎进展迅速者预后不佳。

第7节 肉芽肿性多血管炎

肉芽肿性多血管炎是一种坏死性肉芽肿血管炎，病变累及全身小动脉、静脉及毛细血管，上、下呼吸道及肾最常受累。30~50 岁多见。

一、临床表现

1. 早期表现 为全身性非特异性症状，如发热、全身不适、体重减轻、关节痛和肌痛等。

2. 特异性表现

（1）上呼吸道　70%以上患者的上呼吸道最先受累，表现为慢性鼻炎、鼻窦炎等。

（2）肺部病变　可致咳嗽、咯血、胸痛和呼吸困难，约34%患者出现迁移性或多发性肺病变，X线检查可见中下肺野结节和浸润，有的呈空洞，20%可见胸腔积液，肺功能检查示肺活量和弥散功能下降。

（3）肾脏　出现不同程度的肾小球肾炎，常见的表现为血尿、蛋白尿、细胞管型，重者可因进行性肾病变导致肾衰竭。

二、辅助检查

1. 实验室检查　在典型病例（上、下呼吸道肉芽肿血管炎伴肾小球肾炎）中大约90%为 c – ANCA 阳性，可作为本病诊断重要指标。

2. 组织病理　病变组织活检示坏死性肉芽肿和（或）血管炎。

★ 三、诊断

对临床表现有上、下呼吸道病变与肾小球肾炎三联征者，实验室检查 c – ANCA 阳性，组织病理检查呈坏死性肉芽肿炎者可确诊。

四、治疗与预后

对轻型或局限型早期病例可单用糖皮质激素治疗，若疗效不佳应尽早使用环磷酰胺。对有肾受累或下呼吸道病变者，开始治疗即应联合应用糖皮质激素与环磷酰胺。

第8节　贝赫切特病

贝赫切特病（BD，也称白塞病）是以口腔和外阴溃疡、眼炎及皮肤损害为临床特征，并累及多个系统的慢性疾病。本病根据其内脏系统的损害不同而分为血管型、神经型、胃肠型等，血管型指有大、中动脉和（或）静脉受累者；神经型指有中枢或周围神经受累者；胃肠型指有胃肠道溃疡、出血、穿孔等。

一、流行病学

本病有较强的地区性分布，多见于地中海沿岸国家，我国以女性略占多数，但男性患者中眼葡萄膜炎和内脏受累较女性高 3～4 倍。

二、病因和发病机制

不明确，可能与遗传因素及病原体感染有关。

三、病理

在皮肤黏膜、视网膜、脑、肺等受累部位可以见到血管炎改变。血管周有炎症细胞浸润，严重者有血管壁坏死，大、中、小、微血管（动、静脉）均可受累，出现管腔狭窄和动脉瘤样改变。

四、临床表现

★1. 基本症状

（1）口腔溃疡　每年发作至少3次，是本病的首发症状，是诊断本病最基本而必须的症状。

（2）外阴溃疡　常出现在女性患者的大、小阴唇，其次为阴道，在男性则多见于阴囊和阴茎，也可以出现在会阴或肛门周围，约80%的患者有此症状。

（3）皮肤病变　呈结节性红斑、假性毛囊炎等表现。其中以结节性红斑最为常见且具有特异性。针刺后或小的皮肤损伤后出现反应也是 BD 一种较特异的皮肤反应。

（4）眼炎　最为常见的眼部病变是葡萄膜炎，视网膜血管炎可造成视网膜炎，眼炎的反复发作可以使视力障碍甚至失明，男性合并眼炎的明显多于女性患者，尤其是年轻男性发病率更高，且多发生在起病后的 2 年内。

2. 系统性症状

（1）消化道　最多见腹痛并以右下腹痛为常见，消化道的基本病变是多发性溃疡。

（2）神经系统　见于 20% 的患者，脑、脊髓的任何部位都可因小血管炎而受损（即使在同一患者，神经系统可多部位受累），临床表现随其受累部位的不同而不同。

（3）心血管　大、中血管病变，见于 10% 的患者。大、中血管病变包括体内任何部位的大、中动脉炎和大、中静脉炎。

（4）关节炎　关节痛以膝关节受累最为多见。大多数仅表现为一过性的关节痛，可反复发作并自限。

（5）肺病　较少见，肺的小动脉炎引起小动脉瘤或局部血管的栓塞而出现咯血、胸痛、气短、肺栓塞等症状。

（6）泌尿系统病变　表现为血尿（镜下或肉眼）、蛋白尿，均不严重，多为一过性。

3. 实验室检查　BD 无特异血清学检查。红细胞沉降率轻至中度增快。PPD 试验约 40% 强阳性。

★4. 针刺反应　这是本病目前唯一的特异性较强的试验。

五、诊断

本病的诊断标准如下：有下述 5 项中 3 项或 3 项以上者可诊为本病。

1. 反复口腔溃疡　指每年至少有 3 次肯定的口腔溃疡出现，并有下述 4 项症状中的任何 2 项相继或同时出现者。

2. 反复外阴溃疡。

3. 眼炎　包括前葡萄膜炎、后葡萄膜炎、视网膜血管炎、裂隙灯下的玻璃体内有细胞出现。

4. 皮肤病变　包括有结节性红斑，假性毛囊炎，丘疹性脓疱疹，未用过糖皮质激素、非青春期者而出现的痤疮样结节。

5. 针刺试验呈阳性结果。

六、治疗

BD 的治疗可分为对症治疗、眼炎治疗、血管炎治疗几个方面。

1. 对症治疗

（1）非甾体抗炎药　主要对关节炎的炎症有疗效。

（2）秋水仙碱　对有关节病变及结节性红斑者可能有效，有时对口腔溃疡者也有一定疗效。剂量为 0.5mg，每日 3 次。

（3）糖皮质激素制剂的局部应用　①口腔溃疡者可涂抹软膏，可使早期溃疡停止进展或减轻炎症性疼痛。②眼药水或眼药膏对轻型的前葡萄膜炎有一定的疗效。

（4）沙利度胺　对黏膜溃疡、特别是口腔黏膜溃疡有较好的疗效。

2. 内脏血管炎和眼炎的治疗　内脏系统的血管炎主要是应用糖皮质激素和免疫抑制剂，可根据病变部位和进展来选择药物的种类、剂量和途径。可考虑使用生物制剂治疗严重眼炎。

七、预后

大部分预后良好。有眼病者可以使视力严重下降，甚至失明。胃肠道受累后引起溃疡出血、穿孔、肠瘘、吸收不良、感染等都是严重的并发症，死亡率很高。有中枢神经系统病变者死亡率亦高，存活者往往有严重的后遗症。大、中动脉受累后因动脉瘤破裂、心肌梗死等而出现突然死亡者亦非罕见。

【同步练习】
1. 巨细胞动脉炎典型三联征有哪些？
2. ANCA 相关性血管炎包括哪些？

【参考答案】
1. 颞侧头痛、间歇性下颌运动障碍和视力障碍。
2. 嗜酸性肉芽肿性多血管炎、显微镜下多血管炎、肉芽肿性多血管炎。

第 8 章　特发性炎症性肌病

教学目的

1. 掌握　特发性炎症性肌病典型临床表现。
2. 熟悉　多发性肌炎、皮肌炎的诊断。
3. 了解　特发性炎症性肌病病理、治疗。

特发性炎症性肌病（IIMs）是一组病因未明的以四肢近端肌无力为主的骨骼肌非化脓性炎症性疾病。包括：①多发性肌炎（PM）。②皮肌炎（DM）。③包涵体肌炎。④非特异性肌炎和免疫介导的坏死性肌病。其发病年龄有 2 个高峰，即 10 ~ 15 岁和 45 ~ 60 岁。

一、病因

在某些遗传易感个体中，感染与非感染环境因素所诱发，由免疫介导的一组疾病。

二、病理

特发性炎症性肌病的病理特点为肌纤维肿胀，横纹消失，肌组织内炎症细胞浸润，以淋巴细胞为主。PM/DM 免疫病理不同，细胞免疫在 PM 的发病中起主要作用，体液免疫在 DM 发病中起更大作用，肌束周围的萎缩更常见于 DM。

★ 三、临床表现

1. 全身症状　可有发热、关节痛等。

2. 骨骼肌受累　近端肢体肌无力为其主要临床表现，有些患者伴有自发性肌痛与肌肉压痛。骨盆带肌受累时出现髋周及大腿无力，难以蹲下或起立，肩胛带肌群受累时双臂难以上举，半数发生颈部肌肉无力，1/4 可见吞咽困难，四肢远端肌群受累者少见，眼肌及面部肌肉几乎不受影响。

3. 皮肌受累　典型皮疹包括以上眼睑为中心的眶周水肿性紫红色斑；四肢肘、膝关节伸侧面和内踝附近、掌指关节、指间关节伸面紫红色丘疹，逐渐融合成斑片，有毛细血管扩张、色素减退，上覆细小鳞屑，称 Gottron 征；颈前及上胸部 "V" 字形红色皮疹；肩颈后皮疹（披肩征）；部分患者双手外侧掌面皮肤出现角化、裂纹，皮肤粗糙脱屑，如同技术工人的手，称 "技工手"。

4. 其他　约 8% PM/DM 伴发恶性肿瘤，少有各种自身抗体，发病年龄越高，伴发肿瘤机会越大。

包涵体肌炎多见于中老年人，起病隐袭，进展缓慢，四肢远、近端肌肉均可累及，多为无痛性，肌电图呈神经或神经肌肉混合改变。本病的特征性病理变化是肌细胞浆和（或）核内有嗜碱性包涵体和镶边空泡纤维，电镜下显示肌纤维内有管状细丝或淀粉样细丝包涵体。

四、辅助检查

1. 一般检查 血常规可见白细胞数正常或增高，红细胞沉降率增快，血肌酸增高，肌酐下降，血清肌红蛋白增高，尿肌酸排泄增多。

2. 血清肌酶谱 肌酸激酶（CK）、醛缩酶（ALD）、天门冬酸氨基转移酶（AST）、丙氨酸氨基转移酶（ALT）、乳酸脱氢酶（LDH）增高，尤以 CK 升高最敏感。CK 可以用来判断病情的进展情况和治疗效果，这些酶对肌炎诊断特异性不强。

3. 自身抗体

（1）抗氨酰 tRNA 合成酶抗体　其中检出率较高的为抗 J0－1 抗体，此类抗体阳性者常表现为肺间质病变、关节炎、"技工手"和雷诺现象，称之为"抗合成酶综合征"。

（2）抗 SRP 抗体　无皮肤症状，肺间质病变少见，对激素反应不佳，5 年生存率更低。此抗体阳性虽对 PM 更具特异性，但敏感性很差（4% 左右）。

（3）抗 Mi－2 抗体　是对 DM 特异的抗体，此抗体阳性者 95% 可见皮疹，预后较好。

4. 肌电图　肌源性损害。表现为低波幅，短程多相波；插入（电极）性激惹增强，表现为正锐波，自发性纤颤波；自发性、杂乱、高频放电。

5. 肌活检　约 2/3 病例呈典型肌炎病理改变；另 1/3 病例肌活检呈非典型变化，甚至正常。免疫病理学检查有利于进一步诊断。

★ 五、诊断

诊断 PM/DM 应具备：①四肢对称性近端肌无力。②肌酶谱升高。③肌电图示肌源性改变。④肌活检异常。⑤皮肤特征性表现。以上 5 条全具备为典型 DM；仅具备前 4 条为 PM；在诊断前应排除肌营养不良、肉芽肿性肌炎、感染、横纹肌溶解、代谢性疾病、内分泌疾病、重症肌无力、药物和毒物诱导的肌病症状等。

六、治疗

炎症性肌病的治疗应遵循个体化原则，治疗开始前应对患者的临床表现进行全面评估。治疗用药首选糖皮质激素，对糖皮质激素反应不佳者可加用甲氨蝶呤，有心脏、肺受累者预后较差。

【同步练习】
炎症性肌病的主要临床表现是什么？
【参考答案】
近端肢体肌无力。

第 9 章　系统性硬化病

教学目的

1. 掌握　系统性硬化病典型临床表现。
2. 熟悉　系统性硬化病的诊断。
3. 了解　系统性硬化病病理、治疗。

系统性硬化病（SSc）是一种原因不明，临床上以局限性或弥漫性皮肤增厚和纤维化为特征，也可影响内脏（心、肺和消化道等器官）的全身性疾病。

一、流行病学

发病高峰年龄 30~50 岁；女性多见，患病率（19~75）/10 万人口。

二、病因和发病机制

1. 病因 与遗传易感和环境因素等多因素有关。本病可能是在遗传基础上反复慢性感染导致自身免疫性疾病，最后引起的结缔组织代谢及血管异常。

2. 发病机制 由于免疫系统功能失调，激活、分泌多种自身抗体、细胞因子等引起血管内皮细胞损伤和活化，进而刺激成纤维细胞合成胶原的功能异常，导致血管壁和组织的纤维化。

三、病理

受累组织的血管病变，胶原增殖、纤维化是本病的病理特点。

四、临床表现

★**1. 早期表现** 雷诺现象常为本病的首发症状。

★**2. 皮肤病变** 为本病标记性特点，呈对称性。典型皮肤病变一般经过 3 个时期：①肿胀期：一般先在手指和脸上出现，呈肿胀水肿，压上去没有凹陷，患者常常觉得手胀像香肠一样，活动不灵活，手背肿胀，逐渐波及前。②硬化期：皮肤逐渐变厚、发硬，手指像被皮革裹住，皮肤不能像正常人一样很容易被提起，两手不能握紧拳头。"面具脸"，为本病特征性表现之一。③萎缩期：皮肤萎缩，变得光滑但显得很薄，紧紧贴在皮下的骨面上，关节屈曲挛缩不能伸直，还可出现皮肤溃疡，很痛且不易愈合。皮肤变硬变薄，皮纹消失，毛发脱落，指端由于缺血导致指垫组织丧失，出现下陷、溃疡、瘢痕、指骨溶解、吸收。

3. 关节、肌肉表现 关节炎少见。皮肤严重受累者常有肌无力，多为失用性肌萎缩所致。

4. 胃肠道病变 食管功能：①排出时间延长。②食管括约肌压及食管下段咽下压下降。因全胃肠低动力症，有利于细菌繁殖而导致吸收不良综合征。

★**5. 肺病变** 最常见的肺部病变为肺间质纤维化，表现为：①弥散功能减退；②最大呼气中期流速减慢；③残气/闭合气量增加。常规胸片显示蜂窝状变化。早期病变在高分辨 CT 最为敏感。另一较为多见的病变是肺动脉高压。肺间质纤维化多见于弥散型，而肺动脉高压则多见于有严重雷诺现象者。肺部病变是本病死亡原因之一。

6. 心脏病变 包括心包、心肌、心传导系统病变，有肺动脉高压者可导致肺心病。有心肌病变及肺动脉高压者预后差。

★**7. 肾病变** 肾脏损害是 SSc 的主要死亡原因之一，提示预后不佳，多见于弥漫皮肤型的早期（起病 4 年内）。急进性恶性高血压和（或）急性肾衰竭均称为硬皮病肾危象，也是本病的主要死亡原因。

五、分型

根据皮肤受累情况，可分为如下几型。

1. 弥漫型 SSc 特点为对称性广泛性皮肤纤维化，除累及肢体远端和近端、面部和颈部外，尚累及胸部和腹部皮肤。本型病情进展快，预后较差，多伴有内脏病变如肺、心脏、胃肠道或肾累及。抗 Scl-70 抗体阳性率高，抗着丝点抗体（ACA）少见，10 年生存率 50% 左右。

2. 局限型 SSc 特点为皮肤病变局限于手指、前臂远端，可有颜面和颈部受累。内脏病变出现较晚。CREST 综合征指手指软组织钙化（calcinosis）、雷诺现象（Raynaud's phenomenon）、食管运动功能障碍（esophagealdysmotility）、硬指（sclerodactyly）及毛细血管扩张（telangiectasis），为本病的一种特殊类型，ACA 阳性率高，预后相对较好，10 年生存率 70% 以上。

3. 无硬化病的 SSc 具有 SSc 雷诺现象，特征性的内脏器官表现和血清学异常，但临床无皮肤硬化的表现。

4. 硬皮病重叠综合征 特点为弥漫型或局限型系统性硬化病伴有另 1 种或 1 种以上的其他结缔组织病。

六、实验室检查

70% ANA 阳性。抗 Scl–70 抗体为弥漫型的标记性抗体，ACA 则多见于局限型，尤其在 CREST 综合征较多见。抗 Scl–70 阳性者较阴性者肺损害多见（70% 对 20%），皮肤活检可见胶原纤维膨胀及纤维化。

七、诊断

1980 年美国风湿病学会 SSc 分类诊断标准如下。

1. 主要指标近端硬皮病 对称性手指及掌指或跖趾近端皮肤增厚、紧硬，不易提起。类似皮肤改变同时累及肢体的全部、颜面、颈部和躯干。

2. 次要指标

（1）指端硬化 硬皮改变仅限于手指。

（2）指端凹陷性瘢痕或指垫变薄 由于缺血指端有下陷区，指垫组织丧失。

（3）双肺底纤维化 标准 X 线胸片双下肺出现网状条索、结节、密度增加，亦可呈弥漫斑点状或蜂窝状，并已确定不是由原发于肺部疾病所致。

具备上述主要指标或 ≥2 个次要指标者，可诊断为 SSc。

八、治疗

应注意个体化治疗。

1. 雷诺现象的治疗 勿吸烟，手足避冷保暖。

2. 糖皮质激素 对炎性肌病、间质性肺部疾患的炎症期有一定疗效；糖皮质激素与硬皮病肾危象相关，须监测血压和肾功能。

3. 免疫抑制剂 疗效不肯定，与糖皮质激素合并应用，常可提高疗效和减少糖皮质激素用量，常用的有环孢素 A、环磷酰胺、硫唑嘌呤、甲氨蝶呤等。

4. 抗纤维化治疗 D–青霉胺。

5. 肺间质纤维化的治疗 早期可用糖皮质激素以抑制局部免疫反应，也可同时静脉用药或口服环磷酰胺，连续 2 年，可能有助于改善肺功能和肺间质病变。

6. 肺动脉高压 一般治疗包括氧疗、利尿剂和抗凝治疗，早期以钙拮抗药如硝苯地平及降压药合用，有助于降低肺动脉压。近年来国外采用口服内皮素受体拮抗剂和抗转移生长因子 β1（TGF–β1）治疗 SSc 所致的肺动脉高压已取得一定疗效。

7. 肾危象 用血管紧张素转换酶抑制剂治疗可能有效果。

8. 抗酸药 用以保护胃黏膜。

9. 非甾体抗炎药 用于有肌痛、关节炎者。

九、预后

局限型预后一般较好。弥漫型（尤其是年长者）由于肺、肾、心脏的损害容易导致死亡，故预后较差。

大部分系统性硬化病的首发症状是什么？
雷诺现象。

第 10 章　雷诺现象与雷诺病

教学目的

1. 掌握　雷诺现象典型发作表现。
2. 熟悉　雷诺现象与雷诺病的鉴别。
3. 了解　雷诺现象与雷诺病的治疗。

雷诺现象是指因受寒冷或紧张的刺激后，肢端细动脉痉挛，使手指（足趾）皮肤突然出现苍白，相继出现皮肤变紫、变红，伴局部发冷、感觉异常和疼痛等短暂的临床现象。可以是原发的，称为雷诺病；也可以是继发的，即出现于其他已明确诊断的疾病者，称为雷诺现象。

一、病因和病理生理

多有寒冷、情绪波动及其他诱发因素，发作好见于秋冬季节，患者多是 20 ~ 40 岁之间的女性。目前认为前列腺素代谢、微循环和血管内皮细胞的功能异常是本病的病理生理基础之一。

二、病理

严重病例动脉的内膜增厚，中层肥厚；小动脉内有血栓形成。

★ 三、临床表现

雷诺现象典型发作可分 3 期。

1. 缺血期　指早期表现，一般好发于指、足趾远端皮肤，出现发作性苍白、僵冷，伴出汗、麻木或疼痛，多对称性自指端开始向手掌发展，但很少超过手腕，主要是由于四肢末端细小动脉痉挛，皮肤血管内血流量减少而突然发生。

2. 缺氧期　受累部位继续缺血，毛细血管扩张淤血，皮肤发绀而呈紫色，皮温低，疼痛，此时自觉症状一般较轻。

3. 充血期　一般在保暖以后，也可自动发生。此时血管痉挛解除，动脉充血，皮肤潮红，皮温回升，可有刺痛，肿胀及轻度搏动性疼痛。当血液灌流正常后，皮肤颜色和自觉症状均恢复正常。一般发作过程持续 10 多分钟，约 1/3 病例持续 1 小时以上，有时必须将患肢浸于温水中方可缓解。以上发作往往从某一手指开始，逐渐在其余手指出现类似症状。

四、诊断与鉴别诊断

诊断雷诺现象主要根据临床表现，即肢体远端对称性相继出现苍白、青紫及潮红的皮肤改变，无其他系统疾病可解释的典型病例不难诊断。雷诺病与雷诺现象的区别在于是否存在原发病。雷诺现象应和手足发绀症鉴别。多种风湿病都可伴发雷诺现象，发生率最高的是系统性硬化病和混合性结缔组织病。

五、治疗

（1）注意保暖、严防冻伤，避免精神紧张和过度劳累即可控制。

（2）停止吸烟。

（3）反复发作或症状比较严重，可加用钙拮抗剂及影响交感神经活性的药物。

（4）不论雷诺病或雷诺现象β受体阻滞剂、可乐定和麦角制剂均为禁忌使用药物。

（5）雷诺现象治疗取决于对基础疾病的认知和治疗，应积极治疗原发病。

六、预后

预后相对良好，极少（<1%）需要截指（趾）。

【同步练习】

雷诺现象典型发作可分为哪三期？

【参考答案】

①缺血期；②缺氧期；③充血期。

第11章　骨关节炎

教学目的

1. 掌握　手、膝骨关节炎典型临床表现。
2. 熟悉　骨关节炎影像学检查。
3. 了解　骨关节炎的治疗。

骨关节炎（OA），是一种以关节软骨损害为主，并累及整个关节组织的最常见的关节疾病。

一、分类

按有否明确病因，可分为原发性（特发性）和继发性OA；按关节分布可分为局限性和全身性OA；按是否伴有症状可分为症状性和无症状性（放射学）OA。

二、流行病学

患病率和年龄、性别、民族及地理因素有关，65岁以上达68%，55岁以下男女受累关节分布相同，而高龄男性髋关节受累多于女性，手OA则女性多见。黑人OA比白人多见，中国人髋关节OA患病率低于西方人。

三、病因和发病机制

1. 病因

（1）一般易感因素　包括遗传因素、高龄、肥胖、、过度运动、吸烟等。

（2）机械因素　如创伤、关节形态异常、长期从事反复使用某些关节的职业或剧烈的文体活动等。

2. 发病机制　本病是多种因素联合作用的结果，主要有：①软骨基质合成和分解代谢失调。②软骨下骨板损害使软骨失去缓冲作用。③关节内局灶性炎症。

四、病理

关节作为一个器官，OA除了软骨，还可累及滑膜、关节囊和软骨下骨板，其主要病理特点为修复不良和关节结构破坏。软骨变性为本病特征性病理改变，也是OA最基本的病理改变。

五、临床表现

主要临床表现是局部关节及其周围疼痛、僵硬及病情进展后出现的关节骨性肥大、功能障碍等。

1. 症状

（1）疼痛　疼痛是本病的主要症状，也是导致功能障碍的主要原因。特点为隐匿发作、持续钝痛，多发生于活动以后，休息可以缓解。随着病情进展，关节活动可因疼痛而受限，甚至休息时也可发生疼痛。

（2）晨僵和黏着感　晨僵提示滑膜炎的存在。但和类风湿关节炎不同，时间比较短暂，一般不超过 30 分钟。黏着感指关节静止一段时间后，开始活动时感到僵硬，如粘住一般，稍活动即可缓解，多见于老年人下肢关节。

（3）其他症状　随着病情进展，可出现关节挛曲、不稳定、休息痛、负重时疼痛加重。由于关节表面吻合性差、肌肉痉挛和收缩、关节囊收缩，以及骨刺或关节鼠引起机械性闭锁，可发生功能障碍。

2. 体征

（1）关节肿胀　因局部骨性肥大或渗出性滑膜炎引起，可伴局部温度增高、积液和滑膜肥厚，严重者可见关节畸形、半脱位等。

（2）压痛和被动痛　受累关节局部可有压痛，伴滑膜渗出时更加明显。有时虽无压痛，但被动运动时可发生疼痛。

（3）关节活动弹响（骨摩擦音）　以膝关节多见。检查方法：患者坐位，检查者一手活动膝关节，另一手按在所查关节上，关节活动时可感到"咔哒"声。可能为软骨缺失和关节面欠光整所致。

（4）活动受限　由于骨赘、软骨丧失、关节周围肌肉痉挛及关节破坏所致。

3. 常见受累关节及其临床特点

★（1）手　多见于中、老年女性，以远端指间关节最常累及，也可见于近端指间关节和第一腕掌关节。疼痛和压痛不太明显。特征性表现为指间关节背面内、外侧有骨样肿大结节，位于远端指间关节者称 Heberden 结节，位于近端指间关节者称 Bouchard 结节。具遗传倾向，常母女均罹患。部分患者可出现屈曲或侧偏畸形。第一腕掌关节因骨质增生可出现"方形手"。

★（2）膝　膝 OA 早期以疼痛和僵硬为主，多发生于上下楼时，体格检查可见关节肿胀、压痛、骨摩擦音以及膝内翻畸形等。少数患者关节周围肌肉萎缩，多为失用性。

（3）髋　髋关节 OA 多见于年长者，主要症状为隐匿发生的疼痛，可放射至臀外侧、腹股沟、大腿内侧。

（4）足　足 OA 以第 1 跖趾关节最常见。症状可因穿过紧的鞋子而加重。

（5）颈椎　最多见于第 5 颈椎，颈项疼痛、僵硬主要由骨突关节引起。脊神经根受压可出现上臂放射痛，脊髓受压可引起肢体无力和麻痹，椎动脉受压可致眩晕、耳鸣以至复视、构音和吞咽障碍

（6）腰椎　多见于第 3 ~ 5 腰椎，骨突关节受累可引起腰痛。椎间盘病可引起腰、臀疼痛并放射至下肢。

六、实验室与影像学检查

1. 典型 X 线表现　表现为受累关节间隙狭窄，软骨下骨质硬化及囊性变，关节边缘骨赘形成。

2. 磁共振显像　能显示早期软骨病变，有利于早期诊断。

七、诊断

根据症状和放射学表现诊断，诊断不难。

八、鉴别诊断

外周关节 OA 应与类风湿关节炎、银屑病关节炎、假性痛风等鉴别；髋关节 OA 应与髋关节结核、股骨头无菌性坏死鉴别。中轴关节 OA 应与脊柱关节病鉴别。

九、治疗

治疗的目的是减轻症状，改善关节功能，改善生活质量。根据不同情况指导患者进行非药物治疗和药物治疗、手术治疗。

十、预后

大多数患者预后良好，有一定致残率。

【同步练习】

手 OA 特征性表现是什么？

【参考答案】

Heberden 结节、Bouchard 结节。

第 12 章　痛　　风

📖 教学目的

1. 掌握　痛风急性关节炎期临床表现。
2. 熟悉　高尿酸血症和痛风的区别、急性痛风性关节炎期的治疗。
3. 了解　痛风发病机制、代谢综合征定义。

痛风（gout）是嘌呤代谢障碍及尿酸排泄减少引起的高尿酸血症所致代谢性风湿疾病，临床上分为原发性和继发性两大类。

一、病因和发病机制

病因和发病机制不清。

1. 高尿酸血症的形成

（1）尿酸排泄减少。

（2）尿酸生成增多　主要由酶的缺陷所致。

2. 痛风的发生　仅有部分高尿酸血症患者发展为痛风，当血尿酸浓度过高和（或）在酸性环境下，尿酸可析出结晶，沉积在骨关节导致痛风性关节炎、痛风石等。

二、临床表现

临床多见于 40 岁以上的男性，女性多在更年期后发病。常有家族遗传史。

1. 无症状期　仅有高尿酸血症，但随年龄增长痛风的患病率增加，并与高尿酸血症的水平和持续时间有关。

2. 急性关节炎期　★特点：①多在午夜或清晨突然起病，多呈剧痛。②单侧第 1 跖趾关节最常见，依次为踝、膝等。③发作常呈自限性，数日内自行缓解。④可伴高尿酸血症，部分患者急性发作时血尿酸水平正常。⑤秋水仙碱治疗后，关节炎症状可以迅速缓解。⑥关节腔滑囊液偏振光显微镜检查可见双折光的针形尿酸盐结晶。⑦可有发热等。

3. 痛风石及慢性关节炎期　痛风石是痛风的特征性临床表现，常见于耳轮、跖趾，常为多关节受累，且多见于关节远端，表现为关节肿胀、僵硬、畸形及周围组织的纤维化和变性，严重时患处皮肤发亮、菲薄，破溃则有豆渣样的白色物质排出。形成瘘管时周围组织呈慢性肉芽肿，虽不易愈合但很少感染。

4. 肾脏病变

（1）痛风性肾病　起病隐匿，早期仅有间歇性蛋白尿，随着病情的发展而呈持续性，伴有肾浓缩功能受损时夜尿增多，晚期可发生肾功能不全，表现水肿、高血压、血尿素氮和肌酐升高。

（2）尿酸性肾石病　有尿酸结石，呈泥沙样，常无症状，结石较大者可发生肾绞痛、血尿。当结石引起梗阻时导致肾积水、肾盂肾炎、肾积脓或肾周围炎，感染可加速结石的增长和肾实质的损害。

三、实验室及其他检查

1. 血尿酸测定　正常男性为 150～380 μmol/L（2.5～6.4mg/dl），女性为 100～300 μmol/L（1.6～5.0mg/dl），更年期后接近男性。

2. 尿尿酸测定　限制嘌呤饮食 5 天后，每日尿酸排出量超过 3.57mmol（600mg），可认为尿酸生成增多。

3. 滑囊液或痛风石内容物检查　偏振光显微镜下可见针形尿酸盐结晶。

★**4. X 线检查**　特征性改变为穿凿样、虫蚀样圆形或弧形的骨质透亮缺损。

四、诊断

男性和绝经后女性血尿酸 > 420 μmol/L（7.0mg/dl）、绝经前女性 > 350 μmol/L（5.8mg/dl）可诊断为高尿酸血症。中老年男性如出现特征性关节炎表现、伴有高尿酸血症应考虑痛风。关节液穿刺或痛风石活检证实为尿酸盐结晶可作出诊断。

五、预防和治疗

痛风的防治目的：①控制高尿酸血症，预防尿酸盐沉积。②迅速终止急性关节炎的发作。③防止尿酸结石形成和肾功能损害。

1. 非药物治疗　限制饮酒和高嘌呤食物的摄入；每天饮水 2000ml 以上；慎用抑制尿酸排泄的药物如噻嗪类利尿药等。

2. 药物治疗

★（1）急性痛风性关节炎期的治疗　①非甾体抗炎药：治疗急性痛风性关节炎的一线药物，活动性消化性溃疡、消化道出血为禁忌证，症状缓解应减量，5～7 天后停用。禁止同时服用 2 种或多种非甾体抗炎药，否则会加重不良反应。常用的有吲哚美辛、双氯芬酸、布洛芬等。②秋水仙碱：治疗急性痛风性关节炎的传统药物，因其毒副作用现少用。③糖皮质激素：上述药物治疗无效或不能使用秋水仙碱和非甾体抗炎药时，可考虑使用糖皮质激素短程治疗。该类药物的特点是起效快、缓解率高，但停药后容易出现症状"反跳"。

（2）发作间歇期和慢性期的处理　治疗目的是维持血尿酸 < 6mg/dl。目前降尿酸药物主要有抑制尿酸生成药物和排尿酸药。前者有别嘌醇，后者有苯溴马隆、丙磺舒。

（3）伴发疾病的治疗　包括高血压、高血脂、高血糖的治疗。

六、预后

若有心脑血管、肾功能损害预后不良。

【同步练习】

痛风急性关节炎期最常见发作关节是哪个？

【参考答案】

第1跖趾关节。

第13章　骨质疏松症

教学目的

1. 掌握　骨质疏松症的诊断线索、治疗原则。
2. 熟悉　骨质疏松症临床表现、危险因素。
3. 了解　骨质疏松症的治疗。

骨质疏松症（OP）是一种以骨量降低和骨组织微结构破坏为特征，导致骨脆性增加和易于骨折的代谢性骨病。按病因可分为原发性和继发性两类。继发性OP常由内分泌代谢疾病或全身性疾病引起。Ⅰ型原发性OP即绝经后骨质疏松症（PMOP），发生于绝经后女性。Ⅱ型原发性OP即老年性OP，见于老年人。

一、病因和危险因素

1. 骨吸收因素

（1）性激素缺乏　雌激素缺乏使破骨细胞功能增强，骨丢失加速，这是PMOP的主要病因，而雄激素缺乏在老年性OP的发病率中起了重要作用。

（2）活性维生素D缺乏和PTH增高　由于高龄和肾功能减退等原因致肠钙吸收和1，25 - $(OH)_2D_3$生成减少，PTH呈代偿性分泌增多，导致骨转换率加速和骨丢失。

（3）细胞因子表达紊乱　骨组织的IL - 1、IL - 6和TNF增高，而护骨素减少，导致破骨细胞活性增强和骨吸收。

2. 骨形成因素

（1）峰值骨量（PBM）降低　PBM主要由遗传因素决定，并与种族、骨折家族史、瘦高身材等临床表象，以及发育、营养和生活方式等相关联。性成熟障碍致PBM降低，成年后发生OP的可能性增加，发病年龄提前，OP的发生主要取决于骨丢失的量和速度。

（2）骨重建功能衰退　可能是老年性OP的重要发病原因。成骨细胞的功能与活性缺陷导致骨形成不足和骨丢失。

3. 骨质量下降　骨质量主要与遗传因素有关，包括骨的几何形态、矿化程度、微损伤累积、骨矿物质与骨基质的理化与生物学特性等。骨质量下降导致骨脆性和骨折风险增高。

4. 不良的生活方式和生活环境　OP和OP性骨折的危险因素很多，如高龄、吸烟、制动、体力活动过少、酗酒、跌倒、长期卧床、长期服用糖皮质激素、光照减少、钙和维生素D摄入不足等。蛋白质摄入不足、营养不良和肌肉功能减退是老年性OP的重要原因。危险因素越多，发生OP和OP性骨折的几率越大。

二、临床表现

1. 骨痛和肌无力　轻者无症状，仅在X线摄片或BMD测量时被发现。较重患者常诉腰背疼痛、乏力或全身骨痛。骨痛通常为弥漫性，无固定部位，检查不能发现压痛区（点）。乏力常于劳累或活动后加重，负重能力下降或不能负重。四肢骨折或髋部骨折时肢体活动明显受限，局部疼痛加重，有畸形或骨折阳性体征。

2. 骨折 多发部位为脊柱、髋部和前臂，其他部位亦可发生，如肋骨、盆骨、肱骨甚至锁骨和胸骨等。脊柱压缩性骨折多见于 PMOP 患者，髋部骨折多在股骨颈部（股骨颈骨折），以老年性 OP 患者多见，通常于摔倒或挤压后发生。第一次骨折后，患者发生再次或反复骨折的概率明显增加。

3. 并发症 驼背和胸廓畸形者极易并发上呼吸道和肺部感染，髋部骨折者常因感染、心血管病或慢性衰竭而死亡；幸存者生活自理能力下降或丧失，长期卧床加重骨丢失，使骨折极难愈合。

三、诊断与鉴别诊断

★1. 诊断

（1）诊断线索 ①绝经后或双侧卵巢切除后女性。②不明原因的慢性腰背疼痛。③身材变矮或脊椎畸形。④脆性骨折史或脆性骨折家族史。⑤存在多种 OP 危险因素，如高龄、吸烟、制动、低体重、长期卧床、服用糖皮质激素等。

（2）诊断标准 详细的病史和体检是临床诊断的基本依据，但确诊有赖于 X 线照片检查或 BMD 测定，并确定是低骨量［低于同性别 PBM 的 1 个标准差（SD）以上但＜2.5SD］、OP（低于 PBM 的 2.5SD 以上）或严重 OP（OP 伴 1 处或多处骨折）。

（3）病因诊断，并对骨折概率作出预测。

（4）骨代谢转换率评价 一般根据骨代谢生化指标测定结果来判断骨转换状况。骨代谢生化指标分为骨形成指标和骨吸收指标两类，前者主要有血清骨源性碱性磷酸酶、骨钙素和 1 型胶原羧基前肽等；后者包括尿钙/尿肌酐比值、吡啶啉、脱氧吡啶啉和血抗酒石酸酸性磷酸酶（TRAP）等。

2. 鉴别诊断

（1）老年性 OP 与 PMOP 的鉴别 老年女性患者要考虑 PMOP、老年性 OP 或两者合并存在等可能。

（2）内分泌性 OP 根据需要，选择必要的生化或特殊检查逐一排除，测定血 PTH、血钙和血磷一般可予鉴别。

（3）血液系统疾病 血液系统肿瘤的骨损害有时可酷似原发性 OP 或甲旁亢，此时有赖于血 PTH、PTH 相关蛋白（PTHrP）和肿瘤特异标志物测定等进行鉴别。

（4）原发性或转移性骨肿瘤 当临床高度怀疑为骨肿瘤时，可借助骨扫描或 MRI 明确诊断。

（5）结缔组织疾病 成骨不全的骨损害特征是骨脆性增加，多数是由于Ⅰ型胶原基因突变所致。

四、治疗

强调综合治疗、早期治疗和个体化治疗。

（一）一般治疗

1. 改善营养状况 补给足够的蛋白质有助于 OP 和 OP 性骨折的治疗，但伴有肾衰竭者要选用优质蛋白饮食，并适当限制其的摄入量。

2. 补充钙剂和维生素 D 每日元素钙的总摄入量达 800～1200mg。同时补充活性维生素 D 400～600IU/d。

3. 加强运动 多从事户外活动，加强负重锻炼，增强应变能力，减少骨折意外的发生。

4. 纠正不良生活习惯和行为 提倡低钠、高钾、高钙和高非饱和脂肪酸饮食，戒烟忌酒。

5. 避免使用致 OP 药物 如抗癫痫药、苯妥英、苯巴比妥等。

6. 对症治疗 有疼痛者可给予适量非甾体抗炎药，发生骨折或遇顽固性疼痛时，可应用降钙素制剂。

（二）特殊治疗

1. 性激素补充治疗

（1）雌激素补充治疗

1）雌激素补充治疗的原则是　①确认患者有雌激素缺乏的证据。②优先选用天然雌激素制剂（尤其是长期用药时）。③青春期及育龄期妇女的雌激素用量应使血雌二醇的目标浓度达到中、晚卵泡期水平（150～300pg/ml 或 410～820pmol/L），绝经后 5 年内的生理性补充治疗目标浓度为早卵泡期水平（40～60pg/ml）。④65 岁以上的绝经后妇女使用时应选择更低的剂量。

2）禁忌证　①子宫内膜癌和乳腺癌。②子宫肌瘤或子宫内膜异位。③不明原因阴道出血。④活动性肝炎或其他肝病伴肝功能明显异常。⑤系统性红斑狼疮。⑥活动性血栓栓塞性病变。⑦其他情况，如黑色素瘤、血栓栓塞史、冠心病等。伴有严重高血压、糖尿病等慎用雌激素制剂。

3）常用制剂和用量　①微粒化 17-β-雌二醇或戊酸雌二醇 1～2mg/d。②炔雌醇 10～20μg/d。③替勃龙（tibolone）1.25～2.5mg/d。④尼尔雌醇 1～2mg/w。⑤雌二醇皮贴剂 0.05～0.1mg/d。雌、孕激素合剂（dienogest）或雌、孕、雄激素合剂的用量小；皮肤贴剂可避免药物首经肝及胃肠道，鼻喷雌激素制剂（aerodiol）具有药物用量低、疗效确切等优点。

4）注意事项　①雌激素补充治疗的疗程一般不超过 5 年，治疗期间要定期进行妇科和乳腺检查。②一般口服给药，伴有胃肠、肝胆、胰腺疾病者，以及轻度高血压、糖尿病、血甘油三酯升高者应选用经皮给药；以泌尿生殖道萎缩症状为主者宜选用经阴道给药。③青春期和育龄期妇女的雌、孕激素的配伍可选用周期序贯方案，绝经后妇女可选用周期或连续序贯方案、周期或连续联合方案。

（2）雄激素补充治疗　用于男性 OP 的治疗，雄激素对肝有损害，并常导致水钠潴留和前列腺增生，因此长期治疗宜选用经皮制剂。

2. 选择性雌激素受体调节剂和选择性雄激素受体调节剂　主要适应于 PMOP 的治疗，可增加 BMD，降低骨折发生率，但偶可导致血栓栓塞性病变。SARM 具有较强的促合成代谢作用，有望成为治疗老年男性 OP 的较理想药物。

3. 二膦酸盐　二膦酸盐抑制破骨细胞生成和骨吸收，主要用于骨吸收明显增强的代谢性骨病（如变形性骨炎、多发性骨髓瘤、甲旁亢等），亦可用于高转换型原发性和继发性 OP、高钙血症危象和骨肿瘤的治疗，对类固醇性 OP 也有良效；但老年性 OP 不宜长期使用该类药物，必要时应与 PTH 等促进骨形成类药物合用。

4. 降钙素　降钙素为骨吸收的抑制剂，主要适用于：①高转换型 OP。②OP 伴或不伴骨折。③变形性骨炎。④急性高钙血症或高钙血症危象。应用降钙素制剂前需补充数日钙剂和维生素 D。

5. 甲状旁腺素（PTH）　对老年性 OP、PMOP、雌激素缺乏的年轻妇女和糖皮质激素所致的 OP 均有治疗作用。

6. 其他药物包括小剂量氟化钠、GH 和 IGF-1 等。

（三）OP 性骨折的治疗

治疗原则包括复位、固定、功能锻炼和抗 OP 治疗。

【同步练习】

原发性骨质疏松症分为哪两型？

【参考答案】

Ⅰ型原发性 OP 即绝经后骨质疏松症，Ⅱ型原发性 OP 即老年性 OP。

第14章 纤维肌痛综合征

1. 熟悉 纤维肌痛综合征的核心症状。
2. 了解 纤维肌痛综合征病因、治疗。

纤维肌痛综合征（FS）是一种以全身多处肌肉疼痛及发僵为主，伴有疲乏无力、睡眠障碍等多种其他症状的慢性疼痛性风湿病。患者的平均年龄为 49 岁，其中 89% 为女性。

一、病因

病因与睡眠障碍、神经内分泌变化、氨基酸浓度改变及心理因素有关。分为原发性 FS 继发性 FS。

二、发病机制

发病机制不清，目前认为与睡眠障碍、神经内分泌变化、氨基酸浓度改变及心理因素有关。继发于外伤、骨关节炎、类风湿关节炎及多种非风湿病者称为继发性 FS。如不伴有其他疾患，则为原发性 FS。

★ 三、临床表现

FS 的核心症状是慢性广泛性肌肉疼痛，大多数患者伴有皮肤触痛，时轻时重。约 90% 的患者伴有睡眠障碍，一半以上患者出现严重的疲劳。

四、实验室检查

常规检查无客观异常发现，常规检查无客观异常发现。

五、诊断

根据患者存在慢性广泛性肌肉疼痛及发僵，常伴有失眠、多梦及精神不振等睡眠障碍的表现，疼痛可累及全身，颈、胸、下背部、肩胛带及骨盆带肌肉最常见的特点，结合全身可出现多处压痛点，在排除其他疾病后可作出诊断。

六、治疗与预后

主要的治疗是减轻精神压力和对症止痛。因 FS 不造成脏器的损伤，预后良好。

【同步练习】
纤维肌痛综合征特征性症状是什么？
【参考答案】
慢性广泛性肌肉疼痛。

第9篇 理化因素所致疾病

第1章 总 论

教学目的

1. 掌握 理化因素所致疾病的防治原则。
2. 熟悉 理化因素所致疾病的诊断原则。
3. 了解 各种理化因素所致疾病。

本篇主要论述几种常见环境理化因素所致疾病。

一、物理因素

1. 高温 中暑或烧伤。

2. 低温 冻僵。

3. 高气压 高气压环境时减压过快常易发生减压病，发生栓塞。

4. 低气压 高原病。

5. 电流 电击。

6. 其他 淹溺、晕车、晕船和晕机。

二、化学因素

1. 农药 有机磷杀虫药中毒。

2. 药物 麻醉镇痛药、镇静催眠药和精神兴奋药过量使用引起的中毒。镇静催眠或麻醉镇痛药长期滥用产生依赖，突然停药或减量发生戒断综合征。

3. 乙醇 急性乙醇中毒。

4. 其他 清洁剂或有机溶剂等中毒；蛇毒中毒；一氧化碳、氰化物和硫化氢中毒；强酸或强碱致组织损伤；工业"三废"长期接触会发生慢性中毒；汞和砷中毒；军用毒剂中毒等。

三、理化因素所致疾病防治研究进展

毒理学从器官到分子水平乃至基因水平深入研究中毒发病机制，药理学对特效解毒药的研究及急诊医学血液净化技术的发展，都能大大提高中毒的诊断和治疗水平。

四、理化因素所致疾病的诊断原则

诊断时应考虑环境因素、接触史、临床表现和实验室检查，然后与其他类似临床表现的疾病鉴别，综合分析判断。

★ 五、理化因素所致疾病的防治原则

（1）迅速脱离有害环境和危害因素。

(2) 稳定患者生命体征。

(3) 针对病因和发病机制治疗。

(4) 对症治疗。

【同步练习】

试述理化因素所致疾病的防治原则。

【参考答案】

(1) 迅速脱离有害环境和危害因素。

(2) 稳定患者生命体征。

(3) 针对病因和发病机制治疗。

(4) 对症治疗。

第2章 中 毒

教学目的

1. 掌握 中毒的治疗原则，急性有机磷杀虫药中毒机制、临床表现、诊断分级，急性一氧化碳中毒的治疗，中暑的诊治。

2. 熟悉 洗胃的适应证、禁忌证、并发症、洗胃液的选择，急性有机磷杀虫药中毒的治疗，灭鼠药中毒的诊治，急性乙醇中毒的治疗，蛇咬伤的治疗。

3. 了解 各种中毒的解毒药物，急性百草枯中毒、氨基甲酸酯类杀虫剂中毒的诊治。

第1节 概 述

进入人体的化学物质达到中毒量产生组织和器官损害引起的全身性疾病称为中毒。分为：①工业性毒物；②药物；③农药；④有毒动植物。

通常将中毒分为急性中毒和慢性中毒两类：急性中毒是由短时间内吸收大量毒物引起，发病急，症状严重，变化迅速，如不积极治疗，可危及生命；慢性中毒是由长时间小量毒物进入人体蓄积引起，起病缓慢，病程较长，缺乏特异性中毒诊断指标，容易误诊和漏诊，多见于职业中毒。

一、病因和中毒机制

（一）病因

包括职业中毒和生活中毒。

（二）中毒机制

1. 体内毒物代谢

(1) 毒物侵入途径 消化道、呼吸道或皮肤黏膜等。

1) 消化道 是生活中毒的常见途径，例如有毒食物、OPI 和镇静安眠药氰化物等常经口摄入中毒。

2) 呼吸道 较经消化道吸收入血的速度快 20 倍。因此，患者中毒症状严重，病情发展快。职业中毒时，毒物常以粉尘、烟雾、蒸气或气体状态经呼吸道吸入。生活中毒的常见病例是一氧化碳中毒。

3）皮肤黏膜 对少数脂溶性毒物（如苯、苯胺、硝基苯、乙醚、氯仿或有机磷化合物等），可经皮脂腺或黏膜吸收中毒。能损伤皮肤的毒物（如砷化物、芥子气等）也可通过皮肤吸收中毒。毒蛇咬伤时，毒液可经伤口入血中毒。

（2）毒物代谢 毒物吸收入血后，与红细胞或血浆中某些成分相结合，分布于全身的组织和细胞。脂溶性较大的非电解质毒物在脂肪和部分神经组织中分布量大；不溶于脂类的非电解质毒物，穿透细胞膜的能力差。电解质毒物（如铅、汞、锰、砷和氟等）在体内分布不均匀。毒物主要在肝脏通过氧化、还原、水解和结合等作用进行代谢，然后与组织和细胞内的化学物质作用，分解或合成不同化合物。例如：乙醇氧化成二氧化碳和水；乙二醇氧化成乙二酸；苯氧化成酚等。大多数毒物代谢后毒性降低，此为解毒过程。少数代谢后毒性反而增强，如对硫磷氧化为毒性更强的对氧磷。

（3）毒物的排泄 进入体内的多数毒物经过代谢后排出体外。毒物排泄速度与其在组织中溶解度、挥发度、排泄和循环器官功能状态有关。肾脏是毒物排出的主要器官，水溶性毒物经肾脏排泄较快，使用利尿药可加速肾脏毒物排泄。重金属（如铅、汞和锰）及生物碱主要由消化道排出；一些易挥发毒物（如氯仿、乙醚、酒精和硫化氢等）可以原形经呼吸道排出，潮气量越大，排泄毒物作用越强；一些脂溶性毒物可由皮肤皮脂腺及乳腺排出，少数毒物经皮肤汗液排出时常引起皮炎。此外，铅、汞和砷等毒物可由乳汁排出，易引起哺乳婴儿中毒。有些毒物蓄积在体内一些器官或组织内，排出缓慢，当再次释放时又可产生中毒。

2. 中毒机制毒物种类繁多，中毒机制不一
（1）局部刺激和腐蚀作用 强酸、强碱。
（2）引起机体组织和器官缺氧 一氧化碳、硫化氢或氰化物。
（3）对机体的麻醉作用 过量的有机溶剂和吸入性麻醉药。
（4）抑制酶的活力 OPI 抑制 ChE；氰化物抑制细胞色素氧化酶。
（5）干扰细胞或细胞器的功能 四氯化碳。
（6）竞争相关受体 阿托品过量时竞争性阻断毒蕈碱受体。
3. 影响毒物作用的因素 包括毒物状态、机体状态、毒物相互影响。

二、临床表现

（一）急性中毒
不同化学物质急性中毒表现不完全相同，严重中毒时共同表现有发绀、昏迷、惊厥、呼吸困难、休克和少尿等。

1. 皮肤黏膜表现
（1）皮肤及口腔黏膜灼伤 见于强酸、强碱等中毒。硝酸灼伤痂皮呈黄色，盐酸灼伤痂皮呈棕色，硫酸灼伤痂皮呈黑色。
（2）发绀 见于亚硝酸盐、苯胺等中毒。
（3）黄疸 见于毒蕈、鱼胆或四氯化碳等中毒。
2. 眼部表现 瞳孔扩大见于阿托品、莨菪碱类中毒；瞳孔缩小见于 OPI、氨基甲酸酯类杀虫药中毒；视神经炎见于甲醇中毒。
3. 神经系统表现
（1）昏迷 见于催眠、镇静或麻醉药中毒；窒息性毒物（如一氧化碳、硫化氢、氰化物）中毒；OPI 中毒。
（2）谵妄 见于阿托品、乙醇中毒。
（3）肌纤维颤动 见于 OPI、氨基甲酸酯类杀虫药中毒。

（4）惊厥　见于窒息性毒物或异烟肼中毒。

（5）瘫痪　见于蛇毒、三氧化二砷中毒。

（6）精神失常　见于一氧化碳、酒精、阿托品、抗组胺药等中毒，药物依赖戒断综合征等。

4. 呼吸系统表现

（1）呼出特殊气味　乙醇中毒呼出气有酒味；氰化物有苦杏仁味；OPI 有蒜味。

（2）呼吸加快　水杨酸类、甲醇等中毒兴奋呼吸中枢。

（3）呼吸减慢　催眠药或吗啡中毒时抑制呼吸中枢。

（4）肺水肿　刺激性气体、OPI 或百草枯等中毒常发生肺水肿。

5. 循环系统表现

（1）心律失常　洋地黄、夹竹桃等中毒时兴奋迷走神经，拟肾上腺素药中毒时兴奋交感神经。

（2）心脏骤停　①心肌毒性作用：见于洋地黄、奎尼丁等中毒。②缺氧：见于窒息性气体毒物中毒。③严重低钾血症：见于排钾利尿药中毒。

（3）休克　三氧化二砷中毒引起剧烈呕吐和腹泻；强酸和强碱引起严重化学灼伤致血浆渗出；严重巴比妥类中毒抑制血管中枢，引起外周血管扩张。以上因素都可通过不同途径引起有效循环血容量相对和绝对减少发生休克。

6. 泌尿系统表现　肾脏损害有肾小管堵塞（如砷化氢中毒）、肾缺血或肾小管坏死（如毒蕈和蛇毒等中毒）导致急性肾衰竭，出现少尿或无尿。

7. 血液系统表现　如砷化氢中毒、苯胺等中毒可引起溶血性贫血和黄疸；水杨酸类、肝素或双香豆素过量、敌鼠和蛇毒咬伤中毒等引起止凝血障碍致出血。

8. 发热　可见于阿托品、二硝基酚或棉酚等中毒。

（二）慢性中毒

因接触毒物不同，表现有异。

1. 神经系统表现　痴呆（见于四乙铅或一氧化碳等中毒）、震颤麻痹综合征（见于一氧化碳、吩噻嗪或锰等中毒）和周围神经病（见于铅、砷或 OPI 等中毒）。

2. 消化系统表现　砷、四氯化碳、三硝基甲苯或氯乙烯中毒常引起中毒性肝病。

3. 泌尿系统表现　镉、汞、铅等中毒可引起中毒性肾脏损害。

4. 血液系统表现　苯、三硝基甲苯中毒可出现再生障碍性贫血或白细胞减少。

5. 骨骼系统表现　氟中毒可引起氟骨症；黄磷中毒可引起下颌骨坏死。

◀ **三、诊断**

中毒诊断通常要根据接触史、临床表现、实验室毒物检查分析和调查周围环境有无毒物存在，还要与其他症状相似的疾病进行鉴别诊断后再进行诊断。

1. 病史

（1）病史通常包括接触毒物时间、中毒环境和途径、毒物名称和剂量、初步治疗情况和既往生活及健康状况。

（2）如怀疑服毒时，要了解患者生活情况、精神状态、长期用药种类，有无遗留药瓶、药袋，家中药物有无缺少。

（3）对一氧化碳中毒要了解室内炉火、烟囱、煤气及同室其他人员情况。

2. 临床表现

（1）对不明原因的突然昏迷、呕吐、惊厥、呼吸困难和休克患者或不明原因的发绀、周围神经麻痹、贫血、白细胞减少、血小板减少及肝损伤患者都要想到中毒。

（2）对有确切接触毒物史的急性中毒患者，要分析症状和体征出现的时间顺序是否符合某种毒物中毒表现规律。然后迅速进行重点体格检查，根据神志、呼吸、脉搏、血压情况，紧急处理。病情允许时，认真进行系统检查。例如，考虑 OPI 中毒时，要注意呼出气有无蒜味和有无瞳孔缩小、肌纤维颤动、支气管分泌物增多和肺水肿等。

3. 实验室检查　急性中毒时，应常规留取剩余的毒物或可能含毒的标本。必要时进行毒物分析或细菌培养。对于慢性中毒，检查环境中和人体内有无毒物存在。

四、治疗

★ **（一）治疗原则**

①立即终止毒物接触。②紧急复苏和对症支持治疗。③清除体内尚未吸收的毒物。④应用解毒药。⑤预防并发症。

（二）急性中毒治疗

1. 终止继续暴露毒物　如立即撤离中毒现场；脱去污染的衣服；清洗皮肤和毛发上的毒物；用清水彻底冲洗清除眼内的毒物；清除伤口中的毒物。

2. 紧急复苏和对症支持治疗。

3. 清除体内尚未吸收的毒物

（1）催吐。

（2）鼻胃管抽吸。

（3）洗胃

1）适应证　用于口服毒物 1 小时以内者；对于服用吸收缓慢的毒物、胃蠕动功能减弱或消失者，服毒 4~6 小时后仍应洗胃。

2）禁忌证　吞服强腐蚀性毒物、食管静脉曲张、惊厥或昏迷患者，不宜进行洗胃。

3）洗胃液的选择　①胃黏膜保护剂：吞服腐蚀性毒物时，用生奶、蛋清、米汤、植物油等保护胃肠黏膜。②溶剂：口服脂溶性毒物（如汽油或煤油等）时，先用液体石蜡 150~200ml，使其溶解不被吸收，然后洗胃。③活性炭吸附剂：活性炭是强力吸附剂，能吸附多种毒物。应用活性炭主要并发症有呕吐、肠梗阻和吸入性肺炎。④中和剂：强酸用弱碱（如镁乳、氢氧化铝凝胶等）中和。强碱可用弱酸类物质（如食醋、果汁等）中和。⑤沉淀剂：乳酸钙或葡萄糖酸钙与氟化物或草酸盐作用，生成氟化钙或草酸钙沉淀。2%~5% 硫酸钠与可溶性钡盐作用，生成不溶性硫酸钡。生理盐水与硝酸银作用生成氯化银。⑥解毒药：选用 1:5000 高锰酸钾液，可使生物碱、蕈类氧化而解毒。

4）洗胃并发症　胃穿孔或出血，吸入性肺炎或窒息等。

（4）导泻　常用硫酸钠或硫酸镁。肾或呼吸衰竭、昏迷、OPI 中毒晚期者不宜使用。

（5）灌肠　除腐蚀性毒物中毒外，用于口服中毒 6 小时以上、导泻无效及抑制肠蠕动毒物（巴比妥类、阿片类）中毒者。应用 1% 温肥皂水连续多次灌肠。

4. 促进已吸收毒物排出

（1）强化利尿和改变尿液酸碱度

1）强化利尿　目的在于增加尿量和促进毒物排出。有心、肺和肾功能障碍者勿用此疗法。方法为：①快速大量静脉输注 5%~10% 葡萄糖溶液或 5% 糖盐水溶液，每小时 500~1000ml。②同时静脉注射呋塞米 20~80mg。

2）改变尿液酸碱度　①碱化尿液：弱酸性毒物（如苯巴妥或水杨酸类）中毒；②酸化尿液：碱性毒物（如苯丙胺、士的宁和苯环己哌啶）中毒时。

（2）供氧　高压氧治疗是一氧化碳中毒的特效疗法。

（3）血液净化　一般用于血液中毒物浓度明显增高、中毒严重、昏迷时间长、有并发症和经积极支持疗法病情日趋恶化者。

1）血液透析　用于清除血液中分子量较小和非脂溶性的毒物（如苯巴比妥、水杨酸类、甲醇、茶碱、乙二醇和锂等）。氯酸盐或重铬酸盐中毒能引起急性肾衰竭，是血液透析的首选指征。一般中毒 12 小时内进行血液透析效果好。

2）血液灌流　此法能吸附脂溶性或与蛋白质结合的化学物，能清除血液中巴比妥类（短效、长效）和百草枯等，是目前最常用的中毒抢救措施。

3）血浆置换　本疗法用于消除游离或与蛋白结合的毒物，特别是生物毒（如蛇毒、蕈中毒）及砷化氢等溶血毒物中毒。

5. 解毒药

（1）金属中毒解毒药　多属螯合剂。①依地酸钙钠：用于治疗铅中毒。②二巯丙醇：用于治疗砷、汞中毒。③二巯丙磺钠：用于治疗汞、砷、铜或锑等中毒。④二巯丁二钠：用于治疗锑、铅、汞、砷或铜等中毒。

（2）高铁血红蛋白血症解毒药　小剂量亚甲蓝（美蓝）：用于治疗亚硝酸盐、苯胺或硝基苯中毒。

（3）氰化物中毒解毒药　中毒后，立即吸入亚硝酸异戊酯。继而，3％亚硝酸钠溶液 10ml 缓慢静脉注射。随即，用 50％硫代硫酸钠 50ml 缓慢静脉注射。

（4）甲吡唑　它和乙醇治疗乙二醇和甲醇中毒。

（5）奥曲肽　用于治疗磺酰脲类药物过量引起的低血糖。

（6）胰高血糖素　是 β 受体阻断药和钙通道阻断药中毒的解毒剂，也可用在普鲁卡因、奎尼丁和三环抗抑郁药过量。主要应用指征是心动过缓和低血压。

（7）中枢神经抑制剂解毒药　①纳洛酮：是阿片类麻醉药的解毒药，对麻醉镇痛药引起的呼吸抑制有特异性拮抗作用。对急性酒精中毒有催醒作用。②氟马西尼：是苯二氮䓬类中毒的解毒药。

（8）OPI 中毒解毒药　应用阿托品和碘解磷定。

6. 预防并发症　惊厥时，保护患者避免受伤；卧床时间较长者，要定时翻身，以免发生坠积性肺炎、压疮或血栓栓塞性疾患等。

（三）慢性中毒的治疗

1. 解毒疗法　慢性铅、汞、砷、锰等中毒可采用金属中毒解毒药。

2. 对症疗法。

五、预防

（1）加强防毒宣传。

（2）加强毒物管理。

（3）预防化学性食物中毒。

（4）防止误食毒物或用药过量。

（5）预防地方性中毒病。

第 2 节　农 药 中 毒

农药是指用来杀灭害虫、啮齿动物、真菌和莠草等为防治农业病虫害的药品。农药常用的包括杀虫药（OPI、氨基甲酸酯类、拟除虫菊酯类和甲脒类等）、灭鼠药和除草剂等。

一、急性有机磷杀虫药中毒

急性有机磷杀虫药中毒（AOPIP）是指 OPI 进入体内抑制乙酰胆碱酯酶（AChE）活性，引起体内生理效应部位 ACh 大量蓄积，出现毒蕈碱样、烟碱样和中枢神经系统等中毒症状和体征。严重者常死于呼吸衰竭。

（一）OPI 分类

各种 OPI 毒性相差很大。分为 4 类。

1. 剧毒类 甲拌磷、内吸磷、对硫磷、速灭磷和特普等。

2. 高毒类 甲基对硫磷、甲胺磷、氧乐果、敌敌畏、磷胺、久效磷、水胺硫磷、杀扑磷和亚砜磷等。

3. 中度毒类 乐果、倍硫磷、除线磷、碘依可酯乙硫磷、敌百虫、乙酰甲胺磷、敌匹硫磷和亚胺硫磷等。

4. 低毒类 如马拉硫磷、肟硫磷（辛硫磷）、甲基乙酯磷、碘硫磷和溴硫磷等。

（二）病因

OPI 中毒的常见原因有如下几种。

1. 生产中毒 在生产过程中引起的中毒，OPI 污染手、皮肤或吸入中毒。

2. 使用中毒 在使用过程中，药液污染皮肤或湿透衣服由皮肤吸收，以及吸入空气中 OPI 所致。

3. 生活性中毒 故意吞服、误服，摄入 OPI 污染的水或食品；滥用 OPI 治疗皮肤病或驱虫而中毒。

（三）毒物代谢

OPI 主要经过胃肠道、呼吸道及皮肤黏膜吸收。吸收后迅速分布全身各器官，其中以肝内浓度最高。主要在肝内进行生物转化和代谢。马拉硫磷在肝内水解而解毒。有的 OPI 氧化后毒性反而增强，如对硫磷氧化为对氧磷；内吸磷氧化后首先形成亚砜，其抑制 ChE 能力增加 5 倍，经水解后毒性降低。敌百虫在肝内转化为敌敌畏，毒性增强，而后降解失去毒性。OPI 吸收后 6～12 小时血中浓度达高峰，24 小时内通过肾由尿排泄，48 小时后完全排出体外。

★（四）中毒机制

OPI 能抑制 AChE。AChE 主要存在于脑灰质、红细胞、交感神经节和运动终板中。OPI 的毒性作用是与 AChE 酯解部位结合成稳定的磷酰化胆碱酯酶，使 ChE 丧失分解 ACh 能力，ACh 大量积聚引起一系列毒蕈碱、烟碱样和中枢神经系统症状，严重者常死于呼吸衰竭。长期接触 OPI 时，ChE 活力虽明显下降，但临床症状较轻。

★（五）临床表现

1. 急性中毒

（1）毒蕈碱样症状 又称 M 样症状。主要是副交感神经末梢过度兴奋。平滑肌痉挛表现：瞳孔缩小、腹痛、腹泻；括约肌松弛表现：大小便失禁；腺体分泌增加表现：大汗、流泪和流涎；气道分泌物明显增多表现：咳嗽、气促、呼吸困难、双肺干性或湿性啰音，严重者发生肺水肿。

（2）烟碱样症状 又称 N 样症状。在横纹肌神经肌肉接头处 ACh 蓄积过多，出现肌纤维颤动，全身肌肉强直性痉挛，也可出现肌力减退或瘫痪，呼吸肌麻痹引起呼吸衰竭或停止。

（3）中枢神经系统症状 脑 AChE 浓度 <60% 时，出现头晕、头痛、烦躁不安、谵妄、抽搐和昏迷，有的发生呼吸、循环衰竭死亡。

（4）局部损害 有些 OPI 接触皮肤后发生过敏性皮炎、皮肤水疱或剥脱性皮炎；污染眼部时，出现结膜充血和瞳孔缩小。

2. 迟发性多发神经病　急性重度和中度 OPI（甲胺磷、敌敌畏、乐果和敌百虫等）中毒患者症状消失后 2～3 周出现迟发性多发神经病，表现感觉、运动型多发性神经病变，主要累及肢体末端，发生下肢瘫痪、四肢肌肉萎缩等。全血或红细胞 ChE 活性正常；神经-肌电图检查提示神经源性损害。

3. 中间型综合征　多发生在重度 OPI（甲胺磷、敌敌畏、乐果、久效磷）中毒后 24～96 小时及复能药用量不足患者，经治疗胆碱能危象消失、意识清醒或未恢复和迟发性多发神经病发生前。出现睑下垂、眼外展障碍、面瘫和呼吸肌麻痹，引起通气障碍性呼吸困难或衰竭，可导致死亡。全血或红细胞 ChE 活性在 30% 以下。高频重复刺激周围神经的肌电图检查，肌诱发电位波幅进行性递减。

（六）实验室检查

1. 血 ChE 活力测定　急性 OPI 中毒时，ChE 活力值在 50%～70% 为轻度中毒；30%～50% 为中度中毒；30% 以下为重度中毒。

2. 尿中 OPI 代谢物测定　对硫磷和甲基对硫磷患者尿中检测出对硝基酚；敌百虫患者尿中检测出三氯乙醇。

（七）诊断与鉴别诊断

1. 诊断

（1）OPI 暴露史。

（2）OPI 中毒症状及体征。

（3）全血 ChE 活力降低。

（4）血、胃内容物 OPI 及其代谢物检测。

此外，诊断时尚需注意：乐果和马拉硫磷中毒患者，病情好转后，在数日至 1 周后突然恶化，可再次出现 OPI 急性中毒症状或突然死亡。此种临床"反跳"现象可能与残留在体内的 OPI 重吸收或解毒药停用过早有关。

2. 鉴别诊断　OPI 中毒应与中暑、急性胃肠炎、脑炎、拟除虫菊酯类中毒鉴别。

★3. 急性中毒诊断分级

（1）轻度中毒　仅有 M 样症状，ChE 活力 50%～70%。

（2）中度中毒　M 样症状加重，出现 N 样症状，ChE 活力 30%～50%。

（3）重度中毒　具有 M、N 样症状，并伴有肺水肿、抽搐、昏迷，呼吸肌麻痹和脑水肿，ChE 活力 30% 以下。

（八）治疗

1. 迅速清除毒物。

2. 紧急复苏　OPI 中毒常死于肺水肿、呼吸肌麻痹、呼吸中枢衰竭。肺水肿应用阿托品。

3. 解毒药　ChE 复能药和胆碱受体拮抗药治疗。

（1）用药原则　早期、足量、联合和重复应用解毒药。

（2）ChE 复能药　肟类化合物能使被抑制的 ChE 恢复活性。ChE 复能药尚能有效解除烟碱样毒性作用，对 M 样症状和中枢性呼吸抑制作用无明显影响。氯解磷定是临床上首选的解毒药。首次给药要足量，指征为外周 N 样症状（如肌颤）消失。中毒表现消失，血 ChE 活性在 50% 以上，即可停药。ChE 复能药对甲拌磷、内吸磷、对硫磷、甲胺磷、乙硫磷和辛硫磷等中毒疗效好，对敌敌畏、敌百虫中毒疗效差，对乐果和马拉硫磷中毒疗效不明显。

（3）胆碱受体拮抗药　①M 胆碱受体拮抗药：又称外周性抗胆碱能药。阿托品能缓解 M 样症状，对 N 样症状无明显作用。根据病情，阿托品每 10～30 分钟或 1～2 小时给药 1 次，直到患者 M 样症状消失或出现"阿托品化"。阿托品化指征为口干、皮肤干燥、心率增快（90～100 次/分）和肺湿性啰音消失。此时，应减少阿托品剂量或停用。如出现瞳孔明显扩大、神志模糊、烦躁不安、抽搐、昏迷和尿潴留等为阿托品中毒，立即停用阿托品。②N 胆碱受体拮抗药：又称中枢性抗胆碱能药。

根据 OPI 中毒程度选用药物：轻度患者单用胆碱酯酶复能药；中、重度患者可联合应用胆碱酯酶复能药与胆碱受体拮抗药。两药合用时，应减少胆碱受体拮抗药（阿托品）用量，以免发生中毒。

（4）复方制剂　是将生理性拮抗剂与复能药组成的复方制剂。

对重度患者，症状缓解后逐渐减少解毒药用量，待症状基本消失，全血胆碱酯酶活力升至正常的 50%～60% 后停药观察，通常至少观察 3～7 天再出院。

4. 对症治疗　重度 OPI 中毒患者常伴有多种并发症，如酸中毒、低钾血症、严重心律失常、脑水肿等。

5. 中间型综合征治疗　立即给予人工机械通气，同时应用氯解磷定，积极对症治疗。

（九）预防

进行宣传、普及防治中毒常识；在生产和加工 OPI 的过程中，严格执行安全生产制度和操作规程；搬运和应用农药时应做好安全防护。对于慢性接触者，定期体检和测定全血胆碱酯酶活力。

二、急性百草枯中毒

急性百草枯（PQ）中毒是指口服吸收后突出表现为进行性弥漫性肺纤维化，最终死于呼吸衰竭及（或）MODS。病死率 90%～100%。

（一）病因和发病机制

常为口服自杀或误服中毒。成年人口服致死量为 2～6g。口服 PQ 接触部位会出现腐蚀性损伤。肺组织及骨骼肌浓度最高。人体 PQ 很少降解，24 小时经肾排出 50%～70%，约 30% 随粪排除。PQ 还可透过血脑屏障引起脑损伤。PQ 中毒机制尚不完全清楚，主要参与体内细胞氧化还原反应，形成大量活性氧自由基及过氧化物离子，引起组织细胞膜脂质过氧化，导致 MODS 或死亡。服毒者 4～15 天渐进性出现不可逆性肺纤维化和呼吸衰竭，最终死于顽固性低氧血症。称为PQ 肺。

（二）病理

PQ 肺基本病变为增殖性细支气管炎和肺泡炎。肺纤维化多发生在中毒后 5～9 天，2～3 周达高峰。也可见肾小管、肝中央小叶细胞坏死、心肌炎性变及肾上腺皮质坏死等。

（三）临床表现

1. 局部损伤　接触部位皮肤迟发出现红斑、水疱、糜烂、溃疡和坏死。口服中毒者，口腔、食管黏膜灼伤及溃烂。

2. 系统损伤

（1）呼吸系统　2～4 天逐渐出现咳嗽、呼吸急促及肺水肿，也可发生纵隔气肿和气胸。肺损伤者多于 2～3 周死于弥漫性肺纤维化所致呼吸衰竭。

（2）消化系统　服毒后胸骨后烧灼感、恶心、呕吐、腹痛、腹泻、胃肠道穿孔和出血。1～3 天出现肝损伤和肝坏死。

（3）其他　还可出现心悸、胸闷、气短、中毒性心肌炎症状；头晕、头痛、抽搐或昏迷；PQ 吸收后 24 小时发生肾损害，表现血尿、蛋白尿或急性肾衰竭；也可出现溶血性贫血或 DIC、休克。MODS 者常于数天内死亡。

（四）实验室检查

1. 毒物测定。

2. 影像学检查 肺 X 线或 CT 检查可协助诊断。早期呈下肺野散在细斑点状阴影，可迅速发展为肺水肿样改变。

（五）诊断

根据患者毒物接触史、肺损伤的突出表现及毒物测定诊断。

（六）治疗

目前尚无特效解毒药。

1. 复苏

（1）保持气道通畅 监测血氧饱和度或动脉血气。轻、中度低氧血症不宜常规供养，吸氧会加速氧自由基形成，增强 PQ 毒性和病死率。$PaO_2 < 40mmHg$ 或出现 ARDS 时，可吸入 21% 以上浓度氧气，维持 $PaO_2 \geqslant 70mmHg$。严重呼吸衰竭患者，机械通气治疗效果也不理想。

（2）低血压 常为血容量不足，快速静脉补液恢复有效血容量。

（3）脏器功能支持。

2. 减少毒物吸收

（1）清除毒物污染。

（2）催吐和洗胃 服毒 1 小时内用白陶土 60g 或活性炭 30g 吸附。

（3）导泻。

3. 增加毒物排除

（1）强化利尿。

（2）血液净化。

4. 其他治疗

（1）免疫抑制药 甲泼尼龙、地塞米松或（和）环磷酰胺。

（2）抗氧化剂 大剂量维 C 或 E、过氧化物歧化酶、乙酰半胱氨酸、还原型谷胱甘肽、乌司他丁或依达拉奉等。

（3）抗纤维化药 吡啡尼酮。

（4）PQ 竞争剂 普萘洛尔。

5. 中药治疗。

（七）预防

PQ 集中管理使用，防误服；使用前应进行安全防护教育。

三、氨基甲酸酯类杀虫剂中毒

氨基甲酸酯类杀虫剂主要有西维因、叶蝉散、异索威、呋喃丹、涕灭威。

1. 病因 生产性中毒主要发生在加工生产、成品包装和使用过程，若自服或误服中毒者病情较重。

2. 毒物的吸收和代谢 氨基甲酸酯类在肝进行代谢，由肾排泄，24 小时可排出 90% 以上。

3. 发病机制 氨基甲酸酯类杀虫药可与胆碱酯酶（ChE）结合，使其失去水解 ACh 活力，引起 ACh 蓄积，刺激胆碱能神经兴奋，产生相应的临床表现。但氨基甲酰化 ChE 易水解，故症状很轻且恢复较快。

4. 临床表现

（1）轻度中毒 头痛、头晕、乏力、视力模糊、恶心、呕吐、流涎、多汗、食欲减退和瞳孔缩小。

（2）中度中毒 除上述症状加重外，尚有肌纤维颤动。

（3）重度中毒 昏迷、肺水肿、呼吸衰竭、心肌、肝和肾功能损害。

5. 诊断 根据接触史、临床表现和血 ChE 活力降低，诊断并不困难。

6. 鉴别诊断 与 OPI 中毒、毒蘑菇中毒相鉴别。

7. 治疗

（1）清除毒物 皮肤污染用肥皂水彻底清洗，洗胃用 2% 碳酸氢钠溶液。

（2）阿托品 胆碱酯酶复能药对氨基甲酸酯杀虫剂引起的 ChE 抑制无复活作用，且可出现不良反应，故禁用。

四、灭鼠药中毒

1. 中毒分类

（1）按灭鼠药起效急缓分类 ①急性灭鼠药。②慢性灭鼠药。

（2）按灭鼠药的毒理作用分类 ①抗凝血类灭鼠药：第一代：灭鼠灵即华法林、克灭鼠、敌鼠钠盐、氯敌鼠。第二代：溴鼠隆和溴敌隆。②兴奋中枢神经系统类灭鼠药：毒鼠强、氟乙酰胺和氟乙酸钠。

2. 病因

（1）误食、误用灭鼠药制成的毒饵。

（2）有意服毒或投毒。

（3）二次中毒 灭鼠药被动、植物摄取后，以原形存留其体内，当人食用或使用中毒的动物或植物后，造成二次中毒。

（4）皮肤接触或呼吸道吸入在生产加工过程中中毒。

3. 中毒机制

（1）毒鼠强 对中枢神经系统有强烈的兴奋性，中毒后出现剧烈的惊厥。

（2）氟乙酰胺 生成氟柠檬酸中断三羧酸循环及因柠檬酸代谢堆积，丙酮酸代谢受阻，使心、脑、肺、肝和肾脏细胞发生变性、坏死，导致肺、脑水肿。

（3）溴鼠隆 干扰肝脏利用维生素 K，抑制凝血因子 Ⅱ、Ⅶ、Ⅸ、Ⅹ 及影响凝血酶原合成，导致凝血时间延长。其分解产物苄叉丙酮能严重破坏毛细血管内皮。

（4）磷化锌 磷化锌可致多脏器功能不全甚至衰竭。

分解产物可致胃出血、溃疡，能抑制细胞色素氧化酶，使神经细胞内呼吸功能障碍。

4. 临床特点与诊断要点

表 9 - 2 - 1 灭鼠药中毒的临床特点与诊断要点一览表

灭鼠药种类	诊断依据		
	中毒病史	主要临床特点	诊断要点
毒鼠强	接触史	严重阵挛性惊厥和脑干刺激的癫痫大发作	1. 检出血、尿及胃内容物成分 2. 中毒性心肌炎致心律失常和 ST 段改变 3. 心肌酶谱增高和肺功能损害

灭鼠药种类	诊断依据		
	中毒病史	主要临床特点	诊断要点
氟乙酰胺	同上	1. 轻型：头痛、头晕、四肢麻木、抽动、口渴、上腹痛 2. 中型：除上述外，尚有分泌物多、呼吸困难、肢体痉挛、血压下降 3. 重型：昏迷、惊厥、严重心律失常、瞳孔缩小	1. 检测标本中查出毒物或代谢产物氟乙酸 2. 血、尿中柠檬酸含量增高、血酮↑↑、血钙↓↓ 3. CK 明显↑↑↑ 4. ECG：QT 延长，ST-T 改变
溴鼠隆	同上	1. 早期：呕吐、腹痛、低热、情绪不好 2. 中晚期：皮下广泛出血、各脏器出血、休克	1. 出血时间、凝血时间和凝血酶原时间延长 2. Ⅱ、Ⅶ、Ⅸ、Ⅹ凝血因子减少或活动度下降 3. 血、尿、胃内容物中检出毒物
磷化锌	同上	1. 轻者表现：胸闷、呕吐、腹痛 2. 重者表现：惊厥、抽搐、口腔黏膜糜烂、呕吐物有大蒜味 3. 严重者表现：肺水肿、脑水肿、心律失常、昏迷、休克	1. 检测标本中检出毒物成分 2. 血中检出血磷↑↑ 3. 心、肝和肾功能异常

（五）临床救治

表9-2-2　灭鼠药中毒临床救治一览表

灭鼠药种类	综合疗法	特效疗法
毒鼠强	1. 迅速洗胃 2. 胃管注入活性炭和硫酸镁 3. 保护心肌 4. 禁用阿片类	1. 抗惊厥：推荐苯巴比妥和地西泮联用 2. 血液净化
氟乙酰胺	1. 1:5000 高锰酸钾溶液或0.15%石灰水洗胃 2. 活性炭 3. 支持治疗	1. 特效解毒剂：乙酰胺 2. 血液净化
溴鼠隆	1. 清水洗胃、催吐、导泻 2. 活性炭	1. 特效对抗剂：维生素 K_1 2. 严重出血患者同时输新鲜冰冻血浆
磷化锌	1. 清除毒物 2. 对症支持治疗	目前无特效治疗手段

第3节　急性毒品中毒

毒品是指国家规定管制的能使人成瘾的麻醉（镇痛）药和精神药，具有药物依赖性、危害性和非法性。

一、毒品分类

1. 麻醉（镇痛）药

（1）阿片类　包括吗啡、可待因和罂粟碱等。

（2）可卡因类　包括可卡因、古柯叶等。

（3）大麻类　包括大麻叶和大麻油等。

2. 精神药

（1）中枢抑制药　有镇静催眠药和抗焦虑药。

（2）中枢兴奋药　有苯丙胺、冰毒、摇头丸等。

（3）致幻药　包括麦角二乙胺、苯环己哌啶、西洛西滨和氯胺酮俗称 K 粉等。

二、中毒原因

绝大多数毒品中毒为滥用引起。

三、中毒机制

1. 麻醉药

（1）阿片类药　通过激活中枢神经系统内阿片受体起作用。

（2）可卡因　是很强的中枢兴奋剂。通过使脑内 5－羟色胺和多巴胺转运体失去活性产生作用。

2. 精神药

（1）苯丙胺类　主要作用机制是促进脑内儿茶酚胺递质释放，减少抑制性神经递质 5－羟色胺的含量，产生神经兴奋和欣快感。

（2）氯胺酮　为新的非巴比妥类静脉麻醉药，为中枢兴奋性氨基酸递质甲基－天门冬氨酸受体特异性阻断药，具有镇痛作用；对脑干和边缘系统有兴奋作用，能使意识与感觉分离；对交感神经有兴奋作用，快速大剂量给予时抑制呼吸。

四、诊断

通常根据滥用相关毒品史、临床表现、实验室检查及解毒药试验诊断，但要注意同时吸食几种毒品时诊断较为困难。

1. 用药或吸食史。

2. 急性中毒临床表现

（1）麻醉药　①阿片类中毒：常发生昏迷、呼吸抑制和瞳孔缩小等改变。②可卡因中毒：表现奇痒难忍、肢体震颤、肌肉抽搐、癫痫大发作等。③大麻中毒：表现精神和行为异常。

（2）精神药　①苯丙胺类中毒：表现精神兴奋、动作多、焦虑、紧张、幻觉和神志混乱等；严重者，出汗、颜面潮红、瞳孔扩大、血压升高、心动过速或室性心律失常、呼吸增强、高热、震颤、肌肉抽搐、惊厥或昏迷，也可发生高血压伴颅内出血，常见死亡原因为 DIC、循环或肝肾衰竭。②氯胺酮中毒：表现神经精神症状。

3. 实验室检查

（1）毒物监测。

（2）其他检查　①动脉血气分析。②血液生化检查。

4. 鉴别诊断　其他精神药物中毒或脑部疾病相鉴别。

5. 诊断性治疗　如怀疑吗啡中毒，静脉给予纳洛酮后可迅速缓解。

五、治疗

1. 复苏支持治疗　毒品中毒合并呼吸循环衰竭时，首先应进行复苏治疗。给予呼吸循环支持，纠正代谢紊乱，伴有低血糖、酸中毒和电解质平衡失常者应给予相应处理。

2. 清除毒物

（1）催吐　禁用阿扑吗啡催吐。

（2）洗胃　0.02% ~0.05% 高锰酸钾溶液洗胃，后用 50% 硫酸镁导泻。

（3）活性炭吸附。

3. 解毒药

（1）纳洛酮。

（2）纳美芬　治疗吗啡中毒优于纳洛酮。

（3）烯丙吗啡　对吗啡有直接拮抗作用，用于吗啡及其衍生物或其他镇痛药急性中毒的治疗。

（4）左洛啡烷　能逆转阿片中毒引起的呼吸抑制。

（5）纳曲酮　能完全阻断外源性阿片物质与阿片受体结合，试用于阿片类药中毒的解毒和预防复吸。

4. 对症治疗措施。

六、预防

（1）要严格对麻醉镇痛药和精神药品加强管理，专人负责保管。

（2）严格掌握适应证、用药剂量和时间，避免滥用和误用。

（3）肝、肾或肺功能障碍患者应避免使用，危重症患者或年老体弱者有应用指征时要减量。

（4）用于治疗药时，勿与有呼吸抑制作用的药物合用。

第4节　急性乙醇中毒

一次饮入过量酒精或酒类饮料引起兴奋继而抑制的状态称为急性乙醇中毒。

一、病因

酒是人们经常食用的饮料，大量饮用含乙醇高的烈性酒易引起中毒。

二、发病机制

（一）乙醇的代谢

乙醇经胃和小肠吸收，90%在肝内代谢、分解。由醇脱氢酶氧化为乙醛，乙醛经醛脱氢酶氧化为乙酸，乙酸转化为乙酰辅酶 A 进入三羧酸循环，最后代谢为 CO_2 和 H_2O。

（二）中毒机制

1. 急性毒害作用

（1）中枢神经系统抑制作用　小剂量出现兴奋作用，随着剂量的增加，对中枢神经系统产生抑制作用，作用于小脑，引起共济失调，作用于网状结构，引起昏睡和昏迷。极高浓度乙醇抑制延髓中枢引起呼吸或循环衰竭。

（2）代谢异常　乳酸增高、酮体蓄积导致代谢性酸中毒及糖异生受阻所致低血糖。

2. 耐受性、依赖性和戒断综合征

（1）耐受性　需要增加饮酒量才能达到原有的轻松、兴奋的欣快感。

（2）依赖性　精神依赖、生理依赖性。

（3）戒断综合征　长期饮酒后已形成身体依赖，一旦停止饮酒或减少饮酒量，可出现与酒精中毒相反的症状。机制可能是戒酒使酒精抑制 GABA 的作用明显减弱，同时血浆中去甲肾上腺素浓度升高，出现交感神经兴奋症状如多汗、战栗等。

3. 长期酗酒的危害

（1）营养缺乏　长期大量饮酒时进食减少，可造成明显的营养缺乏。维生素 B_1、叶酸缺乏。

（2）毒性作用　乙醇对黏膜和腺体分泌有刺激作用，可引起食管炎、胃炎、胰腺炎。乙醇在体内代谢过程中产生自由基，可引起细胞膜脂质过氧化，造成肝细胞坏死，肝功能异常。

三、临床表现

1. 急性中毒 分为 3 期。

（1）兴奋期 血乙醇浓度达到 11mmol/L（50mg/dl）即感头痛、欣快、兴奋。血乙醇浓度超过 16mmol/L（75mg/dl），健谈、饶舌、情绪不稳定、自负、易激怒，可有粗鲁行为或攻击行动，也可能沉默、孤僻。浓度达到 22mmol/L（100mg/dl）时，驾车易发生车祸。

（2）共济失调期 血乙醇浓度达到 33mmol/L（150mg/dl），肌肉运动不协调，行动笨拙，言语含糊不清，眼球震颤，视力模糊，复视，步态不稳，出现明显共济失调。浓度达到 43mmol/L（200mg/dl），出现恶心、呕吐、困倦。

（3）昏迷期 血乙醇浓度升至 54mmol/L（250mg/dl），患者进入昏迷期，表现昏睡、瞳孔散大、体温降低。血乙醇超过 87mmol/L（400mg/dl）患者陷入深昏迷，心率快、血压下降，呼吸慢而有鼾音，可出现呼吸、循环麻痹而危及生命。

此外，重症患者可发生并发症，如轻度酸碱平衡失常、电解质紊乱、低血糖症、肺炎和急性肌病、急性肾衰竭等。

2. 戒断综合征 长期酗酒者在突然停止饮酒或减少酒量后，可发生下列 4 种不同类型戒断综合征的反应。

（1）单纯性戒断反应 在减少饮酒后 6 ~ 24 小时发病。出现震颤、焦虑不安、兴奋、失眠、大量出汗、恶心、呕吐。多在 2 ~ 5 天内缓解自愈。

（2）酒精性幻觉反应 患者意识清晰，定向力完整。幻觉以幻听为主，也可见幻视、错觉及视物变形。多为被害妄想，一般可持续 3 ~ 4 周后缓解。

（3）戒断性惊厥反应 往往与单纯性戒断反应同时发生，也可在其后发生癫痫大发作。多数只发作 1 ~ 2 次，每次数分钟，也可数日内多次发作。

（4）震颤谵妄反应 反应在停止饮酒 24 ~ 72 小时后，也可在 7 ~ 10 小时后发生。患者精神错乱，全身肌肉出现粗大震颤。谵妄是在意识模糊的情况下出现生动、恐惧的幻视，可有大量出汗、心动过速、血压升高等交感神经兴奋的表现。

四、实验室检查

（1）血清乙醇浓度 急性酒精中毒时呼出气中乙醇浓度与血清乙醇浓度相当。

（2）动脉血气分析 急性酒精中毒时可见轻度代谢性酸中毒。

（3）血清电解质浓度 急慢性酒精中毒时均可见低血钾、低血镁和低血钙。

（4）血浆葡萄糖浓度 急性酒精中毒时可见低血糖症。

（5）肝功能检查 慢性酒精中毒性肝病时可有明显肝功能异常。

（6）心电图检查 酒精中毒性心肌病可见心律失常和心肌损害。

五、诊断与鉴别诊断

根据饮酒史结合临床表现可做出诊断。鉴别诊断包括：主要与引起昏迷的疾病相鉴别。

六、治疗

1. 急性中毒

（1）轻症患者无须治疗，兴奋躁动的患者必要时加以约束。

（2）共济失调患者应休息，避免活动以免发生外伤。

（3）昏迷患者应注意是否同时服用其他药物。重点是维持生命脏器的功能：①维持气道通畅，供氧充足，必要时人工呼吸，气管插管。②维持循环功能，注意血压、脉搏，静脉输入 5% 葡萄糖氯化钠溶液。③心电图监测心律失常和心肌损害。④保暖，维持正常体温。⑤维持水和电解质及酸碱平衡，血镁低时补镁。治疗 Wernicke 脑病，可肌内注射维生素 B_1 100mg。⑥保护大脑功能，应用纳洛酮 0.4~0.8mg 缓慢静脉注射，有助于缩短昏迷时间，必要时可重复给药。

（4）严重急性中毒时可用血液透析促使体内乙醇排出。

（5）低血糖是急性乙醇中毒最严重并发症之一，急性意识障碍者可考虑静脉注射 50% 葡萄糖溶液 100ml。

2. 戒断综合征　患者应安静休息，保证睡眠。加强营养，给予维生素 B_1、B_6。有低血糖时静脉注射葡萄糖。重症患者宜选用短效镇静药控制症状，而不致嗜睡和共济失调。

3. 专科会诊　酗酒者应接受精神科医生治疗。

七、预后

急性酒精中毒多数预后良好。若有心、肺、肝、肾病变者，昏迷长达 10 小时以上，或血中乙醇浓度 > 87mmol/L（400mg/dl）者，预后较差。

八、预防

开展反对酗酒的宣传教育；实行酒类专卖制度，以低度酒代替高度酒；创造替代条件，加强文娱体育活动；早期发现嗜酒者，早期戒酒，进行相关并发症的治疗及康复治疗；积极响应世界卫生组织《减少有害使用酒精全球战略》。

第5节　镇静催眠药中毒

镇静催眠药是中枢神经系统抑制药，具有镇静、催眠作用，过大剂量可麻醉全身，包括延髓。

一、病因

镇静催眠药分类如下。

1. 苯二氮䓬类　如地西泮、阿普唑仑、三唑仑。

2. 巴比妥类　如苯巴比妥。

3. 非巴比妥非苯二氮䓬类　如水合氯醛。

4. 吩噻嗪类（抗精神病药）　如氯丙嗪、奋乃静。

二、发病机制

1. 药代动力学　易通过血脑屏障，起效快，作用时间短，称为短效药。

2. 中毒机制　苯二氮䓬类、巴比妥类、非巴比妥非苯二氮䓬类中枢神经抑制作用与增强 GA-BA 能神经的功能有关。吩噻嗪类药作用是药物抑制中枢神经系统多巴胺受体，减少邻苯二酚氨生成所致。

3. 耐受性、依赖性和戒断综合征　发生机制尚未完全阐明。

三、临床表现

1. 急性中毒

（1）巴比妥类药物中毒　引起中枢神经系统抑制。

（2）苯二氮䓬类药物中毒　中枢神经系统抑制较轻，主要症状是嗜睡、头晕、言语含糊不清、意识模糊和共济失调。

（3）非巴比妥非苯二氮䓬类中毒　水合氯醛中毒：症状与巴比妥类中毒相似，可有心律失常和肝肾功能损害。

（4）吩噻嗪类中毒　最常见的为锥体外系反应。

2. 慢性中毒　长期滥用大量催眠药的患者可发生慢性中毒，除有轻度中毒症状外，常伴有精神症状。

3. 戒断综合征　长期服用大剂量镇静催眠药患者，突然停药或迅速减少药量时，可发生戒断综合征。主要表现为自主神经兴奋性增高、神经和精神异常。

四、实验室检查

血液、尿液、胃液中药物浓度测定对诊断有参考意义。

五、诊断与鉴别诊断

1. 诊断

（1）急性中毒　有服药史，出现意识障碍和呼吸抑制及血压下降。

（2）慢性中毒　长期滥用大量催眠药，出现轻度共济失调和精神症状。

（3）戒断综合征　长期滥用催眠药，突然停药或急速减量后出现焦虑、失眠、谵妄和癫痫样发作。

2. 鉴别诊断　包括：其他意识障碍相关疾病、躁郁症、精神分裂症、酒精中毒。

六、治疗

1. 急性中毒的治疗

（1）维持昏迷患者重要器官功能　包括保持气道通畅、维持血压、心脏监护和促进意识恢复。

（2）清除毒物　包括洗胃、活性炭、碱化尿液与利尿、血液净化。

（3）特效解毒疗法　氟马西尼是苯二氮䓬类拮抗剂。

（4）对症治疗。

（5）专科会诊。

2. 慢性中毒的治疗原则

（1）逐步缓慢减少药量，最终停用镇静催眠药。

（2）心理治疗。

3. 戒断综合征　治疗原则是用足量镇静催眠药控制戒断症状，稳定后，逐渐减少药量以至停药。

七、预后

轻度中毒无须治疗即可恢复。

八、预防

要防止药物的依赖性。长期服用大量催眠药的人，不能突然停药，应逐渐减量后停药。

第6节　急性一氧化碳中毒

在生产和生活环境中，含碳物质不完全燃烧可产生一氧化碳（CO）。CO是无色、无臭和无味气体。吸入过量CO引起的中毒称急性CO中毒。

一、病因

工业生产、失火现场、生活中产生CO中毒。

二、发病机制

CO 中毒主要引起组织缺氧：CO 与血红蛋白的亲和力比氧与血红蛋白的亲和力大 240 倍，COHb 是氧合血红蛋白解离速度的 1/3600。COHb 还能使氧解离曲线左移，血氧不易释放给组织。CO 与还原型细胞色素氧化酶二价铁结合，抑制细胞色素氧化酶活性，阻碍氧的利用。

体内血管吻合支少且代谢旺盛的器官如大脑和心脏最易遭受损害。缺氧时，脑细胞内水肿，脑细胞间质水肿。脑血液循环障碍可致脑血栓形成。少数患者发生迟发性脑病。

三、病理

各器官充血、水肿和点状出血，脑充血、水肿，心肌可见缺血性损害或心内膜下多发性梗死。

四、临床表现

1. 急性中毒 按中毒程度可为 3 级。

（1）轻度中毒 血液 COHb 浓度为 10% ~20%。患者有不同程度头痛、头晕、恶心、呕吐、心悸和四肢无力等。脱离中毒环境吸入新鲜空气或氧疗，症状很快消失。

（2）中度中毒 血液 COHb 浓度为 30% ~40%。患者出现胸闷、气短、呼吸困难、幻觉、视物不清、判断力降低、运动失调、嗜睡、意识模糊或浅昏迷。口唇黏膜可呈樱桃红色，临床罕见。氧疗后患者可恢复正常且无明显并发症。

（3）重度中毒 血液 COHb 浓度达 40% ~60%。迅速出现昏迷、呼吸抑制、肺水肿、心律失常或心力衰竭。患者可呈去皮质综合征状态。眼底检查可发现视乳头水肿。

2. 急性一氧化碳中毒迟发脑病（神经精神后发症） 急性一氧化碳中毒患者在意识障碍恢复后，经过约 2 ~60 天的"假愈期"，可出现下列临床表现之一：①精神意识障碍：呈现痴呆木僵、谵妄状态或去皮质状态。②锥体外系神经障碍：由于基底神经节和苍白球损害出现震颤麻痹综合征（表情淡漠、四肢肌张力增强、静止性震颤、前冲步态）。③锥体系神经损害：如偏瘫、病理反射阳性或小便失禁等。④大脑皮质局灶性功能障碍：如失语、失明、不能站立及继发性癫痫。⑤脑神经及周围神经损害：如视神经萎缩、听神经损害及周围神经病变等。

五、实验室检查

血液 COHb 测定、脑电图检查、头部 CT 检查。

六、诊断与鉴别诊断

根据接触史，急性发生的中枢神经损害的症状和体征，结合及时血液 COHb 测定的结果，可作出急性 CO 中毒诊断。

急性 CO 中毒应与脑血管意外、脑震荡、脑膜炎、糖尿病酮症酸中毒及其他中毒引起的昏迷相鉴别。

★ 七、治疗

1. 终止 CO 吸入 迅速将患者转移到空气新鲜处，保持呼吸道畅通。

2. 氧疗 包括吸氧治疗和高压氧舱治疗。

3. 生命脏器功能支持。

4. 防治脑水肿 在积极纠正缺氧同时给予脱水治疗。如有频繁抽搐者，首选地西泮。

5. 防治并发症和后遗症 防治压疮和肺炎等并发症。

八、预防

加强预防 CO 中毒的宣传。

第7节　有机溶剂中毒

有机溶剂品种繁多，达 500 种以上。

一、中毒机制

简述最常见的苯与苯胺的中毒机制。

1. 苯中毒机制　苯的亲脂性很强，且多聚集于细胞膜内，使细胞膜的脂质双层结构肿胀，影响细胞膜蛋白功能，干扰细胞膜的脂质和磷脂代谢，抑制细胞膜的氧化还原功能，致中枢神经麻醉。苯代谢产物（邻苯二酚、氢醌和苯醌）抑制骨髓基质生成造血干细胞，干扰细胞增殖和分化的调节因子，阻断造血干细胞分化过程而诱发白血病。同时苯的酚类代谢产物，可直接毒害造血细胞，并通过巯基作用使维生素 C 和谷胱甘肽代谢障碍。

2. 苯胺中毒机制　苯胺被吸收后，产生大量的高铁血红蛋白，其本身不仅不能携氧，且阻碍血红蛋白释放氧，因为血红蛋白分子含有 4 个铁原子，只要有 1 个被氧化为三价铁，就影响其他二价铁对氧的释放，使氧不能释放到组织中去，便加重组织缺氧，出现高铁血红蛋白血症。同时当苯胺中毒后，使还原型谷胱甘肽减少，导致红细胞破裂，产生溶血性贫血。另外苯胺中毒的代谢产物，除作用于还原型谷胱甘肽和血红蛋白的铁原子外，还直接毒害珠蛋白分子中的巯基，使珠蛋白产生不可逆性的变性沉淀物，形成红细胞内海因小体，导致红细胞的结构与功能出现缺陷，易于遭受单核巨噬细胞破坏，而加重溶血性贫血。

苯胺中毒后，对肝、肾和皮肤均有严重损害，导致肝硬化和肾衰竭，同时出现化学性膀胱炎，导致一过性肉眼血尿。

二、中毒表现

中毒途径以呼吸道吸入为主，亦可经皮肤接触或消化道吸收中毒，不同有机溶剂有其不同的中毒表现，按各系统的主要症状分类，简述如下。

（一）神经精神损害

包括苯及苯胺在内的大多数有机溶剂中毒，均可出现不同程度的神经精神损害的表现。

1. 急性中毒　轻者头痛、头晕、眩晕。重者头痛、恶心、呕吐、心率慢、血压高、躁动、谵妄、幻觉、妄想、精神异常、抽搐、昏迷以至死亡。

2. 慢性中毒

（1）神经衰弱综合征　头痛、头晕、失眠、多梦、厌食、倦怠和乏力等。

（2）中毒性脑病　反应迟钝、意识障碍、震颤、活动困难、生活不能自理和中毒性精神病表现。

（3）脑神经损害　①甲醇毒害视神经可导致双目失明。②三氯乙烯毒害三叉神经，也可导致前庭神经麻痹和听力障碍。

（4）小脑功能障碍综合征　酒精中毒损害小脑功能，导致步态不稳，行为失常，意向性肌颤。

（5）周围神经病　①二硫化碳、正乙烷及甲基正丁基酮中毒损伤周围神经系统导致手足麻木、感觉过敏，手不能持物，肌肉无力，肌肉萎缩以至运动神经传导速度减慢。②三氯乙烯中毒表现周围神经病时伴有毛发粗硬和水肿。

（二）呼吸道损害

吸入有机溶剂蒸气中毒的患者均有呼吸道损害，有害气体刺激呼吸道黏膜，导致呛咳或流泪。

（1）吸入酮类或卤代烷类及酯类蒸气后，导致化学性肺炎、肺水肿。

（2）误吸入汽油及煤油后可致吸入性化学性肺炎，甚至肺水肿及渗出性胸膜炎。

（三）消化道损害

经口服有机溶剂中毒者均有明显的恶心、呕吐等胃肠症状。乙醇、卤代烃类及二甲基甲酰胺中毒后主要是对肝的毒害导致肝细胞变性、坏死，中毒性肝炎、脂肪肝及肝硬化。

（四）肾脏损害

（1）酚、醇、卤代烃类中毒后皆可导致急性肾小管坏死、肾小球损害，以至急性肾衰竭，以非少尿型肾衰竭多见。

（2）四氯化碳、二硫化碳及甲苯中毒后可致慢性中毒性肾病。

（3）烃化物（汽油）吸入中毒后可导致肺出血肾炎综合征。

（五）造血功能损害

（1）亚急性或慢性苯中毒致白细胞减少、再生障碍性贫血，慢性苯中毒可致白血病。

（2）三硝基甲苯可引起高铁血红蛋白血症、溶血和再生障碍性贫血。

（六）皮肤损害

（1）有机溶剂急性皮肤损害皮肤丘疹、红斑、水肿、水疱、糜烂及溃疡。

（2）有机溶剂慢性皮肤损害皮肤角化、脱屑及皲裂。

（3）长期接触石油易导致皮肤色素沉着。

（七）生殖功能损害

苯、二硫化碳和汽油中毒对女性的损害表现为月经紊乱、性欲减退，受孕功能降低，甚至胎儿畸形。对男性损害表现为性欲降低、阳痿和精子异常。

（八）心血管损害

（1）苯、汽油、酒精、三氯乙烯、二氯乙烷、四氯化碳和二硫化碳中毒后不仅引起急性或慢性心肌损害，出现各种类型心律失常，且使心脏对肾上腺素敏感性增强，易致恶性心律失常（如心室颤动或心脏骤停）。

（2）长期接触二硫化碳及慢性乙醇中毒可致动脉粥样硬化。

（九）有机溶剂复合损害

当机体受到2种以上有机溶剂的毒害时，其毒性可相加或相减。

（1）乙醇可抑制甲醇在肝内代谢，减少甲醇的毒作用，可作为抢救甲醇中毒的解毒药。

（2）乙醇和其他醇类可增加四氯化碳的毒性而加重肝肾损害的程度。

三、中毒诊断与治疗

有机溶剂中毒的诊断与治疗，应根据国家统一颁布的《职业性急性化学物中毒诊断国家标准》执行。

第8节　毒蛇咬伤中毒

常见的毒蛇主要有：①眼镜科（眼镜蛇、眼镜王蛇、金环蛇、银环蛇）。②蝰蛇科分为蝰亚蛇科（蝰蛇），蝮亚科（尖吻蝮、竹叶青、蝮蛇、烙铁头）。③海蛇科（海蛇）。

一、发病机制

金环蛇、银环蛇、海蛇毒液以神经毒为主，蝰蛇、五步蛇、竹叶青、烙铁头等毒蛇毒液以血循毒为主，眼镜蛇、眼镜王蛇及蝮蛇毒液兼有神经毒和血循毒（混合毒）。此外，海蛇和眼镜蛇还有非常强烈的肌肉毒。

二、临床表现

1. 神经毒损害　眼镜蛇咬伤后，局部伤口仅有微痒和轻微麻木。约 1～6 小时后出现眼睑下垂、视力模糊、斜视、语言障碍、咽下困难、流涎、眼球固定和瞳孔散大。重症患者出现呼吸衰竭。

2. 心脏毒和凝血障碍毒损害　见于蝰蛇和竹叶青蛇咬伤，出现局部红肿，疼痛，常伴有水疱、出血和坏死。肿胀迅速向肢体上端扩展，并引起局部淋巴结肿痛。全身中毒症状有恶心、呕吐、口干、出汗、发热。部分血循毒为主的蛇类如蝰蛇科的尖吻蝮、竹叶青蛇咬伤后引起全身广泛出血，包括颅内和消化道出血。大量溶血引起血红蛋白尿，出现血压下降、心律失常、循环衰竭和急性肾衰竭。

3. 肌肉毒损害　被海蛇咬伤的患者感觉肌肉疼痛、僵硬和进行性无力；腱反射消失、眼睑下垂和牙关紧闭。横纹肌大量坏死，释放钾离子引起严重心律失常，急性肾衰竭。海蛇神经毒害的临床表现与眼镜蛇相似。

4. 混合毒损害　一些眼镜蛇、眼镜王蛇、蝰蛇、蝮蛇毒液兼有神经、心脏及止凝血障碍毒。

三、诊断

蛇咬伤的诊断一般并不困难，毒蛇咬伤有时尚须与毒蜘蛛或其他昆虫咬伤相鉴别。

四、治疗

被咬伤者要保持安静，不要惊慌奔走，以免加速毒液吸收和扩散。

1. 局部处理

（1）绷扎　伤口肿胀部位上方近心端肢体用绷带压迫，阻断淋巴回流，并限制肢体活动可延迟蛇毒扩散。

（2）伤口清创　为减少蛇毒吸收，将肢体放在低位。局部伤口消毒，留在组织中的残牙用刀尖或针细心剔除。

（3）局部封闭　糜、胰蛋白酶局部注射。

2. 抗蛇毒血清　抗蛇毒血清是中和蛇毒的特效解毒药，应尽早使用。

3. 中医中药治疗。

4. 并发症治疗　呼吸衰竭、休克、心力衰竭、急性肾衰竭及弥散性血管内凝血等的治疗。

5. 辅助治疗

（1）糖皮质激素。

（2）山莨菪碱和地塞米松合用有防治 DIC 及 MODS 的作用。

（3）应给予抗生素和破伤风抗毒素。

五、预防

重点应对蛇类活动活跃地区的居民和易招致蛇咬伤的人群进行蛇咬伤救治及现场急救知识的宣传教育。

【同步练习】

1. 简述中毒的治疗原则。

2. 简述急性有机磷杀虫药中毒机制。

3. 简述急性有机磷杀虫药中毒毒蕈碱样症状及烟碱样症状。

4. 试述阿托品化的指征。

【参考答案】

1. ①立即终止毒物接触；②紧急复苏和对症支持治疗；③清除体内尚未吸收的毒物；④应用解毒药；⑤预防并发症。

2. OPI 能抑制 AChE。AChE 主要存在于脑灰质、红细胞、交感神经节和运动终板中。OPI 的毒性作用是与 AChE 酯解部位结合成稳定的磷酰化胆碱酯酶，使 ChE 丧失分解 ACh 能力，ACh 大量积聚引起一系列毒蕈碱、烟碱样和中枢神经系统症状，严重者常死于呼吸衰竭。

3. ①毒蕈碱样症状又称 M 样症状。主要是副交感神经末梢过度兴奋。平滑肌痉挛表现：瞳孔缩小、腹痛、腹泻；括约肌松弛表现：大小便失禁；腺体分泌增加表现：大汗、流泪和流涎；气道分泌物明显增多表现：咳嗽、气促、呼吸困难、双肺干性或湿性啰音，严重者发生肺水肿。②烟碱样症状又称 N 样症状。在横纹肌神经肌肉接头处 ACh 蓄积过多，出现肌纤维颤动，全身肌肉强直性痉挛，也可出现肌力减退或瘫痪，呼吸肌麻痹引起呼吸衰竭或停止。

4. 阿托品化指征为口干、皮肤干燥、心率增快（90～100 次/分）和肺湿性啰音消失。

第 3 章 中 暑

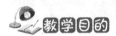 教学目的

熟悉 中暑的临床表现及中暑的治疗。

中暑是在暑热天气、湿度大及无风环境中，患者因体温调节中枢功能障碍、汗腺功能衰竭和水及电解质丧失过多而出现相关临床表现的疾病。

一、病因

在大气温度升高（>32℃）、湿度较大（>60%）和无风的环境中，对高温环境不能充分适应，长时间工作或强体力劳动，又无充分防暑降温措施时极易发生中暑。

二、发病机制

下丘脑体温调节中枢能控制产热和散热，以维持正常体温的相对稳定。

1. 体温调节 正常人体内产热和散热过程保持相对平衡，以维持体温相对稳定。

2. 高温环境对人体各系统影响 中暑损伤主要是由于体温过高（>42℃）对细胞直接损伤作用，引起酶变性、线粒体功能障碍、细胞膜稳定性丧失和有氧代谢途径中断，导致多器官功能障碍或衰竭。

三、病理

小脑和大脑皮质神经细胞坏死，特别是浦肯野细胞病变较为突出。心脏有局灶性心肌细胞出血、坏死和溶解，心外膜、心内膜和瓣膜组织出血；不同程度肝细胞坏死和胆汁淤积；肾上腺皮质出血。劳力性热射病死后病理检查可见肌肉组织变性和坏死。

四、临床表现

中暑可分为热痉挛、热衰竭和热（日）射病。

1. 热痉挛 在高温环境下进行剧烈运动大量出汗，活动停止后常发生肌肉痉挛，无明显体温升高。

2. 热衰竭　常发生于老年人、儿童和慢性疾病患者。表现为多汗、疲乏、无力、头晕、头痛、恶心、呕吐和肌痉挛，可有明显脱水征：心动过速、直立性低血压或晕厥。中心体温升高不超过 40℃，无神志障碍。检查可见血细胞比容增高、高钠血症、轻度氮质血症和肝功能异常。

3. 热射病　高热（中心体温＞40℃）伴神志障碍。临床上分为 2 种类型：劳力性和非劳力性热射病。

（1）劳力性热射病　多发生在青壮年人群，从事体力劳动或剧烈运动后数小时发病。约50% 患者大量出汗，心率可达 160～180 次/分，脉压增大。此种患者可发生横纹肌溶解、急性肾衰竭、肝衰竭、DIC 或多器官功能衰竭，病死率高。

（2）非劳力性热射病　多见于居住拥挤和通风不良的城市老年体衰居民，其他高危人群包括精神分裂症、帕金森病、慢性酒精中毒及偏瘫或截瘫患者。表现皮肤干热和发红，病初表现行为异常或癫痫发作，继而出现谵妄、昏迷和瞳孔对称缩小，严重者可出现低血压、休克、心律失常及心力衰竭、肺水肿和脑水肿。约 5% 病例发生急性肾衰竭，可有轻、中度 DIC，常在发病后 24 小时左右死亡。

◢ 五、实验室检查

应行紧急生化和动脉血气分析、凝血功能检查。

◢ 六、诊断与鉴别诊断

炎热夏季，遇有高热伴有昏迷者首先考虑中暑。热射病应与脑炎、脑膜炎、伤寒、斑疹伤寒、甲状腺危象、震颤性谵妄及下丘脑出血、抗胆碱能药物中毒或抗精神病药恶性综合征鉴别。

◢ 七、治疗

虽然中暑类型和病因不同，但基本治疗措施相同。

1. 降温治疗　快速降温决定预后。

（1）体外降温　将患者转移到通风良好的低温环境，脱去衣服，同时进行皮肤肌肉按摩，促进散热。

（2）体内降温　体外降温无效者，用冰盐水进行胃或直肠灌洗，也可用无菌生理盐水进行腹膜腔灌洗或血液透析，或将自体血液体外冷却后回输体内降温。

（3）药物降温　热射病患者，应用解热镇痛药无效，而且可能有害。迅速降温出现寒战时可应用氯丙嗪 25～50mg 加入生理盐水 500ml 中静脉输注，应监测血压。

2. 并发症治疗　颅内压增高、癫痫发作、低血压、心律失常、心力衰竭、肝衰竭、肾衰竭和代谢性酸中毒应予相应治疗。

3. 监测　监测体温变化、尿量、凝血酶原时间（PT）、活化部分凝血活酶时间（APTT）、血小板计数和纤维蛋白原。

◢ 八、预后

热射病病死率介于 20%～70%，50 岁以上患者可高达 80%。血中乳酸浓度可作为判断预后的指标。

◢ 九、预防

暑热季节要加强防暑卫生宣传教育，改善居住环境，改善劳动及工作条件。在高温环境中停留时，应饮用含钾、镁和钙盐的防暑饮料。炎热天气应穿宽松透气的浅色服装。

【同步练习】
简述中暑的疾病特征。
【参考答案】
体温调节中枢功能障碍、汗腺功能衰竭和水电解质丧失过多。

第4章 冻 僵

教学目的

了解 冻僵的治疗。

冻僵，是指处在寒冷（-5℃以下）环境中机体中心体温<35℃并伴有神经和心血管系统损害为主要表现的全身性疾病，通常暴露寒冷环境后6小时内发病。

一、病因

①长时间暴露于寒冷环境又无充分保暖措施和热能供给不足时发生，如登山、滑雪者和驻守在高山寒冷地区的边防军战士等。②年老、体衰、慢性疾病（痴呆、精神病和甲状腺功能减退症）和严重营养不良患者在低室温下也易发生。③意外冷水或冰水淹溺者。

二、发病机制

机体组织和细胞发生形态学改变，血管内皮损伤，血管壁通透性增强，血液无形成分外渗及有形成分聚集，血栓形成，导致循环障碍和组织坏死。细胞脱水及变性引起代谢障碍。

三、临床表现

1. 轻度冻僵 患者表现疲乏、健忘和多尿，肌肉震颤、血压升高、心率和呼吸加快，逐渐出现不完全性肠梗阻。

2. 中度冻僵 患者表情淡漠、精神错乱、语言障碍、行为异常、运动失调或昏睡。体温在30℃时，寒战停止、神志丧失、瞳孔扩大和心动过缓。

3. 严重冻僵 患者出现少尿、瞳孔对光反应消失、呼吸减慢和心室颤动；体温降至24℃时，出现僵死样面容；体温≤20℃时，皮肤苍白或青紫，心搏和呼吸停止，瞳孔固定散大，四肢肌肉和关节僵硬，心电图或脑电图示等电位线。

四、诊断

通常根据长期寒冷环境暴露史和临床表现不难诊断，中心体温测定可证实诊断。

五、治疗

（一）现场处理

迅速将患者移至温暖环境，立即脱去患者潮湿衣服，用毛毯或厚棉被包裹患者身体。

（二）院内处理

1. 急救处理 在未获得确切死亡证据前，必须积极进行复苏抢救。对于反应迟钝或昏迷者，保持气道通畅，进行气管内插管或气管切开，吸入加热的湿化氧气。对于休克患者，首先恢复有效循环容量。

2. 复温技术
（1）被动复温 将患者置于温暖环境中，应用较厚棉毯或棉被覆盖或包裹患者复温。
（2）主动复温 即将外源性热传递给患者。

3. 支持和监护措施
（1）支持措施 ①补充循环容量和热能。②维持血压。③恢复神志。
（2）监护措施 ①放置鼻胃管：行胃肠减压。②生命体征监测：预防和治疗心律失常。③血糖监测。④放置 Foley 导尿管：观察尿量，监测肾功能。

4. 并发症治疗 防治非心源性肺水肿、应激性溃疡、胰腺坏死、心肌梗死、脑血管意外和深部静脉血栓形成等并发症。

【同步练习】

简述冻僵的并发症。

【参考答案】

非心源性肺水肿、应激性溃疡、胰腺坏死、心肌梗死、脑血管意外和深部静脉血栓形成等。

第 5 章 高 原 病

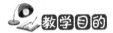 教学目的

了解 高原病的治疗。

海拔 3000m 以上的地区称为高原。高原环境空气稀薄，大气压和氧分压低，气候寒冷和干燥，紫外线辐射强。

一、病因

高原地区由于大气压和氧分压降低，进入高原地区后人体发生缺氧。

二、发病机制

1. 神经系统 急性缺氧时，最初发生脑血管扩张、血流量增加和颅内压升高，大脑皮质兴奋性增强。随着缺氧加重，脑细胞无氧代谢加强，ATP 生成减少，脑细胞膜钠泵功能障碍，细胞内水钠潴留，发生高原脑水肿。

2. 呼吸系统 进入高原后，肺泡通气量增加导致呼吸性碱中毒，动脉血氧分压增加。肺泡血管壁通透性增强，肺泡壁和肺毛细血管损伤、表面活性物质减少和血管活性物质（花生四烯酸、PG、TXA_2）释放发生高原肺水肿。

3. 心血管系统 缺氧引起心肌损伤。长期移居高原者，肺动脉阻力持续增加引起肺动脉高压导致高原性心脏病。

4. 造血系统 进入高原后，出现代偿性红细胞增多和血红蛋白增加也是缺氧适应反应。

三、病理

基本病理学特征是细胞肿胀，脑、肺及外周血管常发生血小板、纤维蛋白栓子或静脉血栓。

四、临床表现

1. 急性高原病

（1）急性高原反应 很常见。未适应者 1 天内进入高原地区后 6 ~ 24 小时发病，出现双额部疼痛、心悸、胸闷、气短、厌食、恶心和呕吐等。中枢神经系统症状与饮酒过量时表现相似。通常在高原停留 24 ~ 48 小时后症状缓解，数天后症状消失。

（2）高原肺水肿 是常见且致命的高原病。通常在快速进入高原地区 2 ~ 4 天内发病，先有急性高原反应表现，继而心动过速、呼吸困难、干咳加重、端坐呼吸、咯白色或粉红色泡沫样痰，肺部可闻及干性、湿性啰音。

（3）高原脑水肿 是罕见且严重的急性高原病。大多数进入高原地区 1 ~ 3 天后发病。

2. 慢性高原病 又称 Monge 病，较少见。主要发生在久居高原或少数世居海拔 4000m 以上的人。

五、实验室检查

1. 血液学检查 急性高原病患者可有轻度白细胞增多；慢性者红细胞计数超过 $7.0 \times 10^{12}/L$，血红蛋白浓度超过 180g/L，血细胞比容超过 60%。

2. 心电图检查 慢性高原心脏病患者表现电轴右偏、肺型 P 波、右心室肥大劳损、T 波倒置和（或）右束支阻滞。

3. 胸部 X 线检查 高原肺水肿患者胸片显示双侧肺野弥散性斑片或云絮状模糊阴影。高原心脏病者表现肺动脉明显突出，右下肺动脉干横径≥15mm，右心室增大。

4. 肺功能检查 动脉血气分析：高原肺水肿患者表现低氧血症、低碳酸血症和呼吸性碱中毒；高原心脏病者表现 PaO_2 增高和低氧血症。慢性高原病患者肺活量减少，峰值呼气流速降低，每分通气量下降。

六、诊断与鉴别诊断

高原病的诊断依据：①进入海拔较高或高原地区后发病。②其症状与海拔高度、攀登速度及有无适应明显相关。③除外类似高原病表现的相关疾病。④氧疗或易地治疗明显有效。此外，高原病应与晕车、急性胃肠炎、肺炎、肺栓塞或梗死、脑血管意外和颅脑创伤、真性红细胞增多症相鉴别。

七、治疗

1. 急性高原反应

（1）休息。

（2）氧疗。

（3）药物治疗 头痛者应用非甾体解热镇痛药，严重病例应用糖皮质激素。

（4）易地治疗 症状不缓解甚至恶化者，应尽快将患者转送到海拔较低的地区。

2. 高原肺水肿

（1）休息 采取半坐位或高枕卧位，注意保暖。

（2）氧疗。

（3）易地治疗 应转送到海拔较低地区。

（4）药物治疗 舌下含化或口服硝苯地平（10mg，4 小时 1 次）降低肺动脉压和改善氧合作用减轻症状。出现快速房颤时，应用洋地黄和抗血小板药物。

3. 高原脑水肿 治疗基本与急性高原反应和高原肺水肿相同。早期识别是成功治疗的关键。地塞米松静脉注射，同时静脉给予甘露醇溶液和呋塞米（40～80mg）降低颅内高压。在最初 24 小时，尿量应保持在 900ml 以上。

4. 慢性高原病

（1）易地治疗。

（2）氧疗 夜间给予低流量吸氧能缓解症状。

（3）药物 乙酰唑胺（125mg，2 次/天）或醋酸甲羟孕酮（20mg，3 次/天），能改善氧饱和度。

（4）静脉放血 静脉放血可作为临时治疗措施。

八、预防

了解高原病防治知识，有基础疾病者不宜进入高原地区。攀登高原前，进行适应性锻炼，于攀登前24小时预防性服用乙酰唑胺（250mg，每8小时1次）和（或）地塞米松（4mg，每6小时1次）。进入高原后，避免剧烈运动。

九、预后

急性高原病经及时诊断和积极治疗，一般预后良好。

【同步练习】

简述高原病的病因。

【参考答案】

高原地区由于大气压和氧分压降低，进入高原地区后人体发生缺氧。

第6章 淹 溺

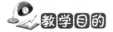

了解 淹溺的治疗。

人体浸没于水或其他液体后，反射性引起喉痉挛和（或）呼吸障碍，发生窒息性缺氧的临床死亡状态称淹溺。突然浸没至少低于体温5℃的水后出现心脏停搏或猝死为淹没综合征。

一、病因和发病机制

1. 病因 见于水上运动或潜水员因疾病发作引起的神志丧失者；也可见于水灾、交通意外或投水自杀者。

2. 发病机制

（1）淡水淹溺 血容量增加、溶血、高钾血症和血红蛋白尿。淡水吸入最重要的临床意义是肺损伤。

（2）海水淹溺 导致肺水肿发生。

大多数淹溺者猝死的原因是严重心律失常。冰水淹没迅速致死原因常为寒冷刺激迷走神经，引起心动过缓或心搏停止和神志丧失。

二、病理

双侧肺含水量多，并伴有出血、水肿、肺泡壁破裂。镜检显示，急性肾小管坏死性病变。

三、临床表现

1. 症状 近乎淹溺者可有头痛或视觉障碍、剧烈咳嗽、胸痛、呼吸困难和咯粉红色泡沫样痰。溺入海水者，口渴感明显，最初数小时可有寒战和发热。

2. 体征 淹溺者口腔和鼻腔内充满泡沫或泥污、皮肤发绀、颜面肿胀、球结膜充血和肌张力增加；烦躁不安、抽搐、昏睡和昏迷；呼吸表浅、急促或停止，肺部可闻及干、湿性啰音；心律失常、心音微弱或心搏停止；腹部膨隆，四肢厥冷。跳水或潜水发生淹溺者可伴有头部或颈椎损伤。

四、实验室和其他检查

1. 血和尿液检查 外周血白细胞轻度增高。淡水淹溺者，血和尿液中能检测出游离血红蛋白，血钾升高。海水淹溺者，轻度高钠血症或高氯血症。严重者，出现DIC的实验室表现。

2. 心电图检查 窦性心动过速、非特异性 ST 段和 T 波改变。

3. 动脉血气检查 混合性酸中毒及低氧血症。

4. X 线检查 胸片常显示斑片状浸润，有时出现典型肺水肿征象。

五、治疗

1. 院前急救

（1）现场急救 尽快将溺水者从水中救出；采取头低俯卧位行体位引流；迅速清除口鼻腔中污水、污物、分泌物及其他异物；拍打背部促使气道液体排出，保持气道通畅。

（2）心肺复苏 对于心搏呼吸停止者，立即现场施行心肺复苏。

2. 院内处理

（1）吸入高浓度氧或高压氧治疗，根据病情可采用机械通气。

（2）采用体外或体内复温措施。

（3）脑复苏有颅内压升高者，应用呼吸机增加通气，使 PaO_2 保持在 25～30mmHg。同时，静脉输注甘露醇降低颅内压，缓解脑水肿。

（4）抗生素治疗。

（5）处理并发症，如惊厥、低血压、心律失常、肺水肿、ARDS、应激性溃疡伴出血、电解质和酸碱平衡失常者进行相应处理。

六、预后

由水中救出后到自主呼吸恢复时间越短预后越好。

七、预防

经常进行游泳、水上自救互救知识和技能训练，水上作业者应备有救生器材，下水前要做好充分准备活动，避免在情况复杂的自然水域游泳，或在浅水区潜泳或跳水。

【同步练习】

试述淹溺的概念。

【参考答案】

人体浸没于水或其他液体后，反射性引起喉痉挛和（或）呼吸障碍，发生窒息性缺氧的临床死亡状态称淹溺。

第 7 章　电　击

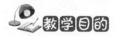教学目的

了解　电击的治疗。

一定量电流通过人体引起不同程度的组织损伤或器官功能障碍或猝死称为电击。

一、病因

电击常见原因是人体直接接触电源。

二、发病机制

皮肤及皮下组织不同程度的烧伤；肌肉、脂肪和肌腱等局部水肿，压迫营养血管，发生缺血

和坏死；组织"炭化"。电流通过中枢神经系统会立即引起呼吸及心搏停止，导致死亡。

电击致死者中枢神经系统和全身组织器官均有充血、水肿、出血及坏死。

三、临床表现

1. 全身表现 轻度电击者，出现惊恐、心悸、头晕、头痛、痛性肌肉收缩和面色苍白等。部分病例有心肌和心脏传导系统损伤。严重者出现低血容量性休克、意识丧失、心搏和呼吸骤停。

2. 局部表现 触电部位皮肤组织损伤最严重。电流通过途径的组织和器官常发生隐匿性损伤。高压电击的严重烧伤常见于电流进出躯体的部位，烧伤部位组织炭化或坏死成洞，常发生前臂腔隙综合征。

3. 并发症和后遗症 电击后24～48小时常出现并发症和后遗症；如心肌损伤、严重心律失常、吸入性肺炎、消化道出血或穿孔；DIC或溶血、急性肾衰竭；骨折、肩关节脱位或无菌性骨坏死；大约半数电击者有单侧或双侧鼓膜破裂、听力丧失；烧伤处继发细菌感染。

四、治疗

1. 切断电源 用绝缘物将患者与电源隔离。

2. 心肺脑复苏 对心脏停搏和呼吸停止者立即进行心肺复苏。

3. 急性肾衰竭防治。

4. 外科问题处理 坏死组织应进行清创术，预防注射破伤风抗毒素（3000U）。有继发感染者，给予抗生素治疗。对腔隙综合征患者，如果腔隙压力超过30～40mmHg，需要行筋膜切开减压术。

五、预防

普及宣传用电常识。

【同步练习】
试述电击伤的并发症和后遗症。

【参考答案】
电击后24～48小时常出现并发症和后遗症：如心肌损伤、严重心律失常、吸入性肺炎、消化道出血或穿孔；DIC或溶血、急性肾衰竭；骨折、肩关节脱位或无菌性骨坏死；大约半数电击者有单侧或双侧鼓膜破裂、听力丧失；烧伤处继发细菌感染。

一、单选题（每题 1 分，共 30 题）

1. 激素在类风湿关节炎的应用原则错误的是（　）
   A. 小剂量　　　　　　　　B. 短疗程　　　　　　　　C. 起过渡作用
   D. 足量、足疗程　　　　　E. 应避免用长效激素

2. 有关系统性红斑狼疮表述错误的是（　）
   A. 有遗传相关性　　　　　B. 年轻女性好发　　　　　C. 是传染性疾病
   D. 抗核抗体是其筛选指标　E. 易累及肾脏

3. 哪项指标诊断系统性红斑狼疮特异性高（　）
   A. 抗核抗体　　　　　　　B. 抗 sm 抗体　　　　　　C. 抗 SSA 抗体
   D. 抗 SSB 抗体　　　　　 E. 补体 C3、C4

4. 强直性脊柱炎好发于（　）
   A. 成年男性　　　　　　　B. 年轻女性　　　　　　　C. 青少年男性
   D. 老年男性　　　　　　　E. 成年女性

5. 痛风性关节炎第 1 次发作多见于（　）
   A. 手关节　　　　　　　　B. 第 1 跖趾关节　　　　　C. 踝关节
   D. 膝关节　　　　　　　　E. 骶髂关节

6. 消化性溃疡最常见的并发症是（　）
   A. 穿孔　　　B. 幽门梗阻　　　C. 癌变　　　D. 出血　　　E. 呕吐

7. 慢性胃炎最常见的病因是（　）
   A. *Hp* 感染　　　　　　　B. 十二指肠 – 胃反流　　　C. 自身免疫
   D. 年龄因素和胃黏膜营养因子缺乏　　　E. 不洁饮食

8. 肠结核主要发病部位是（　）
   A. 空肠　　　　　　　　　B. 回肠　　　　　　　　　C. 回盲部
   D. 结肠　　　　　　　　　E. 直肠

9. 克罗恩病的溃疡特点是（　）
   A. 巨大溃疡　　　　　　　B. 圆形或椭圆形溃疡　　　C. 不规则溃疡
   D. 裂隙样溃疡　　　　　　E. 糜烂

10. 急性胰腺炎最常见的病因是（　）
    A. 胆道疾病　　　　　　　B. 长期饮酒　　　　　　　C. 胰管阻塞
    D. 十二指肠降段疾病　　　E. 肥胖

11. 胰腺癌首发症状是（　）
    A. 黄疸　　　　　　　　　B. 体重减轻　　　　　　　C. 腹痛
    D. 呕吐　　　　　　　　　E. 发热

12. 肝性脑病不宜用的灌肠药物是（　）
    A. 乳果糖液　　　　　　　B. 醋酸液　　　　　　　　C. 肥皂水

D. 庆大霉素 + 生理盐水　　　　　E. 生理盐水

13. 以下哪项方法不适合治疗急性一氧化碳中毒（　　）

    A. 高压氧舱　　　　　　B. 脱水　　　　　　C. 改善脑代谢

    D. 输鲜血浆　　　　　　E. 高流量吸氧

14. 有机磷中毒所致急性肺水肿，抢救首选（　　）

    A. 呋塞米　　　　　　　B. 毛花苷　　　　　　C. 阿托品

    D. 解磷定　　　　　　　E. 吗啡

15. 解磷定治疗有机磷中毒的机制（　　）

    A. 使胆碱酯酶恢复活性，消除或减轻烟碱样症状

    B. 解除有机磷中毒的毒蕈碱样症状

    C. 与有机磷结合排出体外

    D. 使有机磷氧化还原成无毒物质

    E. 以上都不是

16. 下列对中暑特征描述最为准确的一项是（　　）

    A. 体温调节中枢功能障碍、体核温度过高和水分摄入绝对减少

    B. 体温调节中枢功能障碍、汗腺功能衰竭和水及电解质丧失过多

    C. 体温调节中枢功能障碍、机体产热过多、皮肤散热功能障碍

    D. 机体产热过多、水分摄入绝对减少和水及电解质丧失过多

    E. 皮肤散热功能障碍、水分摄入绝对减少和水及电解质丧失过多

17. 18 岁男性，晨卧床不起，人事不省，多汗，流涎，呼吸困难。体检：神志不清，双瞳孔缩小如针尖，双肺布满湿性啰音，心率 60 次/分，肌束震颤，抽搐，最可能的诊断是（　　）

    A. 急性安定中毒　　　　B. 急性有机磷中毒　　　　C. 急性一氧化碳中毒

    D. 急性氯丙嗪中毒　　　E. 急性海洛因中毒

18. 下述哪项符合缺铁性贫血的血象特点（　　）

    A. 平均红细胞体积 >80fl　　　　　　B. 平均红细胞血红蛋白量 >27pg

    C. 平均红细胞血红蛋白浓度 >32%　　D. 红细胞中央淡染区大

    E. 粒细胞左移

19. 下列哪项是诊断温抗体型自身免疫溶血最重要的实验室检查（　　）

    A. 红细胞渗透脆性试验　　B. Ham 试验　　　　　C. Coombs 试验

    D. 血红蛋白电泳　　　　　E. 流式细胞术检测 CD55、CD59

20. 患者男性 8 岁，发热伴全身出血点 1 周入院，浅表淋巴结不大，胸骨压痛阳性，肝脾轻度肿大，外周血 WBC 30×10^9/L，可见幼稚细胞，Hb 50g/L，PLT 40×10^9/L，以下最可能的诊断是（　　）

    A. 再生障碍性贫血　　　　B. 自身免疫性贫血　　　　C. 急性白血病

    D. 淋巴瘤　　　　　　　　E. 特发性血小板减少性紫癜

21. 下列哪项是恶性淋巴瘤最有意义的临床表现（　　）

    A. 发热　　　　　　　　B. 无痛性进行性淋巴结肿大　　　　C. 肝脾肿大

    D. 贫血　　　　　　　　E. 出血

22. 下列检查结果不符合多发性骨髓瘤的是（　　）

    A. 外周血涂片红细胞缗钱状排列　　B. 骨髓涂片见原 + 幼浆细胞 >30%

    C. 血清 β_2 微球蛋白减低　　　　　D. 血清乳酸脱氢酶增高

E. 血红蛋白电泳见一浓而密集的染色带

23. 急性型 DIC 高凝期的患者，除消除病因、治疗原发病之外，还应该立即进行的治疗是（　　）

    A. 补充水和电解质　　　　B. 补充血浆　　　　　　C. 使用抗血小板聚集药物

    D. 肝素　　　　　　　　　E. 输注止血药物

24. 对于垂体瘤下列哪项不正确（　　）

    A. 无功能垂体瘤不分泌具有生物学活性的激素

    B. 无功能垂体瘤和促性腺激素瘤均为大腺瘤

    C. 垂体瘤的诊断主要采用影像技术

    D. 有功能垂体瘤可表现为占位病变和激素分泌异常

    E. 垂体 PRL 瘤首选手术治疗

25. 抗甲状腺药物引起外周血白细胞减少时的停药指征为（　　）

    A. 白细胞 $<6 \times 10^9/L$ 或中性粒 $<1.0 \times 10^9/L$

    B. 白细胞 $<4 \times 10^9/L$ 或 $\times 10^9/L$

    C. 白细胞 $<3.5 \times 10^9/L$ 或中性粒 $<2.5 \times 10^9/L$

    D. 白细胞 $<3 \times 10^9/L$ 或中性粒 $<1.5 \times 10^9/L$

    E. 白细胞 $<5 \times 10^9/L$ 或中性粒 $<0.5 \times 10^9/L$

26. 关于甲减替代治疗，哪项不正确（　　）

    A. 从小剂量开始逐增至最佳效果

    B. TSH 是评价疗效的最佳指标

    C. 替代用量应注意个体化

    D. 不论何种甲减均需 TH 替代并监测

    E. 确诊后即刻足量替代

27. 原发性醛固酮增多症早期最常见的临床表现是（　　）

    A. 肌无力及周期性麻痹　　B. 高血压　　　　　　　C. 多尿，口渴、多饮

    D. 心律失常　　　　　　　E. 肢端麻木，手足搐搦

28. 胰岛素抵抗是指（　　）

    A. 机体对胰岛素超常反应　　　　B. 机体对胰岛素超常敏感

    C. 机体对胰岛素的生理效应增高　　D. 机体对胰岛素的生理效应降低

    E. 机体对胰岛素的需要量减少

29. 下述哪一种表现不属于右心衰竭的体征（　　）

    A. 双肺满布中小湿性啰音　　B. 颈静脉怒张　　　　　C. 胸水和腹水

    D. 肝脏肿大　　　　　　　　E. 下肢凹陷性水肿

30. 风湿性心脏病二尖瓣狭窄时，心脏听诊无下述哪一种体征（　　）

    A. 心尖区隆隆样舒张期杂音　　　B. 肺动脉瓣区第二心音亢进

    C. 心尖区粗糙的收缩期杂音　　　D. 心尖区第一心音亢进

    E. 心尖区二尖瓣开放拍击音

31. 突发心前区疼痛 1 小时来院急诊，疑为急性心肌梗死，下列哪项最常出现（　　）

    A. 动脉压下降　　　　　　B. 心率加快　　　　　　C. 白细胞升高

    D. 心电图病理性 Q 波　　E. 高大 T 波

32. 急性心肌梗死患者，突然出现心尖区响亮的收缩期杂音，无震颤，心衰明显加重，最可能的原因是（　　）

A. 室壁膨胀瘤　　　　　　　　B. 左心室扩大二尖瓣关闭不全

C. 合并亚急性感染性心内膜炎　　D. 乳头肌功能失调或断裂

E. 室间隔穿孔

33. 慢性心房颤动的常见并发症是（　　）

A. 动脉栓塞　　　　　B. 肺炎　　　　　　C. 感染性心内膜炎

D. 阿－斯综合征　　　E. 完全性房室传导阻滞

34. 原发性扩张型心肌病的最特征性表现（　　）

A. 以心腔扩大为主　　B. 以心室壁肥厚为主　　C. 以右心衰竭为主

D. 心律失常复杂　　　E. 心肌缺血

35. 某32岁的女性，血压增高3年，伴乏力，多尿，查血钠142mmol/L，血钾2.9mmol/L，pH值7.45，最可能的诊断是（　　）

A. 高血压病　　　　　　B. 嗜铬细胞瘤　　　　C. 皮质醇增多症

D. 原发性醛固酮增多症　E. 慢性肾炎

36. 肾病综合征的诊断标准最重要的一条是（　　）

A. 水肿　　　　　　　　B. 大量蛋白尿（>3.5g/d）C. 高胆固醇血症

D. 高三酰甘油血症　　　E. 血液粘滞度增高

37. 急性肾衰竭高钾血症患者最有效的治疗方法是（　　）

A. 碳酸氢钠　　　　　　B. 高糖加胰岛素　　　C. 钾离子交换树脂

D. 腹膜透析　　　　　　E. 血液透析

38. 慢性肾功能衰竭患者血压增高的主要原因是（　　）

A. 前列腺素分泌减少　　　　　B. 血浆肾素活性增加

C. 水钠潴留、血容量增加　　　D. 前列腺素分泌增多

E. 以上都不是

39. 双侧肾动脉狭窄致慢性肾衰（早期）高血压患者，禁止使用的降压药（　　）

A. ACE抑制剂　　　　　B. 钙通道阻滞剂　　　C. α受体阻滞剂

D. β受体阻滞剂　　　　E. 血管扩张剂

40. 不作为尿路感染诊断的重要条件是（　　）

A. 清洁尿标本尿沉渣的白细胞≥5个/HP

B. 清洁尿标本尿细菌定量培养≥10^5/ml

C. 膀胱穿刺尿细菌培养阳性

D. 尿频、排尿不适的症状

E. 清洁尿标本尿细菌定量培养葡糖球菌≥10^4/ml

41. 肾病综合征治疗首选（　　）

A. 环磷酰胺　　　　　B. 肝素　　　　　　C. 糖皮质激素

D. 抗生素　　　　　　E. 双嘧达莫

42. 下列给出的血气分析中那一项是Ⅰ型呼衰（　　）

A. $PaCO_2$ 58mmHg，PaO_2 60mmHg　　B. $PaCO_2$ 47mmHg，PaO_2 40mmHg

C. $PaCO_2$ 66mmHg，PaO_2 55mmHg　　D. $PaCO_2$ 80mmHg，PaO_2 40mmHg

E. $PaCO_2$ 60mmHg，PaO_2 50mmHg

43. 急性肺气肿的治疗原则是（　　）

A. 止咳、祛痰、解痉、抗感染　　B. 改善通气、纠正酸中毒

C. 支持疗法、祛痰、有效的抗生素　D. 积极抗感染、辅以体位引流

E. 动静结合、中西结合、全身用药

44. 肺炎球菌的致病力主要取决于（　　）

    A. 细菌产生的内毒素　　　　　　　　B. 细菌荚膜对肺组织的侵袭力

    C. 细菌的大量、快速繁殖　　　　　　D. 细菌毒素诱发溶血

    E. 细菌产生的外毒素

45. 严重的Ⅱ型呼衰，不能吸入高浓度氧，主要是因为（　　）

    A. 缺氧不是主要因素

    B. 可引起氧中毒

    C. 兴奋呼吸中枢，促进 CO_2 排出过快，诱发呼碱

    D. 诱发代碱

    E. 以上都不是

46. 纠正酸中毒，最主要的措施是（　　）

    A. 输碱性溶液，使 pH 值恢复正常　　　B. 纠正电解质紊乱

    C. 改善通气　　　　　　　　　　　　　D. 使用脱水剂减轻脑水肿

    E. 以上都不是

47. 有关慢性肺心病不妥的是（　　）

    A. 改善肺泡通气　　　　　　　　B. 持续低流量吸氧

    C. 有水肿限制水、盐摄入　　　　D. 改善营养状况

    E. 烦躁不安使用镇静剂

48. COPD 发生气流阻塞的主要原因是（　　）

    A. 大气道阻塞　　　　B. 小气道病变　　　　C. 双肺哮鸣音

    D. 桶状胸　　　　　　E. 肺纹理增粗

49. 按病因学分类，临床上最常见的肺炎是（　　）

    A. 细菌性肺炎　　　　B. 病毒性肺炎　　　　C. 支原体肺炎

    D. 真菌性肺炎　　　　E. 衣原体肺炎

50. 某肺心病患者测血气 pH 值 7.25、PaO_2 5.3kPa（40mmHg）、$PaCO_2$ 67.5mmHg、HCO_3^- 19mmol/L、BE −6mmol/L，请问该患者是（　　）

    A. 失代偿呼酸　　　　B. 呼酸合并代酸　　　　C. 代酸

    D. 呼酸合并代碱　　　E. 代酸

二、名词解释（每题 2 分，共 10 题）

1. 雷诺现象

2. Barrett 食管

3. 类白血病反应

4. 尿本周蛋白

5. 甲亢危象

6. 心室重塑

7. 肾病综合征

8. 肾性贫血

9. 呼吸衰竭

10. 社区获得性肺炎

三、简答题（每题 3 分，共 10 题）

1. 急性痛风性关节炎的治疗药物主要有哪些？

2. 胃癌有哪些扩散方式？

3. 简述淋巴瘤的临床分期与分组。

4. 糖尿病酮症酸中毒补碱应注意的事项有哪些？

5. 简述心衰加重的常见诱因。

6. 冠心病的二级预防有哪些内容？

7. 上尿路感染定位诊断标准有哪些？

8. 慢性肾衰竭急性加重的危险因素有哪些？

9. COPD 与支气管哮喘的鉴别诊断要点是什么？

10. 呼吸衰竭分为哪两型？两型的发病机制有何异同？

一、选择题

1. D　2. C　3. B　4. C　5. B　6. D　7. A　8. C　9. D　10. A　11. A　12. C　13. D　14. C
15. A　16. B　17. B　18. D　19. C　20. C　21. B　22. C　23. D　24. E　25. D　26. E　27. B
28. D　29. A　30. C　31. E　32. D　33. A　34. A　35. D　36. B　37. E　38. B　39. A
40. D41. C　42. B　43. C　44. B　45. C　46. B　47. E　48. B　49. A　50. B

二、名词解释

1. 雷诺现象　指因受寒冷或紧张的刺激后，手指（足趾）皮肤出现苍白，继而出现皮肤变紫、变红，伴局部发冷、感觉异常和疼痛等短暂的临床现象。

2. Barrett 食管　食管下段鳞状上皮被柱状上皮替代，称之为 Barrett 食管。

3. 类白血病反应　指机体对某些刺激因素所产生的类似于白血病表现的血象反应，常继发于严重感染、中毒、外伤和恶性肿瘤等。

4. 尿本周蛋白　是多发性骨髓瘤细胞分泌的一种单克隆免疫球蛋白片段，经肾小球滤过后随尿排出，其加热到 $45℃ \sim 60℃$ 开始凝固，继续加热到 $90℃$ 又重新溶解，故又称凝溶蛋白。

5. 甲亢危象　甲亢危象是甲状腺毒症加重的 1 个综合征。临床表现为原有甲亢症状加重，出现高热（ $39℃$ 以上），心动过速（ $140 \sim 240$ 次/分），伴心房颤动或心房扑动，烦躁不安，呼吸急促，大汗淋漓，厌食，恶心，呕吐，腹泻等。严重者出现虚脱，休克，嗜睡，谵妄，昏迷，部分患者有心力衰竭，肺水肿，偶有黄疸。

6. 心室重塑　在心腔扩大、心室肥厚的过程中，心肌细胞、胞外基质、胶原纤维网等均有相应变化，即心室重塑，是心力衰竭发生发展的基本病理机制。

7. 肾病综合征　各种原因所致的大量蛋白尿（ $>3.5g/d$ ），低蛋白血症（ $<30g/L$ ），明显水肿肿和（或）高脂血症的临床综合征。

8. 肾性贫血　指各种因素造成肾脏促红细胞生成素（Epo）产生不足或尿毒症血浆中一些毒素物质干扰红细胞的生成和代谢而导致的贫血，是慢性肾功能不全发展到终末期常见的并发症。

9. 呼吸衰竭　呼吸衰竭是各种原因引起的肺通气和（或）换气功能严重障碍，以致不能进行有效的气体交换，导致缺氧伴（或不伴）二氧化碳潴留，从而引起一系列生理功能和代谢紊乱的临床综合征。在海平大气压下，于静息条件下呼吸室内空气，并排除心内解剖分流和原发于心排血量降低等情况后，动脉血氧分压（ PaO_2 ）低于 8kPa（60mmHg），或伴有二氧化碳分压（ $PaCO_2$ ）高于 6.65kPa（50mmHg），即为呼吸衰竭（简称呼衰）。

10. 社区获得性肺炎　是指在医院外罹患的感染性肺实质（含肺泡壁即广义上的肺间质）炎症，包括具有明确潜伏期的病原体感染而在入院后平均潜伏期内发病的肺炎，是威胁人群健康的常见感染性疾病之一。CAP 是临床常见疾病之一。

三、简答题

1. 急性痛风性关节炎的治疗药物：①非甾体抗炎药；②秋水仙碱；③糖皮质激素。

2. 胃癌的散方式：①直接蔓延；②淋巴结转移；③血行播散；④种植转移。

3. 淋巴瘤的临床分期与分组：

Ⅰ期：单个淋巴结区域或局灶性单个结外器官受侵犯。

Ⅱ期：膈肌同侧2组或多组淋巴结受侵犯或局灶性单个结外器官及其区域淋巴结受侵犯，伴或不伴横膈同侧其他淋巴结区域受侵犯。

Ⅲ期：横膈上下淋巴结区域同时受侵犯，可伴有局灶性相关结外器官、脾受侵犯或两者皆有。

Ⅳ期：弥漫性单个或多个结外器官受侵犯，伴或不伴相关淋巴结肿大，或孤立性结外器官受侵犯伴远处淋巴结肿大。如肝或骨髓受累，即使局限也属Ⅳ期。

无全身症状者为A组，有全身症状者为B组。

4. 糖尿病酮症酸中毒补碱应慎重，原因为：①由于二氧化碳透过血脑屏障的弥散能力快于碳酸氢根，快速补碱后，血pH值上升，而脑脊液pH值尚为酸性、引起脑细胞酸中毒，加重昏迷。②回升的pH值和保持低浓度的2，3 - DPG两者均加强血红蛋白和氧的亲和力，不利于氧的释放及向组织供氧，有诱发或加重脑水肿的危险。③此外，还有促进钾离子向细胞内转移和反跳性碱中毒等不良影响，故补碱应慎重。④如血pH值降至7.1或血碳酸氢根降至5mmol/L，可予补碱。⑤如血pH值 >7.1或血碳酸氢根 >10mmol/L无明显酸中毒大呼吸者，可暂不予补碱。

5. 心衰加重的常见诱因：①感染，呼吸道感染是最常见，最重要的诱因。②心律失常，心房颤动是诱发心力衰竭的最重要的因素。③血容量增加。④过度体力劳累或情绪激动。⑤治疗不当。⑥原有心脏病变加重或并发其他疾病。

6. 冠心病的二级预防内容如下。

A（阿司匹林、抗心绞痛药物）；B（β受体阻滞剂、控制血压）；C（戒烟、调脂）；D（合理饮食、控制血糖）；E（锻炼、健康教育）。

7. 上尿路感染定位诊断标准：①膀胱冲洗后尿培养阳性。②尿沉渣镜检有白细胞管型，并排除间质性肾炎、狼疮性肾炎等疾病。③尿NAG升高、尿β_2 - MG升高。④尿渗透压降低。

8. 答：慢性肾衰急性加重的危险因素主要有：①累及肾脏的疾病复发或加重。②血容量不足。③肾脏局部血供急剧减少。④严重高血压未能控制。⑤肾毒性药物。⑥泌尿道梗阻。⑦严重感染。⑧其他：高钙血症、严重肝功不全等。

9. COPD应与支气管哮喘进行鉴别诊断。COPD多于中年后起病，哮喘则多在儿童或青少年期起病；COPD症状缓慢进展，逐渐加重，哮喘则症状起伏大；COPD多有长期吸烟史和（或）有害气体、颗粒接触史，哮喘则常伴过敏体质、过敏性鼻炎和（或）湿疹等，部分患者有哮喘家族史；COPD时气流受限基本为不可逆性，哮喘时则多为可逆性。然而，部分病程长的哮喘患者已发生气道重塑，气流受限不能完全逆转；而少数COPD患者伴有气道高反应性，气流受限部分可逆。此时应根据临床及实验室所见全面分析，必要时作支气管激发实验、支气管扩张实验和（或）最大呼气流量（PEF）昼夜变异率进行鉴别。在部分患者中，这两种疾病可重叠存在。

10. 呼吸衰竭分为Ⅰ型呼吸衰竭和Ⅱ型呼吸衰竭。Ⅰ型呼吸衰竭：缺氧而无二氧化碳潴留；Ⅱ型呼吸衰竭：缺氧伴有二氧化碳潴留。

两者发生机制不同：Ⅰ型呼吸衰竭主要是由于肺换气功能障碍，弥散障碍，通气/血流比例失调等导致，但病情严重时也可发展为Ⅱ型呼吸衰竭；Ⅱ型呼吸衰竭主是肺通气功能障碍所致。